·四川大学精品立项教材·

（上）

新编药学实验教程

Xinbian Yaoxue Shiyan Jiaocheng

主　编　何　勤　尹红梅

编　委　（按姓氏笔画为序）

尹红梅　尹宗宁　王　凌　邓　黎　叶本贵　包　旭
付春梅　齐庆蓉　刘秀秀　孙　逊　陈小瑞　张　丹
肖友财　陈东林　杨劲松　汪　宏　李国菠　陈重华
杜俊蓉　杨俊毅　李　涛　李晓红　李　峰　旷　喜
何　勤　余　蓉　宋　颗　郑永祥　周　静　钱广生
徐小平　卿　勇　黄　园　黄　静

审　阅

何　勤　蒋学华　杨劲松　孙　逊　尹宗宁　杜俊蓉
余　蓉　董　琳　钱广生　尹红梅

四川大学出版社

项目策划：徐丹红　王　雪
责任编辑：徐丹红　王　雪
责任校对：龚娇梅
封面设计：墨创文化
责任印制：王　炜

图书在版编目（CIP）数据

新编药学实验教程：上、下 / 何勤，尹红梅主编.
— 成都：四川大学出版社，2019.7
ISBN 978-7-5690-1595-9

Ⅰ. ①新… Ⅱ. ①何… ②尹… Ⅲ. ①药物学－实验
－教材 Ⅳ. ① R9-33

中国版本图书馆 CIP 数据核字（2019）第 129807 号

书　名	新编药学实验教程（上、下）
主　编	何　勤　尹红梅
出　版	四川大学出版社
地　址	成都市一环路南一段 24 号（610065）
发　行	四川大学出版社
书　号	ISBN 978-7-5690-1595-9
印前制作	四川胜翔数码印务设计有限公司
印　刷	郫县犀浦印刷厂
成品尺寸	185mm×260mm
印　张	32
字　数	766 千字
版　次	2019 年 8 月第 1 版
印　次	2019 年 8 月第 1 次印刷
定　价	86.00 元

四川大学出版社
微信公众号

前　　言

　　《教育部关于"十二五"普通高等教育本科教材建设的若干意见》中明确提出，要"加强实验实践类教材建设"，"充分发挥教材在提高人才培养质量中的基础性作用"。据此精神，我们编写了《新编药学实验教程（上、下）》。本书以药学实验教学为基础，并力求将最新的科研成果和最新的实验技术与方法融入其中，既符合药学专业和临床药学专业的培养目标、课程教学大纲对学生专业水平的要求，也符合药学实验教学规律和学生认知规律，体现了药学学科最新的教育教学改革理念，可供药学、临床药学、化学、医学、卫生及相关专业的高等院校师生使用。

　　本书创新性体现在将高等院校药学类各门实验课程内容科学地、系统地进行了整编，涵盖了药学类各门专业核心实验课程的精华。本书分为上、下两册：上册包括实验室常用技术及分析方法、药学实验常识、药用植物学实验、生物化学实验、药理学实验、天然药物化学实验和生药学实验；下册包括药物分析实验、药物化学实验、药剂学实验、生物药剂学与药动学实验、高等药物化学实验、高等天然药物化学实验、高等药物分析实验、高等药理学实验、分子生物学实验和药学创新实验。

　　本书编写除涵盖药学基础实验、专业综合实验外，同时编入创新设计性实验，融入现代药学新技术、新方法、新手段，将药物研发的全过程贯穿于本书中，有益于学生掌握扎实的专业实验技术和操作技能，有益于激发学生的综合设计、创新思维和创新能力，有益于培养兼具医药理论知识和实践技能的药学创新人才。

　　围绕立德树人的根本任务，本书在内容编排上具有一定弹性，编写了"高等药物化学实验""高等天然药物化学实验""高等药物分析实验""高等药理学实验""药学创新实验"一系列创新性实验。这些创新性实验可为学生提供更多的选择和更大的提升空间，满足多样化人才培养需求，推动实验教学改革，且最大限度地发挥实验教材的指导功能。

本书在《现代药学实验教程》（四川大学出版社，2008）的基础上，结合多年实验教学经验和实验教学改革创新成果编写而成。本书的编写得到四川大学华西药学院的大力支持。在本书编写过程中，各位专家教授、实验教学指导老师严谨求实、精益求精，付出了大量的心血和劳动。在此，谨向参与和支持本书出版的所有老师表示诚挚的谢意。

本书涉及学科多、领域广，编写中难免存在错漏或不当之处，恳请广大师生和读者不吝指正。

编　者

2019 年 6 月

目　录

第一章　实验室常用技术及分析方法

第一节　实验室基本操作

一、熔点测定

熔点（melting point）是指在一定压力下，固体将其物态由固态转变为液态时的温度，亦指在一定压力下，纯物质的固态和液态呈平衡时的温度。在有机化学领域中，纯净的有机物均有固定的熔点。加热纯固体化合物时，从开始融熔至完全液化的温度范围就是该纯固体化合物的熔点。当纯固体化合物被加热时，在一段时间内温度上升，固体不熔；当固体开始熔化时，温度不会上升，直至所有固体都转变为液体后温度才上升。固体化合物开始熔解（初熔）至完全熔解（全熔）的温度范围称为熔程。纯净固体化合物的熔程温差一般不超过 0.5℃～1℃。如固体化合物含有杂质，其熔点往往降低，且熔程也较长。所以根据熔程可判断固体化合物的纯度。

测定熔点的装置和方法多种多样，以下介绍传温液加热法和显微法。

（一）传温液加热法

取干燥样品适量，研成细粉，置熔点测定用毛细管中，熔点测定用毛细管简称毛细管，由中性硬质玻璃管制成，长 9cm 以上，内径 0.9mm～1.1mm，壁厚 0.10mm～0.15mm，一端熔封；当所用温度计浸入传温液在 6cm 以上时，管长应适当增加，使露出液面 3cm 以上。轻击管壁或借助长短适宜的洁净玻璃管，垂直放在表面皿或其他适宜的硬质物体上，将毛细管自上口放入，使自由落下，反复数次，使粉末紧密集结在毛细管的熔封端（如图 1-1 所示）。装入样品的高度为 3mm。另将温度计（分浸型，具有 0.5 刻度，经熔点测定用对照品校正）置于装有传温液（熔点在 80℃以下者，用水；熔点在 80℃以上者，用硅油或液体石蜡）的容器中，使温度计汞球部的底端与容器的底部距离 2.5cm 以上（用内加热的容器，温度计汞球与加热器上表面距离 2.5cm 以上）；加入传温液以使传温液受热后的液面恰在温度计的分浸线处。将传温液加热，待温度上升至较规定的熔点低限约低 10℃时，将装有样品的毛细管浸入传温液，贴附在温度计上（可用橡皮圈或毛细管夹固定），须使毛细管的内容物部分在温度计汞球中部；

1

继续加热，调节升温速率为每分钟上升 1.0℃～1.5℃，加热时须不断搅拌使传温液温度保持均匀，记录样品在初熔至全熔时的温度，重复测定 3 次，取其平均值，即得。

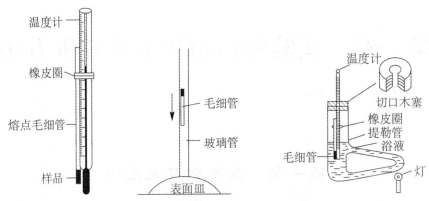

图 1-1　传温液加热法熔点测定示意图

测定熔融同时分解的样品时，方法如上所述；但调节升温速率使温度每分钟上升 2.5℃～3.0℃；样品开始局部液化时（或开始产生气泡时）的温度作为初熔温度；样品固相消失，即全部液化时的温度作为全熔温度。遇有固相消失不明显时，应以样品分解物开始膨胀上升时的温度作为全熔温度。某些药品无法分辨其初熔、全熔时，可以其发生性状突变时的温度作为熔点。

上述描述中，初熔温度指样品在毛细管内开始局部液化出现明显液滴时的温度。全熔温度指样品全部液化时的温度。

（二）显微法

用传温液加热法测定熔点，操作简便，但样品用量较大，测定时间长，并且不能观察到样品在加热过程中晶形的转化及其变化过程。为克服这些缺点，实验室常使用显微法测定熔点。

1. 显微熔点测定仪。

显微熔点测定仪在结构上可分为两大部分：显微镜和微量加热台。显微镜可以是专用于测定熔点的特殊显微镜，也可以是普通的显微镜。

显微熔点测定仪的特点：①测微量样品的熔点；②测高熔点（熔点可达 350℃）样品；③通过放大镜可以观察样品在加热过程中性状变化的全过程，如失去结晶水，多晶体的变化及分解等。

2. 实验操作步骤。

先将载玻片洗净擦干，然后将微量样品放在载玻片上，使其位于加热器的中心孔上，再用盖玻片将样品盖住，放在圆玻璃盖下。打开光源，调节镜头，使显微镜焦点对准样品。开启加热器，用可变电阻调节加热速度，自显微镜的目镜中仔细观察样品晶形的变化和温度计中水银柱的上升情况（本测定仪目镜视野分为两半，一半可直接看到温度计所示温度，另一半可用于观察晶体的变化）。当温度接近样品的熔点时，控制温度上升的速率为每分钟 1℃～2℃。当样品开始熔化，结晶完全消失，即熔化完毕。重复两次操作并记录读数。

二、重结晶

重结晶是纯化固体有机化合物的重要方法之一。一般重结晶只适用于纯化杂质含量在 5％以下的固体有机化合物，所以不宜将反应粗产物直接重结晶，必须先采用其他方法（如萃取、水蒸气蒸馏、减压蒸馏等）初步提纯，然后再进行重结晶纯化。

重结晶利用产品与杂质在某种溶剂中溶解度不同或在同一溶剂中不同温度时的溶解度不同而使它们相互分离。例如，在高温时将粗产物溶于某种溶剂中，而其中有些杂质不溶或难溶，则趁热过滤，即可以除去这些杂质；冷却滤液后，所需的产品重新结晶出来，而一些易溶杂质仍在溶液中，再经过滤、洗涤、干燥，即得较纯的产品。

（一）重结晶的主要步骤

（1）将样品溶解于沸腾或近似沸腾的适宜溶剂中。

（2）热溶液趁热过滤，以除去不溶性杂质。

（3）滤液冷却，晶体析出。

（4）滤集晶体，除去易溶性杂质。

（5）干燥，测熔点，确定是否纯化。

（二）溶剂的选择

在进行重结晶时，选择理想的溶剂是一个关键。

1. 理想的溶剂应具备的条件。

（1）不与产品起化学反应，沸点较低，易于除去。

（2）在较高温度时，能溶解多量的产品；而在室温或更低温度时，只能溶解很少量的产品。

（3）对杂质溶解度非常大或非常小（前一种情况是要使杂质留在母液中不随产品晶体一同析出；后一种情况是使杂质在热过滤的时候被滤去）。

（4）价廉、纯度高、不易燃。

2. 选择溶剂的规律。

常见有机化合物在溶剂中的溶解度可通过查阅文献资料、理化手册获得。若查不到，可根据"相似相溶原理"（极性化合物易溶于极性溶剂，非极性化合物易溶于非极性溶剂），通过实验进行选择。

有机化合物的溶解度与其结构有关，选择溶剂时可参考以下规律：

（1）有机化合物往往易溶于极性相似的溶剂中。例如，铵盐化合物极易溶于水而难溶于醚或苯，胺类化合物进行易溶于醚或苯，仲胺化合物或叔胺化合物难溶于水。

（2）各类高级同系物的溶解度接近于相应的烃类。例如，乙酸与乙烷溶解度不同，而硬脂酸与十七烷的溶解度近似。

3. 常用的溶剂。

常用的溶剂有水、甲醇、乙醇、异丙醇、丙酮、乙酸乙酯、氯仿、冰醋酸、二氧六环、苯、石油醚等。此外，甲苯、硝基甲烷、乙醚、二甲基甲酰胺、二甲亚砜也常应用。后两种溶剂的溶解能力强，当难找到合适的溶剂时，可以试用，但晶体往往不易从溶剂中析出，且沸点较高，晶体上吸附的溶剂不易除去。乙醚虽常应用，但因其易燃，易沿瓶壁挥发而使被溶物质析在瓶壁上，影响晶体纯度。当某种物质在一些溶剂中溶解度太大，而在另一些溶剂中溶解度又太小，无合适的单一溶剂用于重结晶时，可选用混合溶剂重结晶。

4. 混合溶剂的选择原则。

（1）一种溶剂易溶解产品，另一种溶剂难溶解产品。

（2）两种溶剂能以任何比例互溶。

混合溶剂可以是预先配制好的，亦可在使用时根据情况临时配制。若采用后一种方法，可先将产品溶解在溶解度高的溶剂中，使成一浓溶液（若有带色杂质，用活性炭脱色），趁热过滤，于此热溶液中滴加热的溶解度低的溶剂，直至浑浊不再消失（这表明溶液刚好饱和），再加入少量溶解度高的溶剂或稍加热至恰好透明，将混合物冷却，析出晶体。如冷却后析出油状物，则应调整两种溶剂的比例或更换另一对溶剂。

常用的混合溶剂：乙醇－水、乙酸－水、丙酮－水、吡啶－水、乙醚－丙酮、乙醚－甲醇、乙醚－石油醚、苯－石油醚等。

（三）样品的溶解

将样品放入锥形瓶或圆底烧瓶中，先加入较需要量少的溶剂（根据文献所载的溶解度数据或溶解度实验所得结果估计，切不可随便加溶剂，以致溶剂加得过多），加热至微沸（除高沸点溶剂外，一般置于水浴中加热。若为易挥发性溶剂，应在瓶口装上回流装置）。若未完全溶解，应再加热一会儿，因某些有机化合物溶解较慢。另外，有不少有机化合物在溶剂中的凝固点会下降，变成油状物，不能误以为样品已全部溶解。若瓶中仍有固体或油状物，可分次添加新的溶剂，每次加入均需加热煮沸，直到样品完全溶解。如果添加溶剂后残留物未减少，则应将其滤去，并检查是否为不溶性杂质，以免误加过多的溶剂。若溶剂过多，在趁热过滤时，会在漏斗中析出产品的结晶，引起很大的麻烦和产品损失。综合考虑，一般可比需要量多加 15%～20% 的溶剂。在重结晶操作过程中，必须注意产品的纯度和回收率。

（四）杂质的去除

将以上制备好的热溶液趁热过滤，除去难溶性杂质（应避免在过滤过程中在滤斗中析出晶体），得到透明的液体。热溶液中带有有色杂质时，会使晶体带色且被污染，可在热溶液中加入适量活性炭，煮沸 5min～10min，以吸附上述杂质。必须注意，在样品全部溶解且热溶液稍冷却后方可加入活性炭（切不可在热溶液温度近沸点时加入活性炭，否则会产生暴沸）。

活性炭的用量应视有色杂质的量而定，一般为干燥样品的 1%～5%。如脱色未尽，可重新加入活性炭 1‰～5‰，重复上述操作。不可一次加入太多活性炭，以免吸附溶质。

活性炭在水溶液及极性有机溶剂中脱色效果较好，而在非极性溶剂中效果则不明显。必要时，可在非极性溶剂中加入适量氧化铝，振摇脱色。

通常用折叠滤纸进行常压过滤，也可用布氏漏斗进行减压过滤。两种过滤方法各具特色。前者更为简便、常用，所得滤液更澄清，在过滤过程中可能析出晶体而阻碍过滤，因而过滤较慢。后者可以避免在过滤过程中析出晶体，而且迅速、简便，其缺点是混悬的杂质可能通过滤纸。若溶剂具挥发性，热过滤时易析出晶体堵塞滤孔。热溶液减压过滤得到的滤液易沸腾。

（五）晶体的析出

热滤液在冷水浴中迅速冷却并剧烈搅拌，可得到颗粒很小的晶体。小的晶体包含杂质较少，但因其表面积较大，其表面吸附的杂质较多。但也不要使晶体生长过大（直径超过 2mm）。大的晶体常包藏杂质和溶剂，会降低产品的纯度。为了得到较大而均匀的晶体，可将滤液于室温下静置，使其缓缓冷却，慢慢析出晶体。

杂质的存在会影响化合物晶核的形成和晶体的生长。有些化合物在溶液中，虽已达到过饱和状态，仍不易析出晶体，此情况下可用玻棒摩擦器壁以形成粗糙面，使溶质分子呈定向排列而形成晶体，或投入晶种，供给定型晶核，使晶体迅速形成。如果该化合物无晶体，可用玻棒蘸一些溶液，溶剂挥发后就会析出晶体。晶种加入后，不要搅动，以免析出晶体太快，影响产品纯度。

重结晶过程中，有时产品会呈油状物析出。生成油状物的原因之一是制成饱和溶液的温度比产品的熔点高。因此，在选择溶剂时必须注意，应避免油状物的析出。若出现了油状物，可加热重新溶解，然后快速冷却，并剧烈搅拌，使产品在均匀分散的情况下迅速固化。因杂质来不及随产品一起固化，使大部分杂质留在母液中，这样可以得到较纯的产品。亦可分离出油状物重新处理。

（六）晶体的滤集

减压过滤后，使晶体与溶剂分离。过滤时应尽量使晶体抽干。然后用少量的冷溶剂洗涤晶体，以除去晶体表面的母液，洗涤时应停止抽气。在漏斗上加少量溶剂（以刚浸没晶体为宜，以减少晶体溶解损失），静置片刻。必要时，用玻棒或钢刀轻轻翻动晶体，待溶剂均匀地浸湿晶体后，再抽去溶剂。如此洗涤 2～3 次，最后将晶体尽量抽干。最好用洁净的玻塞倒置在晶体表面挤压。

（七）晶体的干燥

重结晶后的产品必须充分干燥后才能进行定性分析、定量分析、波谱分析及计算产率。把洗净、抽干的晶体连同滤纸从漏斗上取下，放在表面皿或结晶皿中进行干燥。若产品不吸水，可置于空气中自然凉干。对热稳定的产品可在低于其熔点的温度下用红外灯或烘箱干燥，应注意控制温度并经常翻动；对易潮解或对热不稳定的产品，可置于真空干燥器中干燥，亦可使用普通干燥器，但干燥时间长，效率不高；对要求较高的分析样品，需将产品放入真空恒温干燥器中干燥。

（八）熔融物质的重结晶

有机化合物不仅会形成过饱和溶液，也极易形成过冷液体。特别是低熔点物质，甚至在其熔点以下也常以油状物的形态从溶液中分离出来，这常表现为溶液首先出现浑浊或乳浊，继之形成可见的小液滴。油状液常是杂质的优良溶剂，即使它最后还能固化，也仍然包含着杂质，故应避免。为此，溶解时加热温度绝对不应高于物质的熔点（至少应比熔点低 10℃），溶液应配得更稀，这样的溶液就必须冷却到更低的温度才能成为过饱和溶液。产物因过饱和而析出的温度越低，它成为晶体（即非油状物）的可能性便越大。冷却应很慢，可放在预先加热过的水浴中冷却。加入晶体、剧烈搅拌或摩擦器壁是促使开始出现的痕量油状物固化的有效方法。

如果未能防止油状物的析出，可将油状物冷冻固化后重新结晶，或加入少量适当的溶剂猛烈研磨，分离出沉降的油状物，再冷冻固化，加入新的（或另一种）溶剂重复研磨，直到获得晶体为止。

由于特别容易形成油状物的低熔点物质在非极性溶剂中常有很高的溶解度，在这样的溶剂中重结晶时，可用的溶剂量相当少，这对于克服油状物的出现不利。因此在选择溶剂时，应优先考虑混合溶剂（但必须注意，醇－水系统容易导致油状物产生）。

在很多情况下，很难使油状物结晶。晶核的形成和晶体的生长与温度之间的关系不同。按照塔曼定则（Tammann's rule），大约在熔点以下 100℃ 时晶核的形成最快，而结晶速度的最大值则处于熔点以下 20℃～50℃（如图 1－2 所示）。

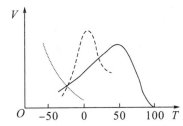

图 1－2　晶核的形成速度（虚线）、黏度（锁线）、
结晶速度（实线）与温度之间的函数关系

为了得到最适合的结晶温度，应首先将溶液保持在比物质熔点大约低 100℃ 的温度条件下，数小时后，再将温度升高 50℃ 左右。均相杂质的存在常妨碍晶核的形成和结晶。实验装置磨口上的润滑脂溶解在溶液中，对结晶也有抑制作用，故在难度极大的纯化操作中，磨口上应少涂或不涂真空油脂。如无法获得晶体，则以其他方式进行纯化（如分馏、升华、层析等）。倘若已知所含杂质的性质，用特定的试剂将油状物重复洗涤，有时也能收效。譬如碳酸钠溶液能去除酸，酸能去除脂，亚硫酸氢盐能去除醛。

三、回流

（一）原理

加热反应中产生的蒸气经过冷凝管冷却，流回原反应瓶中，这种连续不断地蒸发或沸腾汽化、冷凝与流回的操作被称为回流。许多有机化学反应温度要在反应物或溶剂的沸点附近才能进行，这就需要采用回流装置，以防蒸气逸出。重结晶提纯时样品的溶解，有时也采用回流装置。

（二）装置

回流装置的仪器主要由反应瓶和冷凝管两部分组成。几种常用的回流装置如图1-3所示。

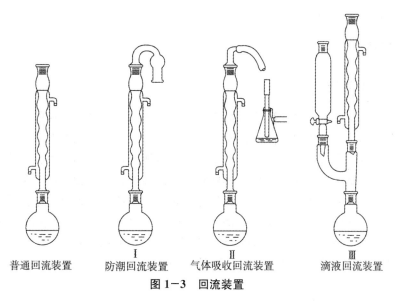

| 普通回流装置 | Ⅰ 防潮回流装置 | Ⅱ 气体吸收回流装置 | Ⅲ 滴液回流装置 |

图1-3　回流装置

在图1-3中，Ⅰ是装有干燥管以隔绝空气中的水分的防潮回流装置，用于无水条件下的实验。如反应不需要无水，则可去掉冷凝管顶端的干燥管。Ⅱ为带有气体吸收装置的回流装置，用于回流过程中有水溶性气体（如 HCl、SO_2 等）产生的实验。Ⅲ为带有滴液漏斗的回流装置。

（三）实验操作步骤

（1）由下至上进行安装回流装置，冷凝管与反应瓶应在一条直线上，并垂直于台面。

（2）原料及溶剂先加入反应瓶中，再装冷凝管，溶剂也可从冷凝管上端加入。

（3）回流加热前向反应瓶内加入沸石。

（4）先通冷凝水后加热。最初用小火加热，逐渐增大火力，使混合物沸腾或达指定反应温度。

（5）调节加热速度及冷凝水流量，控制回流速度，使液体蒸气浸润界面不超过冷凝管有效冷却长度的1/3。

（6）停止回流时，先停止加热再关闭冷凝水。

（四）注意事项

（1）回流加热前，应先向反应瓶内加入几粒沸石，以防暴沸。

（2）根据回流所需温度不同，可相应选用水浴、油浴或电热套等间接加热方式，一般不采用隔石棉网明火加热的方式。

（3）反应瓶大小一般以所装反应物占其容积的1/2～2/3为宜。若反应中易产生气体或泡沫，应选择容积较大的反应瓶。

（4）回流时多使用球形冷凝管；若反应混合物沸点较低，或其中有毒性较大的原料或溶剂时，可选用蛇形冷凝管，以提高冷却回流的效率；回流所需温度高于130℃可选用空气冷凝管。

四、蒸馏

（一）常压蒸馏

蒸馏的主要目的是从含有杂质的物质中分离出挥发性和半挥发性的杂质，或将易挥发和半挥发的物质蒸发出来，将不挥发和难挥发的杂质留下。物质在不同温度下的饱和蒸气压变化是蒸馏分离的基础。大体说来，如果液体混合物中两种组分的蒸气压具有较大差别，就可以富集气相中更多的挥发性和半挥发性组分。两相（液相和气相）可以分别被回收，挥发性和半挥发性的组分富集在气相中，不挥发性组分富集在液相中。

简单的常压蒸馏装置主要由蒸馏烧瓶、温度计、冷凝管、接收瓶和加热装置等组成（如图1-4所示）。安装时，温度计的水银球应插到较侧管稍低的位置，蒸馏烧瓶的侧管与冷凝管连接成卧式，冷凝管的下口与接收瓶连接。

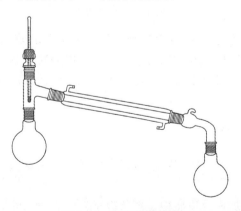

图1-4 常压蒸馏装置

实验时，应根据被蒸馏液体的沸点选择加热装置：被蒸馏液体的沸点在80℃以下时，用水浴加热；被蒸馏液体沸点在100℃以上时，隔石棉网上明火加热或者用油浴加热；被蒸留液体沸点在 200℃ 以上时，用金属浴加热。蒸馏沸点在 150℃ 以上的液体时，可使用空气冷凝管。

为了使蒸馏顺利进行，在液体装入蒸馏烧瓶后和加热之前，必须在蒸馏烧瓶内加入沸石。这是因为蒸馏烧瓶的内表面很光滑，容易发生过热而突然沸腾，致使蒸馏不能顺利进行。若需添加新的沸石，必须等蒸馏烧瓶内的液体冷却到室温以下才可加入，否则有发生急剧沸腾的危险。沸石只能使用一次，当液体冷却之后，原来加入的沸石即失去效力，若需继续蒸馏，必须加入新的沸石。在常压蒸馏中，多孔、不易碎、与蒸馏物质不发生化学反应的物质，均可用作沸石。常用的沸石是切成边长 1mm~2mm 的塑烧陶土或碎的瓷片。

（二）减压蒸馏

当液体的饱和蒸气压与外界大气压相等时，液体开始沸腾，此时的温度就是该液体在常压下的沸点。液体的沸点与外界压力有关，随外界压力的降低而降低。若用真空泵降低蒸馏烧瓶内液体表面上的压力，液体就会在低于其沸点的温度沸腾，这种在减压条件下进行蒸馏的操作称为减压蒸馏。减压蒸馏是分离和提纯液体（或低熔点固体）有机化合物的一种重要方法，适用于在常压下蒸馏时未达沸点即已受热分解、氧化或聚合的物质。

1. 装置。

减压蒸馏的装置如图 1-5 所示。常用的减压蒸馏装置的主要构成有克氏蒸馏头、接收瓶、毛细管、安全瓶、水银压力计、水泵或油泵等，即减压蒸馏装置主要由蒸馏、抽气和保护及测压装置三部分组成。

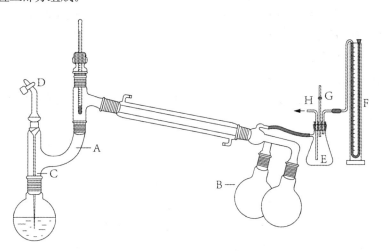

图 1-5 减压蒸馏装置

A. 克氏蒸馏头，B. 接收瓶，C. 毛细管，D. 螺旋夹，E. 安全瓶，F. 水银压力计，G. 二通活塞，H. 水泵或油泵

减压蒸馏需用克氏烧瓶或圆底烧瓶，在瓶口配置克氏蒸馏头。克氏蒸馏头上端的两口，一口插入温度计，另一口插入一根毛细管（其长度应恰好使其下端距瓶底 1mm~2mm）。通过螺旋夹调节进入装置的空气量，空气作为被蒸馏物液体沸腾的汽化中心，

使蒸馏平稳进行。如不用此法，可用磁力搅拌方法。

安装减压蒸馏装置时，应注意装置是否密封。必须选用品质良好的、与相连仪器磨口匹配的瓶塞。瓶塞材料的选择应当由被蒸馏物蒸汽的性质决定。使用品质良好的磨砂器具也易于保持密封。装置安装完毕后，在开始蒸馏之前，必须对减压蒸馏装置进行密封检查。检查方法是观察系统的压力测量值的变化确认装置的密封。如果压力测量值没有变化，说明装置不漏气。

2. 操作。

当被蒸馏物中含有低沸点物质时，应先进行常压蒸馏，然后用水泵减压蒸馏，最后再利用油泵减压蒸馏。

（1）按图 1-5 安装好装置，关闭水银压力计活塞，旋紧毛细管上的螺旋夹，打开安全瓶上的二通活塞。

（2）打开油泵或水泵，逐渐关闭安全瓶上的二通活塞，调节螺旋夹，使空气进入量以能冒出一连串的小气泡为宜。

（3）小心打开水银压力计的活塞，观察整个体系所能达到的真空度。如不能达到所需的真空度，则检查漏气部位；如大于所需的真空度，可用二通活塞调节空气进入量达到所需真空度，记下压力并关闭二通活塞。

（4）当压力降至所需的压力时，用水浴或油浴加热克氏烧瓶，热浴中放置温度计以便控制浴温。

（5）当被蒸馏物液体开始沸腾时，调节热浴的温度至比被蒸馏物沸点高 20℃～30℃，使馏出液慢慢滴入接收瓶内（每秒 1～2 滴）。

（6）适时打开水银压力计活塞，观察压力是否正常，随后关闭活塞。减压蒸馏完毕或蒸馏过程需要中断时，按下述顺序操作：

①撤去热浴，待蒸馏液冷却至近室温。

②稍微扭开克氏烧瓶上的螺旋夹。

③慢慢开启安全瓶上的二通活塞，使装置内缓缓进入空气，使系统内外压平衡。

④关闭油泵或水泵。

⑤拆除水银压力计。小心地逐渐打开水银压力计活塞，使空气缓慢进入，使水银柱慢慢上升至顶（切勿太快通入空气，以免玻璃封闭处破损）。

⑥拆卸装置。先取下接收瓶，再依次拆除其他仪器。

在减压蒸馏时，可在克氏烧瓶内插入毛细管，以防止暴沸现象的发生。毛细管的上端是密封的，下端是开口的。检查并确定减压蒸馏装置的密闭性后，将欲纯化的化学试剂加入克氏烧瓶中（加入量为烧瓶容积的 1/2），然后将蒸馏体系抽至减压状态，并开始加热。克氏烧瓶浸入热浴的深度，务必使瓶内被蒸馏物的液面低于热浴的液面。特别是在蒸馏高沸点物质时，克氏烧瓶应当尽量浸深一些。减压蒸馏时，常常由于存在低沸点溶剂而产生气泡，应在开始蒸馏时在低真空度条件下将这些低沸点溶剂蒸馏除去，再缓慢提高真空度。

接收瓶应用圆底烧瓶，切不可用锥形瓶或平底烧瓶，因其不耐压，减压时易炸裂。减压蒸馏时若要收集不同的馏分又不中断蒸馏，则可用两尾或多尾接收管，转动接液管，就可以收集不同的馏分。若用油泵进行较高真空度的减压蒸馏，整个减压蒸馏系统中有磨口的地方都应涂抹一层薄薄的真空油脂（旋转磨口至真空油脂均匀透明，不可多涂，以免污染馏出液），以防漏气。减压蒸馏中必须使用塞子和橡皮管时，应用橡皮塞及耐压的橡皮管。一般的橡皮管不耐压，减压时会被抽瘪而堵塞。

3. 注意事项。

（1）仪器间的接头处均应紧密，否则会漏气。一般多用磨口与玻管相接，所用的磨口应匹配。

（2）在减压蒸馏过程中，如果压力突然升高，多属液体分解所致，此时应停止蒸馏。

（3）水银压力计的活塞除测压力外，应保持关闭，以免某种原因（如仪器破裂等）压力突变而使水银冲破压力计。

（4）在操作过程中应小心，特别是看温度时应戴上护目眼镜，以免仪器炸裂时受伤。

（5）减压蒸馏时，可用水浴、油浴、空气浴、金属浴等，并使克氏烧瓶中被蒸馏物的液面全部浸入热浴中，底部不应接触热浴底，以均匀受热。切不可用直火加热。

（三）水蒸气蒸馏

水蒸气蒸馏是分离和纯化与水不相混溶的挥发性化合物常用的方法。适用范围：①从大量树脂状杂质或不挥发性杂质中分离有机物；②除去不挥发性的有机杂质；③从固体多的反应混合物中分离被吸附的液体产物；④常用于蒸馏沸点较高且在接近或达到沸点温度时易分解、变色的挥发性液体或固体物质，除去不挥发性的杂质。对于那些与水共沸会发生化学反应的或在100℃左右时蒸气压小于1.3kPa的物质，该方法不适用。

1. 装置。

常用的水蒸气蒸馏装置由蒸馏瓶、水蒸气发生瓶、冷凝管和接收瓶四个部分组成。水蒸气导入管与蒸馏部分导管由一T形管相连接。T形管用来除去水蒸气冷凝下来的水，在发生异常情况时，可使水蒸气发生瓶与大气相通。蒸馏瓶中的液体量不能超过其容积的1/3。水蒸气导入管应正对烧瓶底中央，距瓶底8mm～10mm，如图1-6所示。

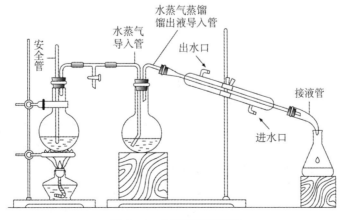

图1-6　水蒸气蒸馏装置

2. 操作。

在水蒸气发生瓶中加入约 3/4 容积的水，检查整个装置密封性良好后，旋开 T 形管的螺旋夹，加热至沸。当有大量水蒸气产生并从 T 形管的支管冲出时，立即旋紧螺旋夹，水蒸气便进入蒸馏部分，开始蒸馏。在蒸馏过程中，通过观察水蒸气发生瓶安全管中水面的高低，可以判断水蒸气蒸馏系统是否畅通。若水平面上升很高，说明某一部分被阻塞了，这时应立即旋开螺旋夹，移去热源，拆卸装置进行检查（通常由于水蒸气导入管被树脂状物质或焦油状物堵塞）和处理。如由于水蒸气的冷凝而使蒸馏瓶内液体量增加，可适当加热蒸馏瓶，但要控制蒸馏速度，以每秒 2~3 滴为宜，以免发生意外。

当馏出液无明显油珠并呈澄清透明时，便可停止蒸馏。停止蒸馏的操作步骤为先旋开螺旋夹，然后移去热源（否则可能出现倒吸现象）。

五、滴定分析

（一）滴定操作

酸式滴定管的操作如图 1-7（a）所示，左手拇指在前，食指及中指在后，一起控制活塞，在转动活塞时，手指微微弯曲，轻轻向里扣住，手心不要顶住活塞小头一端，以免顶出活塞使溶液泄漏。

碱式滴定管的操作如图 1-7（b）所示，用左手的大拇指和食指捏挤玻璃珠所在部位上方的橡皮管（注意不要使玻璃珠上下移动，也不要捏挤玻璃珠的下部，如捏下部则放手时管尖会产生气泡），使之与玻璃珠之间形成一条可控制的缝隙，溶液即可流出。

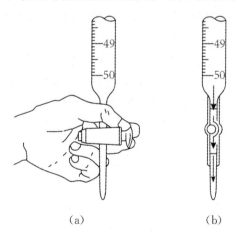

(a)   (b)

图 1-7　滴定管的操作

滴定时，如图 1-8 所示，左手控制滴定速度，右手拿住锥形瓶的瓶颈，向同一方向做圆周运动旋摇，使滴下的溶液能较快地均匀分散并进行化学反应。注意：溶液滴出应成滴不成线、先快后慢，旋摇时不要使瓶内溶液溅出。在接近终点时，必须用少量纯化水吹洗锥形瓶内壁，将溅起的溶液淋下，使之反应完全；同时，放慢滴定速度，以防滴定过量，每次加入一滴或半滴溶液，不断振摇，直至滴定终点。

滴加一滴或半滴的方法：使液滴悬挂在管尖而不让液滴自由滴下，再用锥形瓶内壁将液滴碰下，然后用洗瓶吹入少量纯化水，将内壁附着的溶液洗入瓶中；或用洗瓶直接将悬挂的液滴冲入瓶内。

在烧杯中滴定时，如图 1-9 所示，应调节滴定管的高度，使滴定管的下端伸入烧杯内 1cm 左右。滴定管下端应在烧杯中心的左后方处，但不能接触内壁。右手持玻棒在右前方搅拌溶液。在左手滴加溶液的同时，玻棒应做圆周搅动，但不得接触烧杯壁和底。在加半滴溶液时，用玻棒下端承接悬挂的半滴溶液，放入烧杯中混匀。注意：玻棒只能接触溶液，不能接触滴定管尖。

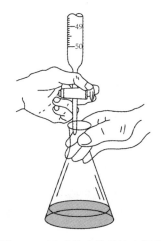 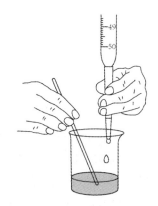

图 1-8　酸式滴定管的滴定操作　　　　图 1-9　碱式滴定管的滴定操作

滴定结束后，滴定管中剩余的溶液应弃去，不得将其倒回原试剂瓶，以免污染瓶内的滴定液。随即洗净滴定管。

（二）容量瓶

容量瓶，也称量瓶，是一种细颈梨形的平底瓶，带有磨口塞或塑料塞。瓶颈上有标线，表示在指定温度下当液体恰达到标线时，液体体积恰好与瓶上所注明的体积相等。容量瓶一般用来配制溶液，也可用于定量地稀释溶液。

容量瓶在使用前先要检查其是否漏水。检查的方法：加入自来水至标线附近，盖好瓶塞，瓶外水珠用布擦拭干净，左手按住瓶塞，右手手指托住瓶底边缘，使瓶倒立 2min，观察瓶塞周围是否有水漏出，如果不漏，将瓶直立，把瓶塞转动约 180° 后，再次倒立观察，共检查 2 次，以确保瓶塞与瓶口的任何位置都密合。

用固体物质配制溶液时，应先将固体物质在烧杯中溶解，再将溶液转移至容量瓶中。转移时，将玻棒的下端靠近瓶颈内壁，使溶液沿玻棒缓缓流入容量瓶中〔如图 1-10（a）所示〕。待溶液全部流完后，将烧杯轻轻沿玻棒上提 1cm～2cm，同时直立，使附着在玻棒与杯嘴之间的溶液流回烧杯中，然后移开玻棒。再用纯化水洗涤烧杯 3 次，每次用洗瓶或滴管冲洗杯壁和玻棒，按同样方法将洗涤液一并转入容量瓶中。当加入纯化水至容量瓶约 2/3 容量时，沿水平方向轻轻摇动容量瓶，使溶液混匀。当加入纯化水接近标线时，要用滴管慢慢滴加纯化水，直至溶液的弯月面与标线相切。盖好瓶塞，左手食指按住塞子，其余手指拿住瓶颈标线以上部分，右手的全部指尖托住瓶底边缘，将容量瓶倒转，使瓶内气泡上升，并将溶液振荡数次，再倒转过来，使气泡再直升到顶，如此反复数次直至溶液混匀为止［如图 1-10（b）所示］。

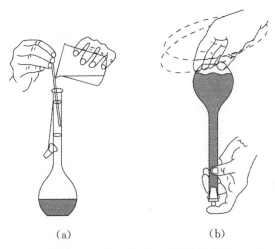

（a）　　　　　　　　　　（b）

图 1-10　转移溶液入容量瓶的操作

有时可以把一洁净漏斗放在容量瓶上，将已称定的样品经漏斗加入容量瓶中，再用洗瓶吹入少量纯化水，将残留在漏斗上的样品完全洗入容量瓶中。冲洗几次后，轻轻提起漏斗，用洗瓶中的水充分冲洗，然后如前操作混匀。

容量瓶不能长时间储存溶液，尤其是碱性溶液，它会侵蚀瓶塞使其无法打开。容量瓶也不能直接加热及烘烤。

（三）移液管

移液管用于准确移取一定体积的溶液。移液管通常有两种形状，一种中间有膨大部分，也称为胖肚移液管，常用的有 5ml、10ml、25ml、50ml 等规格；另一种是直形的，管上有分刻度，也称为吸量管（或刻度吸管），常用的有 1ml、2ml、5ml、10ml 等规格。

被污染的移液管使用前应吸取洗液洗涤。若污染严重，可放在大玻璃筒或大量筒内用洗液浸泡，然后用自来水冲洗干净，再用纯化水润洗 3 遍。使用时，洁净的移液管要用被吸取的溶液润洗 3 次，以除去管内残留的水分。为此，可倒少许溶液于一洁净、干燥的小烧杯中，用移液管吸取少量溶液，将管倾斜并转动，使溶液流过管内标线下所有的内壁，然后把管直立，让溶液由尖嘴口流出。

吸取溶液时，如图 1-11 所示，一般左手拿洗耳球，右手将移液管插入溶液中吸取。当溶液吸至标线以上时，马上用右手食指按住管口，取出后用滤纸擦干下端，然后使移液管垂直，稍松食指，使液面平稳下降，直至溶液的弯月面与标线相切，立即按紧食指。将移液管垂直放入装有接收溶液的容器中，管尖与容器壁接触，放松食指使溶液自由流出，流完后再等 15s 左右。残留于管尖内的液体不必吹出，因为在校正移液管时，未把这部分液体体积计算在内。但若移液管上标示"吹"，则需吹出。移液管使用后，应立即洗净并放在移液管架上。

使用吸量管时，应将溶液吸至零刻度处，然后将溶液放出至适当刻度，即为放出溶液的体积。

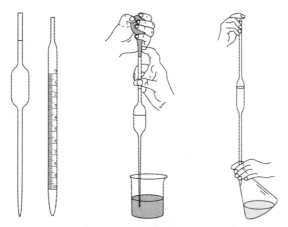

图 1-11 移液管和吸量管及其吸取、放出溶液的操作

（何勤 宋颢 钱广生）

第二节 色谱分离及鉴定

色谱法根据其分离原理可分为吸附色谱法、分配色谱法、离子交换色谱法与分子排阻色谱法等。

吸附色谱法是利用被分离物质对吸附剂吸附能力的不同，用溶剂或气体洗脱，使组分分离。常用的吸附剂有氧化铝、硅胶、聚酰胺等有吸附活性的物质。

分配色谱法是利用被分离物质在两相中分配系数的不同，使组分分离。其中一相被涂布或键合在固体载体上，被称为固定相；另一相为液体或气体，被称为流动相。常用的载体有硅胶、硅藻土、硅镁型吸附剂与纤维素粉等。

离子交换色谱法是利用被分离物质在离子交换树脂上交换能力的不同，使组分分离。常用的树脂有不同强度的阳离子交换树脂、阴离子交换树脂。流动相为水或含有机溶剂的缓冲液。

分子排阻色谱法又称凝胶色谱法，是利用被分离物质分子大小不同导致其在填料上渗透程度不同，使组分分离。常用的填料有分子筛、葡聚糖凝胶、微孔聚合物、微孔硅胶或玻璃珠等。根据固定相和供试品的性质，一般选用水或有机溶剂作为流动相。

色谱法又可根据分离方法分为纸色谱法、薄层色谱法、柱色谱法、气相色谱法、高效液相色谱法等。所用溶剂应不与供试品发生化学反应、纯度高。分析时的温度，除气相色谱法或另有规定外，系在室温操作。分离后各成分的检出，应采用各品种项下所规定的方法。采用纸色谱法、薄层色谱法或柱色谱法分离有色物质时，可根据其色带进行区分；分离无色物质时，可在短波（254nm）或长波（365nm）紫外灯下检视，其中纸色谱或薄层色谱也可喷以显色剂使之显色，或在薄层色谱中用加有荧光物质的薄层硅胶，采用荧光淬灭法检视。柱色谱法、气相色谱法和高效液相色谱法可用连接于色谱柱出口处的各种检测器检测。柱色谱法还可分部收集流出液后用适宜方法测定。

一、液－固色谱分离常用固定相

液－固色谱分离常用固定相的种类有多种，如硅胶、键合相硅胶、氧化铝、活性炭、离子交换剂、大孔吸附树脂、凝胶、聚酰胺等。上述固定相各具特点，可选择用来分离不同类型的化合物。天然产物化学研究中，往往需采用不同的固定相进行多次有针对性的色谱分离，才能得到纯化合物。下面就几种常用液－固色谱分离固定相做简单介绍。

1. 硅胶。

硅胶色谱适用范围广，能用于非极性化合物、极性化合物，如芳香油、萜类、甾体、生物碱、苷类、蒽醌类、酚类、磷脂类、脂肪酸、氨基酸等及一系列合成产物的分离。

正相色谱硅胶是多孔性物质，可用通式 $SiO_2 \cdot xH_2O$ 表示。它具有多孔性的硅氧烷（siloxane）及—Si—O—Si—的交链结构，其骨架表面的硅醇（silanol）基团能通过氢键与极性或不饱和分子相互作用。硅胶的吸附性能取决于硅胶中硅醇基的数目及含水量。随着水分的增加，其吸附能力降低（见表1-1）。当含水量超过12%，硅胶的吸附力极弱，不能用作吸附色谱的载体，只可用作分配色谱的载体。硅胶的表面积、表面结构、微孔体积及微孔半径均会直接影响色谱分离的效果。

表 1-1　硅胶含水量与活性

	活性				
	Ⅰ	Ⅱ	Ⅲ	Ⅳ	Ⅴ
含水量（%）	0	5	15	25	38

色谱硅胶应是中性、无色颗粒，由于在制备过程中接触强酸，常呈酸性，故在使用前应检查其水浸液的 pH 值，pH 值不低于 5 时才可使用；否则应用水洗至中性，再在110℃活化24h。硅胶在甲醇、水等强极性溶剂中有一定的溶解度，约为0.01%。如溶液 pH 值大于 9，则溶解度大幅度增加。

有时可以向硅胶中加入某种试剂，以改良其吸附性能，提高其分离效果。通常，$AgNO_3$ 处理过的硅胶对不饱和烃类有极好的分离效果。改良吸附剂的制备一般是将含1%～10%填加试剂的水或丙酮溶液与硅胶混匀，待稍干后于110℃活化即可。

正相硅胶色谱可选择的流动相种类相对较多，为得到好的分离效果，可选择具有一定比例的多种溶剂的混合液作为流动相。可借助分析型硅胶薄层色谱的结果来摸索制备型色谱的分离条件。在实际色谱分离过程中，也可采用梯度洗脱方式。常用溶剂的介电常数见表1－2。

表1－2　常用溶剂的介电常数

溶剂	介电常数	洗脱能力
乙烷	1.88	
苯	2.29	
无水乙醚	4.47	依次增强
氯仿	5.20	
乙酸乙酯	6.11	
丙酮	21.50	
乙醇	26.00	
甲醇	31.20	
水	81.00	

　　硅胶的再生一般可用乙醇或甲醇洗涤，除去溶剂，烘干，活化处理后即可。必要时用0.5％NaOH溶液浸泡、洗涤，过滤，水洗，再以5％～10％HCl浸泡、洗涤，最后用纯化水洗至中性，110℃活化，过筛即可。

　　2. 键合相硅胶。

　　硅胶表面的硅羟基能与正辛醇、氰乙醇及聚乙二醇等，在一定温度下加热脱水后生成单分子键合固定相（Si—O—C型），与十八烷基三氯硅烷生成烷基化学键合相（Si—O—Si—C型）。另外，用$SOCl_2$将硅胶表面氯化后，可与各种有机胺反应生成具有Si—O—Si≡N键的各种不同极性基团的化学键合相。键合相硅胶对化合物的分离具有不同的选择性，在液相色谱中占有重要地位，并普遍应用于高效液相色谱。

　　键合相硅胶根据粒度，可用于常压至高压的各种液相分离。在键合相硅胶中，以C_{18}反相硅胶应用最为普遍，它对极性化合物和非极性化合物均适用。在利用键合相硅胶进行反相色谱时，常用甲醇－水、乙醇－水或乙腈－水为洗脱剂。可用具有相同键合相硅胶的薄层色谱或分析型高效液相色谱进行制备型色谱的洗脱剂选择。

　　3. 氧化铝。

　　氧化铝是一种常用的吸附剂，由氢氧化铝直接在高温下（约600℃）脱水制得。由于制备条件常为弱碱性，对于分离植物中的碱性成分（如生物碱）颇为理想，但不宜用于醛、酮、酯等类化合物的分离，因为有时碱性氧化铝可与上述成分发生反应，如异构化反应和氧化反应等。可用水洗除去氧化铝中的碱性杂质，再活化即得中性氧化铝。目前，除了生物碱等碱性物质外，很少使用氧化铝色谱，基本上被硅胶色谱所取代。氧化铝吸附树脂、叶绿素及其他杂质能力强，常用于预处理提取物，去除杂质，便于之后的分离与纯化。硅胶对杂质的吸附能力较差，样品处理量相应地比氧化铝少。

　　氧化铝的活性与含水量关系极大，一般在200℃左右加热4h～6h活化，除去其中水分，可得Ⅰ～Ⅱ级氧化铝；若要降低活性，可加入一定量的水。活化时，氧化铝表面的氧能与水分子结合形成羟基，具有离子交换性质，但温度不宜过高（<400℃），否则会引起氧化铝晶格的改变，导致其吸附力不可逆地下降，而不能用于色谱。通常色谱用氧化铝为Ⅲ级，级别过高的氧化铝吸附的选择性能差，有时也可加适量乙酸来降低活

性。表 1-3 列出了氧化铝含水量与活性的比较。

表 1-3　氧化铝含水量与活性的比较

	活性				
	I	II	III	IV	V
含水量（%）	0	3	6	10	15

同硅胶色谱一样，在氧化铝色谱中，极性溶剂的洗脱能力较非极性溶剂大，所以逐步递增溶剂的极性可使吸附在氧化铝柱上的不同化合物依极性大小依次洗脱，达到分离的目的。在实际操作中，主要根据薄层色谱展开情况来选择柱色谱洗脱剂。

4. 活性炭。

活性炭色谱是用来分离水溶性物质的主要方法之一，对植物中的某些苷类、糖类及氨基酸等成分具有一定的分离效果。由于活性炭价廉易得，因此适用于大量制备型色谱的分离。

活性炭一般分为动物炭、植物炭和矿物（煤）炭 3 种，分别由动物的骨头、木屑、煤屑高温炭化而成。目前市售的医药用活性炭及色谱用活性炭多以木屑作原料，加氯化锌在 700℃~800℃高温炭化，活化，再经适当处理除去杂质而制成，最终通常呈粉末状或颗粒状。粉末状活性炭颗粒极细、吸附力强，但流速慢，色谱过程中需要加压或减压操作，难以达到理想的流速。因此，色谱用活性炭通常呈颗粒状，虽然总表面积减少，但流速易于控制。

活性炭的吸附作用，在水溶液中最强，在有机溶剂中较弱，故用于有机溶剂脱吸附。例如，以乙醇-水进行洗脱时，随乙醇浓度的递增而洗脱力增加，有时也用稀甲醇、稀丙酮、稀乙酸溶液洗脱。

活性炭对芳香族化合物的吸附力大于脂肪族化合物；对大分子化合物的吸附力大于小分子化合物；对极性基团（如—COOH、—NH$_2$、—OH 等）多的化合物的吸附力大于极性基团少的化合物。因此，可以利用吸附性能的差别，将水溶性芳香族化合物与脂肪族化合物、氨基酸与肽、单糖与多糖分离开来。

使用前，应先将活性炭于 120℃加热 4h~5h，将所吸附的气体除去。使用过的活性炭可用稀酸、稀碱交替处理，然后水洗，加热活化。有时，可将粉末状活性炭制成颗粒状锦纶活性炭或与硅藻土混合后装柱，以增加流速，但颗粒状活性炭吸附性能要比粉末状活性炭低。

5. 离子交换剂。

离子交换剂是高分子化合物，具解离性离子交换基团，在水溶液中能与其他阳离子或阴离子进行交换作用，而这种交换作用是可逆的。当两种以上成分被"吸附"在离子交换剂上，用洗脱液洗脱时，它们被洗脱的能力取决于各物质洗脱反应的平衡常数。利用物质"吸附"及"脱吸附"能力的不同进行分离，即离子交换色谱。目前，大部分采用合成离子交换剂，一种是单体在聚合前本身就含有交换基团；另一种是首先形成聚合物，然后引入交换基团，其中用途最广的是离子交换树脂。另外，也有在纤维素或多聚糖上人工引入交换基所成的离子交换剂，它们大多用于植物大分子蛋白质、核酸、酶及多糖体的分离和精制。

离子交换树脂可分为两大类，即阳离子交换树脂与阴离子交换树脂。

阳离子交换树脂：强酸型—SO₃H

弱酸型—COOH

—PO₃H

阴离子交换树脂：强碱型—N（CH₃）₃X

—N（CH₃）₂（C₂H₄OH）X

弱碱型—NR₂

—NHR

—NH₂

根据上述原理可采用不同型号的离子交换树脂，将植物在水中具有一定溶解度的酸、碱成分与两性成分分离开来，如图 1—12 所示。植物中的生物碱，特别是水溶性生物碱可用阳离子交换树脂分离与纯化。

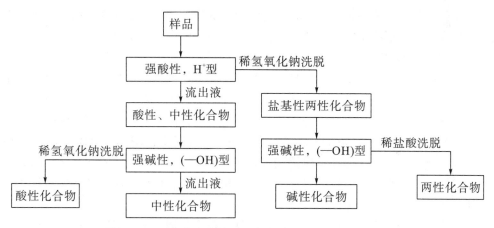

图 1—12　利用离子交换剂分离酸性、碱性及两性化合物

影响离子交换的因素如下：

（1）溶液的酸碱度。离子交换剂可以简单地理解为一种高分子不溶性酸或碱，因此溶液的酸碱度对离子交换有很大地影响。当交换溶液中氢离子的浓度显著增加时，因同离子效应，可抑制阳离子交换剂中酸性基团的解离，故离子交换反应进行大幅减少，甚至不进行。通常，强酸性交换剂交换液的 pH 值应大于 2，弱酸性交换剂交换液的 pH 值应在 6 以上。同样，在阴离子交换剂中，当溶液的 pH 值增大时，也会发生同样的情况，故强碱性交换剂交换液的 pH 值应在 12 以下，弱碱性交换剂交换液的 pH 值应在 7 以下。

（2）交换离子的选择性。离子交换剂对交换化合物来说，主要取决于化合物解离离子的电荷、半径及酸碱性的强弱。解离常数大、酸碱性强者容易发生置换，但洗脱相对较难。解离离子价数越高，电荷越大，它的吸附性越强，越易交换在交换树脂上。碱金属、碱土金属及稀土元素还与其原子序数有关，碱金属和碱土金属原子序数大，则交换吸附就强；稀土元素的原子序数小，其交换吸附弱。

（3）被交换物质在溶液中的浓度。离子交换操作通常是在水溶液或含有水的极性溶剂中进行的，这样有利于解离与交换。浓度低的溶液对离子交换剂的选择性大。在高浓度时，解离度会趋向降低，有时会影响吸附次序及选择性。浓度过高时，还会引起树脂表面及内部交联网孔收缩，影响离子进入网孔。因此，一般实验操作时，所用的溶液的浓度应略高，有利于提取和分离。

（4）温度的影响。稀溶液温度的改变对交换性能的影响不大，但当溶液浓度在 0.1mol/L 以上时，温度升高，水合倾向大的离子容易发生交换吸附，同时离子的活性系数增大。对弱酸性、弱碱性交换剂来说，温度对其交换率有较大的影响，一般温度升高，离子交换速度加快。

（5）溶剂的影响。通常在水中进行交换，也可采用含水的极性溶剂。

此外，对交换树脂本身来说，交联度大，结构中的交联网孔直径小，大分子和离子就不容易进入；反之，交联度小，交联网孔直径大，则易于离子的扩散与交换。因此，通过交联度的大小可以改变交换树脂对被交换物质的选择性。树脂颗粒的大小也会影响交换速率。颗粒小，表面积大，有利于与溶液中的离子接触，交换速率增加。强酸性和强碱性的交换树脂交换基团的解离能力强，容易与溶液中的离子交换。

6. 大孔吸附树脂。

大孔吸附树脂是一种不含交换基团、具有大孔结构的高分子吸附剂，也是一种亲脂性物质。大孔吸附树脂具有各种不同的表面性质，如疏水的聚苯乙烯，可以有效地吸附具有不同化学性质的各种类型化合物，其吸附的特点是解吸附容易。当吸附过程是以亲脂键为主时，随着被吸附物的相对分子质量增加，吸附量也增加。吸附剂的表面积越大，吸附量越大。通常，大孔吸附树脂的比表面积可达 $100m^2/g\sim600m^2/g$，因此它又具有吸附容量大的特点。但对一些分子立体结构较大的有机化合物，还要考虑树脂的孔径，使分子能进入颗粒间隙。

大孔吸附树脂具有选择性好、机械强度高、再生处理方便、吸附速度快等优点，因此适用于水溶液中分离弱极性或非极性化合物。组分间极性差别越大，分离效果越好。混合组分在大孔吸附树脂吸附后，一般依次用水、含水甲醇、乙醇或丙酮〔10%、20%……（体积分数）〕洗脱，最后用浓醇或丙酮洗脱。再生时，用甲醇或乙醇浸泡、洗涤即可，必要时可用 1mol/L HCl 溶液或 1mol/L NaOH 溶液依次浸泡，然后用纯化水洗涤至中性，浸泡在甲醇或乙醇中备用。使用前用纯化水洗涤，除尽醇即可应用。

在分离的开始阶段，先将强极性样品通过聚合物载体，可很好地除去其中的亲水性杂质（氨基酸、糖类等）。典型的分离过程是先采用大孔吸附树脂色谱，再进行硅胶色谱、反相色谱及凝胶过滤等。

对强极性成分进行初步分离的另一方法是使用 AmberliteXAD-2 树脂。这种树脂可吸附多酚类化合物，因而被用于黄酮类成分的分离。在得到黄酮组分之后，可继续采用其他吸附剂进行分离，得到黄酮单体。

20 世纪 70 年代末，大孔吸附树脂开始应用于中草药化学成分的提取与分离。用于中草药化学成分提取与分离的大孔吸附树脂型号有 D-101 型、DA-201 型、MD-

05271 型、GDX—105 型、CAD—40 型、XAD—4 型、SIP 系列、D—型等。常用的大孔吸附树脂有 D—101 型、DA—201 型（天津制胶厂）、D—型（天津骨胶厂）。

7. 凝胶。

凝胶色谱法是 20 世纪 60 年代发展起来的一种分离分析技术，使用的固定相是凝胶。凝胶是具有许多孔隙的网状结构的固体，具有分子筛的性质。当被分离物质的分子大小不同时，它们进入凝胶内部的能力不同。凝胶中的孔隙大小与分子大小有相近的数量级。当混合物通过凝胶时，比孔隙小的分子可以自由进入凝胶内部，而比孔隙大的分子就不能进入，因此不同孔径的分子的移动速度就产生了差异。大分子不被迟滞而随溶液流动较快，小分子则由于向孔隙内扩散或移动受到滞留，所以落后于大分子而得到分离（如图 1—13 所示）。此法被称为凝胶色谱（gel chromatography），在蛋白质及多糖等大分子化合物的分离中应用较普遍。

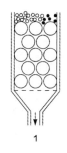 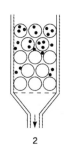 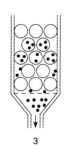

○ 代表凝胶颗粒
◦ 代表大分子物质
• 代表小分子物质

1　　　　　2　　　　　3

图 1—13　凝胶色谱分离示意图

从理论上讲，凝胶过滤柱是利用分子排阻效应来发挥分离效能的。但当将凝胶用于分离小分子时，溶剂、溶质、固定相之间的相互作用变得重要起来。凝胶可分为亲水性凝胶和疏水性凝胶。

1）亲水性凝胶

目前，最常用的亲水性凝胶是交联葡聚糖凝胶（Sephadex），是由葡聚糖（右旋糖酐）和甘油基通过醚桥（—O—CH$_2$—CHOH—CH$_2$—O—）相交联而形成的多孔性网状结构。交联结构直接影响凝胶网状结构中孔隙的大小。交联度越大，网状结构越紧密，孔隙越小，吸水时膨胀也越小；反之，交联度越小，网状结构越疏松，孔隙越大，吸水时膨胀的程度也就越大。根据交联度的不同，所能分离成分的分子大小也不同。交联度可用"吸水量"或"膨胀质量"来表示，即 1g 干凝胶所吸收的水的质量，英文字母 G 代表葡聚糖凝胶不同规格型号，阿拉伯数字为凝胶的吸水量乘以 10 的值，如 G—25 表示每克葡聚糖凝胶膨胀时吸水 2.5g。

2）疏水性凝胶

在交联葡聚糖分子上引入一个基团增大其亲脂性，成为疏水性凝胶。例如，在 Sephadex G—25 中引入羟丙基基团形成醚链的结合状态：R—OH→R—O—CH$_2$CH$_2$CH$_2$OH，即成为 Sephadex LH—20，从而使它不仅具有亲水性，能吸水，而且可以膨胀，这就扩大了它的应用范围，适用于分离难溶于水的亲脂性成分。目前，在植物小分子化学成分分离中常使用 Sephadex LH—20。表 1—4 列举了 Sephadex LH—20 在不同溶剂中浸泡后的床体积。

表 1-4　Sephadex LH-20 在不同溶剂中浸泡后的床体积

溶剂	吸溶剂量（ml/g）	床体积（ml/g）
二甲基甲酰胺	2.2	4.0~4.5
水	2.1	4.0~4.5
甲醇	1.9	4.0~4.5
乙醇	1.8	3.5~4.5
氯仿（含 1%乙醇）	1.8	3.5~4.5
氯仿	1.6	3.0~3.5
正丁醇	1.6	3.0~3.5
二氧六环	1.4	3.0~3.5
四氢呋喃	1.4	3.0~3.5
丙酮	0.8	2.4~2.6
乙酸乙酯	0.4	1.6~1.8
甲苯	0.2	1.5~1.6

一般来说，使用过的凝胶不需经任何处理，适当方法保存以备用。若加样处颜色较深，可将此部分丢弃。若整个柱体的凝胶颜色较深，可用 0.2mol/L NaOH 溶液（内含 0.5mol/L NaCl）处理，再用水洗净。

利用 Sephadex LH-20 进行分子排阻色谱，对天然产物的分离具有重要意义。凝胶可根据混合物中各组分分子质量的不同对其进行分离，因此非常适用于从样品中除去大分子成分及聚合物。

Sephadex LH-20 过滤不仅可作为一种有效的初步分离手段，还可用于最后的分离工作，以除去微量的固体杂质、盐类或其他外来物质。当纯化合物的量很少时，通常在分离的最后阶段使用 Sephadex LH-20 过滤法，原因之一在于它只导致极少的样品损失。以凝胶过滤作为最初的纯化手段也越来越常见。

8. 聚酰胺。

聚酰胺（polyamide）是通过酰胺基团聚合而形成的一类高分子化合物，分子中含有丰富的酰胺基团，可与酚类、酸类、醌类、硝基类化合物等以氢键形式结合而被吸附，与不能形成氢键的化合物分离。

化合物分子中酚羟基数目越多，则吸附力越强；芳香核、共轭双键越多，吸附力也强。易形成分子内氢键的化合物，其吸附力减弱。从聚酰胺柱上洗脱被吸附的化合物是通过溶剂分子取代酚类化合物来完成的，即以新的氢键代替原有氢键脱吸附而完成。通常，脱吸附剂是在水中递增甲醇或乙醇的含量。如黄酮体苷元与苷的分离，当用稀醇作洗脱剂时，黄酮体苷比其苷元先洗脱下来，而以非极性溶剂作洗脱剂时，黄酮体苷元比苷先洗脱下来，这表明聚酰胺具有"双重色谱"的性能，因聚酰胺分子中既有非极性的脂肪键，又有极性的酰胺基团。当用含水的极性溶剂作流动相时，聚酰胺作非极性固定相，其色谱行为类似反相分配色谱，所以黄酮体苷比苷元更容易洗脱。当用非极性氯仿－甲醇作流动相时，聚酰胺则作极性固定相，其色谱行为类似正相分配色谱，所以苷元比其苷更容易洗脱。因此，聚酰胺色谱除了上述化合物外，也可用于分离萜类、甾体、生物碱及糖类。

色谱中常用的聚酰胺是由己内酰胺聚合而成的聚酰胺－6（尼龙－6）及由己二酸与己二胺聚合而成的聚己二酰己二胺（尼龙－66）。其既亲水又亲脂，性能比较好，既可分离水溶性物质，又可分离脂溶性物质。它们可溶于浓盐酸、甲酸，微溶于乙酸、苯酚等溶剂，不溶于甲醇、乙醇、丙酮、乙醚、氯仿和苯等常用有机溶剂。它们对碱较稳定，对酸的稳定性较差，尤其是无机酸，温度高时更敏感。

制备柱时，将颗粒状聚酰胺混悬于水中用湿法装柱。在用非极性溶剂系统时，则用组分中低极性的溶剂装柱。一般100ml聚酰胺可上样1.5g～2.5g，实际比例视具体情况而定。样品先用洗脱溶剂溶解。若样品不溶解于洗脱剂，可选用易挥发的有机溶剂溶解，拌入聚酰胺干粉中后将溶剂减压蒸去，用湿法装入柱顶。洗脱剂常采用水－乙醇（95：5，9：1，7：3，1：1，3：7），或采用氯仿、氯仿－甲醇（19：1，10：1，5：1，2：1，1：1）依次洗脱。若仍有物质未洗脱下来，可采用稀氨水或稀甲酰胺溶液洗脱，并分段收集。使用过的聚酰胺一般用5%NaOH溶液洗涤，然后用水洗涤，再用10%乙酸洗涤，最后用纯化水洗至中性即可。

聚酰胺薄膜色谱是将聚酰胺溶于甲酸并涂布在涤纶片基上制成的，待甲酸挥发、干燥后即可使用。它既可用于聚酰胺柱色谱探索分离条件，又可检查柱色谱各洗脱部分的成分和纯度。聚酰胺薄膜层析常用展开溶剂系统见表1－5。若在各种溶剂系统中加入少量酸或碱，可避免色谱中出现拖尾现象，使斑点清晰。

表1－5 聚酰胺薄膜层析常用展开溶剂系统

化合物类型	展开溶剂系统
黄酮苷元	氯仿－甲醇（94：6，96：4）；氯仿－甲醇－丁酮（12：2：1）；苯－甲醇－丁酮（90：6：4，84：8：8）；氯仿－甲醇－甲酸（60：38：2）；氯仿－甲醇－吡啶（70：22：80）；氯仿－甲醇－苯酚（64：28：8）
黄酮苷	甲醇－乙酸－水（90：5：5）；甲醇－水（4：1）；醋醇－水（1：1）；丙酮－水（1：1）；异丙酮－水（3：2）；30%～60%乙酸；乙酸乙酯－95%乙醇（6：4）；氯仿－甲醇（7：3）；正丁醇－乙醇－水（1：4：5）；氯仿－甲醇－丁酮（62：25：10）
酚类	丙酮－水（1：1）；苯－甲醇－乙酸（45：8：4）；环己烷－乙酸（93：7）；10%乙酸
醌类	10%乙酸；正己烷－苯－乙酸（4：1：0.5）；石油醚－苯－乙酸（10：10：5）
糖类	乙酸乙酯－甲醇（8：1）；正丁醇－丙酮－水－乙酸（6：2：1：1）
生物碱	环己烷－乙酸乙酯－正丙醇－二甲基胺（30：2.5：0.9：0.1）；水－乙醇－二甲基胺（88：12：0.1）

化合物类型	展开溶剂系统
氨基酸衍生物	苯－乙酸（8：2，9：1）；50％乙酸；甲酸－水（1.5：100，1：1） 乙酸乙酯－甲醇－乙酸（20：1：1）；0.05mol/L磷酸钠－乙醇（3：1） 二甲基甲酰胺－乙酸－水－乙醇（5：10：30：20）；氯仿－乙酸（8：2）
甾类、萜类	己烷－丙酮（4：1）；氯仿－丙酮（4：1）
甾体苷	甲醇－水－甲酸（60：35：5）；乙酸乙酯－甲醇－水－甲酸（50：20：25：5）

二、纸色谱法

纸色谱法是以纸为载体，以纸上所含水分或其他物质为固定相，用展开剂进行展开的分配色谱法。供试品经展开后，可用比移值（R_f）表示其各组成成分的位置（R_f＝原点中心至斑点中心的距离/原点中心至展开剂前沿的距离）。影响 R_f 的因素较多，因而一般采用在相同实验条件下与对照物质对比的方法以确定其异同。进行药品鉴别时，供试品在色谱图中所显主斑点的位置与颜色（或荧光）应与对照品相同。进行药品纯度检查时，可取一定量的供试品，经展开后，按各品种项下的规定，检视其所显杂质斑点的个数或呈色深度（或荧光强度）。进行药品含量测定时，将主色谱斑点剪下洗脱后，再用适宜的方法测定。

1. 仪器与材料。

（1）展开容器。

展开容器通常为圆形或长方形玻璃缸，称为展开缸。缸上有磨口玻璃盖，应能密闭。用于下行法时，盖上有孔，可插入分液漏斗，用以加入展开剂。在近顶端有一用支架架起的玻璃槽作为展开剂的容器，槽内有一玻棒，用以压住色谱滤纸；槽的两侧各支一玻棒，用以支持色谱滤纸，使其自然下垂，避免展开剂沿色谱滤纸与溶剂槽之间发生虹吸现象。用于上行法时，在盖上的孔中加塞，塞中插入玻璃悬钩，以便将点样后的色谱滤纸挂在钩上，并除去溶剂槽和支架。

（2）点样器。

常用具支架的微量注射器或毛细管点样，应能使点样位置正确、集中。

（3）色谱滤纸。

色谱滤纸应质地均匀、平整，具有一定机械强度；不含影响展开效果的杂质；不应与所用显色剂起作用，以免影响分离和鉴别效果，必要时可进行处理后再使用。用于下行法时，取色谱滤纸按纤维长丝方向切成适当大小的纸条，离纸条上端适当的距离（使色谱滤纸上端能足够浸入溶剂槽内的展开剂中，并使点样基线能在溶剂槽侧的玻璃支撑棒下数厘米处）用铅笔划一点样基线。必要时，可将色谱滤纸下端切成锯齿形，便于展开剂滴下。用于上行法时，色谱滤纸长约25cm，宽度则按需要而定，必要时可将色谱滤纸卷成筒形。点样基线距底边约2.5cm。

2. 操作方法。

（1）下行法。

将供试品溶解于适宜的溶剂中制成一定浓度的溶液。用微量注射器或毛细管吸取溶液，点于点样基线上。溶液宜分次点加，每次点加后，使其自然干燥、低温烘干或经温热气流吹干，样点直径为 2mm～4mm，点间距离为 1.5cm～2.0cm。样点通常应为圆形。

将点样后的色谱滤纸的点样端放在溶剂槽内并用玻棒压住，使色谱滤纸通过槽侧玻璃支持棒自然下垂，点样基线在支持棒下数厘米处。展开前，展开缸内用各品种项下规定的溶剂的蒸气使之饱和，一般可在展开缸底部放一装有规定溶剂的平皿，或将浸有规定溶剂的滤纸条附着在展开缸内壁上，放置一定时间，待溶剂挥发使缸内充满饱和蒸气。然后小心添加展开剂至溶剂槽内，使色谱滤纸的上端浸没在槽内的展开剂中。展开剂即经毛细管作用沿色谱滤纸移动进行展开。展开至规定的距离后，取出色谱滤纸，标明展开剂前沿位置，使展开剂挥散后，按规定方法检出色谱斑点。

（2）上行法。

上行法的点样方法同下行法。展开缸内加入展开剂适量，放置待展开剂蒸气饱和后，再下降悬钩，使色谱滤纸浸入展开剂约 0.5cm，展开剂即经毛细管作用沿色谱滤纸上升。除另有规定外，一般展开至约 15cm 后，取出晾干，按规定方法检视。

展开可以采用单向展开，即向一个方向进行；也可采用双向展开，即先向一个方向展开，取出，使展开剂完全挥发后，将滤纸转动 90°，再用原展开剂或另一种展开剂进行展开；亦可采用多次展开、连续展开或径向展开等。

三、薄层色谱法

薄层色谱法是将供试品溶液点于薄层板上，在展开容器内用展开剂展开，使供试品所含成分分离，所得色谱图与适宜的对照物按同样方法所得的色谱图对比，亦可用薄层色谱扫描仪进行扫描，用于鉴别、检查或含量测定。

1. 仪器与材料。

（1）薄层板。

①市售薄层板：市售薄层板分普通薄层板和高效薄层板，如硅胶薄层板、硅胶 GF_{254} 薄层板、聚酰胺薄膜等。

②自制薄层板：在保证色谱质量的前提下，可对薄层板进行特殊处理和化学改性，以适应供试品分离的要求，可用实验室自制的薄层板。最常用的固定相有硅胶 G、硅胶 GF_{254}、硅胶 H、硅胶 HF_{254}、微晶纤维素等，一般要求粒径为 $10\mu m～40\mu m$，加水或用羧甲基纤维素钠水溶液（0.2%～0.5%）适量调成糊状，均匀涂布于玻板上。使用涂布器涂布时，应能使固定相在玻板上形成一层符合厚度要求的均匀薄层。玻板应光滑、平整，洗净后不附水珠。

（2）点样器。

一般采用微升毛细管或手动、半自动、全自动点样器材。

（3）展开容器。

上行展开一般可用适合薄层板大小的专用平底或双槽展开缸，展开时必须能密闭。水平展开使用专用的水平展开缸。

（4）显色装置。

喷雾显色应使用玻璃喷雾瓶或专用喷雾器，要求用压缩气体使显色剂呈均匀细雾状喷出；浸渍显色可用专用玻璃器械或用适宜的展开缸代替；蒸气熏蒸显色可用双槽展开缸或适宜大小的干燥器代替。

（5）检视装置。

检视装置为装有可见光、254nm 和 365nm 紫外光源及相应滤光片的暗箱，可附加摄像设备供拍摄图像用。暗箱内光源应有足够的光照度。

（6）薄层色谱扫描仪。

薄层色谱扫描仪是指用一定波长的光对薄层板上有吸收的斑点，或经激发后能发射出荧光的斑点，进行扫描，将扫描得到的谱图和积分数据用于物质定性或定量的分析仪器。

2. 操作方法。

（1）薄层板制备。

①市售薄层板：临用前一般应在 110℃活化 30min。聚酰胺薄膜不需活化。铝基片薄层板可根据需要剪裁，但必须注意剪裁后的薄层板底边的硅胶层不得有破损。如在存放期间被空气中的杂质污染，使用前可用氯仿、甲醇或二者的混合溶液在展开缸中上行展开预洗，晾干，110℃活化，置干燥器中备用。

②自制薄层板：除另有规定外，将 1 份固定相和 3 份水（或加有黏合剂的水溶液）在研钵中按同一方向研磨混合，去除表面的气泡后，倒入涂布器中，在玻板上平稳地移动涂布器进行涂布（薄层厚度为 0.2mm～0.3mm）。取下涂好薄层的玻板，置水平台上于室温下晾干后，在 110℃烘 30min，最终置于有干燥剂的干燥箱中备用。使用前检查其均匀度，在反射光及透视光下检视，表面应均匀、平整、光滑，并且无麻点、无气泡、无破损及无污染。

（2）点样。

除另有规定外，在洁净、干燥的环境中，用专用毛细管或配合相应的半自动、自动点样器械点样于薄层板上。样点一般为圆点状或窄细的条带状。点样基线距底边 10mm～15mm，高效板基线一般距底边 8mm～10mm。圆点状样点的直径一般不大于 3mm，高效板一般不大于 2mm。接触点样时，切勿损伤薄层表面。用半自动或自动点样器械喷雾法点样，条带状样点的宽度一般为 5mm～10mm，高效板一般为 4mm～8mm。样点间距离可视斑点扩散情况以相邻斑点互不干扰为宜，一般不少于 8mm，高效板供试品样点间距离不少于 5mm。

（3）展开。

将点好供试品的薄层板放入展开缸中，浸入展开剂的深度为距原点 5mm 为宜，密闭。除另有规定外，一般上行展开 8cm～15cm，高效板上行展开 5cm～8cm。溶剂前沿达到规定的展距，取出薄层板，晾干，待检测。

展开前如需溶剂蒸气预饱和，可在展开缸中加入适量的展开剂，放入薄层板，密闭，一般保持 15min～30min。溶剂蒸气预平衡后，展开。

（4）显色与检视。

若供试品含有可见光下有颜色的成分，可直接在日光下检视，也可用喷雾法或浸渍法，以适宜的显色剂显色，或加热显色，在日光下检视。对于有荧光的物质或遇某些试剂可激发产生荧光的物质，可在 365nm 紫外灯下观察荧光斑点。对于在可见光下无色，但在紫外光下有吸收的成分，可用带有荧光剂的薄层板（如硅胶 GF_{254} 板），在 254nm 紫外灯下观察荧光板面上的荧光物质淬灭形成的斑点。

（5）记录。

薄层色谱图像一般可采用摄像设备拍摄，以光学照片或电子图像的形式保存。也可用薄层扫描仪扫描或其他适宜的方式记录相应的色谱图。

3. 系统适用性试验。

按各品种项下要求，对实验条件进行系统适用性试验，即用供试品和对照品对实验条件进行试验和调整，以达到规定的检测灵敏度、分离度和重现性要求。

（1）检测灵敏度。

用于限量检查时，采用供试品溶液和对照品溶液与稀释若干倍的对照品溶液，在规定的色谱条件下，于同一薄层板上点样、展开、检视，后者应显清晰的斑点。

（2）分离度。

用于鉴别时，对照品溶液与供试品溶液中相应的主斑点应显示为两个清晰的分离的斑点。用于限量检查和含量测定时，要求定量峰与相邻峰之间有较好的分离度，分离度（R）的计算公式为

$$R = \frac{2(d_2 - d_1)}{W_1 + W_2}$$

式中，d_2 为相邻两峰中后一峰与原点的距离，d_1 为相邻两峰中前一峰与原点的距离；W_1 及 W_2 分别为相邻两峰的峰宽。除另有规定外，分离度应大于 1.0。

（3）相对标准偏差。

薄层扫描含量测定时，同一供试品溶液在同一薄层板上平行点样的待测成分的峰面积测量值的相对标准偏差（RSD）应不大于 5.0%，需显色后测定的 RSD 应不大于 10.0%。

4. 测定法。

（1）鉴别。

取适宜浓度的对照溶液与供试品溶液，在同一薄层板上点样、展开与检视，供试品溶液所显主斑点的颜色（或荧光）和位置应与对照溶液的斑点一致。

（2）限度检查。

采用定量配制的对照品或稀释的对照品作为对照。供试品溶液色谱中待检查的斑点应与相应的对照品溶液或系列对照品溶液的相应斑点相当，颜色（或荧光）不得更深；或照薄层色谱扫描法操作，测定峰面积，供试品的峰面积值不得大于对照品的峰面积值。必要时，应规定检查的斑点数和限量值。

（3）含量测定。

按照薄层色谱扫描法，测定供试品中相应成分的含量。或将待测色谱斑点刮下洗脱后，再用适宜的方法测定。

5. 薄层色谱扫描法。

薄层色谱扫描法是指用一定波长的光照射在薄层板上，对薄层色谱中可吸收紫外光或可见光的斑点，或经激发后能发射出荧光的斑点进行扫描，将扫描得到的图谱及积分数据用于鉴别、检查或含量测定。测定时，可根据不同薄层扫描仪的结构特点，按照规定方式扫描测定。一般选择反射方式，采用吸收法或荧光法。除另有规定外，含量测定应使用市售薄层板。

扫描方法可采用单波长扫描或双波长扫描。如采用双波长扫描，应选用待测斑点无吸收或最小吸收的波长为参比波长，供试品色谱中待测斑点的 R_f 和光谱扫描得到的吸收光谱图或测得的光谱最大吸收和最小吸收应与对照品相符，以保证测定结果的准确性。薄层扫描定量测定应保证供试品斑点的量在线性范围内，必要时可适当调整供试品溶液的点样量，供试品与对照品同板点样、展开、扫描、测定和计算。

薄层色谱扫描用于含量测定时，通常采用线性回归二点法计算。如线性范围很窄，可用多点法校正多项式回归计算。供试品溶液和对照品溶液应交叉点于同一薄层板上，供试品点样不得少于 2 个，对照品每一浓度不得少于 2 个。扫描时，应沿展开方向扫描，不可横向扫描。

四、柱色谱法

1. 吸附柱色谱。

色谱柱为内径均匀、下端缩口的硬质玻璃管，下端用棉花或玻璃纤维塞住，管内装入吸附剂。吸附剂的颗粒应尽可能大小均匀，以保证良好的分离效果。除另有规定外，通常多采用直径为 0.07mm～0.15mm 的颗粒。色谱柱的大小、吸附剂的品种和用量，以及洗脱时的流速，均应符合各品种项下的规定。

（1）吸附剂的填装。

①干法：将吸附剂一次性加入色谱柱，振动管壁使其均匀下沉，然后沿管壁缓缓加入洗脱剂；或在色谱柱下端出口处连接活塞，自管顶加入适量的洗脱剂，旋开活塞使洗脱剂缓缓滴出，然后自管顶缓缓加入吸附剂，使其均匀地润湿、下沉，在管内形成松紧适度的吸附层。操作过程中，应保持有充足的洗脱剂留在吸附层上面。

②湿法：将吸附剂与洗脱剂混合，搅拌除去气泡，再缓慢倾入色谱柱中，然后加入洗脱剂，将附着在管壁的吸附剂洗下，使色谱柱面平整。填装的吸附剂用洗脱剂从色谱柱自然流下，至液面和柱表面相平时，即加供试品溶液。

（2）供试品的加入。

除另有规定外，将供试品溶于开始洗脱时使用的洗脱剂中，再沿管壁缓缓加入，注意勿使吸附剂翻起。或将供试品溶于适当的溶剂中，与少量吸附剂混匀，再使溶剂挥发去尽，并使混有供试品的吸附剂呈松散状，加在已制备好的色谱柱上面。如供试品在常用溶剂中不溶解，可将供试品与适量的吸附剂在乳钵中研磨混匀后加入。

（3）洗脱。

除另有规定外，通常按洗脱剂洗脱能力大小递增变换洗脱剂的品种和比例。分部收集流出液，至流出液中所含成分显著减少或不再含有时再改变洗脱剂的品种和比例。操作过程中，应保持有充足的洗脱剂留在吸附层的上面。

2. 分配柱色谱。

分配柱色谱的方法与吸附柱色谱基本一致。装柱前，先将载体和固定液混合，然后分次移入色谱柱中用带有平面的玻棒压紧。供试品可溶于固定液，混以少量载体，加在预制好的色谱柱上端。

洗脱剂需先加固定液混合使之饱和，以避免洗脱过程中固定液的流失。

五、高效液相色谱法

高效液相色谱法是采用高压输液泵将规定的流动相泵入装有填充剂的色谱柱，对供试品进行分离测定的色谱方法。注入的供试品，由流动相带入色谱柱内，各成分在色谱柱内被分离，并依次进入检测器，由积分仪或数据处理系统记录和处理色谱信号。

1. 对仪器的一般要求。

所用的仪器为高效液相色谱仪。仪器应定期检测，并符合有关规定。

（1）色谱柱。

最常用的色谱柱填充剂为化学键合硅胶。反相色谱系统使用非极性填充剂，以十八烷基硅烷键合硅胶最为常用，辛基硅烷键合硅胶和其他类型的硅烷键合硅胶（如氰基硅烷键合相和氨基硅烷键合相等）也有使用。正相色谱系统使用极性填充剂，常用的填充剂有硅胶等。离子交换填充剂用于离子交换色谱，凝胶或高分子多孔微球等填充剂用于分子排阻色谱等，手性键合填充剂用于对映异构体的拆分分析。

填充剂的性能（如载体的形状、粒径、孔径、表面积、键合基团的表面覆盖度、含碳量和键合类型等）以及色谱柱的填充，均影响供试品的保留行为和分离效果。孔径在15nm以下的填充剂适合分析相对分子质量小于2000的化合物，相对分子质量大于2000的化合物应选择孔径在30nm以上的填充剂。

以硅胶为载体的一般键合固定相填充剂适用pH值为2~8的流动相。当pH值大于8时，可使载体硅胶溶解；当pH值小于2时，与硅胶相连的化学键合相易水解脱落。当色谱系统中需使用pH值大于8的流动相时，应选用耐碱的填充剂，如采用高纯硅胶为载体并具有高表面覆盖度的键合硅胶填充剂、包覆聚合物填充剂、有机-无机杂化填充剂或非硅胶填充剂等；当需使用pH值小于2的流动相时，应选用耐酸的填充剂，如具有大体积侧链能产生空间位阻保护作用的二异丙基或二异丁基取代十八烷基硅烷键合硅胶填充剂、有机-无机杂化填充剂等。

（2）检测器。

最常使用的检测器为紫外-可见分光检测器，其他常用的检测器有二极管阵列检测器（DAD）、荧光检测器、示差折光检测器、蒸发光散射检测器、电化学检测器和质谱检测器等。

紫外-可见分光检测器、二极管阵列检测器、荧光检测器、电化学检测器为选择性检测器，其响应值不仅与待测溶液的浓度有关，还与待测物的结构有关；示差折光检测器和蒸发光散射检测器为通用型检测器，对所有化合物均有响应；蒸发光散射检测器对结构类似的待测物，其响应值几乎仅与待测物的量有关；二极管阵列检测器可以同时记录待测物在规定波长范围内的吸收光谱，故可用于待测物的光谱测定和色谱峰的纯度检查。

紫外－可见分光检测器、荧光检测器、电化学检测器和示差折光检测器的响应值与待测溶液的浓度在一定范围内呈线性关系，但蒸发光散射检测器响应值与待测溶液的浓度通常呈指线关系，一般需经对数转换。

不同的检测器对流动相的要求不同。采用紫外－可见分光检测器，所用流动相应符合紫外－可见分光光度法对溶剂的要求；采用低波长检测时，还应考虑有机溶剂的截止波长，并选用色谱级有机溶剂。蒸发光散射检测器和质谱检测器不得使用含不挥发盐的流动相。

（3）流动相。

可采用固定比例（等度洗脱）或按规定程序改变比例（梯度洗脱）的溶剂作为流动相。由于 C_{18} 链在水相环境中不易保持伸展状态，故对于以十八烷基硅烷键合硅胶为固定相的反相色谱系统，流动相中有机溶剂的比例通常应不低于 5%，否则 C_{18} 链的随机卷曲将导致组分保留值变化，造成色谱系统不稳定。

各品种项下规定的条件除固定相种类、流动相组成、检测器类型不得改变外，其余如色谱柱内径和长度、载体粒度、流动相流速、混合流动相各组分的比例、柱温、进样量、检测器的灵敏度等，均可适当改变，以适应具体的色谱系统并达到系统适用性试验的要求。对于必须用特定型号的填充剂方能满足分离要求的品种，可在该品种项下注明。

2. 系统适用性试验。

色谱系统的适用性试验通常包括理论塔板数、分离度、灵敏度、拖尾因子和重复性5项指标。

按各品种项下要求，对色谱系统进行适用性试验，即用规定的对照品溶液或系统适用性试验溶液在规定的色谱系统进行试验，应符合要求。如达不到要求，可对色谱系统进行适当调整。

（1）色谱柱的理论塔板数（n）。

在规定的色谱条件下，注入供试品溶液或各品种项下规定的内标物质溶液，记录色谱图，量出供试品主成分峰或内标物质色谱峰的保留时间（t_R）和半高峰宽（$W_{h/2}$），t_R、$W_{h/2}$ 可用时间或长度计（下同），但应取相同单位。按下列公式计算色谱柱的理论塔板数，即

$$n = 5.54 \left(\frac{t_R}{W_{h/2}} \right)^2$$

（2）分离度（R）。

无论是定性鉴别，还是定量分析，均要求待测物质色谱峰与其他色谱峰内标峰或特定的杂质对照峰之间有较好的分离度。分离度的计算公式为

$$R = \frac{2(t_{R_2} - t_{R_1})}{W_1 + W_2}$$

式中，t_{R_2} 为相邻两峰中后一峰的保留时间，t_{R_1} 为相邻两峰中前一峰的保留时间；W_1 及 W_2 分别为此相邻两峰的峰宽（如图 1-14 所示）。除另有规定外，定量分析时分离度应不小于 1.5。

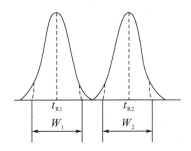

图 1-14　分离度计算中相关参数示意图

（3）重复性。

取各品种项下的对照品溶液，连续进样 5 次。除另有规定外，其峰面积测量值的 RSD 应不大于 2.0%。也可按各品种校正因子测定项下，配制相当于 80%、100% 和 120% 的对照品溶液，加入规定量的内标溶液，配成 3 种不同浓度的溶液，分别至少进样 2 次，计算平均校正因子，其 RSD 应不大于 2.0%。

（4）拖尾因子（T）。

为保证分离效果和测量精度，应检查供试品色谱峰的拖尾因子是否符合各品种项下的规定。拖尾因子计算公式为

$$T = \frac{W_{0.05h}}{2d_1}$$

式中，$W_{0.05h}$ 为 5% 峰高处的峰宽，d_1 为峰顶在 5% 峰高处横坐标平行线的投影点至峰前沿与此平行线交点的距离（如图 1-15 所示）。

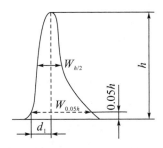

图 1-15　拖尾因子计算中相关参数示意图

除另有规定外，峰高法定量时 T 值应为 0.95~1.05。峰面积法测定时，T 值偏离过大，会影响峰面积的检测和定量的准确度。

（5）灵敏度：通常以信噪比（S/N）表示。通过测定一系列不同浓度的供试品或对照品溶液来测定信噪比。定量测定时，信噪比应不小于 10；定性测定时，信噪比应

不小于 3。灵敏度可以用来评价色谱系统的检测能力。

3. 测定法。

（1）内标法加校正因子测定供试品中某种杂质或主成分含量。

按各品种项下的规定，精密称（量）取对照品和内标物质，分别配成溶液。精密量取各溶液，配成校正因子测定用的对照溶液。取一定量注入仪器，记录色谱图。测量对照品和内标物质的峰面积或峰高，按下式计算校正因子（f），即

$$f = \frac{A_s}{C_s} \div \frac{A_R}{C_R}$$

式中，A_s 为内标物质的峰面积或峰高，A_R 为对照品的峰面积或峰高；C_s 为内标物质溶液的浓度，C_R 为对照品溶液的浓度。

再取各品种项下含有内标物质的供试品溶液，进样，记录色谱图。测量供试品中待测成分（或其杂质）和内标物质的峰面积或峰高按下式计算，即

$$C_x = \frac{f \cdot A_s}{\dfrac{A_s'}{C_s'}}$$

式中，A_x 为供试品（或其杂质）的峰面积或峰高，C_x 为供试品（或其杂质）溶液的浓度，A_s' 为内标物质的峰面积或峰高，C_s' 为内标物质的浓度，f 为校正因子。

采用内标法，可避免因供试品前处理及进样体积误差对测定结果的影响。

（2）外标法测定供试品中某种杂质或主成分含量。

按各品种项下的规定，精密称（量）取对照品和供试品，配制成溶液。分别精密取一定量，进样，记录色谱图。测量对照品溶液和供试品溶液中待测成分的峰面积或峰高，按下式计算含量

$$C_x = \frac{C_R \cdot A_x}{A_R}$$

式中，A_x 为供试品（或其杂质）的峰面积或峰高，C_x 为供试品（或其杂质）溶液的浓度，A_R 为对照品的峰面积或峰高，C_R 为对照品溶液的浓度。

由于微量注射器不易精确控制进样量，当采用外标法测定供试品中某种杂质或主成分含量时，以定量环或自动进样器进样为宜。

（3）加校正因子的主成分自身对照法。

测定杂质含量时，可采用加校正因子的主成分自身对照法。在建立方法时，按各品种项下的规定，精密称（量）取杂质对照品和待测成分对照品各适量，配制测定杂质校正因子的溶液，进样，记录色谱图。按前述方法计算杂质的校正因子。此校正因子可直接载入各品种项下，用于校正杂质的实测峰面积。这些需做校正计算的杂质，通常以主成分为参照，采用相对保留时间定位，其数值一并载入各品种项下。

测定杂质含量时，按各品种项下规定的杂质限度，将供试品溶液稀释成与杂质限度相当的溶液，作为对照溶液，进样，调节检测灵敏度（以噪声水平可接受为限）或进样量（以色谱柱不过载为限），使对照溶液的主成分色谱峰的峰高达满量程的 $10\%\sim$ 25%。除另有规定外，通常含量低于 0.5% 的杂质，峰面积的 RSD 应小于 10%；含量在 $0.5\%\sim2\%$ 的杂质，峰面积的 RSD 应小于 5%；含量大于 2% 的杂质，峰面积的

RSD 应小于 2%。然后，取供试品溶液和对照品溶液适量，分别进样。除另有规定外，供试品溶液的记录时间，应为主成分色谱峰保留时间的 2 倍。测量供试品溶液色谱图上各杂质的峰面积，分别乘以相应的校正因子后与对照溶液主成分的峰面积比较，依法计算各杂质含量。

（4）不加校正因子的主成分自身对照法。

当没有杂质对照品时，也可采用不加校正因子的主成分自身对照法。同上述"（3）加校正因子的主成分自身对照法"配制对照溶液并调节检测灵敏度后，取供试品溶液和对照溶液适量，分别进样。除另有规定外，供试品的记录时间，应为主成分色谱峰保留时间的 2 倍。测量供试品溶液色谱图上各杂质的峰面积并与对照溶液主成分的峰面积比较，计算杂质含量。

（5）面积归一化法。

由于峰面积归一化法测定误差大，因此通常只能用于粗略考察供试品中的杂质含量。除另有规定外，一般不宜用于微量杂质的检查。其方法是测量各杂质的峰面积和色谱图上除溶剂峰以外的总色谱峰面积，计算各杂质峰面积之和占总峰面积的百分率。

注意：本法进样前的溶液应澄清，除另有规定外，供试品进样前必须经 0.45μm 微孔滤膜过滤。

六、气相色谱法

气相色谱法是采用气体为流动相（载气）流经装有填充剂的色谱柱进行分离测定的色谱方法。物质或其衍生物气化后，被载气带入色谱柱进行分离，各组分先后进入检测器，用数据处理系统记录色谱信号。

1. 对仪器的一般要求。

所用的仪器为气相色谱仪。气相色谱仪由载气源、进样部分、色谱柱、柱温箱、检测器和数据处理系统等组成。进样部分、色谱柱和检测器的温度均应根据分析要求进行适当设定。

（1）载气源。

根据供试品的性质和检测器种类选择载气。除另有规定外，常用载气为氮气。

（2）进样部分。

进样方式一般可采用溶液直接进样或顶空进样。

①溶液直接进样：采用微量注射器、微量进样阀或有分流装置的气化室进样；进样口温度应高于柱温 30℃～50℃；进样量一般为数微升，柱径越细，进样量应越少。采用毛细管柱时，一般应分流以免过载。

②顶空进样：适用于固体和液体供试品中挥发性组分的分离和测定。将固体或液体供试品制成供试液后置于密闭小瓶中，在恒温控制的加热室中加热至供试品中挥发性组分在液态和气态达到平衡后，由进样器自动吸取一定体积的顶空气注入色谱柱中。

（3）色谱柱。

色谱柱为填充柱或毛细管柱。

①填充柱：材质为不锈钢或玻璃，内径为 2mm～4mm，柱长为 2m～4m，内装吸附

剂、高分子多孔小球或涂渍固定液的载体，粒径为 0.18mm～0.25mm、0.15mm～0.18mm 或 0.125mm～0.15mm。常用载体为经酸洗并硅烷化处理的硅藻土或高分子多孔小球。常用固定液有甲基聚硅氧烷、聚乙二醇等。

②毛细管柱：材质为玻璃或石英，内壁或载体经涂布或交联固定液，内径一般为 0.25mm、0.32mm 或 0.53mm，柱长为 5m～60m，固定液膜厚 0.1μm～5.0μm。常用的固定液有甲基聚硅氧烷、不同比例组成的苯基甲基聚硅氧烷、聚乙二醇等。

新填充柱和毛细管柱在使用前需老化处理，以除去残留溶剂及易流失的物质。色谱柱如长期未用，使用前也应老化处理，使基线稳定。

（4）柱温箱。

由于柱温箱温度的波动会影响色谱分析结果的重现性，因此柱温箱控温精度应在 ±1℃，且温度波动小于每小时 0.1℃。温度控制系统分为恒温和程序升温两种。

（5）检测器。

适合气相色谱法的检测器有火焰离子化检测器（FID）、热导检测器（TCD）、氮磷检测器（NPD）、火焰光度检测器（FPD）、电子捕获检测器（ECD）、质谱检测器（MS）等。火焰离子化检测器对碳氢化合物响应良好，适合检测大多数的药物；氮磷检测器对含氮、磷元素的化合物灵敏度高；火焰光度检测器对含磷、硫元素的化合物灵敏度高；电子捕获检测器适于含卤素的化合物；质谱检测器能给出供试品中某种成分相应的结构信息，可用于结构确证。除另有规定外，一般使用火焰离子化检测器，用氢气作为燃气，空气作为助燃气。在使用火焰离子化检测器时，检测器温度一般应高于柱温，并不得低于 150℃，通常为 250℃～350℃，以免水汽凝结。

（6）数据处理系统。

数据处理系统可分为记录仪、积分仪以及计算机工作站等。

各品种项下规定的色谱条件，除检测器种类、固定液品种及特殊指定的色谱柱材料不得改变外，其余如色谱柱内径、长度、载体型号和粒度、固定液涂布浓度、载气流速、柱温、进样量、检测器的灵敏度等，均可适当改变，以适应具体品种并符合系统适用性试验的要求。一般色谱图于 30min 内记录完毕。

2. 系统适用性试验。

除另有规定外，应照高效液相色谱法项下的规定进行。

3. 测定法。

（1）内标法加校正因子测定供试品中某种杂质或主成分含量。

（2）外标法测定供试品中某种杂质或主成分含量。

上述（1）～（2）法的具体内容均同高效液相色谱法的相应部分。

（3）标准加入法测定供试品中某种杂质或主成分含量。

精密称（量）取某种杂质或待测成分对照品适量，配制成适当浓度的对照品溶液，取一定量，精密加入供试品溶液中，根据外标法或内标法测定杂质或主成分含量，再扣除加入的对照品溶液含量，即得供试液溶液中某种杂质和主成分含量。

也可按下述公式进行计算，加入对照品溶液前后校正因子应相同，即

$$\frac{A_{is}}{A_x} = \frac{C_x + \Delta C_x}{C_x}$$

则待测组分的浓度 C_x 可通过如下公式进行计算，即

$$C_x = \frac{\Delta C_x}{\dfrac{A_{is}}{A_x} - 1}$$

式中，C_x 为供试品中组分 X 的浓度，A_x 为供试品中组分 X 的色谱峰面积，ΔC_x 为所加入的已知浓度的待测组分对照品的浓度，A_{is} 为加入对照品后组分 X 的色谱峰面积。

气相色谱法定量分析，当采用手动进样时，由于留针时间和室温等对进样量的影响，使进样量不易精确控制，故最好采用内标法定量；当采用自动进样时，由于进样重复性的提高，在保证进样误差的前提下，也可采用外标法定量。当采用顶空进样时，由于供试品和对照品处于不完全相同的基质中，故可采用标准溶液加入法，以消除基质效应的影响。当标准加入法与其他定量方法结果不一致时，应以标准加入法结果为准。

（何勤　宋颢　钱广生）

第三节　毛细管电泳法

毛细管电泳法是指以弹性石英毛细管为分离通道，以高压直流电场为驱动力，依据供试品中各组分的淌度（单位电场强度下的迁移速度）和（或）分配行为的差异而实现各组分分离的一种分析方法。

当熔融石英毛细管内充满操作缓冲液时，管内壁上硅羟基解离释放氢离子至溶液中，使管壁带负电荷并与溶液形成双电层（电位），即使在较低 pH 值的缓冲液中也是如此。当在毛细管两端加上直流电压时，将使带正电的溶液整体地移向负极端。此种在电场作用下溶液的整体移动被称为电渗流（EOF）。管内壁硅羟基的解离度与操作缓冲液 pH 值、添加的改性剂有关。降低溶液 pH 值会降低解离度，减小电渗流；提高溶液 pH 值会提高解离度，增加电渗流。有机添加剂的加入有时会抑制管内壁硅羟基的解离，减小电渗流，带电粒子在电场作用下以不同速度向极性相反的方向移动，形成电泳，带电粒子的运动速度等于其电泳速度和电渗速度的矢量和。电渗速度通常大于电泳速度，因此电泳时各组分即使是阴离子也会从毛细管正极端流向负极端。

一、分离模式

1. 毛细管区带电泳（CZE）。

将待分析溶液引入毛细管进样端，施加直流电压后，各组分按各自电泳流和电渗流的矢量和流向毛细管出口端，按阳离子、中性粒子和阴离子的顺序通过检测器。中性组分彼此不能分离。出峰时间被称为迁移时间（t_m），相当于高效液相色谱和气相色谱中的保留时间。

2. 毛细管凝胶电泳（CGE）。

在毛细管中装入单体和引发剂，引发聚合反应而生成凝胶，这种方法主要用于分析蛋白质、DNA 等生物大分子。另外，还可以利用聚合物溶液（如葡聚糖等）的筛分作用进行分析，称之为毛细管无胶筛分。有时将它们统称为毛细管筛分电泳，下分为凝胶电泳和无胶筛分两类。

3. 毛细管等速电泳（CITP）。

采用前导电解质和尾随电解质，在毛细管中充入前导电解质后，进样，电极槽中换用尾随电解质进行电泳分析，带不同电荷的组分迁移至各个狭窄的区带，然后依次通过检测器。

4. 毛细管等电聚焦电泳（CIEF）。

将毛细管内壁涂覆聚合物以减小电渗流，再将供试品和两性电解质混合进样，在两个电极槽中分别加入酸液和碱液，施加电压后毛细管中的操作电解质溶液逐渐形成 pH 梯度，各溶质在毛细管中迁移至各自的等电点（pI）时变为中性而形成聚焦的区带，而后用压力或改变检测器末端电极槽储液 pH 值的方法使溶质通过检测器。

5. 胶束电动毛细管色谱（MEKC）。

操作缓冲液中加入大于其临界胶束浓度的离子型表面活性剂时，表面活性剂聚集形成胶束，其亲水端朝外，疏水端朝内，溶质则在水和胶束两相间分配，各溶质因分配系数存在差异而被分离。

6. 毛细管电色谱（CEC）。

将细粒径固定相填充到毛细管中或在毛细管内壁涂覆固定相，以电渗流驱动操作缓冲液（有时再加辅助压力）进行分离。

在以上分离模式中，毛细管区带电泳和胶束电动毛细管色谱使用较多。胶束电动毛细管色谱和毛细管电色谱的分离机理以色谱为主，但对荷电溶质则兼有电泳作用。在操作缓冲液中加入各种添加剂可获得多种分离效果。如加入环糊精、衍生化环糊精、冠醚、血清蛋白、多糖、胆酸盐或某些抗生素等，可拆分手性化合物；加入有机溶剂可改善某些组分的分离效果，以至可在非水溶液中进行分析。

二、对仪器的一般要求

毛细管电泳仪的主要部件和其性能要求如下。

1. 毛细管。

使用弹性石英毛细管，内径以 $50 \mu m$ 和 $75 \mu m$ 两种规格使用较多（毛细管电色谱有时用内径更大些的毛细管）。内径小分离效果好，且焦耳热小，允许施加较高电压，但若采用柱上检测，则因光程较短，其检测限比内径较大管要差。毛细管长度称为总长度，根据分离度的要求，可选用 20cm～100cm；进样端至检测器间的长度称为有效长度。毛细管常盘放在管架上并在一定温度下操作，以控制焦耳热。操作缓冲液的黏度和电导度对测定的重现性很重要。

2. 直流高压电源。

采用 0kV～30kV（或相近）可调节直流电源，可供应约 $300 \mu A$ 电流，有稳压和稳流两种方式可供选择。

3. 电极和电极槽。

在两个电极槽中放入操作缓冲液，分别插入毛细管的进口端与出口端以及铂电极。铂电极连接至直流高压电源，正、负极可切换。多种型号的仪器将试样瓶同时用作电极槽。

4. 进样系统。

每次进样之前毛细管要用不同溶液进行冲洗，选用自动冲洗进样仪器较为方便。进样方法有压力（加压）进样、负压（减压）进样、虹吸进样和电动（电迁移）进样等。进样时，通过控制压力或电压及时间来控制进样量。

5. 检测系统。

紫外-可见分光检测器、激光诱导荧光检测器、电化学检测器和质谱检测器均可用作毛细管电泳的检测器，其中以紫外-可见分光检测器应用最广，包括单波长、程序波长和二极管阵列检测器。将毛细管接近出口端的外层聚合物剥去约 2mm，使石英管壁裸露，毛细管两侧各放置一个石英聚光球，使光源聚焦在毛细管上，透过毛细管到达光电池。对无光吸收（或荧光）的溶质的检测，还可采用间接测定法，即在操作缓冲液中加入对光有吸收（或荧光）的添加剂，在溶质到达检测窗口时出现反方向的峰。

6. 数据处理系统。

毛细管电泳的数据处理系统与一般色谱数据处理系统基本相同。

三、系统适用性试验

为考察所配置的毛细管分析系统和设定的参数是否适用，系统适用性测试项目和方法与高效液相色谱法或气相色谱法相同，相关的计算式和要求也相同。如重现性（相对标准偏差，RSD）、理论塔板数（n）、分离度（R）、拖尾因子（T）等，可参照测定。具体指标应符合各品种项下的规定，特别是进样精度和不同荷电溶质迁移速度的差异对分析精密度的影响。

四、基本操作

1. 按照仪器操作手册开机，预热，输入各项参数，如毛细管温度、操作电压、检测波长和冲洗程序等。操作缓冲液需过滤和脱气。冲洗液、缓冲液等放置于样品瓶中，依次放入进样器。

2. 毛细管的处理对测定结果影响很大。未涂层新毛细管要用较浓碱液在较高温度（例如用 1mol/L 氢氧化钠溶液，60℃）冲洗，使毛细管内壁生成硅羟基，再依次用 0.1mol/L 氢氧化钠溶液、水和操作缓冲液各冲洗数分钟。两次进样中间可仅用缓冲液冲洗。但若发现分离性能改变，则必须用 0.1mol/L 氢氧化钠溶液冲洗，甚至要用浓氢氧化钠溶液升温冲洗。凝胶毛细管、涂层毛细管、填充毛细管的冲洗则应按照所附说明书操作。冲洗时，将盛溶液的试样瓶依次置于进样器，设定顺序和时间。

3. 操作缓冲液的种类、pH 值和浓度，以及添加剂［用以增加溶质的溶解度和（或）控制溶质的解离度，手性拆分等］的选定对测定结果的影响也很大，应按照各品种项下的规定配制，根据初试的结果进行调整和优化。

4. 将待测供试品溶液瓶置于进样器中，设定操作参数，如进样压力（电动进样电压）、进样时间、正极端或负极端进样、操作电压或电流、检测器参数等，开始测试。根据初试的电泳图谱调整仪器参数和操作缓冲液以获得优化结果。而后用优化条件正式测试。

5. 测试完毕后，用水冲洗毛细管。注意将毛细管两端浸入水中保存。如果毛细管长期不用，应将毛细管用氮气吹干。最后关机。

6. 定量测定以内标法为宜。用加压或减压法进样时，供试品溶液黏度会影响进样体积，应注意保持供试品溶液和对照溶液黏度一致；用电动法进样时，被测组分因电歧视现象和溶液离子强度会影响迁移量，也要注意其影响。

（何勤　钱广生）

第四节　紫外光谱

紫外光谱是记录有机分子在吸收紫外光（200nm～400nm）后产生电子振动而形成的吸收光谱，常用以测定分子内的共轭系统。

一、朗伯－比耳定律

朗伯－比耳定律的表达式为

$$A = \lg \frac{1}{T} = ECL$$

式中，A 为吸光度，T 为透光率，E 为吸收系数，C 为浓度，L 为样品池的厚度。

二、溶剂

常用甲醇或乙醇作为溶剂。一种溶剂的截止波长（cut off wavelength）是由波长和它最大波长的最大吸收值强度决定的，常见溶剂的截止波长见表1-6。

表1-6　常见溶剂的截止波长

溶剂	截止波长（nm）	溶剂	截止波长（nm）
H_2O，$MeCN$	190	Et_2O	215
C_6H_{12}[①]	195	CH_2Cl_2	220
$n-C_6H_{14}$，$MeOH$	200	$CHCl_3$	240
$EtOH$，$(MeO)_3PO$	200	CCl_4	260

注：①C_6H_{12}指环己烷。

当溶剂极性增加时，极性键的跃迁（如羰基，但不是乙烯类）受溶剂极性的影响，其变化如下：①$\pi \rightarrow \pi^*$带发生红移（激发态比基态极性更大，因而在极性溶剂中比基态更稳定）；②n→π*带发生蓝移（带有2个n电子的基态比仅带有1个n电子的激发态更稳定）。例如，4－甲基－3－戊烯－2酮（mesityl oxide）有两带向反方向位移（见表1－7）。

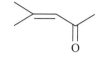

4－甲基－3－戊烯－2酮

表1－7　溶剂极性变化对极性键跃迁的影响

溶剂	π→π* （ε）	n→π* （ε）	Δ
正己烷	230 （12600）	327 （98）	97
乙醚	230 （12600）	326 （96）	96
乙醇	237 （12600）	315 （78）	78
水	245 （10000）	305 （60）	60

酮的n→π*吸收带：酮的吸收带（饱和酮及α－不饱和酮、β－不饱和酮）ε 10～100，270nm～330nm，是弱吸收带中最重要的一个。这样的吸收带的测定需要浓溶液，同时由于附近有大的ε值吸收带的存在，也使测定困难。由于天然产物中的酮基常与强的n→π*卡滕效应（Cotton effect）有关，因此通常测定圆二色谱（CD）或旋光谱（ORD）来代替紫外线（UV），在n→π*区域内检测酮就更简便。

三、各类发色团的吸收值

不饱和发色团的吸收值见表1－8。

表1－8　不饱和发色团的吸收值（以乙醇为溶剂）

发色团	波长（nm）	ε	区域	特征
C＝C（烯）	<190	8000～10000	π→π*	
	200～210	5000～10000		
C≡C（炔）	220	100～200		
C≡N（腈）	190			
C＝O（酮）	<190	2000	π→π*	
	270～300	10～40	n→π*	
CO＝O（醛）	270～300	10～40	n→π*	
COOH（酸）	205～215	50～100	n→π*	
COOR（酯）	200～210	50～60	n→π*	
COO—（内酯）	210～220	100	n→π*	
CO—O—OC（酸酐）	220	60	n→π*	
CON＝（酰胺）	<180		n→π*	

续表

发色团	波长（nm）	ε	区域	特征
C=C=C（连烯）	225	50		
C=C=O（烯酮）	230	400		
	375	20		
N=C=O	265	15		
N=C=C	230	4000		
	270	25		
—N=N—	350	15~400	$n \rightarrow \pi^*$	形成黄色
C=N$^+$=N$^-$（偶氮化合物）	250	强	$n \rightarrow \pi^*$	
—N=N→O（氮化偶氮基）	380~400	5		
	215~225	5500~7500		
	275~285	40~60		
CON$_3$—（叠氮化合物）	216	500~540		不受溶剂影响
	285	20~30		不受溶剂影响
C=N—OH（肟）	195	2000		
C—NO（亚硝基）	300	100		
	650	20	$n \rightarrow \pi^*$	形成蓝色
O—NO（亚硝酸盐）	220~230	1000~2000		
	315~385	20~85	$n \rightarrow \pi^*$	10nm间隔的 6~7个带 红移和精细结构 随溶剂极性增大 而减少
N—NO（亚硝胺）	235	6000~7000		
	350	900~1000		
N—NO$_2$（硝基胺）	240	6000~8000	$n \rightarrow \pi^*$	
N—C$^+$—N（N）	265	15		
C=S（硫羰基）	490	15	$n \rightarrow \pi^*$	
S—O（亚砜）	210~215	1000	$n \rightarrow \pi^*$	肩峰
SO$_2$（砜）	<180			

四、紫外光谱的解析及应用

　　紫外光谱在药物化学中最重要的应用是鉴别有机物是否含有共轭体系或芳香结构。化合物的红外光谱提供分子中可能存在着哪些官能团的信息，而其紫外光谱则表明这些官能团之间的相互关系。例如，几个官能团之间是否相互共轭，以及在共轭体系中取代基的位置、种类、数目等。在确定化合物的化学结构时，这是重要的环节。如果某未知化合物在近紫外区无吸收峰（$\varepsilon < 10$），则说明不存在共轭系统、芳香结构或 $n \rightarrow \pi^*$、$n \rightarrow \sigma^*$ 等易于跃迁的基团；如果有吸收峰，则根据其图形，有些可以通过经验计算，推测是哪一种结构，也可与已被公认的紫外光谱图相比较，观察与哪一类型的化合物相似，便可推测可能具有相同或相似的结构部分。氯霉素具有硝基苯结构，便是通过其紫外光谱发现的。但紫外光谱在结构解析中的应用已不多。

1. 鉴别。

根据药物分子中含有的能吸收紫外－可见光的基团而显示的特征吸收光谱，对药物进行鉴别。常用方法：测定最大吸收波长，同时测定最小吸收波长；规定一定浓度的供试液在最大吸收波长外的吸收度；规定吸收波长和吸收度比值法等。

2. 纯度检查。

紫外光谱的灵敏度很高，可检验出药物中所含的微量杂质。

3. 含量测定。

根据朗伯－比耳定律，采用对照品比较法、吸收系数法、比色法对药物进行含量测定。

（何勤　钱广生）

参考文献

国家药典委员会，2015. 中华人民共和药典（2015 年版）：四部［M］. 北京：中国医药科技出版社.

程能林，2015. 溶剂手册［M］. 5 版. 北京：化学工业出版社.

克劳泽·施韦特利克，2010. 有机合成实验室手册［M］. 万均，温永红，陈玉，等译. 北京：化学工业出版社.

夏玉宇，2015. 化学实验室手册［M］. 3 版. 北京：化学工业出版.

赵华绒，方文军，王国平，2013. 化学实验室安全与环保手册［M］. 北京：化学工业出版社.

孔令义，2015. 天然药物化学［M］. 2 版. 北京：中国医药科技出版社.

吴勇，成丽，2008. 现代药学实验教程［M］. 成都：四川大学出版社.

第二章 药学实验常识

第一节 实验室规则

为了保证实验正常、有序地进行，培养良好的实验技能，并保证实验室安全，学生必须严格遵守实验室规则。

（1）自觉遵守学习纪律，不迟到早退，不无故缺席，有事必须向教师请假。

（2）实验者必须穿实验服。严禁在实验室吸烟、进食（含口香糖）。严禁穿高跟鞋、拖鞋，需将长发及松散衣服妥善固定。

（3）实验前必须认真预习实验教程及有关理论内容，严肃认真地做实验并按时完成，实验中不得进行与实验无关的活动。接触危险品时，需配戴护目镜。

（4）保持实验室肃静，不得高声喧哗，以免影响他人。

（5）实验室的仪器设备不得擅自调换。若仪器出现故障，应立即报告教师，以便及时处理或更换。

（6）爱护国家财物。实验室内仪器设备不得随意摆弄，以免损坏。注意节约消耗物品。公用物品用后应立即放回原处，以免影响他人使用。若损坏物品，应向教师报告，并进行登记。

（7）保持实验室整齐、清洁，与学习无关的物品不得带入实验室。

（8）实验完毕，应清理实验器材，手术器械要洗净、擦干，动物尸体及实验废弃物应放到指定地点，不得随意乱扔。

（9）每次实验结束后，各组轮流值日，负责实验室清洁卫生及门窗、水、电的安全检查。

（宋颢）

第二节 实验室安全知识

实验室是进行实验教学和科研实践的重要场所，实验室安全至关重要。实验中常常使用各种易燃、易爆、有毒或具腐蚀性的化学物质，若使用不当或违规操作，可能发生着火、烧伤、中毒、爆炸等事故；此外，实验中频繁使用水、电，也是发生事故的隐患。但只要我们加强预防措施，掌握基本的安全知识，严格按照实验规则操作，高度重视安全，事故是可以避免的。

一、实验室安全

1. 用电设备。

（1）使用动力电时，应先检查电源开关、电机和设备各部分是否完好。如有故障，维修后方可接通电源。

（2）启动或关闭电器设备时，必须将开关扣严或拉妥，防止似接非接的状况。使用电子仪器设备时，应先了解其性能，按操作规程操作。若电器设备发生过热现象或出现糊焦味，应立即切断电源。

（3）实验人员较长时间离开房间或停电时，要切断电源，尤其是要注意切断加热电器设备的电源。

（4）电源或电器设备的保险丝烧断时，应先查明烧断原因，排除故障，再按原负荷选用适宜的保险丝进行更换，不得随意加大或用其他金属线替代。

（5）电炉、硅碳棒箱（炉）的棒端均应设安全罩。应加接地线的设备要妥善接地，以防止触电事故发生。

（6）注意保持电线和电器设备的干燥，防止线路和设备受潮漏电。

（7）实验室内不应有裸露的电线头；电源开关箱内不准堆放物品，以免使人触电或引发火灾。

（8）警惕实验室内发生电火花或静电，在使用可构成爆炸混合物的可燃性气体时更需注意。如遇电线走火，切勿用水或导电的酸碱泡沫灭火器灭火，应切断电源，用沙或二氧化碳灭火器灭火。

（9）未掌握电器安全操作的人员不得擅自使用电器设施，或随意拆修电器设备。

（10）使用高压动力电时，应遵守安全规定，穿戴好绝缘胶鞋、绝缘手套或用安全杆操作。

（11）实验时，先接好线路，再插上电源。实验结束时，必须先切断电源，再拆线路。

（12）若有人触电，应立即切断电源，或用绝缘物体将电线与人体分离，再实施抢救。

2. 易燃气体。

（1）经常检查易燃气体管道、接头、开关及器具是否泄漏，最好在室内设置检测、报警装置。

（2）如无重大原因，使用易燃气体或在有易燃气体管道、器具的实验室应开窗持续通风。

（3）当发现实验室里有可燃气体泄漏时，应立即停止实验，撤离人员并迅速打开门窗，检查泄漏处并及时处理。在未除尽可燃气体前，不准点火，也不得接通电源。特别是煤气，具有双重危险，不仅能与空气形成燃爆性混合物，还可致人中毒、死亡。

（4）检查易燃气体泄漏处时，应先开窗通风，在室内除尽易燃气体后进行。可将肥皂水或洗涤剂涂于接头处或可疑处，也可用气敏测漏仪等设备进行检查。严禁用火试漏。

（5）如果由于易燃气体管道或开关装配不严引起着火，应立即关闭通向漏气处的开关或阀门，切断气源，然后用湿布或石棉纸覆盖以扑灭火焰。

（6）实验人员离开使用易燃气体的实验室前，应注意检查使用过易燃气体的器具是否完全关闭或熄灭，以防着火。室内无人时，禁止使用易燃气体器具。

（7）使用煤气时，必须先关闭空气阀，点火后再打开空气阀，并调节到适当流量。停止使用时，也要先关闭空气阀，然后关闭煤气阀。

（8）临时停止易燃气体供应时，一定要随即关闭一切器具上的开关、分阀及总阀，以防恢复供气时，室内充满易燃气体，发生严重危险。

（9）在易燃气体器具附近，严禁放置易燃、易爆物品。

3. 高压气瓶。

（1）在搬运及存放高压气瓶时，其瓶体应装有防震垫圈，旋紧安全帽，以保护开关阀，防止开关阀意外转动并减少高压气瓶碰撞。

（2）在搬运充装有气体的高压气瓶时，最好用特制的担架或小推车，也可以用手平抬或垂直转动。但绝不允许用手持开关阀进行搬运。

（3）在充装有气体的高压气瓶装车、运输过程中，应对高压气瓶妥善加以固定，避免其在途中出现滚动、碰撞等情况；装卸高压气瓶时应轻抬、轻放，禁止采用抛、丢或其他易引起碰击的动作。

（4）装有互相接触后可引起燃烧、爆炸气体的高压气瓶（如氢气瓶和氧气瓶），不能同车搬运或存放于同一处，也不能与其他易燃、易爆物品存放于同一处。

（5）高压气瓶瓶体有缺陷、安全附件不全或已损坏，不能保证安全使用的，切不可再充装气体，应送交有关单位修理，检查合格后方可使用。

（6）高压气瓶必须分类、分处保管，直立放置时要固定稳妥；高压气瓶要远离热源，避免暴晒和强烈振动；一般实验室内存放高压气瓶量不得超过两瓶。

（7）在高压气瓶肩部，用钢印打出制造厂、制造日期、气瓶型号、工作压力、气压试验压力、气压试验日期及下次送验日期、气体容积、气瓶重量。

（8）为避免各种高压气瓶使用时发生混淆，常将瓶体漆上不同颜色，并注明瓶内气体名称，详情见表2-1。

表2-1　各种高压气瓶标志

气体类别	瓶身颜色	字样	标字颜色	腰带颜色
氮气	黑	氮	黄	棕
氧气	天蓝	氧	黑	—
氢气	深绿	氢	红	红
压缩空气	黑	压缩空气	白	—

续表

气体类别	瓶身颜色	字样	标字颜色	腰带颜色
液氨	黄	氨	黑	—
二氧化碳	黑	二氧化碳	黄	黄
氩气	棕	氩	白	—
氯气	草绿	氯	白	—
石油气体	灰	石油气体	红	—

（9）高压气瓶上选用的减压器应分类专用，安装时螺扣要旋紧，防止泄漏；打开、关闭减压器和开关阀时，动作必须缓慢；使用时应先打开开关阀，再打开减压器；使用完毕，先关闭开关阀，排尽瓶内剩余气体，再关闭减压器。切不可只关闭减压器，不关闭开关阀。

（10）使用高压气瓶时，实验人员应站在与高压气瓶接口处垂直的位置。操作时严禁敲打、撞击，应经常检查高压气瓶有无漏气并查看压力表读数。

（11）氧气瓶或氢气瓶等应配备专用工具，并严禁与油类接触。实验人员不得穿戴沾有各种油脂或易感应产生静电的服装、手套操作，以免引起燃烧或爆炸。

（12）可燃性气体和助燃性气体气瓶与明火的距离应大于10m（难以达到时，应采取隔离等措施）。

（13）按规定，使用后的高压气瓶应保留0.05MPa以上的残余压力。可燃性气体应保留0.2MPa～0.3MPa（表压为$2kg/cm^2$～$3kg/cm^2$）的残余压力，氢气应保留2MPa的残余压力，以防重新充气时发生危险。

（14）各种高压气瓶必须定期进行检查。装有一般气体的高压气瓶三年检查一次。如在使用中发现有严重腐蚀或严重损伤时，应提前进行检查。

4. 特殊气体。

（1）乙炔。

乙炔是极易燃烧、易爆炸的气体。含有7％～13％乙炔的乙炔-空气混合气体，或含有30％乙炔的乙炔-氧气混合气体最易发生爆炸。乙炔和次氯酸盐等化合物接触也会发生燃烧和爆炸。存放乙炔气瓶的地方要求通风良好。使用时，乙炔气瓶应装有回闪阻止器，还要注意防止乙炔回缩。如发现乙炔气瓶有发热现象，说明乙炔已分解，应立即关闭气阀，并用水冷却瓶体，最好同时将乙炔气瓶移至远离人员的安全处妥善处理。乙炔燃烧时，绝对禁止用四氯化碳灭火。

（2）氢气。

氢气密度小，易泄漏，扩散速度很快，易与其他气体混合。当氢气在空气混合气体中达到一定比例时，极易引起自燃、自爆，其燃烧速度约为2.7m/s。氢气瓶应单独存放，最好放置在室外专用的小屋内，应旋紧氢气瓶的开关阀，以确保安全。严禁放在实验室内。严禁烟火。

（3）氧气。

氧气是强烈的助燃气体。高温下，纯氧十分活泼；温度不变而压力增加时，氧气可以和油类发生急剧的化学反应，并引起发热自燃，进而产生强烈爆炸。氧气瓶一定要防止与油类接触，并绝对避免让其他可燃性气体混入氧气瓶；禁止用（或误用）装有其他可燃性气体的气瓶来充灌氧气。氧气瓶禁止存放于阳光强烈的地方。

（4）氧化亚氮（笑气）。

氧化亚氮具有麻醉、镇痛作用，受热时可分解为氧和氮的混合物。氧化亚氮与氧气一样是助燃气体，所以氧化亚氮要防止与油类接触，远离热源。

5. 放射性物质。

（1）放射性物质安全防护的基本原则。

①避免放射性物质进入人体内和污染身体。

②减少人体接受来自外部辐射的量。

③尽量减少以至杜绝放射性物质扩散造成的危害。

④放射性废物应丢弃在专用污物筒中，定期按规定处理。

（2）对来自体外辐射的防护。

①在实验中尽量减少放射性物质的用量。选择放射性核素时，应在满足实验要求的情况下，尽量选取危险性小的。

②实验时，力求迅速，操作力求简便、熟练。实验前，最好预做模拟或空白实验。有条件时，可以几个人共同分担一定任务。勿在有放射性物质（特别是 β、γ 体）附近做不必要的停留，尽量减少被辐射量。

③由于人体受到的辐射量与接触放射性物质的距离的平方成反比，因此在操作时，可利用各种器具增大接触距离，减少被辐射量。

④设置隔离屏障。一般比重较大的金属材料（如铅、铁等）对 γ 射线的遮挡性能较好；比重较轻的材料（如石蜡、硼砂等）对中子的遮挡性能较好；β 射线、X 射线较容易被遮挡，一般可用铅玻璃或塑料遮挡。隔离屏蔽可以采用全隔离，也可以采用部分隔离；可以做成固定的，也可做成可移动的，根据需要选择并设置。

（3）预防放射性物质进入人体。

①防止放射性物质由消化系统进入人体。工作时必须戴防护手套、口罩；实验中绝对禁止用口吸取溶液或口腔接触任何物品；工作完毕，立即洗手、漱口。禁止在实验室饮食、吸烟。

②防止放射性物质由呼吸系统进入人体。实验室应有良好的通风系统，实验中煮沸、烘干、蒸发等操作均应在通风橱中进行；处理粉末状物质的操作应在防护箱中进行，必要时还应戴过滤型呼吸器。实验室应用吸尘器或拖把经常清扫，以保持高度清洁。遇有污染物应慎重妥善处理。

③防止放射性物质通过皮肤进入人体。实验中应小心仔细，勿使仪器、物品，特别是沾有放射性物质的部分，割破皮肤。操作时应戴手套。遇有小伤口时，一定要妥善包扎好，戴好手套再工作。伤口较大时，应停止工作。不要用有机溶液洗手和涂敷皮肤，以防增加皮肤的渗透性能。

6. 爆炸性物质。

（1）当实验所需试剂中有爆炸性物质时，应使用具有预防爆炸或减轻其危害的仪器和设备，如器壁坚固的容器。进行压力调节阀或安全阀、安全罩（套）等操作时，切忌将脸正对危险体，必要时应戴上防爆面具。

（2）实验前尽可能弄清楚爆炸性物质的物理性质、化学性质，设备的结构，实验的温度、压力等条件。实验中，爆炸性物质要远离发热体和明火、火花等。

（3）将气体充装入预先加热的仪器时，应先用氮气或二氧化碳排除仪器中原有的气体，以防意外发生。

（4）当由几个部分组成的仪器中可能产生爆炸混合物时，应在连接处加装保险器，或用液封的方法将几个器皿组成的系统分隔为各个部分。

（5）在任何情况下，对于危险物质，都必须取用能保证实验结果可靠的最小用量进行实验，且绝对禁止用火直接加热。

（6）实验中应想方设法克服光、压力、器皿材料、表面活性等因素的影响。

（7）在有爆炸性物质的实验中，不要使用带磨口塞的仪器。干燥爆炸性物质时，绝对禁止关闭烘箱门。有条件时，最好在惰性气体保护下进行，或采用真空干燥、干燥剂干燥。加热干燥时，应特别注意加热的均匀性和消除局部自燃的可能性。

（8）严格分类保管好爆炸性物质。实验剩余的残渣物要及时妥善销毁。

7. 实验室防火。

（1）以防为主，杜绝火灾隐患。了解各类有关易燃、易爆物品的知识及消防知识。遵守各种防火规则。

（2）在实验室内、过道等处，必须经常备有适宜的灭火物品，如消防砂、石棉布、毯子及各类灭火器等。消防砂应保持干燥。

（3）电线及电器设备起火时，必须先关闭总电源开关，再用四氯化碳灭火器灭火，并及时通知供电部门。不能用水或泡沫灭火器来扑灭燃烧的电线、电器。

（4）人员衣服着火时，立即用毯子之类物品蒙盖在着火者身上灭火，必要时也可用水扑灭。一旦着火，应保持镇静，不要跑动，避免使气流流向燃烧的衣服，使火势增大。

（5）实验过程中遇到小范围起火时，应立即用湿石棉布或湿抹布扑灭明火，并拔去电源插头，关闭总电源开关、各种气阀。易燃物品（多为有机物）着火时，切不可用水灭火。较大范围起火时，应立即用消防砂、泡沫灭火器或干粉灭火器扑灭。精密仪器起火时，应用四氯化碳灭火器扑灭。实验室起火，不宜用水扑救。

（6）实验室特别是化学实验室起火时，应迅速对起灭原因、状况做出分析和判断，并将实验过程的各个系统隔开。

8. 传动设备。

（1）传动设备的外露转动部分必须安装防护罩，必要时应挂"危险"等警告牌。

（2）启动前应检查一切保护装置和安全附件，使其处于完好状态，否则不能开车。

（3）压力容器应定期检查、校验压力计，并经常检查压力容器接头处及送气管道。

（4）在启动设备前，必须熟悉传动设备的操作程序。

（5）运转中出现异常现象或声音时，必须及时停车检查，待一切正常后方能重新开车。

（6）定期检修、拧紧连接螺钉等。检修时必须停车，切断电源。平时应经常检查运转部件，检查所用润滑油是否符合标准。

9. 实验室用水。

（1）实验室橡皮水管在使用时均需用细铁丝固定于水管、冷凝管之上。

（2）需使用冷凝管等装置时，控制水滴成线即可。

二、实验室事故的处理和急救

进行实验时，要严格遵守关于水、电、煤气和各种仪器、化学试剂的使用规定。化学试剂中，有很多是易燃、易爆、有腐蚀性或有毒的。因此，重视安全操作，熟悉一般的安全知识是非常必要的。

1. 化学试剂的危险性。

化学试剂的危险性除了易燃、易爆外，还在于它们具有腐蚀性、刺激性、对人体的毒性（特别是致癌性）。使用不慎，化学试剂还会造成中毒或化学灼伤事故。特别应该指出的是，实验室中常用的有机化合物，其中绝大多数对人体都有不同程度的毒性作用。

2. 化学中毒和化学灼伤事故的预防。

（1）引起化学中毒的主要原因。

①由呼吸道吸入有毒物质的蒸气。

②有毒物质通过皮肤进入人体。

③误食被有毒物质污染过的食物或饮料，品尝或误食有毒药品。

（2）化学灼伤的预防措施。

化学灼伤是指皮肤直接接触强腐蚀性物质（如浓酸、浓碱、氢氟酸、钠、溴等）、强氧化剂、强还原剂引起的局部外伤。其预防措施如下：

①最重要的是眼睛防护。在实验室中应一直配戴护目镜，防止眼睛受刺激性气体熏染，防止任何化学试剂（特别是强酸、强碱）及异物（如玻璃屑等）进入眼睛。

②禁止用手直接取用任何化学试剂。取用有毒药品时，除用药匙、量器外，必须配戴手套。实验后应立即清洗仪器、用具，并用肥皂洗手。

③尽量避免吸入任何药品和溶剂蒸气。处理具有刺激性、恶臭味和有毒的化学试剂（如硫化氢、二氧化氮、氯气、一氧化碳、二氧化硫、三氧化硫、氢氟酸、浓硝酸、发烟硫酸、浓盐酸、乙酰氯等）时，必须在通风橱中进行。通风橱开启后，勿将头伸入橱内。同时，应保持实验室通风良好。

④严禁在酸性介质中使用氰化物。

⑤禁止用口吸移液管移取浓酸、浓碱、有毒液体，应该用洗耳球吸取。禁止品尝药品及试剂。不得用鼻子直接嗅气体，而是应用手向鼻子扇入少量气体。

⑥勿用乙醇等有机溶剂擦洗溅在皮肤上的试剂。用有机溶剂擦洗反而会增加皮肤对药品的吸收。

⑦实验室内禁止吸烟、进食，禁止赤膊、穿拖鞋。

3. 中毒和化学灼伤的急救。

（1）中毒急救。

实验中若出现咽喉灼痛，口唇发绀，胃部痉挛，或恶心呕吐、心悸头痛等症状时，可能是中毒所致。对中毒者的急救主要是将患者送往医院。或在医生到达之前，尽快将患者从中毒物质区域中移出，并尽量弄清致毒物质，以便协助医生排出中毒者体内毒物。如中毒者呼吸停止、心脏停搏，应立即施行人工呼吸、心肺复苏，直至医生到达或送到医院。

①固体或液体毒物中毒：有毒物质尚在嘴里的，立即吐掉，并用大量水漱口。

误食碱者，先饮大量水，再饮用牛奶。误食酸者，先喝水，再服氢氧化镁乳剂，最后饮用牛奶，不宜服催吐药、碳酸盐或碳酸氢盐。

重金属盐中毒者，喝一杯含有 $MgSO_4$ 的水溶液，立即就医。不要服催吐药，以免发生危险或使病情复杂化。砷和汞化物中毒者，必须紧急就医。

②吸入气体或蒸气中毒：立即将中毒者转移至室外，解开其衣领和纽扣，使其呼吸新鲜空气。对休克者应施以人工呼吸，并立即送医院急救。

（2）皮肤灼伤急救。

①普通轻度灼伤，可将清凉乳剂涂于创伤处，并包扎好；略重的灼伤，可视灼伤情况立即送医院处理；遇有休克的伤员，应立即通知医院派医护人员前来抢救、处理。

②化学灼伤时，应迅速脱去衣服，首先清除残存在皮肤上的化学药品，用水多次冲洗，同时视灼伤情况立即送医院救治。

1）酸灼伤：先用大量水冲洗，以免深度受伤，再用稀碳酸氢钠溶液或稀氨水浸洗，最后用水洗。

氢氟酸能腐烂指甲、骨头，滴在皮肤上会形成令人痛苦的难以治愈的灼伤。皮肤若被灼烧，应先用大量水冲洗 20min 以上，再用冷的饱和 $MgSO_4$ 溶液或 70％乙醇浸洗 30min 以上；或用大量水冲洗后，用肥皂水或 2％～5％碳酸氢钠溶液冲洗，再用 5％ $NaHCO_3$ 溶液湿敷。局部外用可的松软膏或紫草油软膏及硫酸镁糊剂。

2）碱灼伤：先用大量水冲洗，再用 1％硼酸溶液或 2％乙酸溶液浸洗，最后用水洗。

3）溴灼伤：危险性大。被溴灼伤的伤口一般不易愈合，必须严加防范。凡用溴时，都必须预先配制好适量的 20％$Na_2S_2O_3$ 溶液备用。一旦有溴沾到皮肤上，立即用 $Na_2S_2O_3$ 溶液冲洗，再用大量水冲洗干净，包上消毒纱布后就医。

在受到上述灼伤后，若创面起水泡，均不宜把水泡挑破。

（3）眼睛灼伤急救。

①一旦眼内溅入任何化学试剂，应立即用大量水缓缓彻底冲洗。实验室内应备有专用洗眼用水龙头。洗眼时，要保持眼睛张开，可由他人帮助翻开眼睑，持续冲洗 15min。忌用稀酸中和溅入眼内的碱性物质，反之亦然。对溅入碱金属、溴、磷、浓酸、浓碱或其他刺激性物质造成眼睛灼伤者，急救后必须迅速送往医院检查、治疗。

②玻璃屑进入眼睛是比较危险的。这时要尽量保持平静，绝不可用手揉搓，也不要试图让别人取出玻璃屑，尽量不要转动眼球，可任其流泪，有时玻璃屑会随泪水流出。

用纱布轻轻包住眼睛后，将伤者尽快送至医院处理。

③若木屑、尘粒等异物进入眼睛，可由他人翻开眼睑，用消毒棉签轻轻取出异物，或任其流泪，待异物排出后，再滴入几滴鱼肝油。

4. 烫伤、割伤等外伤急救。

在烧熔和加工玻璃物品时最容易被烫伤。在切割玻管或向木塞、橡皮塞中插入温度计、玻管等物品时最容易发生割伤。对小的创伤，可用消毒镊子或消毒纱布把伤口清理干净，并用3.5％碘酒涂在伤口周围，包起来。若出血较多时，可用压迫法止血，同时处理好伤口，撒上止血消炎粉等，较紧地包扎起来即可。对较大的创伤或者动、静脉出血，甚至骨折，应立即用急救绷带在伤口出血部位近心端加压止血，用消毒纱布盖住伤口，立即送医务室或医院救治。止血时间较长时，应注意每隔1h～2h适当放松一次，以免肢体缺血坏死。

玻璃质脆易碎，对任何玻璃制品都不得用力挤压或造成张力。在将玻管、温度计插入塞中时，塞上的孔径与玻管的粗细要吻合。玻管的锋利切口必须在火中烧圆。管壁上用几滴水或甘油润湿后，用布包住用力部位轻轻旋入，切不可用猛力强行连接。

外伤急救方法如下：

①割伤：先取出伤口处的玻璃屑等异物，用水洗净伤口，挤出一点血，涂上红药水后用消毒纱布包扎。也可在洗净的伤口处贴上创可贴，可立即止血，且易愈合。

若严重割伤至大量出血，应先止血。让伤者平卧，抬高出血部位，压住附近动脉，或用绷带盖住伤口直接施压。若绷带被血浸透，不要换掉，再盖上一块施压，立即送医院救治。

②烫伤：一旦被火焰、蒸汽、红热的玻璃、铁器等烫伤，应立即用大量水冲淋或浸泡，以迅速降温，避免深度烧伤。若起水泡，不宜挑破，应用纱布包扎后送医院治疗。对轻微烫伤，可在伤处涂些鱼肝油、烫伤油膏或红花油后包扎。

5. 触电的急救。

当触电时，应立即切断电源或设法使触电人员脱离电源；伤者呼吸停止或心脏停搏时，应立即施行人工呼吸或心肺复苏。特别注意：在出现假死现象时，千万不能放弃抢救，应尽快送往医院救治。

6. 实验室医药箱。

医药箱内一般备有以下急救药品和器具。

①急救药品：医用酒精、碘酒、红药水、紫药水、止血粉、创可贴、烫伤油膏（或万花油）、鱼肝油、1％H_3BO_3溶液或2％乙酸溶液、1％$NaHCO_3$溶液、20％NaS_2O_3溶液等。

②器具：医用镊子、剪刀、纱布、药棉、棉签、绷带等。

医药箱专供急救用，不允许随便挪动。平时不得动用其中器具。

三、常见危险品废物的处理

凡是具有毒性、腐蚀性、强氧化性、强还原性、自燃性、恶臭味的物质及其溶液，以及易爆、易燃物质均为化学危险品。如在实验中经常接触和使用的碱金属、金属氢化物、有机金属化合物、毒性气体、氰化物。酰卤、重氮化合物、硝基化合物、N－亚硝胺、过氧化物、毒性有机磷化合物、氯磺酸、发烟硫酸、汞、重金属盐皆属危险品之列。这些危险品一旦成为实验后的废物，必须及时妥善处理或销毁，以免造成意外事故。常见危险品废物的销毁处理方法见表2－2。

表2－2　常见危险品废物的销毁处理方法

废物种类	销毁处理方法
碱金属氢化物、氨化物和钠屑	将其悬浮在干燥的四氢呋喃中，在搅拌下，慢慢滴加乙醇或异丙醇至不再放出氢气为止。再慢慢加水至溶液澄清，倒入废液桶
氢硼化钠（钾）	用甲醇溶解后，以水充分稀释，再加酸并放置。此时有剧毒的硼烷产生，故所有操作必须在通风橱内进行。其废酸液用碱中和后，倒入废液桶
酰氯、酸酐、三氯氧磷、五氯化磷、氯化亚砜、硫酰氯、五氧化二磷	在搅拌下加到大量水中，再用碱中和，倒入废液桶
催化剂（镍、铜、铁、贵金属等），或沾有这些催化剂的滤纸、塞内塑料垫等	因这些催化剂干燥时常易燃，绝不能丢入废物缸中，抽滤时也不能完全抽干，1g以下的少量废物可用大量水冲走。量大时，应密封在容器中，贴好标签，统一深埋地下
氯气、液溴、二氧化硫	用氢氧化钠溶液吸收，中和后倒入废液桶
氯磺酸、浓硫酸、浓盐酸、发烟硫酸	在搅拌下，滴加到大量冰或冰水中，用碱中和后倒入废液桶
硫酸二甲酯	在搅拌下加到稀氢氧化钠溶液或氨水中，中和后倒入废液桶
硫化氢、硫醇、硫酚、氯化氢、溴化氢、氰氢酸、三氢化磷、硫化物或氰化物溶液	用次氯酸钠氧化。1mol硫醇约需2L次氯酸钠溶液（含Cl 17%，9mol"活性氯"）；1mol氰化物约需0.4L次氯酸钠溶液。用亚硝酸盐试纸试验，证实次氯酸钠已过量时（pH>7），倒入废液桶
重金属及其盐类	使形成难溶的沉淀（如碳酸盐、氢氧化物、硫化物等），封装后深埋
氢化铝锂	将其悬浮在干燥的四氢呋喃中，小心滴加乙酸乙酯。如反应剧烈，应适当冷却，再加水至氢气不再释出为止。废液用稀盐酸中和后，倒入废液桶
汞	尽量收集泼散的汞粒，并将废汞回收。对废汞盐溶液，可以制成硫化汞沉淀，过滤后集中深埋
有机锂化物	溶于四氢呋喃中，慢慢加入乙醇至不再有氢气放出，然后加水稀释，最后加稀盐酸至溶液变清，倒入废液桶
过氧化物溶液和过氧酸溶液、光气（或在有机溶剂中的溶液，卤代烃溶剂除外）	在酸性水溶液中，用二价铁盐或二硫化物将其还原，中和后，倒入废液桶
钾	一小粒一小粒地加到干燥的叔丁醇中，再小心加入无甲醇的乙醇，搅拌，促使其完全溶解，用稀酸中和后倒入废液桶

废物种类	销毁处理方法
钠	以小块分次加入乙醇或异丙醇中，待其溶解后，慢慢加水至澄清，用稀盐酸中和后倒入废液桶
三氧化硫	通入浓硫酸中，再按处理浓硫酸的方法加以销毁

（宋颢）

第三章　药用植物学实验

实验一　显微镜的构造与使用及临时标本片的制作

【实验目的】

1. 熟悉显微镜的构造与使用及其注意事项。
2. 熟练地正确制作临时标本片。

【实验试剂】

纯化水，液体石蜡。

【实验材料】

桉叶，薄荷茎及叶。

【方法与步骤】

一、显微镜的构造

显微镜的样式较多，但它的基本构造是相同的，可分为机械装置与光学系统两部分。

（一）机械装置

1. 镜座：是显微镜的基座，用来支持镜体，常呈马蹄形。
2. 镜柱：是连接于镜座上的金属短柱，可支持镜臂与载物台。
3. 镜臂：呈弓形，是用手握取的部分，与镜柱相连，既支持镜筒，又支持载物台。
4. 载物台：位于显微镜的中部，用来安放标本片，中心有个通光孔，台上的标本片推动器能将固定后的标本片向前后、左右移动，便于镜检。
5. 镜筒：是垂直的金属圆筒，与镜臂连接固定后，其上装有目镜，下连转换器。
6. 转换器：可左右转动的球面金属器，其下装有不同倍数的物镜。

7. 调节器：位于镜臂两侧，有粗、微两种，用以调节物镜和标本之间的距离，使物像清晰。一般低倍镜用粗调节器，高倍镜用微调节器。

（二）光学系统

1. 目镜：安装在镜筒上端，其内可放目镜测微尺和指针。一般它的放大倍数为 5×、10×、15×等。

2. 物镜：安装在转换器下面，有物镜和油镜，低倍镜为 5×或 10×，高倍镜为 40×或 60×，油镜为 90×。

3. 聚光器：由几个透镜组成，用来集中光线，位于载物台的下方，有的是虹彩圈。

二、显微镜的使用

显微镜是一种精密的光学仪器，必须学会正确的操作方法，既有利于保护仪器，又能充分发挥显微镜的性能，得到良好的观察效果。

1. 取、放显微镜时，必须用右手握住镜臂，左手托住镜座，小心轻放。

2. 放置显微镜时，应注意将镜座放在距实验台边缘 6cm 左右的位置，稍偏实验者左侧，右侧放实验指导和实验本等。

3. 使用时向内（逆时针方向）旋转粗调节器提升镜筒，然后旋转转换器，使低倍镜与镜筒成一直线。打开光源，通过目镜可以看到白亮的圆形视野。

4. 移动标本片，将欲观察的部分对准中央孔，从右侧面观看物镜与玻片之间的距离，慢慢往外（顺时针方向）转动粗调节器，使物镜与玻片相距约 5mm 为止。切勿使镜头与玻片接触，以避免损坏镜头和压破玻片。

5. 观察目镜，并慢慢向内（逆时针方向）旋转粗调节器，至视野内出现清晰的物像为止。如所观察部分不在视野中心，则慢慢移动载玻片，使之居于正中。

6. 看到物像后，再转动微调节器，直到看到最清楚的物像为止。

7. 高倍物镜的使用：

（1）在低倍镜找到物像后，将欲放大做仔细观察的部分移至视野中央。

（2）从右侧面注视，小心转动转换器，将高倍物镜对准玻片上欲观察的部分。

（3）调节微调节器至看到清楚的物像为止。此时切勿使用粗调节器，否则会损坏镜头和压破标本片。

（4）如果视野太暗或太亮，则应调节光栅，使光线强度适中。

8. 实验完毕，取下玻片，清洁显微镜，使物镜离开中央孔，向外转动粗调节器使镜筒下降，一手握镜臂，一手托镜座，然后放入镜箱内。

三、显微镜的保护及使用注意事项

（1）显微镜应放在干燥的地方，使用时避免强烈日光照射。

（2）拿取及搬动显微镜时，应一手握镜臂，一手托镜座，使镜身直立，切勿倾斜摇摆，以免碰损或使目镜滑落。

（3）显微镜取出后，应先检查有无缺损。使用前用布擦干净，镜头有污秽时用擦镜纸擦拭，绝不能用手擦。

（4）使用时，镜身应放在面前实验台适中位置，以利于观察。

（5）做显微化学反应时，必须将制片由载物台上取下再滴加试剂，然后盖上盖玻片，并用吸水纸吸净盖玻片外的多余试剂，以避免腐蚀镜头和载物台。

（6）加热处理的制片，必须放冷后并加盖玻片才能观察。

（7）实验完毕后，必须将显微镜全部擦净。

四、常用临时标本片的制作

1. 盖玻片、载玻片的清洁法：取一块绸布，盖于左手的拇指与食指之间，右手的拇指和食指持玻片 1/3 处拖擦，不得往返，直到将玻片对光视其表面无任何尘埃及指纹。再颠倒另一端用同样方法拖擦干净。

检查盖玻片、载玻片是否清洁，可在载玻片上滴 1 滴纯化水，水呈球形即可。否则应再水洗及拖擦。每次实验完后，所用过的盖玻片、载玻片必须水洗与拖擦干净，以备下次实验使用。

2. 徒手切片：操作简便，节省时间，只需一刀片就可切成薄片，能看见材料的天然色泽。取一段长 1cm～2cm 的薄荷茎，以左手的拇指和食指夹住材料，中指顶住材料的底部，左臂贴身，左手固定不动，将材料上端露出食指 2mm～3mm，不宜过长。用右手的拇指与食指挟持刀片的两侧，使刀片成水平方向（与材料横切面平行），移动右臂，使刀口向内自左向右拉削，切勿来回拉切。切时可先将材料切面或刀刃润湿，切下的薄片用毛笔刷下并放入有纯化水的玻璃器皿中备用。刀片用后立即擦干水分并涂上液体石蜡，备用。

用手指难以夹住的薄的或细小的材料，如叶片、幼根及种子等，可取一段通草，在中间纵切一缝，然后夹入材料，切法同前。

观察叶的表面观、气孔类型等时，可将要观察的叶放在左手的食指上，拇指和中指压住叶片两端，右手持镊子，用内侧的尖刺破叶片，然后夹住材料慢慢地向外撕取（用力要均匀）。撕下一层薄膜，立即放到有纯化水的载玻片上。若有卷叠，必须用解剖针弄平。再用镊子夹住盖玻片覆盖，用滤纸屑吸去余液，才可置于显微镜下观察。

3. 装片：在洁净的载玻片上滴一滴纯化水，选已切好的薄荷茎薄片，用镊子放入试液中；检查无折叠现象，方可用镊子夹住盖玻片的一端，另一端接触试液逐渐盖上；用滤纸屑吸去余液后，置于显微镜下观察。盖片时，注意不要产生气泡。

【实验报告】

完成实验报告。

（李涛）

实验二 植物细胞和细胞壁的特化

【实验目的】

掌握植物细胞的构造和细胞壁的特化与鉴别特征。

【实验试剂】

0.1%碘液，8%NaCl 溶液，5%间苯三酚醇液，浓盐酸，苏丹Ⅲ醇液，氯化锌碘液等。

【实验材料】

洋葱及其标本片，紫鸭跖草叶，枸杞果实，水蕴藻幼叶及其标本片，薄荷茎，黄柏皮，大叶黄杨叶。

【方法与步骤】

（一）植物细胞的结构

用镊子撕取洋葱下表皮层薄膜，用纯化水封片，置于低倍镜下观察，可见膜状物由许多极微小"室"构成，即植物体的基本单位——细胞。选择一个细胞，转高倍镜下详细观察其结构。

1. 细胞壁：是原生质体在生命活动中分化出来的纤维素所形成的膜状物。可观察到每个细胞都具有自己的细胞壁，细胞壁与细胞壁之间有类似果胶质的细胞间质的沉积，将细胞彼此紧密地连接起来，没有细胞间隙，但可看到细胞壁在较薄的地方有纹孔，纹孔总是成对存在，有利于细胞间的物质交换。

2. 细胞质膜：取水蕴藻幼叶用纯化水封片观察，细胞质膜紧贴细胞壁。用 8% NaCl 溶液 1 滴由盖玻片的右上角滴入，在左下角用滤纸屑吸之，立刻在显微镜下观察。与细胞壁紧贴处有一膜（即细胞质膜）。因细胞处于高浓度 8%NaCl 溶液环境中，细胞失去水分，细胞膜逐渐收缩，细胞膜与细胞壁分离，这种现象被称为质壁分离现象。用纯化水置换 NaCl 溶液，细胞质膜再次紧贴细胞壁。

3. 细胞质：取洋葱的标本片在显微镜下观察，几乎充满整个细胞的是一种无色半透明的液胶体，主要由蛋白质和拟脂类物质组成。细胞质与细胞壁接触表面有一层透明的薄膜，称之为细胞质膜，它具有选择透过性的特点。液泡的表面有一层薄膜，称之为液泡膜。细胞质膜与液泡之间的部分称为胞基质（中质），是细胞质的主要部分，细胞核、质体、线粒体等分布其中。

4. 细胞核：悬浮在细胞质中，具折光性，呈球形，其位置不定。一个细胞常只有一个核，但也有两个或多个核的。细胞核由核膜、核液和核仁构成，其中含有染色质。核仁悬浮于核液中，为一至几个折光性很强的小球体，主要由蛋白质与脱氧核糖核酸（DNA）组成。DNA 和核糖核酸（RNA）与植物的遗传有重要关系。

5. 质体：是细胞质中的蛋白质和拟脂类颗粒，数目众多，由于含不同的色素而具有不同的颜色，并执行不同的生理功能。质体分为叶绿体、白色体和杂色体三种。

（1）叶绿体：取水蕴藻标本片置于显微镜下观察，叶绿体为球形或卵形的颗粒，主要含叶绿素、胡萝卜素和叶黄素。因含叶绿素较多而遮蔽了其他色素，所以显绿色。叶绿体存在于叶、幼茎、幼果中，其主要功能是进行光合作用，也是合成同化淀粉和酶的集中场所。

（2）白色体：用镊子撕取紫鸭跖草叶背面的膜状物，用纯化水封片，置于显微镜下观察，可见许多呈六角形的细胞，细胞核被许多无色的小球所包围，即白色体（淀粉形成体）。它常存在于单子叶植物的表皮细胞内。有的白色体内含有原叶绿素，因此见光后可变绿，即白色体变成叶绿体。

（3）杂色体：用镊子夹取枸杞果实少许于有纯化水的载玻片上，封片，在显微镜下可观察到众多的杂色体，多呈杆状、圆粒状或不规则形状，主要含胡萝卜素和叶黄素，因而呈黄、橙、红等颜色，多存在于花及成熟的果实中。

以上 3 种质体在一定条件下可以相互转化，如马铃薯块茎经日光照射后，皮下变成绿色，是因白色体转化为叶绿体；番茄的果实成熟时变成红色，是因为叶绿体转化为杂色体；胡萝卜的根头露出地面，经日光照射变成绿色，是因杂色体转化为叶绿体。

6. 线粒体：是悬浮于细胞质中比质体小的粒状或线状体。它可转变成质体，即首先转变成白色体，再转变为其他质体。

（二）细胞壁的特化

细胞壁是原生质体生命活动的产物，一般由纤维素组成。纤维素遇氯化锌碘液显示蓝紫色。细胞壁常渗入其他物质，致使细胞壁发生特化。特化主要有以下 3 种：

1. 木质化：细胞壁内渗入木质素，可增强细胞壁的硬度。当木质化细胞变得很厚时，细胞趋于衰老或死亡，如管胞、木纤维、石细胞等。木质化的细胞壁加 5％间苯三酚醇液和浓盐酸显红紫色。于载玻片上滴加 1～2 滴 5％间苯三酚醇液，放入薄荷茎薄片，在灯焰上微热，挥发掉醇液后加 1 滴浓盐酸，放置 2min～3min，用甘油封片。将标本片置于显微镜下观察，并将发生显色反应的部位、呈色反应的情况以及原理记录到实验报告中。

2. 木栓化：细胞壁内渗入木栓质，可使细胞壁不透水、不透气而成为死细胞。木栓化细胞壁加苏丹Ⅲ醇液显红色。于载玻片上滴加 1～2 滴苏丹Ⅲ醇液，放入黄柏皮切片，在灯焰上微热，冷却后封片。将标本片置于显微镜下观察，并将发生显色反应的部位、呈色反应的情况以及原理记录到实验报告中。

3. 角质化：在表皮细胞的表面积聚一层角质，形成无色、透明的角质层。角质层加苏丹Ⅲ醇液染成红色。将大叶黄杨叶横切片用苏丹Ⅲ醇液封片，置于显微镜下观察，将表皮细胞表面发生呈色反应的情况及原理记录到实验报告中。

【实验报告】

1. 绘制细胞构造图。
2. 细胞壁的特化及其鉴别特征（见表 3-1）。

表 3-1　细胞壁的特化及其鉴别特征

材料	种类	反应	分布位置	作用
薄荷茎	木质化	加间苯三酚醇液＋浓盐酸	木质部与韧皮部的厚壁细胞	支持
黄柏皮	木栓化	加苏丹Ⅲ醇液	根与茎的木栓组织	保护
大叶黄杨叶	角质化	加苏丹Ⅲ醇液	表皮细胞表面上一层	保护

（李涛）

实验三　细胞后含物和测微尺的使用

【实验目的】

1. 掌握细胞后含物的主要种类、性状及性质。
2. 了解测微尺的使用。

【实验试剂】

0.1％碘液，甘油乙酸，50％H_2SO_4溶液，95％乙醇，苏丹Ⅲ醇液，稀甘油，水合氯醛，纯化水。

【实验材料】

马铃薯块茎，莨菪叶（或柑橘叶），半夏块茎横切片，大黄根茎横切片，鸢尾根茎纵切片，牛膝根横切片，大丽菊根（用老根切成小块，并在95％乙醇中浸泡一周），蓖麻籽（去种皮，在乙醚内泡数日），向日葵籽。

【方法与步骤】

1. 淀粉的形状与性质：取马铃薯块茎在有纯化水的载玻片上转几圈后封片。将标本片置于显微镜下观察，可见淀粉呈各种大小的卵圆形或圆形。注意观察脐点的形状和位置、层纹，马铃薯淀粉粒的形态（呈单粒、复粒或半复粒），明确特征并绘图。观察完毕后，取下标本片，加0.1％碘液1滴于盖玻片右上角，于左下角用滤纸屑吸之，置于低倍镜下观察淀粉粒的呈色反应，分析该反应的原理。

2. 草酸钙晶体的形状与性质：取莨菪叶（或柑橘叶），靠近叶脉部分纵切，滴加水合氯醛 2 滴，在火焰上透化，但不要烧干，滴加稀甘油 1 滴，封片，冷却后置于显微镜下观察晶形并绘图。观察完毕后取下标本片，加 1 滴 50％ H_2SO_4 溶液，用滤纸屑吸去四周的余液，待半小时后，置于显微镜下观察是否有硫酸钙针状晶体析出。

分别取永久切片，包括大黄根茎横切片、半夏块茎横切片、鸢尾根茎纵切片与牛膝根横切片，置于显微镜下，分别观察其草酸钙晶形并绘图。

3. 菊糖的形状和性质：取浸泡的大丽菊根纵切成薄片，用 95％乙醇封片，置于显微镜下观察，有扇形放射状的纹理出现，即菊糖。观察完毕后，用 1 滴纯化水滴在盖玻片右上角处，在左下角处用滤纸屑吸之，继续观察菊糖是否消失，分析原因并绘菊糖图。

4. 糊粉粒的形状和性质：取蓖麻籽横切薄片，数次移入 95％乙醇，挑取薄片用稀甘油封片，置于显微镜下观察。糊粉粒散在于细胞中，多由一个多边形和一个圆球形的蛋白质晶体所组成。观察完毕后，加 0.1％碘液，观察呈色反应，分析该反应机制。

5. 油滴的形状和性质：做向日葵籽横切片，用纯化水封片，置于显微镜下可观察到多数圆形油滴。观察完毕后，加 1 滴苏丹Ⅲ醇液，观察呈色反应。

6. 测微尺的使用：测微尺用来在显微镜下测量物体大小。由于各个显微镜放大倍数不同，故在测量物体之前必须标化目镜测微尺（目尺）。

（1）目尺的标化法：将目尺（如图 3-1 所示）放在目镜之横格（光阑）上（注意尺的正反面），再把物镜测微尺（物尺）（如图 3-2 所示）放于载物台上，调好光后，先测低倍镜，后测高倍镜。

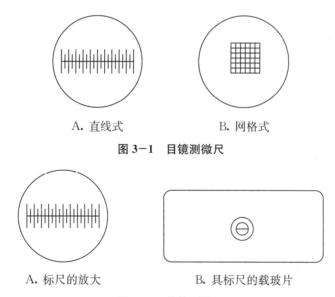

A. 直线式　　　　　　　　　B. 网格式

图 3-1　目镜测微尺

A. 标尺的放大　　　　　　　B. 具标尺的载玻片

图 3-2　物镜测微尺

方法：在低倍镜下，适当调节目尺，使平行的两个尺的左端均对准零位，再从右端由远而近地划出二者的重合点，分别记下它们的格数，由物尺数、目尺数可得出在低倍镜下目尺上每一小格对应的微米（μm）数。高倍镜下目尺每小格的微米数求法同上。

（2）物体大小的测定：取走物尺，换上待测定物体的载玻片，在显微镜下观察。轻轻移动载玻片，用目尺测量物体的直径或长度，记下格数，便可计算出实际的大小。

例：高倍镜下目尺的刻度为 0～77 格，与物尺的 0～30 格相重合。

$\frac{物尺}{目尺} = \frac{30}{77} = 0.39$ 格，即在高倍镜下目尺 1 格相当于物尺 0.39 格。

目尺在高倍镜下每小格为 $10\mu m$。

$0.39 \times 10\mu m = 3.9$（$\mu m$），即高倍镜下目尺标化后的长度。

若测得物体长为目尺的 4 格：$3.9\mu m \times 4 = 15.6$（μm），即得高倍镜下实物的大小。

低倍镜下目尺的标化法同上，但要注意在高、低倍镜下目尺所测实物的长度要近似，不能悬殊太大。

取马铃薯的淀粉粒，用甘油乙酸封片，置于显微镜下测其大小。

【实验报告】

1. 绘制草酸钙晶体、淀粉粒与菊糖的详图，并写出理化性质。
2. 使用测微尺量出马铃薯淀粉粒的大小，算出其结果。

（李涛）

实验四　保护与分泌组织

【实验目的】

掌握保护与分泌组织的特征、类型及作用。

【实验试剂】

水合氯醛，苏丹Ⅲ醇液等。

【实验材料】

洋地黄叶，曼陀罗叶，薄荷叶，胡颓子叶，白英叶，毛蕊花叶，忍冬叶，艾叶，石韦，桉叶，常山叶，芦竹叶，生姜根茎，陈皮，当归（或白芷）根横切片，小茴香果横切片。

【方法与步骤】

（一）保护组织

保护组织存在于植物体表面，可防止水分过度蒸发，保护组织免受外界不良环境的伤害，还能控制气体交换。保护组织分为表皮和周皮。

　　1. 表皮。

　　表皮是初生保护组织，是由原生分生组织衍生出来的一列细胞。用镊子撕取洋地黄叶的下表皮，使表皮正面向上，用纯化水封片，置于显微镜下观察。

　　(1) 表皮细胞：正面观细胞壁呈波状弯曲（有的植物为多边形或长方形），不含叶绿体，外壁常角质化，并在表面形成连续的角质层。有的角质层上还有蜡被，可防止植物体内水分蒸发。有些表皮细胞常分化形成气孔或向外突出形成毛茸。

　　(2) 气孔：由两个半月形的保卫细胞对合而形成。保卫细胞细胞质较丰富，细胞核较大，含叶绿体。由于细胞壁厚薄不均，当保卫细胞充水膨胀时，气孔隙缝就张开；当保卫细胞失水萎缩时，气孔隙缝关闭。因此，气孔有控制气体交换和调节水分蒸发的作用。保卫细胞与其周围的副卫细胞的排列方式称为气孔类型。双子叶植物的气孔类型有平轴式、直轴式、不定式、不等式和环式五种；单子叶植物有禾本科型等。

　　取常山叶、薄荷叶、洋地黄叶、曼陀罗叶、桉叶、芦竹叶，分别撕其下表皮用水合氯醛加热透化，稀甘油封片，冷却后置于显微镜下观察各自的气孔器类型，填入下面括号内并绘图。

　　①平轴式：气孔周围的副卫细胞常为 2 个，其长轴与气孔的长轴平行，如（　　）。

　　②直轴式：气孔周围的副卫细胞常为 2 个，其长轴与气孔的长轴垂直，如（　　）。

　　③不定式：气孔周围的副卫细胞数目不定，其大小基本相同，如（　　）。

　　④不等式：气孔周围副卫细胞一般为 3~4 个，但大小不等，其中一个特别小，如（　　）。

　　⑤环式：气孔周围的副卫细胞数目不定（5~8 个），围绕气孔周围排列成环状，如（　　）。

　　⑥禾本科型：2 个保卫细胞呈哑铃形，两个副卫细胞略成三角形，如（　　）。

　　(3) 毛茸：是部分表皮细胞向外的突出物，具有保护和减少水分蒸发的作用。毛茸分两类：非腺毛和腺毛。

　　1) 非腺毛：无分泌功能，无头、柄细胞之分。取薄荷叶、洋地黄叶、毛蕊花叶、艾叶、石韦、胡颓子叶，分别撕下表皮或毛茸，用纯化水封片，置于显微镜下观察，绘图。判断各自所属非腺毛类型，填入下面括号内。

　　①单细胞非腺毛，如（　　）。

　　②多细胞非腺毛，如（　　）。

　　③分枝非腺毛，如（　　）。

　　④丁字非腺毛，如（　　）。

　　⑤星状非腺毛，如（　　）。

　　⑥鳞状非腺毛，如（　　）。

　　2) 腺毛：有分泌功能，有头、柄细胞之分。分别取洋地黄叶、白英叶、忍冬叶、薄荷叶，撕下表皮或毛茸，用纯化水封片，置于显微镜下观察，绘图。判断各自所属腺毛类型，填入下面括号内。

　　①单细胞头和单细胞柄组成的，如（　　）。

　　②单细胞头和多细胞柄组成的，如（　　）。

③多细胞头和多细胞柄组成的，如（　　　）。

④多细胞头和单细胞柄组成的，如（　　　）。

2. 周皮。

周皮是次生保护组织，由木栓层、木栓形成层和栓内层（在茎叫绿皮层）组成，主要起保护作用。木栓层由数列扁平长方形细胞（横切面）木栓化组成，加苏丹Ⅲ醇液 1 滴或 2 滴能染成红色。

（二）分泌组织

分泌组织由具有分泌功能的细胞组成。根据其位于体表和体内的不同，分为外部分泌组织和内部分泌组织两大类。

1. 外部分泌组织。

外部分泌组织位于植物体表，其分泌物直接排出体外，其中有腺毛和蜜腺。

取薄荷叶上表皮，用纯化水封片，观察其所属类型。

（1）腺毛：由表皮细胞分化而来，有头部与柄部之分，头是分泌的部位。头的细胞覆盖着角质层，而分泌物则积聚在细胞与角质层之间形成的囊中，如（　　　）。

（2）蜜腺：是分泌蜜汁的腺体，由一列表皮细胞或其下数层细胞分化而来。蜜腺的细胞具有浓厚的细胞质，能产生蜜汁。蜜腺常存在于花瓣基部或花托上，如毛茛花等。

2. 内部分泌组织。

内部分泌组织是单个散在的分泌细胞，其分泌物贮存于细胞内。分泌细胞在充满分泌物后，就成为死的贮藏细胞，有的是油细胞，含挥发油，如（　　　）；有的是黏液细胞，含黏液质，如半夏、白及等。

分别取生姜根茎、陈皮做横切片，纯化水封片，又取当归（或白芷）、小茴香果横切片置于显微镜下观察，判断其所属的分泌组织种类，填入下面括号内。

（1）分泌腔：多数由分泌细胞间裂开形成。分泌物大多是挥发油，贮存于腔室内。一种腔室由分泌细胞间裂开形成，分泌细胞完整地围绕着腔室，称之为离生性分泌腔，如（　　　）；另一种腔室是由许多聚集的分泌细胞本身破裂溶解而形成的，腔室周围的细胞常破碎不完整，称之为溶生性分泌腔，如（　　　）。

（2）分泌道：是由多数分泌细胞形成的管道，分泌物贮存其内。分泌道中的分泌物有的是挥发油，称之为油管，如（　　　）；有的是树脂或油树脂，称之为树脂道，如松茎。两者都是离生性分泌道（或管）。乳管是溶生性分泌管，由一个或多个细长分枝的乳细胞形成。乳细胞是活细胞，具有强烈分泌作用，其分泌物贮存于细胞内的大液泡里，多呈白色或黄色。由单个细胞构成的乳管称为无节乳管，如夹竹桃。由数个细胞连通，其连接处细胞壁消失，成为多核的巨大管道系统，称为有节乳管，如桔梗、蒲公英等。

【实验报告】

绘制气孔器的类型图和毛茸的类型图。

（李涛）

实验五　机械与输导组织及维管束类型

【实验目的】

掌握机械与输导组织的特征、类型和作用，以及维管束类型。

【实验试剂】

氯化锌碘液，间苯三酚醇液，浓硫酸，稀甘油，水合氯醛等。

【实验材料】

益母草茎横切片，黄柏粉末，杏仁，苎麻茎（解离），椴树茎，松木茎纵切片，凤仙花茎纵切片，曼陀罗茎纵切片，南瓜茎纵切片，玉米茎、木通茎、南瓜茎、鸢尾根茎、贯众根茎和毛茛根横切片。

【方法与步骤】

（一）机械组织

机械组织是细胞壁明显增厚的一群细胞，在植物体起支持作用，根据其纤维素增厚的部位和程度的不同可分为厚角组织和厚壁组织两类。

1. 厚角组织。

厚角组织的细胞是活细胞，常含有叶绿体，细胞壁由纤维素和果胶质组成，非木质化，呈不均匀增厚，一般在角隅处增厚。存在于双子叶植物地上部分幼嫩器官（茎、叶柄、花梗）中，起支持作用，如益母草、薄荷。取益母草茎横切片观察细胞壁特别增厚的部位，确定证明它是活细胞的方法。

2. 厚壁组织。

厚壁组织的细胞是死细胞，因为细胞壁全面增厚，并有层纹及纹孔，成熟后细胞腔变小而死亡。根据细胞形态的不同，可分为纤维和石细胞。

（1）纤维：一般为死细胞，通常成束。每根纤维细长而两头尖，似梭形。

①韧皮纤维：在韧皮部，主要是纤维素增厚的壁，韧性大，拉力强，一般较长，如苎麻、大麻等。取少许解离的苎麻茎，用稀甘油封片，观察其形态并绘制图形，加氯化锌碘液后，观察呈色反应。

②木质纤维：在木质部，主要是木质素增厚的壁，比较坚固，支持力强，如椴树等。取少量椴树茎，加1~2滴间苯三酚及1滴浓硫酸，观察呈色反应。

（2）石细胞：细胞壁木质化增厚成为死细胞，细胞腔小，纹孔呈细管或分枝状，常单个散在或成群，总的形态是短而宽，形态多样，呈圆形、椭圆形或分枝状。通常存在于皮、果皮、种子中，如黄柏皮、桂皮、木瓜、杏仁等。取杏仁种皮少许，用水合氯醛透化，稀甘油封片，观察石细胞的形状。加 1～2 滴间苯三酚醇液，各加 1 滴浓硫酸，封片，用滤纸屑吸去余液，置于显微镜下观察石细胞。按上法观察黄柏粉末标本片，绘图，比较它们的形状和呈色反应。

（二）输导组织

输导组织是植物体中输送水分、无机盐和营养物质的组织，其共同特点是细胞呈长形，常上下相连，形成适于输导的管道，可分为木质部中的导管与管胞及韧皮部中的筛管与伴胞两类。

1. 导管与管胞。

导管与管胞主要负责自下而上输送水分、无机盐，存在于植物的木质部中。

（1）导管：是被子植物最主要的输水组织，少数裸子植物（如麻黄）也有导管。导管由多数纵长的管状死细胞连接而成。导管分子两端平或稍斜，相接处的横壁常贯通成大孔，管壁一般木质化增厚，形成不同的纹理，有环纹导管、螺纹导管、梯纹导管、网纹导管、孔纹导管及具缘纹导管等。

分别取凤仙花、曼陀罗茎纵切片，置于显微镜下观察各种导管纹理，并分别填于下面的括号内。

①环纹导管：增厚部分呈环状，导管直径较小，存在于植物幼嫩器官中，如（　　）。

②梯纹导管：均匀增厚部分（为连续的）与未增厚部分（为间断的）间隔呈梯形，多存在于植物的过渡器官中，如（　　）。

③网纹导管：未均匀增厚部分呈网状，网孔是没有增厚的壁，其管径较大，多存在于植物的成熟器官中，如（　　）。

④孔纹导管：壁大部分均匀增厚，未增厚处为单孔或双孔，导管直径大，多存在于植物的成熟器官中，如（　　）。

（2）管胞：多存在于蕨类和裸子类植物中，少数被子植物也有，为死细胞，呈狭长形，两端尖斜，末端不穿孔，壁木质化加厚形成孔或梯纹，依靠纹孔（未增厚部分）输导水分，因此流速较慢，为原始的输导组织类型。取松木茎纵切片观察其特点。

2. 筛管与伴胞。

输送光合作用制造的营养物质到植物其他部分，存在于植物的韧皮部中。

（1）筛管：由一列纵行的长管状活细胞构成，组成筛管的每一个细胞叫筛管分子。筛管分子上下两端横壁由于不均匀的纤维素增厚而形成筛板；筛板上有许多小孔，叫筛孔；上下相邻两筛管分子的细胞质通过筛孔彼此相连，形成输送的通道。

（2）伴胞：是位于筛管分子侧边较小的薄壁细胞，为被子植物所特有。取南瓜茎纵切片观察，找出筛管的筛板下筛孔及伴胞。

（三）维管束类型

分别取木通茎、玉米茎、南瓜茎、鸢尾根茎、贯众根茎与毛茛根横切片观察，判断所属的维管束类型，填入括号内，并绘制简图。

1. 无限外韧型：韧皮部位于外侧，木质部位于内侧，中间有形成层，如（　　）。

2. 有限外韧型：与无限外韧型不同之处是中间无形成层，如（　　）。

3. 双韧型：木质部的内外两侧有韧皮部，并在外侧的韧皮部和木质部之间常有形成层，如（　　）。

4. 周韧型：木质部在中心，韧皮部围绕在其周围，中间无形成层，如（　　）。

5. 周木型：韧皮部在中心，木质部围绕在其周围，中间无形成层，如（　　）。

6. 辐射型：韧皮部与木质部交互相间排列，呈辐射状，如（　　）。

【实验报告】

绘制石细胞、纤维、厚角组织、环纹、螺纹、梯纹、网纹、孔纹导管及维管束类型的简图。

（李涛）

实验六　根的外形和组织特征

【实验目的】

1. 熟悉根的外形特征及种类。

2. 掌握根的内部构造（初生与次生构造）。

【实验材料】

芥菜苗，葱（或蒜苗），蛇莓，毛茛根横切片，蚕豆根横切片，玉米根横切片。

【方法与步骤】

（一）根的外形特征及种类

分别取芥菜苗、葱（或蒜苗）、蛇莓观察其根系，熟悉根的外形特征及种类。

（二）根的初生构造

1. 双子叶植物根的初生构造。

取毛茛根横切片，由外向内观察、识别根的初生构造。

（1）表皮：根最外一列薄壁细胞，排列紧密，有的细胞壁向外突出形成根毛。

（2）皮层：

①外皮层：紧靠表皮，有 2~4 列薄壁细胞，排列比较紧密，不含叶绿体（与茎相区别）。表皮细胞脱落后，常木栓化增厚。

②中皮层：为皮层的主要部分，薄壁细胞近圆形，排列疏松，细胞间隙较大，常含

晶体与淀粉粒等后含物。

③内皮层：为皮层最内一列细胞，排列紧密，多数侧壁增厚（凯氏点），少数未增厚的细胞叫通道细胞。

（3）维管柱：为内皮层以内所有组织。

①维管柱鞘：紧靠内皮层，一般为一列薄壁细胞，具潜在的分生能力。

②维管束：辐射型（初生韧皮部与初生木质部相间排列成辐射状）。

1）初生韧皮部：由筛管、伴胞、韧皮薄壁细胞、韧皮纤维组成。

2）初生木质部：常为 2~5 原型，外始式，由导管、木薄壁细胞、木纤维等组成。

③髓部：无或仅由几层薄壁细胞组成，与茎相区别。

2. 单子叶植物根的初生构造。

取玉米根横切片，由外向内观察、识别根的初生构造。

（1）表皮：常为一列薄壁细胞，但有些植物根在表皮形成时，分裂形成多列木栓化的组织，称之为根被，如百部、麦冬等。

（2）皮层：与双子叶植物根皮层相近。内皮层凯氏点特别清楚。

（3）维管柱：为内皮层以内所有组织。

①维管柱鞘：为 1~2 列薄壁细胞，不具潜在的分生能力。

②维管束：辐射型，一般 8~30 束。韧皮部与木质部相间排列，无次生生长。

③髓部：极发达（与双子叶植物根相区别）。

（三）根的次生构造

取蚕豆根横切片，仔细观察。根的形成层是由初生构造中的初生木质部与初生韧皮部之间的某些薄壁细胞恢复分生能力而形成的。这些细胞首先在初生木质部放射状束的凹陷部分（初生韧皮部内侧）恢复分生能力，逐渐地扩展到左右两侧，并向外推移到中柱鞘，这时中柱鞘的一部分细胞（位于初生木质部尖端的部分）也恢复了分生能力，结果在初生木质部与初生韧皮部之间形成波浪式的形成层环。早中期形成的形成层环，2 原型根中的形成层环呈卵圆形，3 原型的呈三角形；5 原型的呈五角形等。

由于形成层的活动，根也不断加粗，此时根的维管柱鞘细胞常恢复分生能力，形成木栓形成层，向外分生木栓层，向内分生栓内层。栓内层为几层排列疏松的薄壁细胞，不含叶绿体，与茎相区别。木栓层细胞多呈扁平状，排列整齐、紧密，常多层相叠。细胞壁木栓化，呈褐色。木栓层、木栓形成层和栓内层三者合称为周皮。木栓层以外的皮层和表皮层得不到水分和营养物质，逐渐枯死脱落，表皮被木栓组织代替。

中药材的根皮是指形成层以外的部分，主要包括韧皮部和周皮。

绝大多数单子叶植物和蕨类植物的根，由于没有形成层和木栓形成层，因而没有次生构造，在整个生活过程中一直保持着初生构造。

【实验报告】

分别绘制蚕豆与玉米根横切面简图，并标明各部位名称。

（李涛）

实验七　茎的外形和组织特征

【实验目的】

1. 熟悉茎的外形特征、类型及茎的变态。
2. 熟悉茎的内部构造——初生茎与次生茎构造。

【实验材料】

桑枝，蛇莓，小旋花（带缠绕物），黄精（或姜），荸荠，马铃薯，蒜，仙人掌，钩藤，皂荚刺，葡萄枝，竹节蓼，三叶草茎横切片，玉米茎横切片，椴树茎横切片（三或四年生），木通茎横切片，鸢尾横切片。

【方法与步骤】

（一）正常茎外形特征

取桑枝观察其外形特征。

（二）根据着生方式分类

分别取桑枝、葡萄枝、小旋花和蛇莓，观察，判别其所属类型并填入括号内。
1. 直立茎：直立着生的茎，如（　　　）。
2. 攀援茎：需要依附他物才能上升的茎，其依附他物的部分有的是吸盘，有的（叶或茎）是卷须，如（　　　）。
3. 缠绕茎：依靠茎本身缠绕他物上升的茎，如（　　　）。
4. 匍匐茎：水平着生或匍匐在地面，节上有不定根，如（　　　）。

（三）变态类型

分别取葡萄枝、皂荚刺、钩藤、竹节蓼、仙人掌、黄精、荸荠、马铃薯、蒜，判别其所属类型，填入括号内。
1. 卷须茎：常卷状，细长，柔软，卷曲而有分枝，位于叶柄对侧，由茎的主轴变态而来，如（　　　）。
2. 刺状茎：常刺状，短粗，坚硬，位于叶腋处，由茎的侧轴变态而来，如（　　　）。
3. 叶状茎：常叶状扁平，绿色，如（　　　）。
4. 仙人掌茎：常肉质肥大，呈片块状、圆球状或棱柱状，叶片部分或全部退化成针刺状，如（　　　）。
5. 钩状茎：由茎的侧轴变态而来，常弯曲呈钩状，位于叶腋，如（　　　）。

6. 根状茎：茎部肉质肥大呈根状，茎节明显，节间较短，其上有鳞叶，如（　　）。

7. 球茎：茎部肉质肥大呈球状，茎节明显，节间较短，其上有鳞叶，如（　　）。

8. 块茎：茎部肉质肥大呈不规则块状，茎节、节间都不明显，仅于表面凹陷处有芽眼，如（　　）。

9. 鳞茎：茎部退化而小，呈盘状或锥状，茎节不明显，节间极短，其上着生有肉质肥大的肉质鳞叶及膜质鳞叶数枚，如（　　）。

（四）双子叶植物茎的初生构造

取三叶草茎横切片置于显微镜下由外向内观察。

1. 表皮：位于茎最外一列薄壁细胞，排列紧密，细胞外壁常有角质层或蜡被及气孔、毛茸等。

2. 皮层：

（1）外皮层：紧靠表皮，含叶绿体，所以幼茎多呈绿色（与根相区别），具有厚角或厚壁组织。

（2）中皮层：多列疏松薄壁细胞。

（3）内皮层：一般不明显，故皮层与维管区域之间无明显分界，少数茎如南瓜茎、蚕豆茎含淀粉，称之为淀粉鞘。

3. 初生维管束：由初生韧皮部、束中形成层与初生木质部组成。初生木质部内始式与根相区别，双子叶植物多为外韧维管束，少数为双韧维管束。

4. 髓部：位于两个维管束之间的薄壁细胞被称为髓射线（初生构造）；位于中央的大形薄壁细胞被称为髓部。髓大（与双子叶植物根的初生构造相区别）。

（五）双子叶植物茎的次生构造

取木通茎横切片观察，束中形成层与束间形成层分化，产生了次生韧皮部与次生木质部，形成层连接形成层环。

取椴树茎横切片观察。

1. 表皮：残存。

2. 周皮：

（1）木栓层：位于最外层，由数层排列整齐的木栓细胞组成。

（2）木栓形成层：薄壁细胞扁狭，切向排列紧密整齐。

（3）栓内层：在茎被称为绿皮层，为次生皮层，含叶绿体（与根相区别）。

3. 皮层：由薄壁细胞组成。

4. 维管柱（中柱）：注意维管束的大小，束中形成层、束间形成层以及年轮。

整个木质中心部分被称为心材，靠边部分被称为边材。观察每个年轮中早材（春材）和晚材（秋材）在组织上的区别。

5. 髓部：

（1）髓：位于中央，由薄壁细胞组成。

（2）髓射线：由两个维管束之间的薄壁细胞组成，呈喇叭状（内窄而向外加宽）。

另外，在木质部及韧皮部中还有些薄壁细胞组成的木射线和韧皮射线，合称为维管射线（次生构造）。

（六）单子叶植物茎的构造

取玉米茎横切片置于显微镜下由外向内观察。

1. 表皮：由位于茎最外一列扁平而较整齐的细胞组成，外被角质层。

2. 基本组织：紧靠表皮有 1～3 列木栓化的厚壁或厚角组织和数列薄壁细胞，内皮层不清楚，无髓射线和髓之分。

3. 维管束散生：

（1）维管束周围的薄壁细胞有时木质化。

（2）维管束多为有限外韧型，韧皮部由数个细胞组成，外侧有纤维束，木质部中导管常有 3～4 个并呈 U 形排列，有木纤维。

（七）单子叶植物根茎的构造

取鸢尾横切片置于显微镜下由外向内观察。

1. 表皮：为根茎最外一列薄壁细胞组成，有的木栓化。

2. 皮层：宽广，由数列排列疏松的薄壁细胞组成，细胞内充满淀粉粒。黏液细胞中有草酸钙柱晶，皮层中有时可见叶迹维管束（多为有限外韧型），内皮层的凯氏点明显。

3. 维管柱（中柱）：为内皮层以内的部分，散在多数周木型维管束。单子叶植物根茎维管束多为有限外韧型（如玉米）。

【实验报告】

1. 观察种子植物正常茎的外形特征，绘制其简图并标明各部分名称。
2. 绘制双子叶植物木通茎横切面简图，并标注各部分名称。
3. 绘制单子叶植物玉米茎横切面简图，并标注各部分名称。

（李涛）

实验八 叶的外形和组织特征

【实验目的】

1. 掌握叶的组成与内部构造。
2. 掌握叶序及单叶与复叶的区别。
3. 了解叶的变态及托叶的类型。

【实验材料】

桑叶，马尾松，沿阶草，柳，薄荷，何首乌，马齿苋，枸骨，大蒜，紫苏，车前，慈竹，月季花，辛夷，虎杖，酢浆草，刺五加，象牙红，云实，水黄连，南天竹，柑橘，夹竹桃，银杏（短枝），仙人掌，豌豆的叶。茶叶横切片。

【方法与步骤】

1. 取桑叶观察其组成特征，绘制简图并标明各部分名称。

2. 分别取马尾松、沿阶草、柳、薄荷、何首乌的叶观察，判断叶的全形，填入括号内。

①针形（　　　）。

②条（线）形（　　　）。

③披针形（　　　）。

④椭圆形（　　　）。

⑤卵形（　　　）。

3. 分别取马齿苋、枸骨、薄荷、大蒜的叶观察，判断叶的质地，填入括号内。

①肉质叶（　　　）。

②革质叶（　　　）。

③纸质叶（　　　）。

④膜质叶（　　　）。

4. 分别取紫苏、车前的叶观察，判断叶脉，填入括号内。

①网状脉：网状脉（　　　）。

②平行脉：弧形脉（　　　）。

5. 分别取豌豆、慈竹、虎杖的叶观察，判断托叶，填入括号内。

①侧生托叶呈卷须的（　　　）。

②侧生鞘状托叶（　　　）。

③腋生鞘状托叶（　　　）。

6. 分别取桑叶、月季花的叶观察，判断叶的类型，填入括号内。

①单叶（　　　）。

②复叶（　　　）。

鉴别要点：①＿＿＿＿＿＿＿＿；②＿＿＿＿＿＿＿＿。

7. 分别取酢浆草、象牙红、刺五加、月季花、云实、水黄连、南天竹、柑橘的叶观察，判断复叶类型，填入括号内。

①三出掌状复叶（　　　）。

②五出掌状复叶（　　　）。

③一回羽状复叶：一回三出羽状复叶（　　　），一回奇数羽状复叶（　　　），二回偶数羽状复叶（　　　），三回羽状复叶（　　　），多回羽状复叶（　　　），单身复叶（　　　）。

8. 分别取桑叶、薄荷、夹竹桃、银杏（短枝）、马尾松的叶观察，判断叶序类型，填入括号内。

　　①互生叶（　　　）。

　　②对生叶（　　　）。

　　③轮生叶（　　　）。

　　④簇生叶（　　　）。

　　⑤丛生叶（　　　）。

　　9. 分别取仙人掌、豌豆、大蒜、辛夷的叶观察，判断叶的变态，填入括号内。

　　①刺状叶（　　　）。

　　②卷须叶（　　　）。

　　③革质鳞叶（　　　）。

　　④肉质鳞叶（　　　）。

　　⑤膜质鳞叶（　　　）。

　　10. 叶的内部构造：取茶叶横切片观察。

　　（1）上表皮：由一列扁平细胞组成，排列紧密，不含叶绿体，表皮上常被角质层，在表皮下常有厚角组织。

　　（2）叶肉：即同化薄壁组织，分为栅栏组织和海绵组织。

　　①栅栏组织：由位于上表皮之下的1~2列圆柱状薄壁细胞组成，垂直于表皮细胞，并紧密排列呈栅栏状，内含叶绿体。

　　②海绵组织：位于栅栏组织之下，与下表皮相连，细胞形状多不规则，排列疏松，细胞间隙大，状如海绵。

　　（3）叶脉：即维管束，贯穿于叶肉内，外韧型。主脉维管束的下方常有厚壁组织，在维管束周围有许多薄壁细胞。维管束由木质部与韧皮部及形成层组成。

　　①木质部：位于上方，略呈半月形，由导管、管胞等组成。

　　②韧皮部：位于下方，由筛管、伴胞组成。

　　（4）下表皮：下表皮细胞似上表皮，气孔、毛茸较上表皮多。

　　【实验报告】

　　1. 绘制茶叶横切面简图并注明各部分名称。

　　2. 举例并绘出叶序的类型。

（李涛）

实验九　典型花的组成及类型

【实验目的】

掌握典型花的组成及类型。

【实验试剂】

丁香油。

【实验材料】

牵牛，还亮草，百合，鱼腥草，菘兰，长春花，桔梗，毛茛，金丝梅，锦葵，槐花，桂竹香，栝楼，红花，益母草，蒲公英的花。桔梗花蕾，夹竹桃花蕾，云实花蕾。

【方法与步骤】

1. 取桂竹香花由外至内地逐层解剖并观察，判断典型花的组成部分。

2. 分别取毛茛花、槐花观察，判断其对称花类型，填入括号内。

（1）辐射对称花（整齐花）：通过花的中心可做出两个以上的对称面，如（　　　）。

（2）两侧对称花（不整齐花）：通过花的中心只能做出一个对称面，如（　　　）。

3. 分别取槐花、百合花、鱼腥草花观察，判断花被的组成、花的类型，填入括号内。

（1）重被花：花有花萼与花冠，如（　　　）。

（2）单被花：仅具花萼而无花冠，或花萼与花冠不分化，如（　　　）。

（3）无被花：花无花萼与花冠，如（　　　）。

4. 分别取菘兰、槐花、牵牛、长春花、桔梗、红花、蒲公英、益母草的花观察，判断花的类型，填入括号内。

（1）十字形花，如（　　　）。

（2）蝶形花，如（　　　）。

（3）漏斗状花，如（　　　）。

（4）钟状花，如（　　　）。

（5）高脚碟形花，如（　　　）。

（6）唇形花，如（　　　）。

（7）管状花，如（　　　）。

（8）舌形花，如（　　　）。

5. 分别取槐花、桔梗花蕾、夹竹桃花蕾、云实花蕾观察，判断花被片在花蕾中的排列，填入括号内。

（1）镊合状：花被片彼此互不覆盖，如（　　　）。

（2）包旋状：花被片彼此互相覆盖，如（　　　）。

（3）覆瓦状：花被片其中一片或一片以上者覆盖其邻近两侧被片。

真蝶形花：旗瓣在外，覆盖两翼瓣，翼瓣覆盖龙骨瓣，如（　　　）。

假蝶形花：旗瓣在内，两翼瓣在外，覆盖旗瓣，同时也覆盖龙骨瓣，如（　　　）。

6. 分别取毛茛、菘兰、益母草、金丝梅、槐花、锦葵、红花的花观察，判断花的雄蕊类型，填入括号内。

（1）分生雄蕊：雄蕊多数，彼此分离，长度相近，如（　　　）。

（2）四强雄蕊：雄蕊 6 枚，彼此分离，4 枚较长，2 枚较短，如（　　　）。

（3）二强雄蕊：雄蕊 4 枚，彼此分离，2 枚较长，2 枚较短，如（　　　）。

（4）多体雄蕊：雄蕊多数，花丝彼此联合成多束，如（　　　）。

（5）二体雄蕊：雄蕊定数或多数，花丝彼此联合成两束，如（　　　）。

（6）单体雄蕊：雄蕊多数，花丝彼此联合成管状，如（　　　）。

（7）聚药雄蕊：雄蕊花药彼此联合成管状，花丝分离，如（　　　）。

7. 分别取锦葵花、栝楼花观察，判断子房位置，填入括号内。

（1）子房上位（花下位）：即雌蕊子房着生于凸起或平坦的花托上，其侧壁不与花托愈合，称为子房上位。由于花的其他部分位于子房下面，所以又称为花下位，如（　　　）。

（2）子房下位（花上位）：即雌蕊子房着生于凹陷的花托上，而子房侧壁与花托完全愈合，称为子房下位。由于花的其他部分的基部位于子房上面，所以又称为花上位，如（　　　）。

8. 分别取槐花、还亮草、锦葵（或桔梗）花观察，根据心皮数联合与否判断是单子房或复子房，填入括号内：

（1）单雌蕊：花中只有一个雌蕊，由 1 个心皮构成，又称为单子房，如（　　　）。

（2）离生心皮雌蕊：花中有若干个彼此分离的雌蕊，每个雌蕊由一个心皮构成，称为离生心皮雌蕊，如（　　　）。

（3）合生心皮雌蕊：花中只有一个雌蕊，由 2 个或 2 个以上的心皮合生而成，称为合生心皮雌蕊、复雌蕊或复子房，如（　　　）。

9. 取红花花药封片，置于显微镜下观察。注意观察花粉粒的形状、大小、表面光滑或有雕纹，以及萌发孔的有或无，绘制简图并标出名称。

【实验报告】

1. 举例说明雌蕊种类。

2. 举例说明子房位置的类型。

（李涛）

实验十　花序和花的记载

【实验目的】

1. 掌握花序分类的依据及其类型。
2. 掌握花的文字和花程式的记述方法以及了解花图式的绘制法。

【实验材料】

荠菜，女贞，麻叶绣球，刺五加（或常春藤），小茴香，车前，小麦，天南星，银杏雄花，喜树，无花果，旋覆花，附地菜，香雪兰，大叶黄杨，大戟（或五朵云），益母草等的花序。毛茛，蔷薇，槐花，紫花洋地黄，白英（或龙葵），鸢尾（或射干），百合等的花及花蕾。

【方法与步骤】

（一）花序

花在花轴上排列的方式称为花序。花轴有主轴与侧轴之分，一般由顶芽萌发出的为主轴，由腋芽萌发出的或自主轴分枝的为侧轴。

花序的类型很多，主要根据主轴顶端是否能无限生长或花开放的顺序、主侧轴的长短、分枝状况及质地等来划分，通常分为无限花序和有限花序两大类。

1. 无限花序。

花轴顶端能不断生长，花开放的顺序一般是由下向上或由边缘向中心陆续依次开放。取荠菜、女贞、麻叶绣球、刺五加（或常春藤）、小茴香、车前、小麦、旋覆花、喜树、银杏雄花、天南星、无花果的花序进行识别，分别填入括号内。

（1）总状花序：花序轴缩短，不分枝，其上着生近于相等的花柄，花开放的顺序是由下而上的，如（　　）。

（2）复总状花序：与总状花序相似，所不同的是主轴要分枝作总状排列，形成尖塔形，因此又称为圆锥花序，如（　　）。

（3）伞房花序：与总状花序相似，所不同的是花柄下长上短，至顶端彼此几乎近于平顶状，如（　　）。

（4）伞形花序：花序轴缩短，主轴短，顶端生出花梗近等长的花，呈伞状，如（　　）。

（5）复伞形花序：与伞形花序相似，所不同的是主要分枝再呈伞状排列，如（　　）。

（6）穗状花序：与总状花序相似，所不同的是花轴上着生许多无柄的花，如（　　）。

（7）复穗状花序：与总状花序相似，所不同的是主轴要分枝，分枝呈穗状排列，如

（　　）。

（8）柔荑花序：与穗状花序相似，所不同的是主轴纤细柔软而花序下垂，其上着生许多无柄、无被或单被的单性花，花后整个花序脱落，如（　　）。

（9）肉穗花序：与穗状花序相似，所不同的是主轴肉质肥大呈棒状，其上密生多数无柄的小花，总苞片很发达，称佛焰苞。凡具佛焰苞的花序称为佛焰花序，如（　　）。

（10）头状花序：花序轴极度短缩成头状或盘状的花序托，其上密生许多无柄的小花，外围的苞片密集成总苞，如（　　）。

（11）球穗花序：与头状花序相似，所不同的是主轴肉质肥大呈球状，花呈放射状，如（　　）。

（12）隐头花序：花序轴肉质膨大而下陷，呈囊状，其内壁着生多数无柄单性小花，如（　　）。

2. 有限花序。

花序主轴顶端先开一花，因此主轴的生长受到限制，而由侧轴继续生长，但侧轴也是顶花先开放，故其开花的顺序为由上而下或由内至外陆续依次开放。取附地菜、香雪兰、大叶黄杨、大戟（或五朵云）、益母草的花序进行识别，分别填入下面的括号内。

（1）单歧聚伞花序：主轴节上只有一侧轴分出的花序。

①镰状聚伞花序：主轴节上只有一侧轴分出，而侧轴继续向同侧（或同一个方向）不断再分出一侧轴，其形状似镰刀，称为镰状聚伞花序，如（　　）。

②蝎尾聚伞花序：与镰状聚伞花序相似，所不同的是主轴节上的一侧交互向两边不断分出侧轴，其形如蝎尾，称为蝎尾聚伞花序，如（　　）。

（2）二歧聚伞花序：主轴节上同时有两侧轴分出，各侧轴又类似分枝的花序，如（　　）。

（3）多歧聚伞花序：主轴节上同时有3个以上侧轴分出，其每一侧轴形成一聚伞花序，如（　　）。

（4）轮状聚伞花序：对生叶腋处各着生一聚伞花序，排列成轮状，如（　　）。

（二）花的记载

1. 花的记载法：以花各部分的形态名词及术语，按一定条理、层次记载花的结构。其特点是较确切，但不够形象。

2. 花程式记载法：用简单的字母、数字及符号写成一定的公式，以表示花的各部分组成、排列位置、花的对称性以及彼此间的关系等。此法能迅速、简明地记载花各部分的结构，但不能完全反映出萼片、花瓣等部分的排列情况。

（1）花各部分简写：一般用花各部分的拉丁名词的第一个字母来表示。

P：表示花被，是拉丁文 Perianthium 的略写。

C：表示花冠，是拉丁文 Corolla 的略写。

K：表示花萼，是德文 Kelch 的略写。

A：表示雄蕊，是拉丁文 Androecium 的略写。

G：表示雌蕊，是拉丁文 Gynoecium 的略写。

（2）以数字表示花的各轮数目：以数字 1，2，3，4，…，10 表示花各部分的数目，写在代表字母的右下方；以 ∞ 表示数目在 10 个以上，或数目不定；以 0 表示缺少或退化；雌蕊之后，如括号内有 3 个数字，第一个数字表示整个心皮数目，第二个数字表示每一个子房的室数，第三个数字表示每室的胚珠数（一般只用第一个或第二个数字），如 $G_{1:1:1-\infty}$，$G_{(5:5:1)}$，$G_{\infty:1:1}$，$G_{(3:1:\infty)}$ 等。

（3）以符号表示花的情况：

↑，表示两侧对称花；*，表示辐射对称花。

（   ），表示连合。

＋，表示排列轮数的关系或分成的组数。

一，表示子房的位置，如子房上位，表示为 G；子房下位，表示为 $\overline{G}$；子房半下位，表示为 $\overline{\underline{G}}$。

☿，表示两性花；♂，表示雄花；♀，表示雌花。

←，在两字母上，表示雄蕊贴生情况。

花程式的写法顺序：花性别、对称情况，对花各部分由外而内依次进行记述，P 或 K、C、A、G，并在字母的右下方写明数字表示该部分数目。举例说明如下：

①豌豆花：$\text{☿} ↑ K_{(5)} C_5 A_{(9)+1} \underline{G}_{1:1:\infty}$，表示两性花；两侧对称；花萼 5 枚合生；花瓣 5 枚分离；雄蕊 10 枚，9 枚合生，1 枚分离，成二体雄蕊；子房上位，单心皮雌蕊，1 个子房室，胚珠数不定。

②苹果花：$\text{☿} * K_{(5)} C_5 A_\infty \overline{G}_{(5:5:2)}$，表示两性花；辐射对称；花萼 5 枚合生；花瓣 5 枚分离；雄蕊多数离生；子房下位，雌蕊由 5 枚心皮合生成 5 个子房室，每室 2 个胚珠。

③桔梗花：$\text{☿} * ↑ K_{(5)} C_5 A_5 \overline{\underline{G}}_{(5:5:\infty)}$，表示两性花；辐射对称或两侧对称；花萼 5 枚合生；花瓣 5 枚合生；雄蕊 5 枚，分离；子房半下位，由 5 枚心皮合生成 5 个子房室，每室胚珠多数。

④桑花：$♂ * P_4 A_4$；$♀ * P_4 \underline{G}_{(2:1:1)}$，表示单性花，雄花，辐射对称，花被片 4 枚分离，雄蕊 4 枚分离；雌花辐射对称，花被片 4 枚分离，子房上位，由 2 枚心皮合生成 1 个子房室，1 枚胚珠。

⑤百合花：$\text{☿} * P_{3+3} A_{3+3} \underline{G}_{(3:3:\infty)}$，表示两性花；辐射对称；花被两轮，每轮有 3 枚花被片，分离；雄蕊 6 枚两轮，每轮 3 枚，分离；子房上位，由 3 枚心皮合生形成 3 个子房室，每室胚珠多数。

3. 花图式记载法：以一定符号表示一种花的横切面投影图。此法能较形象地反映花各部分的结构与排列。但记载稍繁琐而费时，且不能表达出子房的位置及胚珠数等纵向结构。

花图式的绘制规则：

（1）用"O"表示花轴，绘在图的上方。表示花着生在花轴上，在花轴相对的一方（或侧方）绘"⌒"表示苞片，这样表示出着生在花轴和苞片之间的腋部。如为顶生花，则以上二者均不绘。

（2）花的各部分绘在花轴和苞片之间，萼片用"⌒"表示，花瓣以"⌒"表示。如果萼片和花瓣都是离生，各弧线彼此分离；如为合生，则以实线连接各弧线。绘制时要注意花萼、花冠各轮的排列方式（镊合状、复瓦状），以及它们彼此之间的相互位置（对生、互生）。若萼片或花瓣具有距时，则以弧线延长来表示。

（3）雄蕊以花药横切面表示，应注意表示出排列的方式和轮数、合生或离生、花药的内向或外向、雄蕊与花瓣之间位置的关系是对生或互生。若雄蕊退化则以虚线图表示。

（4）雌蕊以子房的横切面表示，注意表示心皮的数目、合生或离生、子房的室数、胎座的类型以及胚珠着生情况等。

文字、花程式、花图式都很少单独使用，往往都是综合使用。

分别取毛茛、蔷薇、槐花、紫花洋地黄、益母草、白英（或龙葵）、鸢尾（或射干）及百合等的花，写出花程式与文字描述，百合花蕾绘出花图式。

【实验报告】

写出豌豆花花程式，并进行文字描述。

（李涛）

实验十一　果实和种子

【实验目的】

1. 熟悉果实和种子的来源与组成。
2. 了解果实的分类依据，掌握果实的类型。
3. 了解胚珠的类型。
4. 掌握种子有无胚乳。

【实验材料】

桑葚，八角茴香，枸杞，栝楼，木瓜，杏，柑橘，蓖麻，曼陀罗，罂粟，莨菪，石竹，油菜，荠菜，绿豆（或豌豆），还亮草，板栗，向日葵，小茴香，菘兰，蒲公英，玉米等的果实。银杏，蚕豆，蓖麻籽，大豆，马钱子（或锦葵）。蓖麻籽、大豆的种子。

【方法与步骤】

1. 果实和种子的来源及组成（如图3-3所示）：

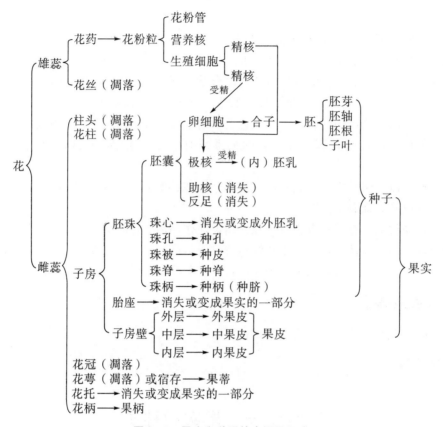

图 3—3　果实和种子的来源及组成

2. 果实的主要分类依据：

①果实由一朵花还是一花序受精发育而成。

②果皮是肉质，还是干燥（开裂，裂果；或不开裂，闭果）。

3. 分别取桑葚、八角茴香、木瓜等观察，判断果实类型，填入括号内。

①聚花果（复合果、复果），如（　　　）。

②聚心皮果（聚合果），如（　　　）。

③单果，如（　　　）。

4. 分别取枸杞、栝楼、木瓜、杏、柑橘等果实观察，判断果实类型，填入括号内。

①浆果，如（　　　）。

②核果，如（　　　）。

③柑果，如（　　　）。

④瓠果，如（　　　）。

⑤梨果，如（　　　）。

⑥荚果，如（　　　）。

5. 分别取百合、蓖麻、曼陀罗、罂粟、茛苕、石竹、油菜、荠菜、绿豆（或豌豆）、还亮草的果实观察，判断其裂果类型，填入括号内。

室背开裂（　　　）　　孔裂（　　　）　　室间开裂（　　　）　　齿裂（　　　）

离轴开裂（　　）　　盖裂（　　）　　长角果（　　）　　荚果（　　）

短角果（　　）　　蒴葖果（　　）

6. 分别取板栗、向日葵、小茴香、菘兰、蒲公英、玉米的果实观察，判断其闭果类型，填入括号内。

①坚果，如（　　）。

②瘦果，如（　　）。

③双悬果，如（　　）。

④翅果，如（　　）。

⑤颖果，如（　　）。

⑥菊果，如（　　）。

7. 分别取蓖麻籽、大豆观察外形和组织特征，绘制简图并标出各部分名称。

8. 分别取银杏、马钱子（或锦葵）、蓖麻籽观察，判断其胚珠类型，填入括号内。

①直生胚珠，如（　　）。

②横生胚珠，如（　　）。

③弯生胚珠，如（　　）。

④倒生胚珠，如（　　）。

9. 分别取蓖麻籽、大豆等种子观察，判断子叶数、有无胚乳，填入括号内。

①双子叶有胚乳种子，如（　　）。

②双子叶无胚乳种子，如（　　）。

③单子叶有胚乳种子，如玉米。

④单子叶无胚乳种子，如泽泻。

【实验报告】

1. 果实有哪些类型？

2. 种子分为哪几种类型？

（李涛）

实验十二　藻类、菌类、地衣和苔藓植物的一般特征

【实验目的】

了解藻类、菌类、地衣和苔藓植物的一般特征。

【实验材料】

藻类：绿藻［水绵（或小球藻）］，褐藻（海带），红藻（石花菜）。

菌类：伞菌（蘑菇），茯苓。

地衣类：松萝。

苔藓类：地钱（雌株和雄株）。

【方法与步骤】

1. 分别取水绵（或小球藻）、海带、石花菜等观察其所含色素的颜色等特点，判断所属的藻类门。

2. 取蘑菇观察其各部分的构造，又取菌褶横切面封片置于显微镜下观察子实层的结构（隔丝、担子、担子小柄及担孢子），绘出伞菌的外形特征和内部构造图，并标出各部分的名称。

3. 取茯苓粉末，用纯化水封片，置于显微镜下观察其菌丝的构造及颜色，绘出简图。

4. 取松萝观察其外形特征，并用一横切面置于显微镜下观察其构造，绘出其简图并标出各部分的名称。

5. 取地钱雌雄各一株观察其外形特征，绘制其简图并标出各部分的名称。

【实验报告】

绘制伞菌和地钱（雌株和雄株）外形特征图，并标出各部分的名称。

（李涛）

实验十三　《被子植物门分科检索表》的使用（一）

【实验目的】

学会使用《被子植物门分科检索表》（见附录一），掌握罂粟科、十字花科、石竹科、鸢尾科、毛茛科、蔷薇科、豆科、伞形科、茄科、桔梗科、菊科、百合科、姜科的主要特征。

【实验材料】

丽春花（或白屈菜），菘兰，石竹（或瞿麦），唐菖蒲（或鸢尾），毛茛，飞燕草，委陵菜，翻白草，象牙红，槐花，小茴香，颠茄，木本曼陀罗，桔梗，大丽花，百合，姜等花。

【方法与步骤】

分别取丽春花（或白屈菜）、菘兰、石竹（或瞿麦）、唐菖蒲（或鸢尾）、毛茛、委陵菜、象牙红、桔梗、木本曼陀罗、大丽花等花由外而内逐层解剖观察，写出花程式后，再用文字描述，查《被子植物门分科检索表》，并写出路线图，最后查阅《中国植物志》《中国高等植物图鉴》等工具书定种。

【实验报告】

对以上实验材料写出花程式，检索到科、属的路线图，并定出科名、属名和种名。

（李涛）

实验十四 《被子植物门分科检索表》的使用（二）

【实验目的】

学会使用《被子植物门分科检索表》（见附录一），掌握锦葵科、夹竹桃科、报春花科、茄科、唇形科、玄参科、爵床科、马鞭草科、桔梗科、菊科、百合科的主要特征。

【实验材料】

朱槿，过路黄，夹竹桃，白英，益母草，一串红，夏枯草或半枝莲，紫花洋地黄，马蓝，老鼠勒或虾衣花，马鞭草（或臭梧桐），沙参，红花（或苍术），蒲公英，百合（或吊兰）等花。

【方法与步骤】

1. 分别取朱槿、过路黄、夹竹桃、白英、益母草、一串红、紫花洋地黄、马蓝、沙参、百合（或吊兰）等花由外至内逐层解剖、观察，写出花程式，再用文字描述，分步检索到科、属，写出路线图，对照《中国植物志》《中国高等植物图鉴》定种名。

2. 对白英的根、茎、叶、花、果进行文字描述。

3. 分别取红花、蒲公英等进行解剖，写出花程式，检索到科、属，对照《中国植物志》《中国高等植物图鉴》定科名、属名和种名。

【实验报告】

1. 对以上实验材料写出花程式和文字描述，检索到科、属的路线图，并定出科名、属名和种名。

2. 对白英由下而上、从外到内进行文字描述。

3. 试比较益母草与紫花洋地黄、沙参与红花的异同点。

（李涛）

参考文献

吴勇，成丽，2008. 现代药学实验教程［M］. 成都：四川大学出版社.

中国科学院植物研究所，1995. 中国高等植物科属检索表［M］. 北京：科学出版社.

黄宝康，2016. 药用植物学［M］. 7 版. 北京：人民卫生出版社.

张浩，2011. 药用植物学［M］. 6 版. 北京：人民卫生出版社.

第四章　生物化学实验

实验一　蛋白质化学

【实验目的】

掌握蛋白质的性质，蛋白质鉴定的原理与方法，沉淀的原理与方法。

【实验原理】

蛋白质由氨基酸通过肽键连接。蛋白质具有肽键的性质和不同氨基酸侧链的性质。蛋白质可以发生双缩脲反应、茚三酮反应以及氨基酸侧链的显色反应，这些反应现象均可用于蛋白质的鉴定。通常情况下，蛋白质以胶体形式存在于溶液中，在各种物理、化学因素的影响下，蛋白质能从溶液中沉淀出来。本实验将通过一系列操作来认识蛋白质的性质。

（一）蛋白质加酸加热水解

蛋白质在体外与酸、碱共热或受酶的作用能完全水解，在水解过程中，蛋白质分子开始分解成较大的分子——胨，之后逐渐分解形成多肽及简单的肽，最终生成自由氨基酸。

蛋白质分子中有肽链结构，用双缩脲试剂检测呈阳性反应，蛋白质水解最终产物为氨基酸。氨基酸分子中没有肽链结构，故双缩脲反应呈阴性。因此，可用双缩脲试剂检查蛋白质水解程度。

（二）蛋白质呈色反应

蛋白质的呈色反应是组成蛋白质的部分氨基酸或氨基酸上所带基团特有的。借助这些呈色反应，可检出蛋白质中所含氨基酸的种类。

1. 蛋白黄反应。

含有苯基（—C_5H_6）的化合物能与浓硝酸作用产生黄色硝基化合物。此化合物遇碱后，变为深橙色的硝醌盐化合物。大多数蛋白质都含有芳香族氨基酸，故蛋白黄反应呈阳性，少数不含芳香族氨基酸的蛋白质，此反应呈阴性。

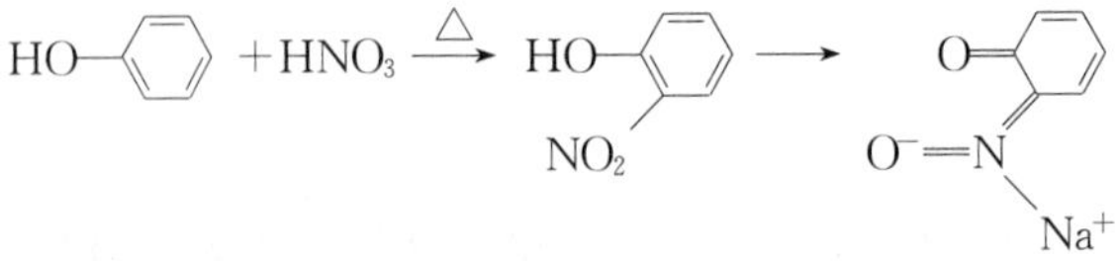

2. 米伦反应。

含酚类结构的氨基酸与含有硝酸汞及亚硝酸汞的米伦（millon）试剂共热，能生成红色汞化合物。蛋白质中若含有酪氨酸，此反应特别明显。

3. 蛋白质中硫的反应。

组成蛋白质的一些氨基酸，如胱氨酸、半胱氨酸、蛋氨酸等均含有硫，加入NaOH 可使硫以硫化钠的形式分解出来，硫化钠与乙酸铅可生成黑色的硫化铅沉淀而析出（沉淀颗粒比较微小，需仔细观察）。

$$RSH + 2NaOH \longrightarrow ROH + Na_2S + H_2O$$
$$Na_2S + Pb(Ac)_2 \longrightarrow 2NaAc + PbS \downarrow$$

（三）蛋白质的沉淀反应

在各种物理因素、化学因素的影响下，蛋白质能从溶液中沉淀出来，沉淀反应可分两类：

第一类是可逆沉淀：加入浓中性盐、冷乙醇、丙酮等，蛋白质能沉淀出来，但在沉淀过程中未变性，基本上保持天然活性。去掉沉淀剂后，蛋白质颗粒又能溶解于原来的溶剂中。

第二类是不可逆沉淀：加入重金属、植物碱试剂、酸、碱、某些有机酸，以及加热等，均可使蛋白质分子的高级结构改变、丧失天然活性而变性沉淀，去掉沉淀剂后，蛋白质不能再溶于原来的溶剂。

1. 蛋白质的盐析。

蛋白质是亲水胶体，当向蛋白质溶液中加入大量中性盐时，因中性盐能使蛋白质分子脱水，并中和其表面电荷而使其沉淀，这种方法叫盐析。蛋白质分子量不同，盐析时所需中性盐的浓度不同。利用不同浓度的同种中性盐，可分步将同一种溶液中不同分子量的蛋白质分段盐析出来，球蛋白的分子量大，能被半饱和硫酸铵沉淀，清蛋白分子量小，需饱和硫酸铵方能沉淀出来。

2. 重金属盐沉淀蛋白质。

蛋白质在碱性环境中带负电，能与重金属（汞、铅、铜、银）离子形成稳定的不溶性复合物。此种复合物由于已经变性，因此不能溶于原来的溶剂。当用硫酸铜、乙酸铅沉淀蛋白质时，如加入过量的沉淀剂，则因为酸度的影响，可再溶解。

3. 植物碱试剂、有机酸沉淀蛋白质。

在酸性溶液中，蛋白质带正电，能与植物碱试剂和有机酸中的负离子和酸根结合，生成不溶性盐而沉淀。

【实验仪器】

酒精灯，试管（若干），试管夹。

【实验材料】

1. 血清，25％H_2SO_4 溶液，10％NaOH 溶液，1％$CuSO_4$溶液，0.1％酚溶液，浓硝酸，饱和（NH_4）$_2SO_4$ 溶液，固体（NH_4）$_2SO_4$，7％$CuSO_4$ 溶液、30％三氯乙酸溶液，10％乙酸铅溶液，20％鞣酸溶液，20％磺基水杨酸溶液，1％乙酸溶液，10％乙酸溶液，饱和氯化钠溶液等。

2.1％蛋白质溶液：取鸡蛋一枚，端点开一小孔，使蛋清流出（勿使蛋黄破裂），量取体积，加 19~20 倍体积纯化水，混匀，数层纱布过滤。

3. 米伦试剂：称量汞 40g，溶于 60ml 浓硝酸（比重为 1.42）中，水浴中温热助溶。全部溶解后，加 2 倍体积纯化水稀释，待澄清后取上清液备用。

4. 蛋白质的氯化钠溶液：取鸡蛋一枚，除去蛋黄后，加纯化水 200ml 及饱和氯化钠溶液 100ml，充分搅匀，数层纱布过滤。

5.1％乙酸铅溶液：称 1g 乙酸铅，加入 100ml 纯化水中，加入数滴乙酸（助溶），微微加热至溶解。

6. 饱和苦味酸溶液：称取苦味酸 5g，溶于 50ml 纯化水中，完全溶解后加至 100ml。

【实验操作】

（一）蛋白质加酸或加热水解

1. 加血清 2ml~3ml 于带有逆流冷却的小烧瓶中，然后加入 25％H_2SO_4 溶液15ml~20ml，混匀，立即取 3 滴于另一干燥试管中用双缩脲试剂检测。

2. 将烧瓶和冷却器固定在铁架上，于酒精灯上加热，每隔 10min 取 2~3 滴用双缩脲试剂检测，半小时后，每隔 5min 取 2~3 滴用双缩脲试剂检测，直至双缩脲试剂检测结果呈阴性为止。

3. 双缩脲反应：取蛋白质水解液 3 滴，用 10％NaOH 溶液中和至微碱性，然后加入 1％$CuSO_4$溶液 2 滴，观察颜色，阳性结果应呈紫兰色。

（二）蛋白质呈色反应

1. 蛋白黄反应实验操作见表 4-1。

表 4-1 蛋白黄反应实验操作

	1%蛋白质溶液（滴）	0.1%酚溶液（滴）	纯化水（滴）	浓硝酸（滴）	小心加热，观察变化，冷却	10%NaOH溶液（ml）
实验管	10	—	—	2		1
阳性对照管	—	10	—	2		1
阴性对照管	—	—	10	2		1

2. 米伦反应实验操作见表 4-2。

表 4-2 米伦反应实验操作

	1%蛋白质溶液（滴）	0.1%酚溶液（滴）	纯化水（滴）	米伦试剂（滴）	小心加热，观察变化
实验管	10	—	—	2	
阳性对照管	—	10	—	2	
阴性对照管	—	—	10	2	

3. 蛋白质中硫的反应实验操作。

取一支试管，加入 1%蛋白质溶液 1ml 及 10%NaOH 溶液 5 滴，然后加入 1%乙酸铅溶液 1 滴，小心加热，观察结果。

（三）蛋白质的沉淀反应

1. 蛋白质的盐析。

取一支试管，加入蛋白质的氯化钠溶液 2ml，并加入等体积的饱和 $(NH_4)_2SO_4$ 溶液混匀，放置数分钟，过滤，收集滤液约 1ml 于另一试管，于滤液中加入固体 $(NH_4)_2SO_4$ 至饱和，观察有无沉淀析出。

2. 重金属盐沉淀蛋白质。

（1）取 4 支试管，各加 1%蛋白质溶液约 0.5ml，第 1、2 支试管中加入 1%$CuSO_4$ 溶液 2 滴，第 3、4 支加入 1%乙酸铅溶液 1~2 滴，观察有何变化。

（2）向第 2 支试管中，加过量 7%$CuSO_4$ 溶液，观察沉淀是否溶解。向第 4 支试管中加 10%乙酸铅溶液 1~2 滴，观察沉淀是否溶解。

3. 植物碱试剂、有机酸沉淀蛋白质实验操作见表 4-3。

表 4-3 植物碱试剂、有机酸沉淀蛋白质实验操作

	饱和苦味酸		20%鞣酸		30%三氯乙酸		20%磺基水杨酸	
	实验组	对照组	实验组	对照组	实验组	对照组	实验组	对照组
蛋白质溶液（ml）	0.5	—	0.5	—	0.5	—	0.5	—
纯化水（ml）	—	0.5	—	0.5	—	0.5	—	0.5

续表

	饱和苦味酸		20％鞣酸		30％三氯乙酸		20％磺基水杨酸	
	实验组	对照组	实验组	对照组	实验组	对照组	实验组	对照组
植物碱试剂或有机酸试剂（滴）	2	2	2	2	2	2	2	2
实验现象								

注意：本实验中使用到浓硝酸，务必注意实验安全。

【实验结果与讨论】

及时、规范地记录实验现象，整理分析实验结果。

【思考题】

1. 盐析与盐溶的现象和原理是什么？
2. 蛋白质变性与蛋白沉淀的关系？
3. 在操作本次实验中你有何收获？对于改进实验你有何建议？

（余蓉　郑永祥）

实验二　酪蛋白的制备

【实验目的】

掌握等电点沉淀原理提取蛋白质的方法，以及从牛乳制备酪蛋白的原理和方法。

【实验原理】

牛乳中主要含有酪蛋白和乳清蛋白两种蛋白质。其中，酪蛋白占牛乳蛋白的80％。酪蛋白的等电点为4.7。将牛乳的pH值调节至4.7，酪蛋白可以从牛乳中分离出来。酪蛋白是白色、无味的物质，不溶于水，也不溶于乙醇等有机溶剂，但溶于碱性溶液。利用酪蛋白不溶于乙醇的性质，可以用乙醇洗涤沉淀物，除去脂类物质。酪蛋白在牛乳中的含量约为35g/L。

【实验仪器】

水浴锅，离心机，精密pH试纸或pH计。

【实验材料】

1. 牛乳，0.1mol/L NaOH溶液，乙醚等。

2. 0.2mol/L pH 4.6 乙酸－乙酸钠缓冲液 100ml：称取 NaAc·$3H_2O$ 1.606g，冰醋酸 0.492g，用纯化水定容至 100ml。

3. 乙醇－乙醚溶液（95％乙醇、无水乙醚体积比为 1∶1）。

【实验操作】

1. 制备酪蛋白粗品：将 2ml 牛乳盛于离心管中加热到 40℃。用滴管加入乙酸－乙酸钠缓冲液，边加边摇动，调节溶液 pH 值至 4.7，观察牛乳样品的变化。将上述样品冷却至室温，用离心机 3000rpm 离心 15min，小心地吸除上清，沉淀即为酪蛋白粗品。

2. 纯化水洗涤：用 4ml 纯化水洗涤沉淀，3000rpm 离心 10min，弃去上清液。

3. 乙醇洗涤：用边搅拌边滴液的方式，向纯化水洗涤过的酪蛋白粗品中加入约 3ml 的 95％乙醇，搅拌片刻，3000rpm 离心 10min，弃去上清液。

4. 乙醇－乙醚溶液清洗：用 3ml 乙醇－乙醚溶液洗涤，操作如上。

5. 乙醚洗涤：用 3ml 乙醚溶液洗涤，操作如上。挥干乙醚。

6. 溶解酪蛋白：向酪蛋白样品中加入 2ml 0.1mol/L NaOH 溶液，搅拌至酪蛋白溶解，再加入纯化水至 10ml。

7. 测定样品中酪蛋白的浓度，并与理论含量（100ml 牛乳含有酪蛋白 3.5g）比较，求出实际得率。

注意：可用 2，2'－联喹啉－4，4'－二甲酸二钠（BCA）法、考马斯亮蓝法、双缩脲法测定蛋白质浓度，参考相应实验进行操作。

【实验结果和讨论】

记录实验过程中的现象，计算制备的酪蛋白的浓度，求出酪蛋白的收率。

【思考题】

1. 为什么要将牛乳的 pH 值调至 4.7？

2. 酪蛋白提取过程中，分别用纯化水、乙醇－乙醚溶液、乙醚洗涤酪蛋白粗品的目的各是什么？洗涤的顺序是否可以调整？为什么？

（郑永祥）

实验三　大肠杆菌蛋白质的提取

【实验目的】

学习利用大肠杆菌表达目标蛋白质，掌握超声破碎法提取蛋白质。

【实验原理】

大肠杆菌是用于表达重组蛋白质的重要宿主，通过诱导其表达可以获得目标蛋白质。通过超声破碎法，可以损坏大肠杆菌的细胞壁、细胞膜，将目标蛋白质释放到溶液中，经离心可以从上清中获得目标蛋白质粗品。

【实验仪器】

细菌培养摇床，低温高速离心机，超声破碎仪，−80℃冰箱。

【实验材料】

含有目标蛋白质表达质粒的大肠杆菌菌种，50mmol/L 磷酸盐（PBS）缓冲液或 50mmol/L pH 7.5 三羟甲基氨基甲烷−盐酸（Tris−HCl）缓冲液，蛋白酶抑制剂 PMSF，50ml 离心管，移液枪，枪头。

【实验操作】

1. 大肠杆菌的培养与诱导表达（由实验准备人员完成）。

2. 收集菌体：将诱导表达后的菌液分成 50ml 一管，用离心机 4000g 4℃ 离心 15min，弃上清。每管菌体用 50ml 50mmol/L PBS 缓冲液或 50mmol/L pH 7.5 Tris−HCl 缓冲液重悬洗涤一次。用离心机 4000g 4℃ 离心 15min，弃上清，收集菌体。用 12.5ml 缓冲液重悬菌体，加入蛋白酶抑制剂 PMSF，使其终浓度为 100μg/ml。取 20μl 重悬菌液进行电泳，检测目标蛋白质表达的情况：①检测目标蛋白质是否表达，②检测目标蛋白质是可溶性表达还是包涵体表达。

3. 冻融处理：将重悬的细菌样品在−80℃冰冻、室温解冻，反复冻融 3~5 次。

4. 超声破碎细菌：将反复冻融的菌液放在冰水浴中进行超声破碎。超声条件：400W、工作 5s、间隔 5s，总超声时间为 10min 左右。观察菌液的澄清情况，记录超声时间。

注意：

（1）含有不同目标蛋白的大肠杆菌的超声条件可根据实验情况而定，要掌握好功率和每次超声时间，降低蛋白质被降解的可能。

（2）超声时使样品处于冰浴中，应保持在 4℃ 左右，功率大时，每次超声时间可缩短，不能让温度升高太多。

5. 离心收集蛋白质：取 1ml 经超声破碎处理的菌液样品，用 12500g 4℃ 离心 15min，分别收集上清蛋白质样品和沉淀。

6. 后续蛋白质定量、电泳鉴定：采用 BCA 法或考马斯亮蓝法测定提取的上清蛋白质样品的浓度。以本实验的上清蛋白质样品、沉淀样品和全菌体样品作为一组样品，检测菌体的破碎程度、目标蛋白质占总蛋白的含量。

【实验结果和讨论】

及时观察并记录现象。记录超声条件和总超声时间。

【思考题】

1. 蛋白酶抑制剂 PMSF 的作用是什么？
2. 温度对蛋白质的活性有什么影响？

（郑永祥）

实验四　蛋白质浓度测定——考马斯亮蓝染色法

【实验目的】

掌握考马斯亮蓝法测定蛋白质浓度的原理和方法。

【实验原理】

考马斯亮蓝 G-250 有红色和蓝色两种。在一定浓度的乙醇及酸性条件下，可配制成淡红色溶液，最大吸收峰在 465nm。考马斯亮蓝能与蛋白质的疏水区结合，产生蓝色化合物，其最大吸收峰移到 595nm，结合过程反应快速，产物稳定且具有很高的消光效应，因此该方法测定蛋白质的灵敏度较高。一般测定的蛋白质溶液浓度为 $25\mu g/ml \sim 200\mu g/ml$，最低可测定蛋白质溶液浓度为 $25\mu g/ml$，氨基酸、肽、Tris、糖等物质不会干扰测定。

【实验仪器】

紫外-可见分光光度计或配有 595nm 光源的酶标仪，试管（若干），96 孔板（选用），移液枪（选用），枪头（选用）。

【实验材料】

1. 0.01％考马斯亮蓝溶液：称取考马斯亮蓝 G-250 粉末 0.100g，溶于 50ml 95％乙醇中，再加入 100ml 85％（质量分数）磷酸，用纯化水定容至 1000 ml。
2. 0.9％ NaCl 溶液（生理盐水）。
3. 待测蛋白质样品溶液。
4. 标准蛋白质溶液：称取 0.250g 牛血清白蛋白（BSA），用生理盐水溶解并定容到 100ml，得到浓度为 2.50mg/ml 的 BSA 储备液，分装并冻存于 -20℃冰箱中。取其中一支，用生理盐水稀释至 BSA 终浓度为 0.25mg/ml。

【实验操作】

1. 配制标准蛋白质溶液、蛋白质样品溶液与考马斯亮蓝溶液反应体系。
2. 取 10 支洁净试管，编号并加入试剂（见表 4-4），混匀，室温静置 3 min。

表 4-4 标准蛋白质溶液、蛋白质样品溶液与考马斯亮蓝溶液反应体系

	编号									
	1	2	3	4	5	6	7	8	9	10
生理盐水（ml）	1.00	0.90	0.80	0.70	0.60	0.40	0.20	0.75	0.50	0.00
标准蛋白质溶液(ml)	0.0	0.1	0.2	0.3	0.4	0.6	0.8	—	—	—
蛋白质样品溶液(ml)	—	—	—	—	—	—	—	0.25	0.50	1.00
考马斯亮蓝溶液(ml)	4.0	4.0	4.0	4.0	4.0	4.0	4.0	4.0	4.0	4.0
A_{595}										

3. 吸光度检测。

方案一：用紫外－可见分光光度计测定。以 1 号样品为空白对照，在 595nm 处比色，读取吸光度。以 2~7 号样品的吸光度为纵坐标，对应的蛋白质浓度为横坐标，制作标准曲线。根据 8~10 号样品的吸光度计算出样品的蛋白质浓度。

方案二：用酶标仪测定。将 1~10 号样品加入到 96 孔板中，每个样品设 3 个复孔，每孔加入 200μl，在 595nm 处检测吸光度。以 1 号样品为空白对照，以 2~7 号样品的吸光度为纵坐标，对应的蛋白质浓度为横坐标，制作标准曲线。根据 8~10 号样品的吸光度计算出蛋白质样品溶液的浓度。

【实验结果和讨论】

及时观察并记录现象。记录吸光度数据，制作标准曲线，计算蛋白质样品溶液的浓度。

【思考题】

1. 考马斯亮蓝法测定蛋白质浓度的原理是什么？
2. 哪些因素会影响蛋白质浓度测定的准确性？
3. 8~10 号取不同样品体积的目的是什么？

（郑永祥）

实验五　蛋白质浓度测定——BCA 法

【实验目的】

掌握 BCA 法测定蛋白质浓度的原理和方法。

【实验原理】

在碱性溶液中，蛋白质将 Cu^{2+} 还原为 Cu^+，再与 BCA 试剂生成紫色复合物，该复合物于 562nm 波长处有最大吸收，其吸收强度与蛋白质浓度成正比。

此法的优点是试剂单一、终产物稳定，其灵敏度范围为 $10\mu g/ml \sim 1200\mu g/ml$。与双缩脲法相比，几乎没有干扰物质的影响，可直接对含 Triton X-100、十二烷基硫酸钠（SDS）等表面活性剂的蛋白质溶液进行测定。

【实验仪器】

具备 562nm 光源的酶标仪，试管（若干），96 孔板，移液枪，枪头。

【实验材料】

1. BCA 试剂 A 和 B。
2. 生理盐水。
3. 待测蛋白质样品溶液。
4. 标准蛋白质溶液：称取 0.250g BSA，用生理盐水溶解并定容至 100ml，得到浓度为 2.50mg/ml 的 BSA 储备液，分装并冻存于 -20℃冰箱中。取其中一支，用生理盐水稀释至 BSA 终浓度为 0.50mg/ml。

【实验操作】

1. BCA 工作液配制。

根据样品数量（一般每个样品设 3 个复孔，每孔加入工作液 $200\mu l$，考虑到配制溶液过程中液体会残留于离心管壁，计算所需溶液总体积时需要增加一定体积），按 50 体积 BCA 试剂 A 加 1 体积 BCA 试剂 B（50∶1），配制适量 BCA 工作液，充分混匀。例如，5ml BCA 试剂 A 加 $100\mu l$ BCA 试剂 B，混匀，配制成 5.1ml BCA 工作液。BCA 工作液应在室温条件下 24h 内使用。

2. 蛋白质样品溶液浓度测定。

（1）将标准品按 $0\mu l$、$1\mu l$、$2\mu l$、$4\mu l$、$8\mu l$、$12\mu l$、$16\mu l$、$20\mu l$ 加到 96 孔板的标准品孔中（每个浓度设 3 个复孔），加标准品稀释液补足至 $20\mu l$，相当于标准品浓度分别为 0.000mg/ml、0.025mg/ml、0.050mg/ml、0.100mg/ml、0.200mg/ml、0.300mg/ml、

0.400mg/ml、0.500mg/ml。

（2）加适当体积样品到 96 孔板的样品孔中。如果样品不足 $20\mu l$，需加标准品稀释液补足至 $20\mu l$，并计算样品稀释倍数。

（3）各孔加入 $200\mu l$ BCA 工作液，37℃放置 20min～30min。

注意：BCA 法测定蛋白质浓度时，颜色会随着时间不断加深，并且显色反应会因温度升高而加快。如果蛋白质浓度较低，适合在较高温度孵育（如 60℃放置 30min），或适当延长孵育时间。

（4）用酶标仪测定标准品和蛋白质样品 562nm 处的吸光度或 540nm～595nm 波长的吸光度。

（5）根据标准曲线和蛋白质样品稀释倍数计算出蛋白质样品溶液浓度。

【实验结果和讨论】

及时观察并记录现象。记录标准品和样品 562nm 处的吸光度，制作标准曲线，计算样品蛋白质浓度。

【思考题】

1. BCA 方法测定蛋白质浓度的原理是什么？
2. 哪些物质对 BCA 法有干扰？哪些物质对 BCA 法没有干扰？

（郑永祥）

实验六　蛋白质浓度测定——双缩脲法

【实验目的】

掌握双缩脲法测定蛋白质浓度的原理和方法。

【实验原理】

蛋白质含有两个以上的肽键（—CONH—），因此能发生双缩脲反应。在碱性溶液中，蛋白质分子中的肽键与 Cu^{2+} 反应生成紫红色的络合物，其颜色的深浅与蛋白质的浓度成正比，而与蛋白质成分无关，进而可在波长 540nm～560nm 处用比色法进行定量。

双缩脲法操作简便，受蛋白质组成影响小；但灵敏度低、样品用量大，待测蛋白质浓度范围一般为 0.5mg/ml～10mg/ml。值得注意的是，除—CONH—能发生此反应外，—$CONH_2$，—CH_2NH_2，—$CSNH_2$ 等基团也能发生双缩脲反应。

【实验仪器】

具备 540nm 光源的酶标仪或紫外－可见分光光度计，试管（若干），移液枪，枪头。

【实验材料】

1. 双缩脲试剂：溶解 1.05g $CuSO_4 \cdot 5H_2O$ 和 6.0g 酒石酸钾钠（$NaKC_4H_4O_6 \cdot 4H_2O$）于 500ml 纯化水中，搅拌下加入 300ml 10％NaOH 溶液，用纯化水稀释至 1000ml，储存在四壁涂有石蜡的瓶中。此试剂可长期保存，备用。

2. 生理盐水。

3. 标准酪蛋白溶液（10mg/ml）：用 0.05mol/L NaOH 溶液配制。

4. 待测蛋白质样品溶液。

【实验操作】

1. 取 5 支试管，编号。

2. 按照表 4-5 加入试剂，混匀，室温静置 30min。

表 4-5　双缩脲法测定蛋白质浓度反应体系

	编号				
	1	2	3	4	5
标准酪蛋白溶液（ml）	—	1.0	1.0	—	—
蛋白质样品溶液（ml）	—	—	—	2.0	2.0
纯化水（ml）	2.0	1.0	1.0	—	—
双缩脲试剂（ml）	4.0	4.0	4.0	4.0	4.0

3. 测定 540nm 处吸光度，记录数据。

【实验结果和讨论】

及时观察并记录现象。记录 540nm 处吸光度，根据标准酪蛋白溶液的浓度，计算蛋白质样品溶液的浓度。

【思考题】

1. 双缩脲方法测定蛋白质浓度的原理是什么？

2. 哪些物质对双缩脲方法测定蛋白质浓度有干扰？哪些物质对双缩脲方法测定蛋白质浓度没有干扰？

（郑永祥）

实验七　蛋白质电泳分析——乙酸纤维素薄膜电泳法分离血清蛋白质

【实验目的】

掌握乙酸纤维素薄膜电泳法分离蛋白质的原理和方法。

【实验原理】

蛋白质是两性电解质，具有特定的等电点，在不同 pH 值的溶液中会携带不同的电荷与电量。在 pH 值小于其等电点的溶液中，蛋白质为正离子，在电场中向负极移动；在 pH 值大于其等电点的溶液中，蛋白质为负离子，在电场中向正极移动。在同一 pH 值的缓冲液中，不同蛋白质所带净电荷不同，在电场中移动速度不同，故可利用电泳法将它们分离。血清中含有白蛋白、α_1-球蛋白、α_2-球蛋白、β-球蛋白、γ-球蛋白等，这 5 种蛋白质的等电点均低于 8.6，所以在缓冲液（pH 8.6）中，它们都为负离子，在电场中向正极移动。

在一定浓度范围内，蛋白质的浓度与结合的染料量成正比，故可将各蛋白质区带剪下，分别用 0.4mol/L NaOH 溶液浸洗下来，进行比色，测定其相对含量。也可以用成像系统进行光密度扫描，测定染色后的薄膜上不同条带的其相对含量。

【实验仪器】

电泳仪，电泳槽，紫外-可见分光光度计，成像系统。

【实验材料】

1. 巴比妥缓冲液（pH 8.6，离子强度 0.06mol/L）：称取巴比妥钠 12.76g，巴比妥 1.66g，用适量纯化水加热溶解后，再加纯化水至 1000ml。

2. 氨基黑 10B 染色液：称取氨基黑 10B 0.5g，溶于甲醇 50ml、冰醋酸 10ml 中，补加纯化水 40ml。

3. 漂洗液：量取 95% 乙醇 4.5ml，冰醋酸 5ml，纯化水 50ml，混合均匀。

4. 透明液：量取冰醋酸 20ml，95% 乙醇 80ml，混合均匀。

5. 血清样品，乙酸纤维素薄膜（2cm×8cm），盖玻片（点样器），镊子。

【实验操作】

1. 准备。

（1）取一片乙酸纤维素薄膜，在薄膜无光泽面距一端 1.5cm 处用铅笔轻划一条线表示点样位置。

（2）将薄膜无光泽面向下，漂浮于巴比妥缓冲液面上（缓冲液盛于培养皿中），使膜条自然浸湿下沉，使其充分浸泡。

（3）将充分浸透（指膜上没有白色斑痕）的膜条取出，用滤纸吸去多余的缓冲液，把条两端分别贴于两块玻璃片上，使点样线架空。

（4）用盖玻片在盛有血清的小烧杯中蘸一下，使盖玻片下端粘上血清，用另一块盖玻片刮除多余的血清，将盖玻片快速点在薄膜的点样线上，并移开盖玻片。

2. 电泳。

在槽架上放四层纱布作桥垫，用缓冲液浸润纱布。

将点样后的膜条置于电泳槽架上，放置时点样面（即无光泽面）向下，点样端置于负极。膜条与纱布需贴紧，平衡 5min 后通电，电压为 10V/cm（长度，指膜条与纱布桥总长度），电流为 0.4mA/cm～0.6mA/cm（宽度），通电 1h 左右关闭电源。

注意：实验中注意用电安全。

3. 染色。

通电完毕后，用镊子将薄膜取出，直接浸于氨基黑 10B 染色液中，染色 5min。取出后，立即浸入盛有漂洗液的培养皿中，反复漂洗数次，直至背景漂净为止。用滤纸吸干薄膜。

4. 定量。

选择以下一种方案进行定量。

方案一：紫外－可见分光光度计比色法。

取试管 6 支，编好号码，分别用吸管吸取 0.4mol/L NaOH 溶液 4ml 加入各试管中。剪开薄膜上各条蛋白色带，另于空白部位剪一片平均大小的薄膜条，将各条分别浸于上述试管内，不时摇动，使蓝色洗出。约 30min 后，用紫外－可见分光光度计于 650nm 处进行比色，以空白薄膜条洗出液为空白对照，测定白蛋白、α_1－球蛋白、α_2－球蛋白、β－球蛋白、γ－球蛋白等的吸光度，分别记录为 A_A、A_{α_1}、A_{α_2}、A_{β}、A_{γ}，这 5 种蛋白质的吸光度之和为总吸光度 A_T，分别计算这 5 种蛋白质的吸光度与 A_T 的比值，可以得出相应蛋白占血清总蛋白的比例。

方案二：成像系统光密度扫描定量法。

经电泳、染色后的干燥薄膜浸于冰醋酸∶乙醇（2∶8）溶液中约 20min，取出，平贴于玻璃板上。干燥过程中，薄膜渐变为透明，但仍保留其条带。此透明薄膜亦可长期保存。用成像系统扫描该透明薄膜，绘制电泳曲线图，计算各蛋白条带的光密度值，再计算血清蛋白组分的百分含量。

正常生理情况下，各蛋白占血清蛋白的比例参考范围：白蛋白 57％～72％，α_1－球蛋白 2％～5％，α_2－球蛋白 4％～9％，β－球蛋白 6.5％～12％，γ－球蛋白 12％～20％。发生肝硬化时，白蛋白水平显著降低，γ－球蛋白水平升高 2～3 倍；发生肾病综合征时，白蛋白水平降低，α_2－球蛋白和 β－球蛋白水平升高。

【实验结果和讨论】

及时观察并记录现象。绘制染色后的蛋白条带图，计算血清样品中各蛋白的相对含量。

【思考题】

1. 乙酸纤维素薄膜电泳法分离蛋白质的原理是什么？
2. 实验过程中出现哪些现象？请分析其原因。

（郑永祥）

实验八 蛋白质电泳分析——SDS－PAGE 分离蛋白质

【实验目的】

学习和掌握十二烷基硫酸钠－聚丙烯酰胺凝胶电泳（SDS－PAGE）的基本原理和方法。

【实验原理】

蛋白质是两性电解质，不同的蛋白质具有特定的等电点，蛋白质在不同 pH 值的溶液中会携带不同的电荷与电量。但经表面活性剂 SDS 处理后，蛋白质表面带有大量负电荷，消除了蛋白质等电点不同对电泳行为的影响；SDS 处理后的蛋白质呈短棍状结构，其电泳的迁移速率与蛋白质的相对分子质量相关，因此可以根据蛋白质的相对分子量不同，分离各蛋白质。

PAGE 是一种人工合成的凝胶，具有网状结构，其网眼的孔径可通过改变凝胶液中单体的浓度来加以控制，一般分离蛋白质选用 7.5％PAGE。在电泳分离样品的过程中，既具有一般电泳的电荷效应，又具有凝胶的分子筛效应，因此样品分离效果好，分辨率高。

【实验仪器】

电泳仪，垂直平板电泳槽，电泳玻璃板，圆盘电泳槽，玻璃电泳管，移液枪等。

【实验材料】

1. 30％丙烯酰胺/甲叉双丙烯酰胺溶液（29∶1）（A 液）。

2. 4×Tris－HCl/SDS 缓冲液（pH 8.8）（B 液），用时不需加纯化水稀释，在配制过程中按配制方法加入，保证 Tris 终浓度为 0.375mol/L（分离胶），如配制 10ml 凝胶液，则直接添加 2.5ml 该溶液即可。

3. 4×Tris－HCl/SDS 缓冲液（pH 6.8）（C 液），使用时不需加纯化水稀释，在配制过程中按配制方法加入，保证 Tris 终浓度为 0.125mol/L（浓缩胶），如配制 10ml 凝胶液，则直接添加 2.5ml 该溶液即可。

4. N，N，N'，N'－四甲基乙二胺（TEMED），密封避光保存。

5. 10％过硫酸铵溶液。

6. 电泳缓冲液（pH 8.3 Tris 甘氨酸缓冲液）：称取 Tris 6.0g、甘氨酸 28.8g，加入纯化水至1000ml，用时按 1：10 稀释。

7. 染色液：称取考马斯亮蓝 R－250 0.5g，加 95％乙醇 90ml、冰醋酸 10ml，然后用纯化水稀释至500ml。

8. 冰醋酸－甲醇洗脱液：取冰醋酸 38ml，加甲醇 125ml，然后用纯化水稀释至500ml。

9. 保存液：7％冰醋酸溶液。

10. 待分离大肠杆菌蛋白样品。

11. 待分离血清蛋白样品。

【实验操作】

方案一：SDS－PAGE 垂直平板电泳法分离大肠杆菌蛋白。

1. 将制胶的玻璃板洗净，烘干，在制胶架上组装成胶槽，备用。

2. 制胶。

（1）将试剂从冰箱中取出，恢复至室温。

（2）分离胶的制备。每块胶需配制分离胶 5ml，若多块凝胶一起配制，需要适当多配制一些，以弥补试剂在容器壁上的损失。计算出所需要的体积，并按照表 4－6 加入相应体积的溶液至 50ml 离心管中。

表 4－6　7.5％凝胶（分离胶）制备实验操作 1

试剂	7.5％凝胶总体积（ml）				
	5	10	15	20	25
纯化水（ml）	2.45	4.90	7.35	9.80	12.25
30％丙烯酰胺/甲叉双丙烯酰胺溶液（29：1）（ml）	1.25	2.50	3.75	5.00	6.25
4× Tris－HCl/SDS 缓冲液（pH 8.8）（ml）	1.25	2.50	3.75	5.00	6.25
10％过硫酸铵溶液（ml）	0.05	0.10	0.15	0.20	0.25
TEMED（ml）	0.002	0.004	0.006	0.008	0.010

拧紧离心管盖，轻柔地颠倒混匀溶液，应避免摇出气泡。将配制好的分离胶溶液加入到胶槽中（注意：使溶液沿玻璃板壁流下，避免产生气泡）。当液面距离上端开口处 2.5cm 时停止加入分离胶溶液，用移液枪沿玻璃板壁缓慢加入纯化水，切勿使加入的水呈滴状坠入胶液，这样会使顶部凝胶变稀而改变凝胶孔径，应使加入的水层与凝胶层之间有完好的界面。加好水层，静置，使胶聚合 30min~40min（视室温而定，夏天可聚合 30min，冬天则需 40min 甚至更长），倒去水层。

（3）浓缩胶的配制。每块胶配制浓缩胶 3ml，若多块凝胶一起配制，需要适当增加体积，以弥补在容器壁上的损失。计算出所需要的体积，并按照表 4－7 加入相应体积的溶液至 50ml 离心管中。

表 4-7 5％凝胶（浓缩胶）制备实验操作 1

试剂	5％凝胶（浓缩胶）总体积（ml）		
	1	5	10
纯化水（ml）	0.69	3.47	6.95
30％丙烯酰胺/甲叉双丙烯酰胺溶液（29：1）（ml）	0.17	0.83	1.70
4×Tris-HCl/SDS 缓冲液（pH 6.8）（ml）	0.125	0.650	1.250
10％过硫酸铵溶液（ml）	0.01	0.05	0.10
TEMED（ml）	0.001	0.005	0.010

拧紧离心管盖，轻柔地颠倒混匀溶液，应避免摇出气泡。用少量配制好的浓缩胶溶液润洗分离胶的胶面，倒去浓缩胶溶液。向胶槽内加入浓缩胶溶液，至液面与上端开口齐平，插入样品梳，静置，使胶聚合 30min～40min（视室温而定，夏天可聚合 30min，冬天则需 40min 甚至更长）。

将已经制备好的胶槽组装到垂直平板电泳槽中，加入电泳缓冲液。内槽电泳液的液面要与玻璃板的上缘齐平。垂直取出样品梳，并用移液枪吸取缓冲液冲洗样品孔。

3. 加样。取 40μl 待分离的大肠杆菌蛋白样品到 1.5ml 离心管中，加入 10μl 蛋白质上样缓冲液，水浴煮沸 5min。从煮好的样品中取 5μl 加入到样品孔中，加样过程中切勿使缓冲液与样品混合，导致样品被稀释。

4. 电泳。接通电源，开始调节电压至 70V，待样品进入胶后，升高电压至 100V。当指示染料迁移至距玻璃管下端口 0.3cm 时即停止电泳。

5. 剥胶。断开电源，取出玻璃板，用胶铲撬开玻璃板，取出凝胶。

6. 固定与染色。0.1％考马斯亮蓝 R-250 染色 20min～30min。

7. 漂洗。冰醋酸-甲醇洗脱液漂洗 3～4 次，每次 20min～30min，至背影清晰为止。

8. 鉴定。根据染色显示的条带，结合实验对照组，分析目标蛋白质的电泳条带位置。

方案二：SDS-PAGE 圆盘电泳法分离血清蛋白。

1. 将玻璃管洗净，烘干。将玻璃管插入具有小孔的橡胶塞中，小孔中事先加 1 滴 40％蔗糖溶液，再插紧玻璃管，使胶液不外溢，备用。

2. 制胶。

（1）将试剂从冰箱中取出，恢复至室温。

（2）分离胶的制备。每支玻璃管配制分离胶 3ml，若多支玻璃管的凝胶一起配制，需要适当多配制一些，以弥补试剂在容器壁上的损失。计算出所需要的体积，并按照表 4-8 加入相应体积的溶液，至 50ml 离心管中。

表 4—8　7.5％凝胶（分离胶）制备实验操作 2

试剂	7.5％凝胶总体积（ml）				
	5	10	15	20	25
纯化水（ml）	2.45	4.90	7.35	9.80	12.25
30％丙烯酰胺/甲叉双丙烯酰胺溶液（29∶1）（ml）	1.25	2.50	3.75	5.00	6.25
4×Tris—HCl/SDS 缓冲液（pH 8.8）（ml）	1.25	2.50	3.75	5.00	6.25
10％过硫酸铵溶液（ml）	0.05	0.10	0.15	0.20	0.25
TEMED（ml）	0.002	0.004	0.006	0.008	0.010

　　拧紧离心管盖，轻柔地颠倒混匀溶液，应避免产生气泡。将配制好的分离胶溶液加入到玻璃管中（注意：使溶液沿管壁流下，避免产生气泡）当液面距离上端开口处 1.5cm 时，停止加入分离胶溶液，用移液枪沿管壁缓慢加入纯化水，切勿使加入的水呈滴状坠入胶液，这样会使顶部凝胶浓度变稀而改变凝胶孔径，应使加入的水层与凝胶层之间有完好的界面。加好水层，静置使胶聚合 30min～40min（视室内温度而定，夏天可聚合 30min，冬天则需 40min 甚至更长），倒去水层。

　　（3）浓缩胶的配制。每支玻璃管配制浓缩胶 0.5ml，若多支玻璃管的凝胶一起配制，需要适当多配制一些，以弥补试剂在容器壁上的损失。计算出所需要的体积，并按照表 4—9 加入相应体积的溶液至 50ml 离心管中。

表 4—9　5％凝胶（浓缩胶）制备实验操作 2

试剂	5％凝胶（浓缩胶）总体积（ml）		
	1	5	10
纯化水（ml）	0.69	3.47	6.95
30％丙烯酰胺/甲叉双丙烯酰胺溶液（29∶1）（ml）	0.17	0.83	1.70
4×Tris—HCl/SDS 缓冲液（pH 6.8）（ml）	0.125	0.650	1.250
10％过硫酸铵溶液（ml）	0.01	0.05	0.10
TEMED（ml）	0.001	0.005	0.010

　　拧紧离心管盖，轻柔地颠倒混匀溶液，应避免摇出气泡。用少量配制好的浓缩胶溶液润洗分离胶的胶面，倒去浓缩胶溶液。向玻璃管内加入浓缩胶溶液，至液面距离上端开口处 1cm，用移液枪沿管壁缓慢加入纯化水，切勿使加入的水呈滴状坠入胶液，这样会使顶部凝胶浓度变稀而改变凝胶孔径，应使加入的水层与凝胶层之间有完好的界面。加好水层，静置使胶聚合 30min～40min（视室内温度而定，夏天可聚合 30min，冬天则需 40min 甚至更长），倒去水层。

　　3. 加样。电泳槽下槽中放满电泳缓冲液。将玻璃管从橡胶塞座上拔下，插入电泳槽上槽中，调整好各管的高度，使其尽量在同一水平高度，在玻璃管的下端充满缓冲液，注意不能有气泡，再把上槽放在下槽上。向上槽加入电泳缓冲液至液面高于所有的玻璃管。

取血清 $10\mu l$，加入离心管中，用 $190\mu l$ 20％蔗糖溴酚蓝溶液稀释。用移液枪取 $50\mu l$ 稀释好的样品，将枪头至于浓缩胶上方 0.5cm 处，加入样品。在样品与缓冲液之间应有一明显界面，切勿使缓冲液与样品混合，导致样品被稀释。

4. 电泳。接通电源，调节电流，开始每管 1mA，待样品进入胶后，再升高电流至每管 3mA。当指示染料迁移至距玻璃管下端口 0.3cm 时即停止电泳。

5. 剥胶。将一针头长约 10cm 的注射器吸满水，将针头插入凝胶与管壁之间，并紧贴管壁，一边注水一边慢慢旋转玻璃管并推针前进，靠水流压力和润滑作用使玻璃管内壁与胶分开，然后缓慢退出针头，凝胶可自然脱出。如凝胶未全部脱出，不能用手拉扯，可用洗耳球从另一端加压，使凝胶脱出。

6. 固定与染色：0.1％考马斯亮蓝 R-250 沸水浴染色 10min。

7. 漂洗。冰醋酸-甲醇洗脱液漂洗 3～4 次，每次 20min～30min，至背影清晰为止，一般可清晰见到约 15 条条带。

【实验结果和讨论】

及时观察并记录操作现象。绘制染色后的蛋白质条带图。

【思考题】

1. 简述 SDS-PAGE 分离蛋白质的原理。
2. 实验过程中出现哪些现象？请分析其原因。
3. 与 SDS-PAGE 圆盘电泳法相比，SDS-PAGE 垂直平板电泳法有什么优点？

（郑永祥）

实验九　蛋白质纯化——亲和层析法分离蛋白质

【实验目的】

学习并掌握亲和层析法分离蛋白质的基本原理和方法。

【实验原理】

蛋白质的分离和纯化是研究蛋白质化学及其生物功能的重要手段。根据不同的原理可以将蛋白质层析分为凝胶过滤层析、离子交换层析和亲和层析等。

亲和层析（affinity chromatography），又名选择层析、功能层析、生物特异吸附层析。蛋白质与其相对应的化合物（通称为配基）具有特异结合的能力，即亲和力。这种亲和力具有下列重要特性：①高度特异性：如抗原与抗体、受体与配体、酶与底物或抑制剂、RNA 与其互补的 DNA 等，它们相互结合，具有高度特异的选择性。②可逆性：

上述化合物在一定条件下可特异地相互识别并结合形成复合物，当条件改变时这种复合物又可以解离。如抗原与抗体的反应，一般在碱性条件下两者结合，而酸性条件下则解离。根据这种具有特异亲和力的化合物之间能可逆结合与解离的性质建立的层析，具有简单、快速、收率好和纯化倍数高等显著优点，是一种具有高度专一性分离蛋白质的有效方法。

亲和层析法是蛋白质纯化的一种重要方法，它具有很高的选择和分离性能以及较大的载量。只需要一步处理即可使某种待分离的蛋白质从复杂的蛋白质混合物中分离出来，达到千倍以上的纯化，并保持较高的活性。其利用生物分子间所具有的专一而又可逆的亲和力使生物分子分离纯化。具有专一且可逆的亲和力的生物分子是成对互配的，主要有酶与底物、酶与竞争性抑制剂、酶与辅酶、抗原与抗体、激素与其受体、DNA与RNA、DNA与结合的蛋白等。在成对互配的生物分子中，可把任何一方作为固定相，而对样品溶液中的另一方分子进行亲和层析，达到分离纯化的目的。目前亲和色谱技术被广泛应用于蛋白质研究和制备领域，是分离纯化以及分析蛋白质的重要工具。

组氨酸（His）亲和标签是重组蛋白质表达、纯化体系中常用的特异片段，它可与Ni^{2+}、Co^{2+}等离子配位，从而将蛋白质从样品中分离出来，常用的亲和填料有Ni NTA等。

【实验仪器】

层析柱，恒流泵，移液枪等。

【实验材料】

1. 含有组氨酸标签蛋白质的待分离样品。

2. Ni NTA Beads 6FF 组氨酸标签蛋白质亲和纯化凝胶（以下简称 Ni NTA Beads 6FF 凝胶）。

3. 裂解缓冲液：称取 7.80g $NaH_2PO_4 \cdot 2H_2O$、17.53g NaCl、0.68g 咪唑，溶解到 700ml 纯化水中，使用 1mmol/L NaOH 溶液调节 pH 值至 8.0，用纯化水定容到 1000ml，使用 0.22μm 滤膜过滤除菌，获得 50mmol/L NaH_2PO_4、300mmol/L NaCl、10mmol/L 咪唑，pH 8.0 的裂解缓冲液。

4. 洗涤缓冲液：称取 7.80g $NaH_2PO_4 \cdot 2H_2O$、17.53g NaCl、1.36g 咪唑，溶解到 700ml 纯化水中，使用 1mmol/L NaOH 溶液调节 pH 值至 8.0，用纯化水定容到 1000ml，使用 0.22μm 滤膜过滤除菌，获得 50mmol/L NaH_2PO_4、300mmol/L NaCl、20mmol/L 咪唑，pH 8.0 的洗涤缓冲液。

5. 洗脱缓冲液：称取 7.80g $NaH_2PO_4 \cdot 2H_2O$、17.53g NaCl、17.0g 咪唑，溶解到 700ml 纯化水中，使用 1mmol/L NaOH 溶液调节 pH 值至 8.0，用纯化水定容到 1000ml，使用 0.22μm 滤膜过滤除菌，获得 50mmol/L NaH_2PO_4、300mmol/L NaCl、250mmol/L 咪唑，pH 8.0 的洗脱缓冲液。

6. 含 20% 乙醇的 PBS 缓冲液。

【实验操作】

1. 含有组氨酸标签蛋白质的表达菌样品准备（由实验准备教师完成）。

（1）挑取单菌落到培养基中，根据载体使用说明加入相应浓度的诱导剂，诱导相应的时间。

（2）表达结束后，将培养液转移到离心杯中，4000g 离心 15min，收集菌体，然后加入 1/10 体积的裂解缓冲液和蛋白酶抑制剂 PMSF，PMSF 在破碎前加入，最终浓度为 1mmol/L。加入溶菌酶（工作浓度为 0.2mg/ml～0.4mg/ml，如果表达的宿主细胞内含 pLysS 或 pLysE，可以不加溶菌酶）。

（3）将菌体沉淀悬浮起来（如果菌液浓度高，可考虑加入 10μg/ml RNase A 和 5μg/ml DNase I），混匀，放置于冰上，然后在冰上超声破碎细胞，至菌液基本保持澄清。

（4）将澄清的破碎液转移至离心管中，12500g 4℃ 离心 20min～30min。取上清，置于冰上备用或−20℃保存。

2. 层析柱的装填。

用去离子水冲洗层析柱底筛板与接头，确保柱底筛板上无气泡，关闭柱底出口，并在柱底部留 1cm～2cm 高的去离子水。将 Ni NTA Beads 6FF 凝胶悬浮起来，小心地将浆液连续地倒入层析柱中。用玻棒沿着柱壁倒入浆液可减少气泡的产生。打开层析柱底部出口，开启泵，使其在设定的流速下进行。最初应让缓冲液缓慢流过层析柱，然后缓慢增加至最终流速，这样可避免液压对所形成的柱床的冲击，也可以避免柱床形成的不均匀。如果达不到推荐的压力或流速，可以使用该泵的最大流速，这样也可以得到很好的装填效果。当柱床高度稳定后，在最后的装柱流速下至少再上 3 倍柱体积的去离子水。标上柱床高度。关闭泵，关闭层析柱出口。

注意：在随后的层析过程中，流速不要超过最大装柱流速的 75％。

3. 样品的纯化。

（1）使用 3～5 倍柱体积的去离子水冲洗出储存缓冲液。使用至少 5 倍柱体积的裂解缓冲液平衡色谱柱。

（2）利用泵或注射器上样。

注意：样品的黏度增加使得即使上样体积很少，也会导致层析柱产生很大的反压。上样量不要超过柱子的结合能力。样品体积过大也可能造成很大的反压，使得进样器更难使用。

（3）用洗涤缓冲液（一般至少 10～15 个柱体积）冲洗柱子，直到紫外吸收达到一个稳定的基线。

注意：在样品和缓冲液中加入咪唑可以提高样品纯度。

（4）使用洗脱缓冲液采用一步法或线性梯度法洗脱。一步法中，通常使用 5 倍柱体积洗脱缓冲液。线性梯度法中，可以用一个小的梯度，来分离不同结合强度的蛋白质。

（5）Ni NTA Beads 6FF 凝胶清洗回收。使用 1.5mol/L NaCl 溶液，接触时间为 10min～15min 清洗。然后，使用去离子水 10 个柱体积进行清洗，再保存在含 20％乙醇的 PBS 缓冲液中。

4. 样品的分析。

洗脱得到的样品可以用 BCA 法测定总蛋白浓度，用 SDS−PAGE 检测目标蛋白质的条带和占总蛋白质的比例。

【实验结果和讨论】

及时观察并记录现象。

【思考题】

1. 亲和层析法分离蛋白质的原理是什么？
2. 实验中出现哪些现象？请分析其原因。
3. 与凝胶过滤层析相比，亲和层析有什么优点？

（郑永祥）

实验十　蛋白质的鉴定——蛋白质免疫印迹法

【实验目的】

掌握蛋白质免疫印迹法（western blot）的基本原理和方法。

【实验原理】

蛋白质的鉴定是研究蛋白质化学及其生物功能的重要手段。蛋白质免疫印迹法是最为常用的鉴定蛋白质分子的方法，一般由蛋白质的凝胶电泳、蛋白质的印迹和各种灵敏的检测手段（如抗原与抗体反应）三部分组成。通常首先用 SDS−PAGE 分离待测蛋白质，然后用电转移法将待测蛋白质转移到特殊的载体上［常用的是聚偏氟乙烯（PVDF）膜］，最后利用一抗来识别待测蛋白质、用二抗进行显像。该方法可以检测 1ng～5ng 的蛋白质，其灵敏度与所使用的抗体的特异性和灵敏度有关。

本实验中使用的待测样品是含有组氨酸标签的重组蛋白质，采用特异识别组氨酸标签的一抗、辣根过氧化物酶标记的二抗，可以鉴定出样品是否含有目标蛋白质。

【实验仪器】

电泳仪，垂直平板电泳槽，转膜槽，摇床，凝胶成像系统，移液枪等。

【实验材料】

1. 含有组氨酸标签目标蛋白质的待检测样品。SDS−PAGE 电泳所需的试剂（见本章实验九）。预染的蛋白质 Marker，5×蛋白质上样缓冲液。小鼠抗组氨酸一抗，HRP

标记的山羊抗小鼠二抗，ECL 发光液。

2. 转膜缓冲液：25mmol/L Tris，192mmol/L Gly，20%（体积分数）甲醇，pH 8.3（6.05g Tris＋28.83g Gly＋400ml 甲醇，用纯化水定容至 2000ml，现配现用）。

3. TBS 缓冲液：10mmol/L Tris，0.5mmol/L NaCl，调节 pH 值至 7.5。

4. TBST 缓冲液：由 TBS 溶液中加入 0.05%（体积分数）吐温 20 制得。

5. 封闭溶液：5%BSA 的 TBST 缓冲液。

【实验操作】

1. SDS－PAGE 电泳分离样品（见本章实验八）。电泳结束后，取出凝胶进行转膜。

2. 电转膜。

（1）戴好乳胶手套，将 PVDF 膜裁成比印迹凝胶略大一圈的膜片。将滤纸裁成比 PVDF 膜略大一圈的纸片，将滤纸（6 张）、转膜衬垫浸泡在转膜缓冲液中，排出气泡。

（2）将凝胶从玻璃板中取出，在转膜缓冲液中漂洗 10min。用甲醇活化 PVDF 膜 1min。

（3）在转膜夹中，依次放入衬垫—三层滤纸—凝胶—PVDF 膜—三层滤纸—衬垫，夹好转膜夹。

（4）将转膜夹插入转膜槽中，注意 PVDF 膜朝向正极。加入转膜缓冲液，将转膜夹浸泡在转膜缓冲液中。在电转槽外侧加入冰袋，同时印迹槽外面加冰或通冷凝水，以降低温度。

（5）电印迹：接通电源，调节电压至 100V，印迹 70min 后，断开电源。

3. 封闭。

（1）转膜完毕后，用镊子小心取出 PVDF 膜，将有蛋白质的一面朝上，在膜的右上角剪去一小角，以便区分膜的含待测蛋白质面。将 PVDF 膜放在装有 TBS 缓冲液的小塑料盒中清洗。

（2）将 PVDF 膜放在塑料盒中，用封闭液在 37℃封闭 1h。

4. 一抗、二抗结合。

（1）TBS 缓冲液清洗封闭好的 PVDF 膜 1 次。

（2）将 PVDF 膜放在盛有小鼠抗组氨酸一抗（1∶5000 稀释）的塑料盒中，在 4℃冰箱中孵育过夜。

（3）洗膜，用 TBST 缓冲液清洗 PVDF 膜 3 次，每次用摇床 100r/min 振摇 10min。

（4）将 PVDF 膜放在盛有山羊抗小鼠二抗（1∶5000 稀释）的塑料盒中，在 37℃孵育 1h。

（5）洗膜，用 TBST 缓冲液，清洗 PVDF 膜 3 次，每次用摇床 100r/min 振摇 10min。

5. 成像。使用凝胶成像系统进行成像。

【实验结果和讨论】

及时观察并记录现象，拍摄成像结果，分析目标蛋白质是否表达。

【思考题】

1. 蛋白质免疫印迹法的原理是什么？
2. 实验中出现哪些现象？请分析其原因。
3. 如果免疫印迹中未出现目标蛋白质条带，有哪些可能？
4. 如果出现多个条带（目标蛋白质只有一个条带），分析可能的原因。

（郑永祥）

实验十一　酶化学

【实验目的】

掌握酶催化作用的特点、影响酶催化活性的因素，以及设计对照实验的方法。

【实验原理】

酶是体内重要的功能分子。酶促反应具有高效性、特异性和可调节性。酶的催化活性受到温度、溶液的 pH 值、激动剂和抑制剂的影响。本实验获取唾液淀粉酶，分析其水解淀粉的能力，并通过不同的实验操作，验证不同条件对酶活性的影响。

（一）唾液淀粉酶的作用

唾液中含有淀粉酶，此酶催化淀粉水解成麦芽糖。利用碘液、斑氏试剂检查淀粉及水解产物可判断唾液淀粉酶的作用。

$$淀粉 \longrightarrow 淀粉糊精 \longrightarrow 紫色糊精 \longrightarrow 红色糊精 \longrightarrow 麦芽糖$$

碘反应颜色：蓝色　　　紫色　　　紫色　　　红色　　　无色

$$麦芽糖＋斑氏试剂 \longrightarrow 棕红色沉淀$$

（二）唾液淀粉酶的专一性

酶是具有高度专一性的催化剂，一种酶只能催化一种或一类物质的化学反应。唾液淀粉酶只能催化淀粉的水解而不能催化蔗糖水解。

（三）酶的催化作用

生物体内各组织细胞中普遍存在着各种酶类，高效率地催化各类物质在体内的代谢反应。过氧化氢酶催化 H_2O_2 分解成 H_2O 和 O_2。

$$2H_2O_2 \xrightarrow{\text{过氧化氢酶}} O_2 + 2H_2O$$

检查氧气的生成即可确定过氧化氢酶的存在及其催化效率。

（四）温度对酶活性的影响

温度对酶活性有显著影响。温度降低，酶促反应减弱或停止；温度升高，反应加快。当升至某一温度时，酶促反应速度达最大值，此温度称为酶的最适温度。温度继续升高，反应速度反而迅速下降。人体内大多数酶的最适温度在37℃左右。体外实验中，温度愈高，酶活性愈低，至80℃时，酶活性几乎完全丧失。

本实验以唾液淀粉酶为例。唾液淀粉酶催化淀粉水解生成各种糊精和麦芽糖。

$$(C_5H_{10}O_5)_n \longrightarrow (C_5H_{10}O_5)_{n-x} \longrightarrow C_{12}H_{22}O_{11}$$
淀粉　　　　　糊精　　　　麦芽糖

淀粉溶液属胶体溶液，具乳光，与碘反应呈蓝色；淀粉无自由半缩醛羟基，不具还原性。糊精根据分子大小，与碘反应呈蓝、紫、红等不同颜色。麦芽糖不与碘呈色，但具有自由半缩醛羟基，具还原性。根据上述性质，可以用碘和斑氏试剂检查淀粉是否水解及其水解程度，间接判断淀粉酶是否存在及其活性大小。

（五）pH值对酶活性的影响

环境的pH值显著影响酶活性，pH值既影响酶本身也影响底物的离解程度和电荷，从而改变酶与底物结合和催化作用。在某一pH值时，酶活性达最大值，该pH值称为酶的最适pH值。不同的酶，最适pH值不尽相同，人体内多种酶的最适pH值为7.0左右。

以唾液淀粉酶为例，该酶的最适pH值为6.9，过酸或过碱均可使酶活性显著降低，判断pH值对酶活性的影响可采用两种方法：根据底物即淀粉消失的快慢来衡量酶活性的高低，可用淀粉与碘的呈色反应来判断，或者根据产物，即麦芽糖产生的量来衡量。

（六）激动剂和抑制剂对酶活性的影响

以唾液淀粉酶为例，氯离子使该酶活性增强，铜离子却强烈抑制该酶活性。

【实验仪器】

水浴锅。

【实验材料】

1.1%淀粉溶液，1%NaCl溶液，1%CuSO₄溶液，1%Na₂SO₄溶液，碘液等。

2. 斑氏试剂：称取柠檬酸钠173g，无水Na_2CO_3 100g，加入700ml纯化水，加热溶解，冷却，慢慢倾入17.3%$CuSO_4$溶液100ml，边加边振摇，加纯化水定容至1000ml。

3. PBS缓冲液：

分别配置1mol/L Na_2HPO_4 50ml和1mol/L KH_2PO_4 50ml。

pH 5.0 PBS缓冲液：量取1mol/L Na_2HPO_4溶液20ml用纯化水稀释至100ml，再

用 0.2mol/L HCl 调节 pH 值至 5.0。

pH 6.8 PBS 缓冲液：量取 1mol/L Na_2HPO_4 3.30ml 和 1mol/L KH_2PO_4 3.36ml，混匀后用纯化水稀释至 100ml，再用 0.2mol/L HCl 调节 pH 值至 6.8。

pH 8.0 PBS 缓冲液：量取 1mol/L Na_2HPO_4 6.31ml 和 1mol/L KH_2PO_4 0.35ml，混匀后用纯化水稀释至 100ml，再用 0.2mol/L HCl 调节 pH 值至 8.0。

【实验操作】

（一）唾液淀粉酶的作用

1. 唾液的收集：用少量纯化水漱口，清除口腔内食物残渣，收集唾液（在实验过程中不断收集），并用脱脂棉过滤，过滤得到的唾液用纯化水稀释（见表 4-10），稀释倍数根据酶活力大小而定。

表 4-10 唾液淀粉酶反应体系

	1%淀粉（ml）	唾液（滴）	纯化水（滴）
对照管	1	—	5
实验管	1	5	—

2. 将两管分别摇匀后，立即各取 1 滴于色盘内，各加 1 滴碘液观察颜色，以后每隔 30s 重复一次，至实验管的水解液加碘液无颜色为止。

（二）唾液淀粉酶的专一性

1. 取试管 1 支，加 3 滴 2%蔗糖溶液、斑氏试剂 1ml，直接加热煮沸 2min～3min，溶液颜色不变，说明蔗糖很纯，不含还原糖。

2. 取试管 2 支，分别加 1%淀粉溶液 1ml 及 2%蔗糖溶液 1ml，向两管中各加唾液 2 滴，混匀，放置 10min。

3. 于两试管中各加斑氏试剂 1ml，直接煮沸，观察并解释结果。

（三）酶的催化作用

1. 取试管 6 支，分别加入小鼠血液及肝、肾、心、脑、肌肉组织糜一小块，分别加入辛醇 1 滴浸泡，再加入 3% H_2O_2 溶液 1ml，立即用指头按住试管口，观察反应。

2. 将留有余烬的火柴放入试管，观察火柴是否复燃。

（四）温度对酶活性的影响

1. 收集唾液：为清除口腔内食物残渣，用少量纯化水漱口，取小漏斗 1 支，垫小块脱脂棉，过滤唾液，收集约 2ml，用纯化水稀释 5～20 倍（稀释倍数根据酶活力大小而定），混合后备用，得稀释唾液。

2. 取试管 2 支，各加稀释唾液 2ml，一管直接加热煮沸，另一管置冰浴中预冷 5min。

3. 取试管 4 支，编号，按表 4-11 操作。

表 4-11 温度对酶活性的影响实验操作

	编号			
	1	2	3	4
第一步	1‰淀粉溶液 20 滴	1‰淀粉液 20 滴	1‰淀粉液 20 滴	1‰淀粉液 20 滴
第二步	置于 0℃~4℃冰浴中 5min		置于 37℃水浴中 5min	
第三步	预冷的唾液 10 滴	预冷的唾液 10 滴	唾液 10 滴	煮沸的唾液 10 滴
第四步	置于 0℃~4℃冰浴中 10min		置于 37℃水浴中 10min	
第五步	碘液 2 滴	移至 37℃水浴 10min 后再加碘液 2 滴	碘液 2 滴	碘液 2 滴

注意：加唾液后摇匀，各管加碘液后摇匀，观察并解释结果。

（五）pH 值对酶活性的影响

1. 收集唾液：操作方法同"（四）温度对酶活性的影响"。

2. 取试管 3 支，编号，按表 4-12 操作。

表 4-12 pH 值对酶活性的影响实验操作

	编号		
	1	2	3
PBS 缓冲液	pH 5.0	pH 6.8	pH 8.0
淀粉液（ml）	2	2	2
稀释唾液（滴）	10	10	10

将各管混匀，取瓷比色盘 1 个，预先在各池分别加 1~2 滴碘液，每 30s 从 2 号管吸取溶液 1 滴，加到已加有碘液的比色盘小池中，直到此管不与碘发生呈色反应（即只显碘的浅棕色），向各管加碘液 2 滴，摇匀，观察。

（六）激动剂和抑制剂对酶活性的影响

1. 收集唾液：操作方法同"（四）温度对酶活性的影响"。

2. 取试管 4 支，编号，按表 4-13 操作。

表 4-13　激动剂和抑制剂对酶活性的影响反应体系

	编号			
	1	2	3	4
1%淀粉液（滴）	20	20	20	20
1%NaCl 溶液（滴）	2	—	—	—
1%CuSO₄溶液（滴）	—	2	—	—
1%Na₂SO₄溶液（滴）	—	—	2	—
纯化水（滴）	—	—	—	2
稀释唾液（滴）	10	10	10	10

将各管摇匀，置 40℃水浴中，取瓷比色盘 1 个，预先加一排碘液，各池分别加 1~2 滴。每间隔 30s~1min 从 1 号管吸取保温液 1 滴，测碘反应，直至 1 号管与碘呈红色时，向各管加碘液 2 滴，摇匀，观察并解释结果。

注意：

（1）逐步稀释，控制唾液的稀释倍数。

（2）注意选择催化淀粉水解的观察时间。

【实验结果和讨论】

详细记录实验结果，对于有颜色变化的实验结果可以拍照，分析实验现象。

【思考题】

1. 简要说明温度和 pH 值对酶催化活性的影响。

2. 抑制剂的类型有哪些？

3. 在本次实验中，你有什么收获？哪些地方可以做得更好？对于实验有什么建议？

（郑永祥）

实验十二　酚标准液的制备及标准曲线的制作

【实验目的】

掌握制备酚标准液和绘制标准曲线的方法。

【实验原理】

在碱性条件下，苯酚被铁氰化钾氧化成苯醌，苯醌与 4－氨基安替比林反应，生成共轭化合物，该化合物在 510 nm 处有吸收峰。利用朗伯－比尔定律，可对该物质进行定量。

【实验仪器】

水浴锅，紫外－可见分光光度计。

【实验材料】

结晶重蒸馏酚，0.1mol/L 碘液，0.1mol/L 盐酸溶液，浓盐酸，0.1％淀粉溶液，0.1mol/L 硫代硫酸钠溶液，0.3％ 4－氨基安替比林溶液，0.5％铁氰化钾溶液等。

【实验操作】

1. 称取结晶重蒸馏酚 1.50g，溶于 0.1mol/L 盐酸溶液，定容至 1000ml，为酚储备液。

2. 量取 25ml 酚储备液，于 250ml 碘量瓶中，加 50ml 0.1mol/L NaOH 溶液后加热至 65℃，再加入 0.1mol/L 碘液 25ml，盖好，放置 30min 后，加浓盐酸 5ml，再以 0.1％淀粉溶液为指示剂，用 0.1mol/L 硫代硫酸钠溶液滴定，滴定反应式为

$$3I_2 + C_6H_5OH \longrightarrow C_6H_2I_3(OH) + 3HI$$
$$I_2 + 2Na_2S_2O_3 \longrightarrow 2NaI + Na_2S_4O_6$$

根据反应，3 分子碘（分子量为 254）与 1 分子酚（分子量为 94）起作用。因此 1ml 0.1mol/L 碘液（含碘 12.7mg）相当于 1.567mg 酚。

假设 25ml 碘液中被硫代硫酸钠滴定的体积为 Xml，则 25ml 酚溶液中所含酚量为

$$(25 - X) \times 1.567 \text{mg}$$

3. 应用时按上述标定结果用纯化水稀释至 0.1mg/ml，作为酚标准液。

4. 制作标准曲线：取试管 6 支，分别取 0.1mg/ml 标准酚溶液 0.00ml、0.05ml、0.10ml、0.20ml、0.30ml、0.40ml，加纯化水稀释至 2.00ml，在 37℃ 水浴中保温 5min，然后加入碱性溶液 1.0ml、0.3％ 4－氨基安替比林溶液 1.0ml、0.5％铁氰化钾溶液 2.0ml，混匀后室温放置 10min，510nm 处测定吸光度，并绘制标准曲线。各管酚含量分别为 $0\mu g$、$5\mu g$、$10\mu g$、$20\mu g$、$30\mu g$、$40\mu g$。

【实验结果和讨论】

及时观察并记录现象，记录 510nm 处的吸光度，绘制标准曲线，拟合回归方程。

【思考题】

哪些实验操作可能会影响标准曲线的拟合度？

（郑永祥）

实验十三　酶反应动力学——碱性磷酸酶米氏常数的测定

【实验目的】

掌握测定米氏常数的基本原理和方法。

【实验原理】

在温度、pH值及酶浓度恒定的条件下，底物浓度对酶的催化作用有很大的影响。在一般情况下，当底物浓度低时，酶促反应的速度（V）随底物浓度（[S]）的增加而迅速增加。但当底物浓度持续增加时，反应速度的增加速率就比较小。当底物浓度增加到某种程度时，反应速度到达一个极限值，即最大反应速度（V_{max}），如图4-1所示。

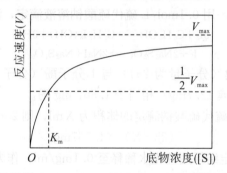

图4-1　酶促反应速度-底物浓度关系曲线图

底物浓度和反应速度的关系可用米氏（Michaelis-Menten）方程表示为

$$V = \frac{V_{max}[S]}{K_m + [S]}$$

式中，V_{max}为最大反应速度，K_m代表米氏常数，米氏常数是反应速度等于最大速度一半时的底物浓度。K_m是酶的特征性常数，测定K_m是研究酶的一种重要方法，大多数酶的K_m值为0.01mmol/L~100mmol/L。

通过统计软件可以拟合出Michaelis-Menten方程，求得K_m和V_{max}值。

此外，如果将Michaelis-Menten方程转换成Lineweaver-Burk方程，得

$$\frac{1}{V} = \frac{K_m}{V_{max}} \times \frac{1}{[S]} + \frac{1}{V_{max}}$$

此方程为一直线方程，故用反应速度的倒数来作图，也易于正确求得该酶的K_m和V_{max}值。

如图4-2所示，图中直线的斜率是K_m/V_{max}，直线与纵坐标的交点为$1/V_{max}$，直线与横坐标的交点为$-1/K_m$。因此，可以在作图后将该直线延长，根据其在横坐标上的截距，计算该酶的K_m值。

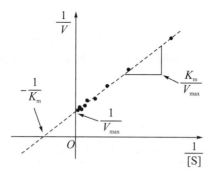

图4-2 反应速度倒数-底物浓度倒数的关系曲线

本实验以碱性磷酸酶为例。测定不同底物浓度时的酶活性，再根据 Lineweaver-Burk 法作图，计算 K_m 值；或通过统计软件拟合 Michaelis-Menten 方程，求得 K_m 和 V_{max} 值。

碱性磷酸酶的测定原理：磷酸苯二钠作为底物，被水解后产生游离酚和磷酸盐，酚在碱性溶液中与 4-氨基安替比林作用，经铁氰化钾氧化，可生成红色的醌衍生物。该衍生物在 510nm 处有吸收峰，可用紫外-可见分光光度法测定衍生物的含量，从而计算出酶的活性。在本实验中，定义 37℃ 下保温 15min 产生 1mg 酚对应的酶活力，为 1 个酶活性单位（U）。

【实验仪器】

水浴锅，紫外-可见分光光度计，移液管，试管等。

【实验材料】

1. 0.04mol/L 基质液：称取二水磷酸苯二钠 10.16g，用煮沸后冷却的纯化水溶解并稀释至 1000ml，加 4ml 氯仿防腐，置棕色瓶中，4℃冰箱内保存。此试剂可供 1 周内使用。

2. 碳酸氢钠缓冲液：称取 Na_2CO_3 6.3g，$NaHCO_3$ 3.36g，溶解于纯化水中，稀释至 1000ml。

3. 酶液：称取纯制碱性磷酸酶 5mg，用 pH 8.8 Tris 缓冲液溶解并稀释至 100ml，置 4℃冰箱中保存。

4. 碱性溶液：量取 0.5mol/L NaOH 溶液及 0.5mol/L Na_2CO_3 溶液各 20ml，混匀，加纯化水至 100ml。

5. 0.3% 4-氨基安替比林溶液：称取 3.00g 4-氯基安替比林，用纯化水溶解并稀释至 1000ml，置棕色瓶中，4℃冰箱内保存。

6. 0.5% 铁氰化钾溶液：称取 5.00g 铁氰化钾，15.00g H_3BO_3，分别溶于 400ml 纯化水中，溶解后两液混合，再加纯化水至 1000ml，置于棕色瓶中，暗处保存。

7. pH 8.8 Tris 缓冲液：称取 Tris 12.10g，溶于 800ml 纯化水中，用 1mol/L NaOH 溶液调节 pH 值至 8.8，再加纯化水至 1000ml，即为 0.1mol/L Tris 溶液。

8. 0.1mol/L 乙酸镁溶液：称取乙酸镁 21.30g，溶解于纯化水中，并稀释至 1000ml。

9. 乙酸鉴定液：取 0.1mol/L Tris 溶液 100ml，加纯化水约 80ml，再加 0.1mol/L 乙酸镁 100ml，混匀后用 1‰乙酸调节 pH 值至 8.8，再用纯化水稀释至 1000ml 即得。

【实验操作】

1. 取试管 9 支，编号，按表 4−14 操作。

表 4−14　酶反应动力学反应体系

	编号								
	0	1	2	3	4	5	6	7	8
0.04mol/L 基质液（ml）	0.00	0.05	0.10	0.20	0.30	0.40	0.80	1.00	1.20
碳酸氢钠缓冲液（ml）	0.70	0.70	0.70	0.70	0.70	0.70	0.70	0.70	0.70
纯化水（ml）	1.20	1.15	1.10	1.00	0.90	0.80	0.40	0.20	0.00
	37℃水浴保温 15min								
酶液（ml）	0.10	0.10	0.10	0.10	0.10	0.10	0.10	0.10	0.10
最终基质浓度（mmol/L）	0	1	2	4	6	8	16	20	24

各管加入酶液后，立即置于 37℃水浴保温，同时控制、记录保温时间。

2. 保温结束后，立即向各管加入碱性溶液 1.0ml 以终止反应。

3. 各管中分别加入 0.3% 4−氨基安替比林溶液 1.0ml 及 0.5%铁氰化钾溶液 2.0ml，充分混匀，静置 10min，以 0 号管为对照，于 510nm 处测定吸光度（尽量在混匀后 10min～30min 内完成测定），计算各管的酶活性。

【实验结果和讨论】

及时观察并记录现象，拍摄各管的颜色变化，记录 510nm 处的吸光度，计算各管的酶活力，用 Lineweaver−Burk 法作图，计算 K_m 值；通过统计软件拟合 Michaelis−Menten 方程，求得 K_m 和 V_{max} 值。

【思考题】

1. 用 Michaelis−Menten 方程描述反应速度与底物浓度关系的前提条件是什么？
2. 实验中出现哪些现象？请分析其原因。
3. 你对本实验有什么建议？

（郑永祥）

实验十四　酶活力测定——血清谷丙转氨酶活力的测定

【实验目的】

掌握血清谷丙转氨酶活力测定的基本原理和方法。

【实验原理】

人体中氨基酸代谢的主要途径是联合脱氨，该过程包括转氨基作用和 L-谷氨酸氧化脱氨作用偶联。丙氨酸和 α-酮戊二酸在血清谷丙转氨酶的作用下生成丙酮酸和谷氨酸。丙酮酸能与 2，4-二硝基苯肼结合，生成丙酮酸二硝基苯腙，丙酮酸二硝基苯腙在碱性溶液中呈棕色，其吸收光谱的峰为 439nm～530nm，可在 520nm 处进行吸光度测定。

$$
\text{丙氨酸} + \text{α-酮戊二酸} \underset{}{\overset{\text{GTP}}{\rightleftharpoons}} \text{丙酮酸} + \text{谷氨酸}
$$

$$
\text{丙酮酸} + \text{2,4-二硝基苯肼} \longrightarrow \text{丙酮酸二硝基苯腙} + H_2O
$$

$$
\text{α-酮戊二酸} + \text{2,4-二硝基苯肼} \longrightarrow \text{α-酮戊二酸二硝基苯腙} + H_2O
$$

α-酮戊二酸也能与 2，4-二硝基苯肼结合，生成 α-酮戊二酸二硝基苯腙，但该产物在碱性溶液中吸收光谱与丙酮酸二硝基苯腙有差别，在 520 nm 处进行吸光度测定时，α-酮戊二酸二硝基苯腙的吸光度远较丙酮酸二硝基苯腙低（约为后者的三分之一）。经转氨基作用后，α-酮戊二酸减少而丙酮酸增加，在 520 nm 处吸光度增加的程度与反应体系中丙酮酸与 $\alpha-$酮戊二酸的物质的量之比基本呈线性关系，故可凭此测定谷丙转氨酶的活力。

【实验仪器】

紫外－可见分光光度计或酶标仪，水浴锅，移液枪，试管等。

【实验材料】

1. 标准丙酮酸溶液（2.0mmol/L）：称取丙酮酸钠 22.0mg，用 0.1mol/L pH 7.4 PBS 缓冲液溶解并稀释至 100ml。此液需在临用前配制。

2. 谷丙转氨酶底物液：称取 L－丙氨酸 1.79g，$\alpha-$酮戊二酸 29.2mg，溶于 50ml pH 7.4 磷酸钾缓冲液中，混匀，用 1mol/L NaOH 溶液调节 pH 值至 7.4，再用 0.1mol/L pH 7.4 PBS 缓冲液稀释至 100ml，置于 4℃冰箱内，可供 1 周内使用。

3. 0.1mol/L pH 7.4 PBS 缓冲液：称取 13.97g K_2HPO_4、2.69g KH_2PO_4，溶解于 1000ml 纯化水中，混匀，备用。

4. 0.02％ 2，4－二硝基苯肼溶液：称取 20mg 2，4－二硝基苯肼溶于适量 1mol/L HCl 溶液中，加热溶解后，冷却至室温，用 1mol/L HCl 溶液定容至 100ml。

5. 0.4mol/L NaOH 溶液。

【实验操作】

1. 标准曲线的制作：取试管 6 支，编号，按表 4－15 操作。

表 4－15　标准曲线制作的反应体系

	编号					
	1	2	3	4	5	6
标准丙酮酸溶液（ml）	0.00	0.05	0.10	0.15	0.20	0.25
谷丙转氨酶底物液（ml）	0.50	0.45	0.40	0.35	0.30	0.25
0.1mol/L pH7.4 PBS 缓冲液（ml）	0.10	0.10	0.10	0.10	0.10	0.10
相当于丙酮酸实际含量（μmol）	0.00	0.10	0.20	0.30	0.40	0.50

各管加 0.02％ 2，4－二硝基苯肼溶液 0.5ml，混匀，置 37℃水浴保温 20min，取出加 0.4mol/L NaOH 溶液 5.0ml。于 10min～30min 在 520 nm 处测定吸光度，以纯化水调节零点，记录各管吸光度，以各管吸光度减去空白管（1 号管）吸光度的差值为纵坐标，各管中丙酮酸含量为横坐标绘制标准曲线。

2. 酶活力的测定：取试管 2 支，注明测定管及对照管，按表 4－16 操作。

表 4-16　酶活力测定反应体系

	测定管	对照管
谷丙转氨酶底物液（ml）	0.50	0.50
	37℃水浴保温 5min	
血清（ml）	0.10	—
	37℃水浴保温 60min	
0.02% 2，4-二硝基苯肼溶液（ml）	0.50	0.50
血清（ml）	—	0.10
	37℃水浴保温 20min	
0.4mol/L NaOH 溶液（ml）	5.00	5.00

各管于 10min～30min 在 520nm 处测定吸光度，以纯化水调节零点，记录各管吸光度。以各管吸光度减去对照管吸光度的差值为纵坐标，然后根据标准曲线拟合方程计算出丙酮酸的量。

3. 酶活力的计算。

用以下方法计算酶的活性单位来体现酶活力的大小。本实验规定，血清在 37℃与底物作用 60min，生成 $1\mu mol$ 丙酮酸为 1 个谷丙转氨酶活性单位，所以 100ml 待测血清中所含有的谷丙转氨酶的活性单位为

谷丙转氨酶活性单位（100ml 血清）＝丙酮酸的量×100÷0.1

注意事项：

（1）血清标本不应发生溶血，最好在采血当日进行测定。如不能在当日测定，可储存于 4℃冰箱中 1～2 天内测定。

（2）如"2. 酶活力的测定"中测得的吸光度超过标准曲线的直线范围，表示酶活性过高，此时需将血清稀释 10 倍后重新测定。

（3）测定结果与作用时间、温度及试剂的 pH 值有密切关系，应准确控制实验条件。

【实验结果和讨论】

及时观察并记录现象，记录标准曲线和待测样品 520nm 处的吸光度。制作标准曲线方程，计算酶活性单位。

【思考题】

1. 实验中出现哪些现象？请分析其原因。
2. 实验中设定对照管的目的是什么？
3. 简述测定血清谷丙转氨酶活力的临床意义。

（郑永祥）

实验十五　细菌质粒 DNA 的提取

【实验目的】

掌握提取细菌质粒 DNA 的基本原理和方法。

【实验原理】

质粒 DNA 是常用的基因载体，在现代生物研究和生物制药过程中应用普遍。质粒 DNA 的制备是对其进行改造的基础。本实验采用碱裂解法提取细菌质粒 DNA。

碱裂解法是一种应用最为广泛的制备质粒 DNA 的方法。

碱裂解抽提质粒 DNA 基于染色体 DNA 与质粒 DNA 的变性与复性的差异而达到分离目的。在碱性条件下（pH 12.6），染色体 DNA 的氢键断裂，双螺旋结构解开而变性。质粒 DNA 的大部分氢键也断裂，但超螺旋共价闭合环状的两条互补链不会完全分离，以 pH 4.8 NaAc－KAc 高盐缓冲液调节体系至中性时，变性的质粒 DNA 又恢复原来的构型，保存在溶液中，染色体 DNA 不能复性而形成缠连的网状结构。通过离心，染色体 DNA 与不稳定的大分子 RNA、蛋白质－SDS 复合物等一起沉淀而被除去。

【实验仪器】

离心机，水浴锅，移液枪，离心管等。

【实验材料】

1. 含有目的质粒的大肠杆菌菌体。
2. 柱式质粒提取试剂盒。

【实验操作】

1. 试剂准备。

初次开启试剂盒时，取 1ml Buffer P1 加入到标有 RNase A 离心管中，吹打混匀，使 RNase A 充分溶解，将其全部转移到 Buffer P1 中，混匀 Buffer P1，标记加入 RNase A 的时间，并将 Buffer P1 保存于 4℃冰箱。

在 Wash Solution 中加入相应体积的无水乙醇，密封后混匀，并在瓶身上标记日期。

2. 菌体样品准备：由实验准备教师提前一天培养细菌，37℃、200r/min，培养 14h~15h。

3. 取 2ml 菌液，于室温 8000g 离心 2min，收集菌体，倒尽或吸干培养基。

4. 在菌体沉淀中加入 250μl Buffer P1，吹打或振荡至彻底悬浮菌体。

5. 加入 250μl Buffer P2，立即温和颠倒离心管 5~10 次混匀，室温静置 2min~4min。

6. 加入 350μl Buffer P3，立即温和颠倒离心管 5~10 次充分混匀。

7. 于离心机最大转速（$\geqslant$12000g）离心 10min，将上清全部小心移入吸附柱，9000g 离心 30s。倒掉离心管中的液体，将吸附柱放入同一个离心管中。

8. 向吸附柱中加入 500μl Wash Solution，9000g 离心 1min。倒掉离心管中的液体，将吸附柱放入同一个离心管中。重复操作此步 1 次。

9. 将空吸附柱和离心管放入离心机，9000g 离心 2min。此步不可省略，否则残余的乙醇会严重影响质粒的收率和后续实验。离心后将吸附柱取出，静置 2min，充分除去乙醇。

10. 在吸附膜中央加入 50μl~100μl 预热至 60℃的 Elution Buffer，室温静置 1min~2min，9000g 离心 1min。将所得质粒 DNA 溶液置于−20℃冰箱保存，用于后续试验。

【实验结果和讨论】

及时观察并记录现象，仔细观察向菌体中加入 Buffer P1、Buffer P2、Buffer P3 时的现象以及步骤 7 离心后液体与沉淀的分离情况。

【思考题】

1. 碱裂解法提取质粒 DNA 的原理是什么？
2. 实验中出现哪些现象？请分析其原因。
3. 为什么加入 RNase A 的 Buffer P1 要保存在 4℃冰箱？
4. 为什么取完 Buffer P2 的试剂瓶要及时密封？

（郑永祥）

实验十六 质粒 DNA 的定量——紫外吸收法

【实验目的】

掌握测定质粒 DNA 浓度的基本原理和方法。

【实验原理】

质粒 DNA 是常用的基因载体，在现代生物研究和生物制药过程中应用普遍。不同方法提取的 DNA 常需要测定其浓度。测定 DNA 浓度的方法包括紫外吸收法、二苯胺法（定糖法）和定磷法。

紫外吸收法：利用核酸组分嘌呤环、嘧啶环具有紫外光吸收的特性。使用该方法测定核酸含量时，通常规定在 260nm 测得样品 DNA 或 RNA 溶液的吸光度，即可计算出样品中核酸的含量。若 260nm 光吸收值为 1，相当于 50μg/ml 双螺旋 DNA 或 40μg/ml

单链 DNA 或 RNA，或 $20\mu g/ml$ 寡核苷酸。根据蛋白质、核酸紫外吸收曲线（如图 $4-3$ 所示），纯 DNA 的 $A_{260}:A_{280}=1.8$，可以用 $A_{260}:A_{280}$ 来判断 DNA 的纯度。

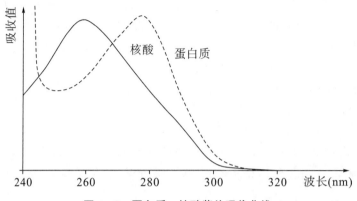

图 4-3 蛋白质、核酸紫外吸收曲线

二苯胺法：DNA 分子中的脱氧核糖和浓硫酸作用，脱水生成 ω-羟基-γ-酮基戊醛，与二苯胺反应生成蓝色化合物。反应产物在 595nm 处有最大吸收，并且与 DNA 浓度成正比。

定磷法：RNA 和 DNA 中都含有磷酸。根据元素分析获知，RNA 的平均含磷量为 9.4%，DNA 的平均含磷量为 9.9%。因此，通过测得的样品含磷量来计算 RNA 或 DNA 的含量。用强酸（如 10mol/L 硫酸）将核酸样品酸化，使核酸分子中的有机磷转变为无机磷，无机磷与钼酸反应生成磷钼酸，磷钼酸在还原剂（如维生素 C、氯化亚锡等）作用下还原成钼蓝。可用比色法测定 DNA 或 RNA 样品中的含磷量。

本实验中采用微量分光光度计进行 DNA 定量。

【实验仪器】

微量分光光度计。

【实验材料】

提取的质粒 DNA。

【实验操作】

1. 打开微量分光光度计电源开关，预热约 10min。开启电脑。打开操作软件，连接硬件。

2. 选择测量的样品种类为"核酸"。选择"使用基座"进行测定。用擦镜纸和超纯水擦拭基座。

3. 取 $2\mu l$ 空白溶液，加入检测基座，进行校正。校正后用擦镜纸擦去空白溶液。

4. 取 $2\mu l$ 样品溶液，加入检测基座。点击"检测"，检测后用擦镜纸擦去样品溶液。进行下一个样品的测定。

5. 数据导出。选择需要导出的数据（相应数据会被蓝色标记），可以导出为 Excel

表格，便于编辑。

6. 样品检测完毕后，用超纯水润洗、擦拭基座，合上盖子。

7. 在软件操作界面，断开连接。关闭仪器电源，关闭电脑，及时填写使用记录。

【实验结果和讨论】

记录样品的 A_{260}、A_{280}、A_{230}，记录样品的浓度，计算 A_{260}：A_{280}、A_{260}：A_{230}。

【思考题】

1. 哪些因素可能造成 A_{260}：A_{280} 偏离 1.8?

2. A_{260}：A_{280} 高于 1.8 提示样品中可能存在什么杂质?

3. A_{260}：A_{280} 低于 1.8 提示样品中可能存在什么杂质?

（郑永祥）

实验十七　DNA 琼脂糖凝胶电泳

【实验目的】

掌握 DNA 琼脂糖凝胶电泳的基本原理和方法。

【实验原理】

琼脂糖凝胶电泳是用于分离、鉴定和提纯 DNA 片段的标准方法。琼脂糖是从琼脂中提取的一种多糖，具亲水性，但不带电荷，是一种很好的电泳支持物。DNA 在碱性条件下（pH 8.0 的缓冲液）带负电荷，在电场中通过凝胶介质向正极移动，不同 DNA 分子片段由于分子和构型不同，在电场中的泳动速率也不同。核酸染料（如溴化乙锭，Gel Signal Green）可嵌入 DNA 分子碱基对间形成荧光络合物，经紫外线照射后，可分出不同的条带，达到分离、鉴定分子量、筛选重组子的目的。

【实验仪器】

电泳仪，电泳槽，凝胶成像系统，水浴锅，微波炉，微量移液枪等。

【实验材料】

提取的质粒 DNA，三羟甲基氨基甲烷，盐酸，乙酸钠，EDTA，琼脂糖粉末，溴酚蓝，Gel Signal Green，TAE 电泳缓冲液，λ DNA Marker 等。

【实验操作】

1. 琼脂糖凝胶的制备。清洗制胶槽，插上样品梳。称取 0.21g 琼脂糖粉末，溶于

30ml TAE 电泳缓冲液中，制得 0.7％琼脂糖凝胶。用微波炉加热（选择 P 100 档）约 90s。待凝胶适当冷却后，加 3μl Gel Signal Green，轻轻摇匀，倒胶。

2. 凝胶冷却凝固后，将其放入电泳槽中，样品孔一侧放在负极端。向电泳槽中加入 TAE 电泳缓冲液，液面高于凝胶。

3. 上样：按照每孔质粒 200ng 计算需要的样品体积，并加入相应体积的 6×上样缓冲液，混匀后加入到样品孔中。从凝胶的左侧往右侧上样，最右侧样品右侧孔加入 5μl λ DNA Marker。

4. 电泳：电压为 5V/cm。待溴酚蓝移动至距凝胶前端 1cm 时停止电泳。

5. 成像：使用凝胶成像系统，观察、拍照 DNA 的电泳条带。

注意：由于核酸染料具有一定的生物毒性，实验操作过程中须戴手套，并尽量减少核酸染料的污染。

【实验结果和讨论】

记录并分析样品的电泳条带。

【思考题】

1. DNA 在琼脂糖凝胶中发生电泳的原理是什么？
2. 样品的电泳条带可能出现哪些异常情况，分别可能是什么因素造成的？

（郑永祥）

实验十八　利用大肠杆菌制备重组蛋白

【实验目的】

掌握利用大肠杆菌制备重组蛋白的实验原理和方法。

【实验原理】

基因工程制药的出现是现代生物制药发展的标志之一。利用大肠杆菌表达重组蛋白是基因工程制药的常用策略。作为一个整合性、设计性实验，本实验内容涉及利用大肠杆菌诱导表达重组蛋白、提取重组蛋白（见实验三）、重组蛋白质的分离纯化（见实验九）、重组蛋白的浓度测定（见实验四、五、六）、重组蛋白的 SDS－PAGE 电泳分析（见实验八）和蛋白质免疫印迹法（见实验十）。

在教师的指导下，学生实验小组自主选择重组蛋白分子并制订实验方案。经指导教师审核安全性、可行性后，由指导教师和实验准备教师按照确定的实验方案提供支持，完成实验。

【实验仪器】

细菌培养摇床，超声破碎仪，低温高速离心机，电泳仪，电泳槽，水浴锅，凝胶成像系统，层析柱，蠕动泵，微量移液枪等。

【实验材料】

根据具体实验方案准备。

【实验操作】

总体实验流程如下，具体实验方案由学生实验小组拟订，经指导教师审核同意后执行。

1. 重组蛋白表达质粒的构建与鉴定。
2. 重组蛋白表达菌的转化。
3. 重组蛋白的诱导表达。
4. 重组蛋白的提取。
5. 重组蛋白的分离、纯化。
6. 重组蛋白的浓度测定。
7. 重组蛋白的电泳与免疫印迹鉴定。
8. 重组蛋白的冻存。

【实验结果和讨论】

观察并记录实验现象和结果。

【思考题】

针对实验过程中出现的问题，分析原因，提出解决办法。

（余蓉　郑永祥）

【参考文献】

余蓉，2015.生物化学［M］.2版.北京：中国医药科技出版社.

奥斯伯，布伦特，金斯顿，等，2008.生命科学实验指南系列：精编分子生物学实验指南［M］.5版.金由辛，包慧中，赵丽云，等译，北京：科学出版社.

吴勇，成丽，2008.现代药学实验教程［M］.成都：四川大学出版社.

陈钧辉，李俊，2014.生物化学实验［M］.5版.北京：科学出版社.

科林根，2007.精编蛋白质科学实验指南［M］.李慎涛，译.北京：科学出版社.

第五章　药理学实验

实验一　实验动物的捉持和给药法

Ⅰ. 蛙和蟾蜍的捉持和给药法

【实验目的】

学习蛙和蟾蜍的捉持和淋巴囊给药法。

【实验动物】

蛙或蟾蜍。

【试剂与器材】

注射器。针头，生理盐水。

【方法与步骤】

1. 捉持法：通常以左手握持蛙（或蟾蜍），用食指和中指夹住左前肢，用拇指压住右前肢，将下肢拉直并用无名指及小指固定（如图 5-1 所示）。

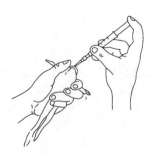

图 5-1　蛙的捉持和胸淋巴囊注射法

2. 淋巴囊内注射法：蛙及蟾蜍皮下有多个淋巴囊（如图 5-2 所示），注入药物后易于吸收。通常将药物注射于胸、腹或股淋巴囊。蛙及蟾蜍的皮肤很薄，缺乏弹性，注射后药物易自针眼漏出，故胸淋巴囊注射给药时应将针头插入口腔，由口腔底部穿过下颌肌层到达胸部皮下（如图 5-1 所示）；股淋巴囊注射给药时，应由小腿皮肤刺入，通过膝关节到达大腿部皮下。这样才可避免药液外漏。注入药液量一般为 0.25ml～0.50ml。试以生理盐水做胸淋巴囊和股淋巴囊注射练习。

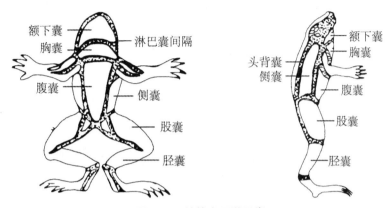

图 5-2　蛙的皮下淋巴囊

Ⅱ. 小鼠的捉持和给药法

【实验目的】

学习小鼠的捉持和各种给药法。

【实验动物】

小鼠 3～4 只。

【试剂与器材】

鼠笼，天平，注射器，小鼠尾静脉注射用固定筒。针头，灌胃针头，生理盐水。

【方法与步骤】

1. 捉持法：以右手拇指和食指提鼠尾，将小鼠放于鼠笼盖或其他粗糙面上，将鼠尾向后轻拉，使小鼠固定在粗糙面上。以左手的拇指及弯曲成"V"状的食指迅速捏其双耳及头颈部皮肤，无名指、小指和掌心夹其背部皮肤和尾部，将小鼠提起。这样便可将小鼠完全固定，并可保持其头颈部平直。

2. 灌胃法：以左手捉持小鼠，使头部朝一侧，颈部拉直。右手持配有小鼠专用灌胃针头的注射器，自小鼠嘴角插入口腔，再从舌面紧沿上腭进入食管（如图 5-3 所示）。与食管的走向一致，进针深度必须达到针长度的 2/3 以上，如手法正确，不难成功。若遇阻碍，小鼠有呕吐动作或强烈挣扎应将针退出后重新插入，不能用力强插，以免刺破其食管或误入气管，使小鼠致死。灌胃的药液量一般为 0.1ml/10g～0.3ml/10g。试以生理盐水做灌胃练习。

3. 皮下注射：可由两人合作。一人左手抓住小鼠头部皮肤，右手拉住鼠尾。另一人左手捏起小鼠背部皮肤，右手持注射器（选用 5 号或 6 号针头），将针头与背部呈锐角角度刺入背部皮下（如图 5-4 所示）。如由一人操作，可按前法捉持小鼠，右手持注射器，针尖从右侧肋缘上穿入皮下，向前推至右前肢腋下部位，将药液推入即可。小鼠皮下注射的药液量一般为 0.05ml/10g～0.2ml/10g。将针头轻轻向左右摆动，易摆动则表示已刺入皮下。轻轻回抽，如无回血，将药物注入皮下（会有一鼓包）。试以生理盐水进行练习。

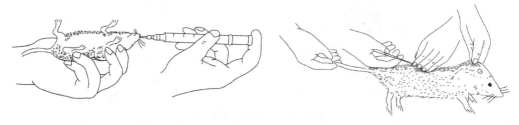

图 5-3　小鼠的灌胃法　　　　　　　图 5-4　小鼠的皮下注射法

4. 肌内注射：可由两人合作。一人左手抓住小鼠头部皮肤，右手拉住鼠尾。另一人持注射器（选用 4 号或 5 号针头），将针头刺入后肢外侧部肌肉。如一人单独操作，以左手拇指和食指抓住小鼠头部皮肤，小指、无名指和掌部夹住鼠尾及一侧后肢，右手持注射器刺入后肢肌肉给药。注射量每腿不宜超过 0.1ml。试以生理盐水做肌内注射练习。

5. 腹腔注射：以左手抓住小鼠，使腹部在上面，头部下倾，右手持注射器（选用 5 号或 6 号针头），取 45°角将针头从一侧下腹部向头端刺入腹腔（如图 5-5 所示）。针尖斜面向上，针头进入腹腔有落空感，进针部位不宜太高，刺入不能太深，以免伤及内脏。注射量一般为 0.1ml/10g～0.2ml/10g。试以生理盐水做腹腔注射练习。

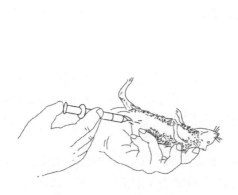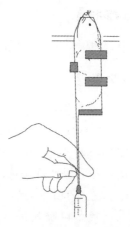

图 5-5　小鼠的腹腔注射法　　　　　图 5-6　小鼠的尾静脉注射法

6. 尾静脉注射：将小鼠置特制的固定筒内（或倒置的大漏斗、乳钵下面），使鼠尾露出在外。用酒精（或二甲苯）棉球涂擦尾部，或将鼠尾在50℃热水中浸泡30s，使血管扩张。用左手拉住尾尖，从左右两侧尾静脉中选择一条扩张最明显的尾静脉，右手持注射器（选用4号针头），将针头刺入血管，缓慢推入药液（如图5-6所示）。如推注时有阻力，且局部肿胀变白，表明针头没有刺入血管，应拔针后重新穿刺。穿刺血管时，宜从鼠尾末端开始，以便失败后可在第一次穿刺点的近心端重新进行。小鼠尾静脉注射的药液量一般为0.1ml/10g～0.2ml/10g。试以生理盐水做尾静脉注射练习。

Ⅲ. 家兔的捉持和给药法

【实验目的】

学习家兔的捉持和给药法。

【实验动物】

家兔1～2只。

【试剂与器材】

兔箱，开口器，磅秤，导尿管，注射器。生理盐水。

【方法与步骤】

1. 捉持法：用一只手抓住家兔颈背部皮肤，将兔提起；另一只手托其臀部，使兔呈坐位姿势。

2. 灌胃：需由两人合作进行。一人取坐位，用两腿夹持兔身。左手握家兔双耳，右手抓住两前肢。另一人将木制开口器横插在兔口内，压住舌头，并固定之。取8号导尿管，从开口器中部小孔插入食管，深15cm～18cm。插管时易误入气管。区别食管与气管的方法主要在于谨慎观察插管后家兔的反应。插入气管时将引起家兔剧烈挣扎和呼吸困难。也可将导管的外端浸入水中，如有气泡吹出，表示已误入气管内，此时应拔管并重新插入。判明导尿管确实插在食管内以后，取注射器接在导管上，将药液推入。再推注少量空气，消除导尿管中药液残留（如图5-7所示）。然后抽出导尿管，取出开口器。如用兔箱，亦可一人操作。左手将开口器固定于兔口内，右手将导尿管插入食管。家兔灌胃的药液量一般为5ml/kg～20ml/kg。试以生理盐水进行灌胃练习。

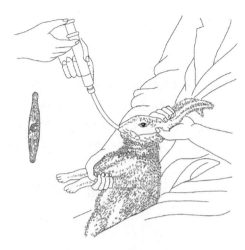

图 5-7　家兔的灌胃法

3. 皮下、肌内及腹腔注射：给药方法基本上同小鼠，唯针头可稍大（选用 6 号或 7 号针头），给药量可稍多（皮下注射与肌内注射为 0.5ml/kg～1.0ml/kg，腹腔注射为 1.0ml/kg～5.0ml/kg）。

4. 静脉注射：将家兔置固定于兔箱内，拔去耳壳外缘的毛，选择一条比较明显的耳缘静脉，用酒精棉球涂擦皮肤，使血管显露（如图 5-8 所示）。用左手拇指和中指捏住兔的耳尖，以食指垫在兔耳拟进针部位的下面，右手持注射器（选用 6 号针头），从近耳尖处将针头刺入血管（如图 5-9 所示）。如见到针头确在血管内，即以左手将针头固定在兔耳上，将药液推入。推注时如有阻力，局部出现肿胀，表明针头不在血管内，应立即拔针并重新刺入。家兔的静脉注射量，一般药液量为 0.2ml/kg～2.0ml/kg，等渗药液可达 10ml/kg。试以生理盐水进行练习。

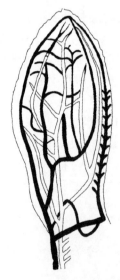

图 5-8　家兔耳壳的血管分布
（注：黑色实线表示静脉；中空线表示动脉。）

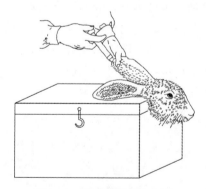

图 5-9　兔耳的静脉注射法

Ⅳ. 其他动物的给药法

（一）大鼠的捉持和给药法

1. 捉持法：将大鼠放于粗糙面上，用右手拉其尾部，左手戴保护手套，以拇指和食指捉其头部，其余三指夹住背、腹部。对于身体特大或凶狠易咬人的大鼠，可先以布巾包裹其全身（露出口、鼻），然后进行操作。

2. 给药法：大鼠的各种给药方法基本上同小鼠，唯所用的给药工具可稍大，给药量也可稍多。

（二）豚鼠的捉持和给药法

1. 捉持法：豚鼠性情温和，一般不咬人，用手握住身体即可。

2. 皮下、肌内及腹腔注射：方法基本上同小鼠，给药量可稍多。

3. 静脉注射：可选用后脚掌外侧的静脉或颈外静脉进行注射。做后脚掌外侧静脉注射时，由一人捉豚鼠并固定一条后腿，另一人剪去注射部位的毛，用酒精棉球涂擦脚掌外侧的皮肤使血管显露，再将连在注射器上的小儿头皮静脉输液针头刺入血管。做颈外静脉注射时，需先剪去一点皮肤，使血管暴露，然后将连在注射器上的头皮静脉输液针头刺入。豚鼠的静脉管壁脆弱易破，操作时需特别小心。

（三）猫的给药法

猫的皮下、肌内及腹腔注射方法基本上同家兔。给性情暴躁的猫注射麻醉药时，可先将猫装在布袋内，然后逐渐收缩布袋，将猫推到袋角，按住头部和躯体，隔着布层做腹腔注射。

（四）狗的给药法

1. 给药前处置：对于未经驯服的狗，需先以特制铁钳夹住颈部，将其按倒，以绳索捆扎狗嘴，然后才可进行给药操作。但是对于已经驯养，用于慢性试验的狗，切不可用铁钳夹颈，否则狗的性情将由此变得暴躁而难以操作。

2. 灌胃、皮下、肌内和腹腔注射：方法基本上同家兔，用具和给药量应相应增大。

3. 静脉注射：常见的注射部位是后肢小隐静脉（如图5-10所示），该血管由外踝前侧走向外上侧。也可选用前肢的皮下头静脉（如图5-11所示），该血管在脚爪上方背侧的正前位。注射时先局部剪毛，以酒精棉球涂擦皮肤，一人捏紧注射肢体的上端，阻断血液回流，使静脉充盈，以便看清其走向。另一人持注射器进行静脉穿刺，将药液注入。

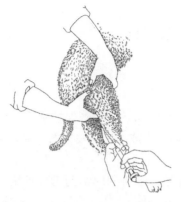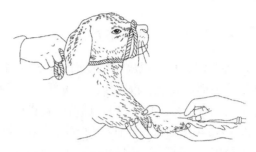

图 5-10　狗后肢外侧小隐静脉注射法　　图 5-11　狗前肢内侧皮下头静脉注射法

（五）其他较大动物

其他较大动物性别特点明显，不难辨认。

几种实验动物常用给药途径和适宜给药量见表 5-1。

表 5-1　几种实验动物常用给药途径和适宜给药量

动物	给药途径	缩写	适宜给药量
小鼠	灌胃	i. g.	0.1ml/10g～0.3ml/10g
	皮下注射	s. c.	0.05ml/10g～0.20ml/10g
	肌内注射	i. m.	0.02ml/10g～0.05ml/10g（每腿）
	腹腔注射	i. p.	0.1ml/10g～0.2ml/10g
	静脉注射	i. v.	0.1ml/10g～0.2ml/10g
大鼠	灌胃	i. g.	1ml/100g～2ml/100g
	皮下注射	s. c.	0.5ml/100g～1.0ml/100g
	肌内注射	i. m.	0.1ml/100g～0.2ml/100g（每腿）
	腹腔注射	i. p.	0.5ml/100g～1.0ml/100g
家兔	灌胃	i. g.	5ml/kg～20ml/kg
	皮下注射	s. c.	0.5ml/kg～1.0ml/kg
	肌内注射	i. m.	0.5ml/kg～1.0ml/kg
	腹腔注射	i. p.	1ml/kg～5ml/kg
	静脉注射	i. v.	0.2ml/kg～2.0ml/kg

（汪宏）

实验二 实验动物的性别鉴别、编号和处死法

【实验目的】

学习实验动物的性别鉴别方法。学习实验动物编号和处死的方法。

【实验动物】

小鼠 6 只（雌雄各半）。

【试剂与器材】

苦味酸溶液，棉签。

【实验操作】

1. 实验动物的性别鉴别。

（1）小鼠和大鼠：雄鼠可见阴囊，站位时阴囊内睾丸下垂尤为明显；雄鼠的尿道口与肛门距离较远，雌鼠的阴道口与肛门距离较近；成熟雌鼠的腹部可见乳头。

（2）豚鼠：与小鼠和大鼠基本相同。

（3）兔：雄兔可见阴囊，两侧各有一个睾丸；用拇指和食指按压生殖器部位，雄兔可露出阴茎；雌兔的腹部可见乳头。

2. 实验动物的编号。

较大的动物如猫、狗、猴等，可用号码牌挂在动物颈部，或将特制的铝制标牌固定在耳壳上。小鼠、大鼠及家兔一般用苦味酸溶液（以稀醇配制）涂于体表不同部位的毛上，方法不尽相同，以能明显区别为原则。例如，1 号涂左前肢，2 号涂左后肢，3 号涂右前肢，4 号涂右后肢，5 号涂头部，6 号涂背部，7 号涂尾部，8 号涂头及背部，9 号涂头及尾部，10 号不涂色等。

3. 实验动物的处死法。

（1）蛙和蟾蜍：可以断头处死，也可用探针经枕骨大孔破坏其脑和脊髓。

（2）小鼠和大鼠：常以断头法处死。对于小鼠，还可用颈椎脱臼法处死，即用左手拇指和食指紧按其头部，右手捏其尾根，向后猛拉，就可致其死亡。

（3）兔、猫和狗：静脉注射空气 10ml～30ml，可使动物因血管气栓而死亡。静脉注射大剂量戊巴比妥钠溶液等麻醉药，可使动物在死前免受痛苦。

【注意事项】

1. 苦味酸溶液标记动物时，切勿使标记部位过大或过小，过大容易造成相互混淆；过小不易辨别。

2. 捉拿豚鼠、大鼠时，应戴棉布手套，避免动物咬伤手指。

【报告要点】

仔细区分实验动物的性别，可对比观察。

【讨论题】

动物伦理学对动物实验有哪些规定？如何正确对待动物实验？

（旷喜）

实验三　给药途径对药物作用的影响

【实验目的】

观察以不同给药途径给予小鼠相同剂量尼可刹米时所引起药理作用的差别。

【实验原理】

动物以不同给药途径给药时，因吸收部位血液循环速度、吸收过程需透过的生物膜的通透性以及吸收途径中药物代谢酶等因素的影响而导致药物吸收的速度和程度不同。

【实验动物】

同性别小鼠 9 只。

【试剂与器材】

鼠笼，天平，注射器，小鼠灌胃针头，注射针头，2％尼可刹米溶液。

【实验操作】

1. 取性别相同、体重相近的小鼠 9 只，标记编号后，分别称重，观察各鼠的一般情况。分为灌胃组、皮下注射组和腹腔注射组，每组 3 只，依次给药。

2. 各组小鼠分别以灌胃法、皮下注射法和腹腔注射法给予尼可刹米 4mg/10g（即 0.2％尼可刹米溶液 0.2ml/10g）。每次给药后应立即记下给药时间，密切观察小鼠的反应。小鼠首次出现惊厥时，立即记录时间。从给药到首次出现惊厥的一段时间为药物作用的潜伏期。比较三组小鼠潜伏期的差别。

3. 小鼠惊厥反应包括：竖尾乱窜，后肢强直，肌肉痉挛，易受惊吓，口吐鲜血。

【注意事项】

1. 仔细观察小鼠出现惊厥反应的表现。

2. 捉拿小鼠时，应戴手套，避免小鼠咬伤手指。出现咬伤后不要惊慌，及时报告指导老师。

【报告要点】

按表 5-2 记录实验结果。

表 5-2　给药途径对药物作用的影响

编号	性别	体重	尼可刹米剂量	给药途径	作用潜伏期	最后结果
1						
2						
3						
4						
5						
6						
7						
8						
9						

注："最后结果"栏记录小鼠是否死亡及从给药到死亡的相隔时间等。

【讨论题】

不同给药途径在哪些情况下可使药物的作用产生量的差异？在哪些情况下又可使药物的作用产生质的不同？

（旷喜）

实验四　肝脏功能状态对药物作用的影响

【实验目的】

观察肝脏功能状态对药物作用的影响。

【实验原理】

四氯化碳是一种对肝脏有损伤的化学物质，其中毒动物常用作中毒性肝炎的动物模型，用于观察肝脏功能状态对药物作用的影响及筛选肝功能保护药。

【实验动物】

同性别小鼠 24 只。

【试剂与器材】

天平，鼠笼，微量移液枪，2ml 离心管，96 孔板，剪刀，离心机，酶标仪，恒温孵箱，生理盐水，肝功能测定试剂盒。

【实验操作】

1. 取 24 只体重 20g～25g 的小鼠分为两组，每组 12 只。模型组以 50％四氯化碳油溶液灌胃 0.1ml/10g，对照组用同样剂量的生理盐水灌胃。90min 后，取模型组和对照组小鼠各 2 只，腹腔注射戊巴比妥钠 50mg/kg（即 0.25％戊巴比妥钠溶液 0.2ml/10g），观察小鼠的反应。记录各鼠的翻正反射消失和恢复时间。注意模型组和对照组小鼠麻醉作用的开始时间及麻醉持续时间有无显著差别。

2. 两组各剩余的 10 只小鼠做生化测定，小鼠摘除眼球采血，血样在 37℃孵育 30min 后，3500rpm 离心 15min，分离得到的血清用于肝脏功能指标的测定。

小鼠眼球采血方法：

（1）左手拇指和食指抓取小鼠双耳及颈后皮肤，小指固定尾部；

（2）中指将小鼠左侧前肢轻压在胸骨心脏部位，无名指按在腹部，捻动拇指，轻压侧眼部皮肤，使眼球充血突出；

（3）用弯头镊夹取眼球；

（4）捻动拇指与食指，使血液从眼眶内以不同速度垂直流入离心管；

（5）同时用左手中指轻按小鼠心脏部位，以加快心脏泵血速度；

（6）当血液流尽时，用断颈法处死小鼠。

3. 肝脏功能指标 ALT/AST 测定，具体操作步骤参见试剂盒说明书。

【注意事项】

1. 摘眼球采血量能达 0.8ml～1.2ml，但老年和疾病小鼠血量会减少。

2. 采血场所应有充足的光线；夏季室内温度保持在 25℃～28℃，冬季以 15℃～20℃为宜。

3. 防止血液沾到眼部周围毛发，否则会造成污染和溶血。

4. 按压心脏时，一定要用力适度，若用力过度，一是会造成小鼠采血中途死亡，使采血不完全，二是有可能引起溶血现象发生，影响实验结果。

5. 采血用的器材和试管必须保持清洁干燥。

6. 采血时要防止小鼠挣扎，否则会损失较多血样。

【报告要点】

1. 初步掌握小鼠眼球采血的方法，学习酶标仪、移液枪的用法，掌握微量快速试剂盒的生化检测方法。

2. 学习生化测定结果分析统计方法及结果分析。

【讨论题】

1. 如何避免溶血情况的发生？
2. 肝功能指标的临床意义？

（旷喜）

实验五 肾脏功能状态对药物作用的影响

【实验目的】

观察肾功能损害对 $MgSO_4$ 作用的影响。

【实验原理】

$HgCl_2$ 是一种对肾脏有损伤的化学物质，其中毒动物常用作肾功能不全的动物模型。$HgCl_2$ 作用于肾脏的主要部位在近曲小管，先影响电解质及氨基酸的重吸收，后出现蛋白尿，直至少尿甚至无尿。

【实验动物】

小鼠 4 只。

【试剂与器材】

鼠笼，天平，注射器。0.1% $HgCl_2$ 溶液，2.3% $MgSO_4$ 溶液。生理盐水。

【方法与步骤】

将小鼠编号并称重。在实验前 90min 取小鼠 2 只，腹腔注射 $HgCl_2$ 10mg/kg（即 0.1% $HgCl_2$ 溶液 0.1ml/10g），以破坏肾功能，即为模型组。对照组小鼠 2 只，腹腔注射相同剂量的生理盐水。90min 后，取模型组小鼠和对照组小鼠各 2 只，皮下注射 $MgSO_4$ 4.6mg/10g（即 2.3% $MgSO_4$ 溶液 0.2ml/10g），观察小鼠有无肌张力变弱、活动减少及大小便排泄情况。皮下注射后观察 45min。注意观察并记录模型组小鼠与对照组小鼠最后结果的不同。

【肌松指标】

观察小鼠出现四肢瘫软，呼吸抑制等现象即为肌张力变弱。

【注意事项】

1. 如室内温度在 20℃ 以下，需给小鼠保温。否则注射过量 $MgSO_4$ 的小鼠容易死亡。

2. 实验结束后可将小鼠处死（断颈处死），比较两组小鼠肾脏的差别。模型组小鼠的肾脏常明显肿大，如将肾脏纵切，可以见到皮质部较为苍白，髓质部有充血现象。

3. 肌肉松弛现象观察指标偏主观，可靠性差。

【报告要点】

记录小鼠体重，小鼠注射 0.1% $HgCl_2$ 溶液造成肾脏损害的经过，$MgSO_4$ 的剂量，两组小鼠的最后结果，并就两组小鼠对药物反应不同的原因进行讨论。

【讨论题】

哪些常用药物最易受到肾脏功能状态的影响？请简述其原理。

（汪宏）

实验六　传出神经药物对兔眼瞳孔的作用

【实验目的】

观察拟胆碱药、抗胆碱药对瞳孔的作用，并分析后两类药物散瞳的作用机制。

【实验原理】

硫酸阿托品为抗胆碱药，与 M 胆碱受体结合占位，使递质乙酰胆碱不能与 M 胆碱受体结合发挥乙酰胆碱样作用。于眼部表现为扩瞳。

硝酸毛果芸香碱为拟胆碱药，能直接激动胆碱受体，出现乙酰胆碱样现象。于眼部表现为缩瞳。

【实验动物】

家兔 1 只。

【试剂与器材】

兔箱，测瞳尺。1%硫酸阿托品溶液，1%硝酸毛果芸香碱滴眼液。

【方法与步骤】

取家兔 1 只，于适度的光照下，用测瞳尺测量两眼瞳孔的大小。突然从侧面照射兔眼，如瞳孔随光照而缩小，即为对光反射阳性，否则为阴性。在家兔的结膜囊内滴药，滴药时用拇指和食指将家兔眼睑拉成杯状，中指压住鼻泪管，然后滴药，如图 5-12 所示。滴药的顺序见表 5-3。

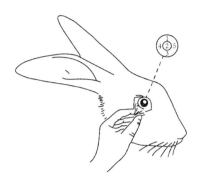

图 5－12　家兔眼睑滴药的方法

表 5－3　家兔眼睑滴药的顺序

顺序	左眼	右眼
先	1％硫酸阿托品溶液	1％硝酸毛果芸香碱溶液
后	1％硝酸毛果芸香碱溶液	1％硫酸阿托品溶液

滴药后 10min，在同样的光照下，再测量家兔左、右眼的瞳孔大小和对光反射。如滴硝酸毛果芸香碱的瞳孔已经缩小，在其左、右眼的结膜囊内再滴入 1％硫酸阿托品溶液 2 滴，10min 后检查瞳孔大小及对光反射的变化。

【注意事项】

1. 测瞳时不能刺激角膜，光照强度及角度必须前后一致，否则将影响测瞳结果。
2. 观察对光反射只能用闪射灯光。
3. 为减少误差，测瞳应由同一人进行。

【报告要点】

按表 5－4 记录实验结果。

表 5－4　拟胆碱药、抗胆碱药对瞳孔的作用

兔眼	药物	瞳孔大小（mm）		对光反射	
		用药前	用药后	用药前	用药后
左	1％硫酸阿托品溶液				
	再滴 1％硝酸毛果芸香碱溶液				
右	1％硝酸毛果芸香碱溶液				
	再滴 1％硫酸阿托品溶液				

【讨论题】

试从实验结果分析阿托品和毛果芸香碱对瞳孔作用的不同。

（汪宏）

实验七　传出神经药物对离体兔肠的作用

【实验目的】

学习离体平滑肌器官的实验方法，观察拟胆碱药和抗胆碱药对离体兔肠的作用。

【实验原理】

家兔小肠平滑肌具有自主节律性，M 受体激动剂乙酰胆碱可使小肠平滑肌兴奋，收缩幅度增加，M 受体阻断剂阿托品能拮抗上述作用。

【实验动物】

家兔 1 只。

【试剂与器材】

麦氏浴槽，水浴锅，"L"形通气管，充气球胆，铁支架，张力换能器，弹簧夹，螺旋夹，双凹夹，粗剪刀，手术剪，眼科镊，下口瓶（500ml），注射器，烧杯，培养皿，棉线，BL-410 生物机能实验系统等。

台氏（Tyrode）液，0.1%氯化乙酰胆碱溶液，0.1%硫酸阿托品溶液，1%$BaCl_2$溶液等。

【方法与步骤】

1. 取制肠段标本：取空腹家兔 1 只，左手执髂上部，右手握木槌猛击其枕骨部致死。迅速开腹，剪取十二指肠，迅速置于冷台氏液中，用台氏液将肠内容物冲洗干净，剪成长约 2cm 的小段，放入盛有台氏液的培养皿内备用。多余肠管如不及时应用，可剪成数段，连同台氏液置 4℃冰箱中保存，12h 内仍可使用。

2. 装于麦氏浴槽：在肠段两端各系一段手术线，将肠段的一端系在通气管的小钩上。将通气管连同肠段放入盛有 38℃±0.5℃ 30ml 台氏液的麦氏浴槽内，用双凹夹将通气管的另一端固定在铁支架上，使充满空气的球胆和通气管相通。微微开启球胆橡皮管上的螺旋夹，使球胆内的空气以每秒 2 个气泡的速度从通气管尖端的小孔逸出，供给肠肌氧气。

3. 标本连接及记录：肠段另一端的手术线系于张力换能器的小钩上，将换能头输出线与电源部分的输入插座相连，电源部分的输出线连接于记录仪。浴槽中的肠肌承受约 1g 的拉力（如图 5-13 所示）。开动记录仪，记录一段正常收缩曲线，然后依次给药。

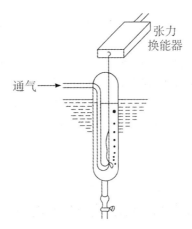

通气→

张力
换能器

图 5-13 离体肠段的描记装置

（1）给予 0.1％氯化乙酰胆碱溶液 0.1ml，观察肠段收缩情况。当肠段收缩明显时，立即进入下一步。

（2）给予 0.1％硫酸阿托品溶液 0.1ml，观察肠段收缩情况。收缩曲线下降到基线时进入下一步。

（3）给予 0.1％氯化乙酰胆碱溶液 0.1ml，观察肠段收缩情况。如作用不明显，按下一步操作。

（4）给予 0.1％氯化乙酰胆碱溶液 1ml，观察肠段收缩情况。观察 3min 后更换浴槽中的台氏液 3 次。

（5）给予 1％BaCl₂溶液 0.2ml，观察肠段收缩情况。

【注意事项】

1. 注意控制浴槽的水温，调节肠肌的张力，否则会影响肠段的收缩功能与对药物的反应。

2. 操作步骤中的给药量是以麦氏浴槽中盛有 30ml 的台氏液为准。如台氏液的量有所改变，给药量应做相应调整。

【报告要点】

以绘图和文字表述正常离体肠肌的张力和舒缩情况、加入各种药物后的反应，并对实验结果进行讨论。

【讨论题】

1. 使离体平滑肌保持其收缩功能需要具备哪些基本条件？

2. 试从受体学说分析阿托品对肠肌的作用，并讨论这些作用的临床意义。

注意：本实验材料既可以选用兔肠也可以选用豚鼠肠，两者区别如下。

（1）兔肠的肌层较厚，通气最好用 95％O₂＋5％CO₂。给药后需多换几次台氏液，才能将药物洗净。豚鼠肠的肌层较薄，一般通空气即可，洗去药物也较容易。

（2）兔肠的肌层较厚，收缩力较强，以加 1g 左右的负荷为宜。豚鼠肠的肌层菲薄，收缩力较弱，以加 0.5g 左右的负荷为宜。

（3）兔肠的腔道较宽，自发收缩也较多，剪成短段置于台氏液中后，其内容物可自动洗出。豚鼠肠常需用小心地向肠管内滴加台氏液的方法将其中的内容物洗出。

（4）兔肠段自发活动较多，适宜于观察药物对肠运动影响的实验。豚鼠肠段自发活动较少，基线稳定，适宜于做生物检定（特别是组胺）的实验。

（陈小瑞）

实验八　传出神经系统药物对兔血压的影响

【实验目的】

学习麻醉动物急性血压实验的装置和方法，观察传出神经系统药物对家兔血压的影响。理解传出神经系统药物的相互作用。

【实验原理】

传出神经系统药物可以模拟或阻断传出神经的效应，通过激动或阻断心脏和血管平滑肌上分布的肾上腺素能受体或胆碱能受体，引起心血管的功能发生相应的改变，从而对血压产生影响。

【实验动物】

家兔 1 只。

【试剂与器材】

BL-410 生物机能实验系统，压力及呼吸换能器，手术台，手术器械，注射器，动脉夹，动脉插管，头皮针，气管插管，铁支架，棉绳，棉线，纱布，棉花，胶布。

肝素溶液，生理盐水，3％戊巴比妥钠溶液，0.002％盐酸肾上腺素溶液，0.003％重酒石酸去甲肾上腺素溶液，0.002％盐酸异丙肾上腺素溶液，0.2％盐酸麻黄碱溶液，0.001％氯化乙酰胆碱溶液，0.1％氯化乙酰胆碱溶液，0.01％硝酸毛果芸香碱溶液，0.1％水杨酸毒扁豆碱溶液，1％硫酸阿托品溶液，1％盐酸酚妥拉明溶液，0.1％盐酸普萘洛尔溶液。

【实验操作】

1. 麻醉：取家兔一只，称重，腹腔注射戊巴比妥钠 30mg/kg（即 3％戊巴比妥钠溶液 1ml/kg）。麻醉后，将家兔仰卧位固定于手术台上。

2. 手术。

（1）剪去颈部的毛，正中切开颈部皮肤，分离气管。在气管下穿一根线，轻提气管，作一倒"T"形切口，插入气管插管，结扎固定。气管插管一端与呼吸换能器相连，记录家兔的呼吸情况。

（2）找到耳缘静脉，插入与注射器相连的头皮静脉输液针，胶布固定，用注射器推注生理盐水 2ml~3ml，检查输液管是否畅通，有无漏液。

（3）在气管一侧的颈动脉鞘内分离颈总动脉（注意有迷走神经伴行，应将其与颈总动脉分离），在颈总动脉下方近心端、远心端各穿一根线，远心端结扎；然后用动脉夹夹住近心端，在靠近结扎处用眼科剪剪一"V"形小口，向心方向插入装有肝素溶液的动脉插管，结扎并固定于动脉插管上。动脉插管与压力换能器相连并连接在生物机能实验系统上；慢慢松开动脉夹，描记正常血压曲线。

3. 给药：先描记一段正常血压曲线，然后依次由耳缘静脉给予下列三组药物。每次给药后立即注入生理盐水 2ml，观察并记录血压变化情况，待血压恢复原水平或平稳后，再给予下一种药物。

（1）观察拟肾上腺素药对血压的影响：

①盐酸肾上腺素 $3\mu g/kg$（0.002％盐酸肾上腺素溶液 0.15ml/kg）。

②重酒石酸去甲肾上腺素 $6\mu g/kg$（0.003％重酒石酸去甲肾上腺素溶液 0.2ml/kg）。

③盐酸异丙肾上腺素 $3\mu g/kg$（0.002％盐酸异丙肾上腺素溶液 0.15ml/kg）。

④盐酸麻黄碱 0.3mg/kg（0.2％盐酸麻黄碱溶液 0.15ml/kg）。

（2）观察拟胆碱药对血压的影响及 M 受体阻断药对拟胆碱药作用的影响：

①硝酸毛果芸香碱 $20\mu g/kg$（0.01％硝酸毛果芸香碱溶液 0.2ml/kg）。

②氯化乙酰胆碱 $1\mu g/kg$（0.001％氯化乙酰胆碱溶液 0.1ml/kg）。

③水杨酸毒扁豆碱 0.25mg/kg（0.1％水杨酸毒扁豆碱溶液 0.25ml/kg）。3min 后再给予下一种药。

④氯化乙酰胆碱 $0.5\mu g/kg$（0.001％氯化乙酰胆碱溶液 0.05ml/kg）。比较②氯化乙酰胆碱 $1\mu g/kg$（0.001％氯化乙酰胆碱溶液 0.1ml/kg）的作用。

⑤硫酸阿托品 2mg/kg（1％硫酸阿托品溶液 0.2ml/kg）。3min 后再给予下一种药。

⑥氯化乙酰胆碱 $1\mu g/kg$（0.001％氯化乙酰胆碱溶液 0.1ml/kg），剂量同"②氯化乙酰胆碱"。

⑦氯化乙酰胆碱 1mg/kg（0.1％氯化乙酰胆碱溶液 1ml/kg，即为"②氯化乙酰胆碱"用量的 1000 倍）。

（3）观察 α 和 β 受体阻断药对拟肾上腺素药作用的影响：

①盐酸肾上腺素 $3\mu g/kg$（0.002％盐酸肾上腺素溶液 0.15ml/kg）。

②盐酸酚妥拉明 1mg/kg（1％盐酸酚妥拉明溶液 0.1ml/kg）。

③盐酸肾上腺素溶液 $6\mu g/kg$（0.002％盐酸肾上腺素溶液 0.3ml/kg，即①用量的 2 倍），比较与"①盐酸肾上腺素 $3\mu g/kg$（0.002％盐酸肾上腺素溶液 0.15ml/kg）"的差异。

④盐酸普萘洛尔 0.5mg/kg（0.1％盐酸普萘洛尔溶液 0.5ml/kg）。

⑤盐酸肾上腺素 6μg/kg（0.002％盐酸肾上腺素溶液 0.3ml/kg），注意结果与"③盐酸肾上腺素溶液"项的差异。

【注意事项】

1. 本实验用家兔进行，因家兔的耐受性较差，可能有些结果不明显。
2. 实验中的剂量是按一般情况进行计算的，必要时可根据具体情况适当增减。
3. 为避免形成血栓，所建静脉通道在不给药时应连续、缓慢地推注生理盐水。

【报告要点】

打印或画出血压曲线，标明血压值、所给药物的名称和剂量。分析药物的相互作用，解释实验前后出现的血压变化。

【讨论题】

1. 试讨论肾上腺素、去甲肾上腺素、异丙肾上腺素对心血管系统作用之异同。
2. 本实验如何验证乙酰胆碱的 M 样作用和 N 样作用？
3. 本实验的结果能否充分证明毒扁豆碱对胆碱酯酶的抑制作用？
4. 为什么本实验的结果可以说明肾上腺素既作用于 α 受体，又作用于 β 受体？

（卿勇）

实验九　药物对动物自发活动的影响

【实验目的】

观察地西泮对小鼠自发活动的影响，学习镇静催眠药的筛选方法。

【实验原理】

自发活动是正常动物的生理特征。自发活动的多少往往能反映中枢神经的兴奋或抑制程度。地西泮等镇静催眠药均可明显减少小鼠的自发活动。自发活动减少的程度与镇静催眠药的作用强度呈正比。

【实验动物】

小鼠 15 只。

【试剂与器材】

YLS-1A 多功能小鼠自主活动记录装置，注射器，鼠笼，天平。
0.05％地西泮溶液，生理盐水。

【实验操作】

将小鼠置于 YLS-1A 多功能小鼠自主活动记录装置的计数室内。筛选出活动度相近的小鼠 10 只，称其体重，编号。再次将小鼠置于多功能小鼠自主活动记录装置的计数室内，使其适应环境约 5min。然后开始计算时间，观察并记录 5min 后数码管上显示的数字，作为给药前的对照值。将小鼠取出，5 只小鼠分别腹腔注射地西泮 0.1mg/10g（0.05％地西泮溶液 0.2ml/10g），另 5 只小鼠分别给予相同剂量的生理盐水，然后将小鼠放回鼠笼，每隔 5min 按上法记录活动量 1 次，连续观察 25min。

【注意事项】

1. 实验环境要求安静，有条件者可在隔音室内进行。

2. 小鼠活动与饮食条件、昼夜及生活环境等有密切关系，观察自发活动最好各方面条件相近。

3. 小鼠宜事先禁食 12h，以增加觅食活动。

【报告要点】

按表 5-5 记录实验结果。

表 5-5　地西泮对小鼠自发活动的影响

编号	体重（g）	药物及剂量	25min 内活动计数					
			给药前	给药后（min）				
				5	10	15	20	25

【讨论题】

用本方法测定小鼠自发活动应注意哪些问题？

（卿勇）

实验十　强心苷对离体蛙心的作用（斯氏法）

【实验目的】

学习斯氏离体蛙心的灌流方法。观察强心苷对离体蛙心收缩强度、频率和节律的影响以及强心苷和 Ca^{2+} 的协同作用。

【实验原理】

正常的蛙心能按静脉窦的节律性自动产生兴奋，蛙心离体后，用理化性质近似于血浆的任氏液灌流，在一定时间内，其仍能保持节律性兴奋和收缩活动。由于心脏的正常活动还有赖于内环境因素的相对稳定，改变灌流液的成分可引起心脏活动的改变。强心苷可增加心肌细胞内的 Ca^{2+} 浓度，使心肌收缩力增强，对衰竭心脏的作用尤为显著。但过量强心苷易引起室性心律失常。

【实验动物】

蛙（70g 以上）两只。

【试剂与器材】

BL-410 生物机能实验系统，张力换能器，手术器械，蛙板，探针，蛙心插管，蛙心夹，试管夹，铁夹，铁支架，滴管。

任氏液，低钙任氏液（所含 $CaCl_2$ 为一般任氏液的 1/4，其他成分不变），5％洋地黄溶液（或 0.1％毒毛花苷 G 溶液），1％ $CaCl_2$ 溶液。

【实验操作】

1. 取蛙 1 只，用探针破坏脑及脊髓，将蛙用大头针仰位固定于蛙板上。先剪开胸部皮肤，再剪除胸部肌肉及胸骨，打开胸腔，剪开心包膜，暴露心脏。

2. 在主动脉干分支处之下穿一根线，打好松结，备结扎插管之用。于左主动脉剪一“V”形切口，将装有任氏液的插管由此开口插入，通过主动脉球转向左后方，同时用镊子轻提动脉球，向插管移动的反方向拉动，即可使插管尖端顺利进入心室。见到插管内液面随着心搏而上下波动后，将松结扎紧、固定，然后剪断两根动脉。持插管提起心脏，用线自静脉窦以下把其余血管一起结扎，在结扎处下面剪断血管，使心脏离体。用滴管吸去插管内血液，并用任氏液连续换洗，至无血色，使插管内保留 1.5ml 左右的任氏液。

3. 用带有长线的蛙心夹夹住心尖，将长线连于张力换能器，记录心脏搏动。

4. 描记一段正常心搏曲线，然后开始加药。每加一种药液后，密切观察蛙心收缩强度、心率和房室收缩的一致性等方面的变化。

（1）换入低钙任氏液。

（2）当心脏收缩显著减弱时，向插管内加入 5％洋地黄溶液 0.1ml～0.2ml（或 0.1％毒毛花苷 G 溶液 0.2ml）。

（3）当药物作用明显时，再向插管内加入 1％$CaCl_2$溶液 2～3 滴。

【注意事项】

1. 制备离体蛙心时，切勿伤及静脉窦。

2. 随时滴加任氏液于蛙心表面，使之保持湿润。

3. 张力换能器头端应向下倾斜，以免液体进入换能器。

【报告要点】

打印或描绘蛙心的收缩曲线，图下注明加药、换药、心率、房室收缩的一致性、蛙心体积变化等情况。

【讨论题】

本实验中可以观察到强心苷的哪几种药理作用？

（卿勇）

实验十一　药物急性 LD_{50} 的测定

【实验目的】

学习并掌握测定药物半数致死剂量（LD_{50}）的方法和计算过程。了解急性毒性试验的常规操作。

【实验原理】

药物急性 LD_{50} 是反映药物急性毒性的重要定量指标。LD_{50} 是指在一定条件下，给药后连续观察至少 14 天，计算使半数动物出现死亡的剂量。

【实验动物】

小鼠 40～60 只（体重 18g～22g，雌雄均可，应注明性别）。

【试剂与器材】

注射器及针头，鼠笼。2％新药溶液。

【方法与步骤】

1. 探索剂量范围。

取小鼠 8~10 只，以 2 只为一组，分成 4~5 组。选择数值差距较大的一系列剂量，按照分组分别腹腔注射新药溶液，观察小鼠出现的症状并记录死亡数，找出引起 0% 及 100% 死亡率（至少应找出引起 20%~80% 死亡率）的剂量范围（参考剂量：最小 300mg/kg，最大 1000mg/kg）。

2. 进行正式试验。

在预试验所获得的 0% 和 100% 致死剂量范围内，设定几个剂量（一般为 3~5 个剂量，按等比级数增减），尽可能使半数组的死亡率都在 50% 以上，另半数组的死亡率都在 50% 以下。各组小鼠的只数应相等或相差无几，每组 10 只左右，小鼠的体重和性别要均匀分配（最好采用区组随机法）。完成小鼠分组和剂量计算后，按组腹腔注射给药。最好先从中剂量组开始，以便能从最初几组小鼠给药后的反应来判断最大剂量和最小剂量是否合适，以随时进行调整。

3. LD_{50} 测定中应观察记录的项目：

（1）实验各要素：实验题目，实验日期，室内温度，检品的批号、规格、来源、理化性状、配制方法及所用浓度等；小鼠品系、来源、性别、体重、给药方式及剂量（药物的绝对剂量与溶液的容量）和给药时间等。

（2）给药后各种反应：潜伏期（从给药到开始出现毒性反应的时间）；中毒现象及出现的先后顺序；开始出现死亡的时间；死亡集中时间；末只死亡时间；死前现象。逐日记录各组死亡只数。

（3）尸解及病理切片：从给药时开始计时，凡 2h 以后死亡的小鼠均及时尸解以观察内脏的病变，记录病变情况。若有肉眼可见变化时，则需进行病理检查。整个试验一般要观察 7~14 天。观察结束时，对全部存活进行称重，尸解，同样观察内脏病变并与中毒死亡鼠尸解情况相比较。当发现有病变时，同样做病理检查，以比较中毒后病理改变及恢复情况。

【注意事项】

1. 新药可选用敌百虫，因市售敌百虫质量差别较大，测定 LD_{50} 时宜预先加以精制，并于临用前配制溶液。如无精制敌百虫，亦可用盐酸普鲁卡因测定 LD_{50}。该药小鼠腹腔注射给药时的致死剂量为 105mg/kg~150mg/kg。

2. 供各组小鼠注射用的敌百虫溶液最好为按剂量比例稀释而成的一系列浓度的溶液。这样可使各组小鼠单位体重的给药体积一致。

【报告要点】

1. 按表 5-6 记录实验结果。

表 5－6　药物急性 LD_{50} 的测定

受试物剂量 （mg/kg）	对数剂量 （X）	小鼠总数 （只）	死亡小鼠数 （只）	死亡率 （%）	概率单位 （Y）	LD_{50} 及置信限 （95%）

2. 结果计算。

（1）计算 LD_{50} 一般采用简化概率法，如有计算机统计学软件，可用 Bliss 计算法。

（2）计算 $\lg LD_{50}$ 的标准误差（Sx_{50}）。

（3）计算 95% 置信限（必要时另计算 99% 置信限）。

（4）计算回归直线斜率 b，并算出 LD_{10}、LD_{90}。

（5）两个 LD_{50} 值的比较：当欲比较同一药物前后两次 LD_{50} 测定值或两种不同药物的 LD_{50} 值时，可用两组 t 检验法进行比较，但计算中不能直接计算 LD_{50} 的差值，而应计算 $\lg LD_{50}$ 的差值，因 LD_{50} 在计算中是采用对数剂量进行的。

注意：不同性别小鼠或以不同途径给药获得的结果应分别列表。若发现中毒反应和死亡率对不同性别小鼠有明显差异，则应选择比较敏感的性别进行重复实验。

【讨论题】

1. 什么是 LD_{50}？测定 LD_{50} 的意义和依据是什么？

2. 测定 LD_{50} 时，为什么要记录各种中毒现象及时间过程而不能只记录死亡小鼠数量？

3. 计算 LD_{50} 的置信限的意义是什么？

（陈小瑞）

实验十二　药物的抗电惊厥作用

【实验目的】

观察苯妥英钠和丙戊酸钠对电惊厥的保护作用。

【实验原理】

以一强电流刺激小鼠头颅可引起其全身强直性惊厥，药物若可预防强直性惊厥发生，可初步推测该药物有抗癫痫大发作的作用。

【实验动物】

昆明小鼠（或 ICR、NIH 小鼠）8~16 只。

【试剂与器材】

钟罩，天平，鼠笼，1ml 注射器、YLS-9A 生理药理电子刺激仪，0.4％苯妥英钠溶液，2％丙戊酸钠溶液，0.4％新药溶液，生理盐水。

【实验操作】

1. 将 YLS-9A 生理药理电子刺激仪设定为"连续波"，波形为"正方波＋间隙＋负方波"，波宽为 20ms，间隙为 10ms，触发延时为 0.00ms，波数为 50 个，电压为 110V，电流为 4mA。

2. 将输出线前端的两鳄鱼夹用生理盐水浸湿，分别夹在小鼠双耳之间皮肤和下颚处，接通电源，按下"启动"，即可使小鼠产生前肢屈曲，后肢伸直的强直性惊厥。

3. 按预定参数逐一筛选小鼠，未出现强直性惊厥或死亡的小鼠均被淘汰。每组至少筛选出 8 只小鼠。若两组合做，则筛选出 16 只小鼠，称重、标记后给药。0.4％苯妥英钠溶液、2％丙戊酸钠溶液、0.4％新药溶液、生理盐水各 2 只小鼠腹腔注射，4 种药物给药剂量均为 0.15ml/10g。

4. 给药 40min 后，给予相同参数电刺激，观察小鼠是否再出现挣扎性反应或强直性惊厥。

【注意事项】

1. 引起惊厥的电刺激参数因小鼠的个体而异，需通过实验测得，设定参数不宜过大，以免引起死亡。

2. 两个鳄鱼夹应严防短路，以免引起仪器损坏。

3. 如果小鼠一次不能强直性惊厥，应等待 4h 后再进行实验。

4. 小鼠惊厥可分为五个时期：潜伏期、僵直屈曲期、后肢伸直期、阵挛期以及恢复期。

【报告要点】

按表 5-7 记录实验结果。

表 5-7　苯妥英钠和丙戊酸钠的抗电惊厥作用

编号	体重（g）	药物及剂量（ml）	致休克电流（mA）	通电后反应	
				给药前	给药后

【讨论题】

试从给药后小鼠的活动表现及电刺激后的反应，比较苯妥英钠与丙戊酸钠作用的异同。

（包旭）

实验十三 药物对中枢神经兴奋药所致惊厥的作用

【实验目的】

观察丙戊酸钠对回苏灵所致惊厥的保护作用。

【实验原理】

回苏灵是直接兴奋呼吸中枢的中枢神经兴奋药，剂量过大时可引起惊厥反应。药物对回苏灵所致惊厥反应的保护作用可用来初筛抗惊厥药和抗癫痫药。

【实验动物】

小鼠2只。

【试剂与器材】

钟罩，天平，注射器。

0.04％回苏灵溶液（或0.6％戊四唑溶液），3％丙戊酸钠溶液，生理盐水。

【方法与步骤】

1. 取小鼠2只，编号，称其体重并记录。

2. 分别腹腔注射丙戊酸钠6mg/10g（3％丙戊酸钠溶液0.2ml/10g）和生理盐水0.2ml/10g。

3. 30min后，再分别皮下注射回苏灵80μg/10g（0.04％回苏灵溶液0.2ml/10g）。观察各小鼠出现反应的时间和强度（痉挛、跌倒、强直或死亡）。

【注意事项】

若条件许可，最好以戊四唑代替回苏灵进行实验。所用戊四唑剂量为1.2mg/10g（0.6％戊四唑溶液0.2ml/10g），给药途径为皮下注射。

【报告要点】

按表5-8记录实验结果。

表5-8 丙戊酸钠的抗惊厥作用

编号	体重（g）	预先给药及剂量	注射回苏灵后反应

【讨论题】

根据实验结果讨论各药物的作用及临床应用。

（包旭）

实验十四 注射液的溶血性试验

【实验目的】

学习溶血现象并掌握溶血性试验的基本操作。

【实验原理】

静脉注射液应与红细胞胞浆的渗透压相等或可稍偏高渗（严格地说应等张），不影响红细胞的黏附功能。所以应对静脉注射液做溶血性试验，考察该药物制剂是否会引起溶血和影响红细胞凝集。

【实验动物】

家兔1只。

【试剂与器材】

烧杯，竹签，试管，试管架，滴管，吸管，离心机，水浴锅。
生理盐水，供试品（适量的中草药注射剂）。

【方法与步骤】

取新鲜兔血10ml～20ml，用竹签搅拌以除去纤维蛋白，再用生理盐水冲洗3～5次。每次加生理盐水5ml～10ml，混匀后用离心机离心，弃去上清液，直至上清液不呈红色为止。然后按所得红细胞的容积，用生理盐水配成2%的悬浮液。

取试管7支，编号，按表5-9加入各种溶液。6号管不加供试品，作为空白对照。7号管不加供试品并用纯化水代替生理盐水，作为完全溶血对照。轻轻摇匀后，置37℃水浴中保温1h，观察结果，做出判断。

表5-9 注射液的溶血性试验反应体系

	编号						
	1	2	3	4	5	6	7
供试品溶液（ml）	0.1	0.2	0.3	0.4	0.5	—	—

续表

	编号						
	1	2	3	4	5	6	7
生理盐水（ml）	2.4	2.3	2.2	2.1	2.0	2.5	—
纯化水（ml）	—	—	—	—	—	—	2.5
2%红细胞悬液（ml）	2.5	2.5	2.5	2.5	2.5	2.5	2.5

全溶血：溶液澄明，红色，管底无红细胞残留。

部分溶血：溶液澄明，红色或棕色，底部尚有少量红细胞残留。显微镜检查显示红细胞稀少或变形。

不溶血：红细胞全部下沉，上层液体无色澄明。显微镜检查红细胞不凝集。

凝集：虽不溶血，但出现红细胞凝集，经振摇后不能分散，或出现药物性沉淀。

一般认为，凡 1h 后引起 3 号管以及 3 号以前的各管出现溶血、部分溶血或凝集反应的药物制剂，即不宜用于静脉注射。

【报告要点】

记载供试品的名称、含量、理化性状、生产单位名称及制剂批号、保温后各试管的结果以及试验结论。

【讨论题】

1. 什么叫溶血现象？与药物有关的哪些因素可以引起溶血现象？
2. 如何进行溶血性试验？如何判断其结果？

（包旭）

实验十五　胰岛素的降血糖作用

【实验目的】

观察皮下注射胰岛素对小鼠血糖的影响。

【实验原理】

胰岛素促进全身组织对葡萄糖的摄取和利用，抑制糖原的分解和糖异生，从而降低血糖。动物皮下注射定量胰岛素后，于不同时间点采血测定血糖，用于检测胰岛素对该动物的降血糖能力。

【实验动物】

昆明小鼠（或 ICR、NIH 小鼠）20 只。

【试剂与器材】

天平，鼠笼，微量移液枪，塑料离心管，96 孔板，剪刀，细塑料管，离心机，酶标仪，恒温水浴箱。

生理盐水，胰岛素注射液，含 0.1% 氟化钠（NaF）的生理盐水，葡萄糖测定试剂盒。

【实验操作】

1. 取 20 只体重为 20g~25g 的小鼠，分为两组，每组 10 只，一组给生理盐水，另一组给胰岛素。

2. 采取"0"时血 $10\mu l$ 至装有 $90\mu l$ 含 0.1% NaF 的生理盐水的塑料离心管中，混匀。

3. 小鼠颈背部皮下注射胰岛素（0.4U/kg），40min 时和 90min 时分别采血 $10\mu l$ 至装有 $90\mu l$ 含 0.1% NaF 的生理盐水的塑料离心管中，混匀。

4. 将血液样本 4000rpm 离心 1min，取上清液，测定血糖。

【注意事项】

1. 小鼠微量采血方法：①眼球采血。用塑料软管刺破小鼠眼内眦，待血液滴出后，拔掉采血管。②小鼠尾尖采血。剪去小鼠尾尖约 2mm，待血液自行流出或者轻轻从尾根向尾尖挤压，让血液流出。

2. 滴血的塑料或玻璃平板应洁净，否则会导致溶血，影响测定结果。

3. 实验过程中鼠笼内不应有鼠料。

4. 胰岛素应低温保存（不能冰冻）。

5. NaF 中的 F^- 可与 Ca^{2+} 结合形成螯合物而发挥抗凝作用，F^- 可抑制糖酵解中的烯醇化酶，防止糖酵解，若未加 NaF，血标本中的葡萄糖含量将以每小时 6% 的速度下降，而在有 NaF 存在的条件下，血糖浓度在 25℃ 的条件下可以稳定 24h，4℃ 下可以稳定 72h。

【报告要点】

绘制血糖-时间曲线，标明血糖值、所给药物的名称和剂量。

【讨论题】

1. 为什么实验过程中鼠笼中不能有鼠料？
2. 为什么糖尿病病人要在饭前 30min 注射胰岛素？

附：

葡萄糖氧化酶法测定血清（血浆）葡萄糖

【实验原理】

葡萄糖氧化酶（glucose oxidase，GOD）利用氧和水将葡萄糖氧化为葡萄糖酸，并释放过氧化氢。过氧化物酶（peroxidase，POD）在色原性氧受体存在时，将过氧化氢分解为水和氧，并使色原性氧受体 4-氨基安替比林和酚去氢缩合为红色醌类化合物，即 Trinder 反应。红色醌类化合物的生成量与葡萄糖含量成正比。其反应式为

$$葡萄糖 + O_2 + H_2O \longrightarrow （GOD）\longrightarrow 葡萄糖酸 + H_2O_2$$
$$2H_2O_2 + 4-氨基安替比林 + 酚 \longrightarrow （POD）\longrightarrow 醌亚胺 + 4H_2O$$

【实验试剂】

试剂成分与浓度见表 5-10。

表 5-10　试剂成分与浓度

试剂	试剂成分	试剂浓度
R1	葡萄糖氧化酶（GOD）	$\geqslant 13000$U/L
	过氧化氢酶（POD）	$\geqslant 900$U/L
R2	PBS 缓冲液（pH 7.0）	100.00mmol/L
	酚	11.00mmol/L
	4-氨基安替比林	0.77mmol/L
葡萄糖标准液	5.55mmol/L（100mg/dl）	

试剂稳定性：原装试剂应在 2℃～8℃ 避光保存，有效期为 12 个月。混合后于 2℃～8℃ 可稳定 1 个月，室温可稳定 3 天。

样品：新鲜无溶血血清，肝素抗凝血浆，EDTA 血浆。

【操作步骤】

波长，505nm（480nm～505nm）；温度，37℃；比色杯光径，1cm。

将 10ml R1 与 90ml R2 混合均匀，即为工作液。

按表 5-11 加入各种溶液。

表 5-11　测定血清葡萄糖反应体系

	空白管	标准管	样品管
工作液（ml）	1.50	1.50	1.50
纯化水（ml）	0.01	—	—
标准品（ml）	—	0.01	—
样品（ml）			0.01

分别混和均匀。37℃保温 10min~15min（避免太阳光直射），以试剂空白管调零，测定标准品和样品在同一波长的吸光值。

（陈小瑞）

实验十六　药物的镇痛作用——热刺激法

【实验目的】

了解用一定强度的热刺激动物躯体的某一部位以产生痛反应，筛选镇痛药的方法。

【实验原理】

用恒定强度的光束直接照射在距小鼠尾尖端 1/3 处，受热刺激后引起动物痛反应，并以移尾或甩尾作为痛反应指标。药物能明显延长小鼠出现移尾或甩尾的时间，即可反映其镇痛作用。

【实验动物】

小鼠数只。

【试剂与器材】

DB027 型鼠尾光照测痛仪，注射器，鼠笼，天平。

0.1％盐酸吗啡溶液，4％乙酰水杨酸混悬液，生理盐水等。

【实验操作】

1. 动物选择：将鼠尾光照测痛仪负载电压调节到 20V 左右，置小鼠于特制固定器，测定各小鼠的甩尾反应潜伏期（tail flick latency，TFL），共测 2 次，每次间隔 5min，剔除基础痛阈值小于 2s 或大于 10s 的小鼠，共选出 3 只（或 6 只，9 只，…，即 3 的倍数只），取其均值为基础潜伏期。将小鼠按照基础痛阈值随机均分为 3 组，即给药 1 组、给药 2 组和阴性对照组。

2. 给药：给药 1 组小鼠腹腔注射盐酸吗啡 0.15mg/10g（0.1％溶液 0.15ml/10g），给药 2 组小鼠灌胃乙酰水杨酸 6mg/10g（4％混悬液 0.15ml/10g），阴性对照组小鼠腹腔注射生理盐水 0.15ml/10g。

3. 测定：给药后，分别于 15min、30min、45min、60min 测定各小鼠的 TFL 一次。如小鼠 10s 内无甩尾反应，按 10s 计算，或痛阈提高率达到 100％为限。

4. 按下列公式计算痛阈提高率，即

$$痛阈提高率(\%) = \frac{给药后潜伏期 - 基础潜伏期}{基础潜伏期} \times 100\%$$

【注意事项】

1. 热刺激鼠尾法，常选用尾部下 1/3 处作为测痛点，但反复连续测定时，须将测痛部位稍加挪动，防止局部烫伤而影响测痛结果。测定次数亦不宜过多。若阴性对照组 TFL 变化较大，则统计处理时不仅应与基础痛阈进行比较，还应与阴性对照组对应时间的痛阈值进行比较，才能合理、可靠地评价镇痛药效。

2. 室温对此实验有一定影响，将室温控制在 20℃～23℃为佳。室温过高则痛阈值降低，反之，升高。

3. 剔除基础痛阈值小于 2s 或大于 10s 的反应过敏或迟钝的小鼠。

【报告要点】

按表 5-12 记录实验结果。

表 5-12　吗啡和乙酰水杨酸的镇痛作用比较

编号	体重(g)	药物与剂量	痛反应潜伏期（s）			痛阈提高率（%）	
			给药前		给药后	给药后	
			1	2	平均	15min 30min 45min 60min	15min 30min 45min 60min

【讨论题】

结合盐酸吗啡和乙酰水杨酸的镇痛实验结果，在图 5-14 绘制曲线，并讨论两类镇痛药的药理作用和临床应用。

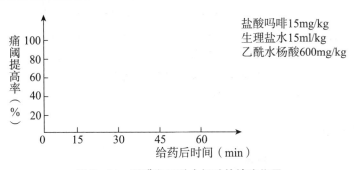

盐酸吗啡15mg/kg
生理盐水15ml/kg
乙酰水杨酸600mg/kg

图 5-14　吗啡和乙酰水杨酸的镇痛作用

（陈重华）

155

实验十七　药物的镇痛作用——化学刺激法

【实验目的】

了解通过腹腔注射刺激性物质，引起扭体（反应），来筛选镇痛药物的方法。

【实验原理】

采用小鼠腹腔注射化学刺激物，引起腹腔深部大面积而较持久的疼痛刺激，致使小鼠产生扭体反应。药物能明显减少小鼠的扭体反应只数或次数，可反映药物的镇痛作用。

【实验动物】

小鼠数只。

【试剂与器材】

天平，注射器，鼠笼，0.1％盐酸吗啡溶液，4％乙酰水杨酸混悬液，0.6％乙酸溶液，生理盐水。

【实验操作】

取小鼠 3 只（或 6 只，9 只，…，即 3 的倍数只）将小鼠平均分为 3 组，分别为给药 1 组、给药 2 组和阴性对照组。将小鼠按照分组进行标记，称体重。给药 1 组小鼠皮下注射盐酸吗啡 0.15mg/10g（0.1％盐酸吗啡溶液 0.15ml/10g），给药 2 组小鼠灌胃乙酰水杨酸 6mg/10g（4％乙酰水杨酸混悬液 0.15ml/10g），阴性对照组小鼠皮下注射生理盐水 0.15ml/10g。30min 后，各组小鼠每只分别腹腔注射 0.6％乙酸 0.2ml，观察 10min 内小鼠有无扭体反应（腹部内凹、躯体扭曲、后肢伸展及蠕行等）出现。汇集全实验室的结果，评价两种药物的镇痛作用。

【注意事项】

1. 0.6％乙酸溶液应新鲜配制。
2. 室内温度以 20℃为宜，温度过低或过高时，小鼠扭体次数可能减少甚至不扭体。
3. 结果亦可用 30min 内扭体次数统计。

【报告要点】

按表 5-13 记录实验结果。

表 5-13 吗啡和乙酰水杨酸的镇痛作用

编号	体重 (g)	药物及剂量 (mg/kg)	小鼠总数 (只)	出现扭体反应鼠数 (只)	发生扭体反应 百分率(%)

【讨论题】

根据本实验及本章实验十六的结果,讨论热刺激法和扭体法的区别。

(陈重华)

实验十八 药物的镇痛作用——机械刺激法

【实验目的】

了解通过机械加压刺激小鼠尾根部,引起缩尾或全身退缩反应,来评价镇痛药物作用的方法。

【实验原理】

通过微调加压杆垂直传至鼠尾在支撑点处承受的压力,使小鼠产生疼痛,出现缩尾或全身退缩反应,以此时压力值为痛阈指标。药物能明显提高小鼠的痛阈值,以此可评价药物的镇痛作用。

【实验动物】

小鼠数只。

【试剂与器材】

YSL-3E 电子压痛仪,天平,注射器,鼠笼,0.1%盐酸吗啡溶液,4%乙酰水杨酸,生理盐水。

【实验操作】

1. 基础痛阈值测定。

将小鼠置于特制固定器,距鼠尾根部 1cm 处对准仪器的压痛点,待小鼠稍微安静后,操纵加压杆下压,测定各小鼠的基础压痛阈值(小鼠出现缩尾或者全身退缩反应时的压力值），共测 2 次，每次间隔 5min，取均值。取小鼠 3 只（或 6 只，9 只，…，即 3 的倍数只），将其按照基础压痛阈值随机均分为 3 组，即给药 1 组、给药 2 组和阴性对照组。

2. 给药。

给药 1 组小鼠腹腔注射盐酸吗啡 0.15mg/10g（0.1％盐酸吗啡溶液 0.15ml/10g），给药 2 组小鼠灌胃乙酰水杨酸 6mg/10g（4％乙酰水杨酸混悬液 0.15ml/10g），阴性对照组小鼠腹腔注射生理盐水 0.15ml/10g。

3. 给药后。

分别于 15min、30min、45min、60min 测定各组小鼠的压痛阈值。为防止组织损伤，以压痛阈值提高一倍时的压力为终止压力。

4. 按下列公式计算痛阈提高率。

$$痛阈提高率（\%）=\frac{给药后压痛阈值-给药前压痛阈值}{给药前压痛阈值}\times100\%$$

【注意事项】

1. 小鼠体重对压痛阈值有一定影响，体重增加，压痛阈值有所提高。20g 左右的小鼠压痛阈值为 50g~80g，一般选 20g 左右小鼠进行实验。

2. 重复测定时，支撑点可稍作移动，压力过大可致组织损伤，以痛阈提高率达 100％的压力为终止压力。

3. 室温在 15℃~30℃时对实验均无明显影响。

【报告要点】

按表 5-14 记录实验结果。

表 5-14　吗啡和乙酰水杨酸的镇痛作用比较

组别或编号	体重（g）	药物与剂量	压痛阈值（g）							痛阈提高率（％）			
			给药前			给药后				给药后			
			1	2	平均	15min	30min	45min	60min	15min	30min	45min	60min
1													
2													
3													

【讨论题】

根据实验十六、实验十七及实验十八的结果，讨论热刺激法、扭体法及机械刺激法的区别，这三种方法分别适用于哪类镇痛药物的筛选研究？

（陈重华）

【参考文献】

章元沛，1996. 药理学实验［M］. 2 版 . 北京：人民卫生出版社 .

吴勇，成丽，2008. 现代药学实验教程[M]. 成都：四川大学出版社.

Acar A，Yalcin E，Cavusoglu K，2018. Protective effects of β-Carotene against ammonium sulfate toxicity：biochemical and histopathological approach in mice model[J]. Joural of Medicial Food，21 (11)：1145－1149.

胡冬梅，陆杨，房敏峰，等，2016. 特女贞苷对四氯化碳致小鼠急性肝损伤的保护作用[J]. 中国药理学通报，32（9）：1260－1263.

徐叔云，卞如濂，陈修，2002. 药理实验方法学[M]. 3 版. 北京：人民卫生出版社.

陈奇，1996. 中药药理研究方法学[M]. 北京：人民卫生出版社.

第六章　天然药物化学实验

实验一　天然药物化学成分的提取方法

天然药物化学是运用现代科学理论与方法研究天然药物中化学成分的一门学科，其研究内容包括天然成分的提取、分离、结构鉴定、理化性质、生物合成途径及生物活性等多个方面。整个天然药物化学的研究就是从天然药物中化学成分的提取、分离开始的。在设计提取分离方法前，应对所用材料的基源（如动、植物的学名）、产地、部位（花、果、叶、茎、根或种子等）和采集时间等进行考查和确定，并系统地查阅文献，以充分了解、利用前人的经验。这一步涉及目标天然产物和非目标天然产物（也称为杂质）的性质，如酸碱性、溶解性、挥发性和热稳定性等。其最终目标是尽可能多地提取出目标天然成分，同时尽可能少地或者不提取出杂质。

常用的天然产物提取方法有溶剂法、水蒸气蒸馏法及升华法等。其中溶剂提取法是主要方法。

（一）溶剂提取法

1. 溶剂提取法的基本原理。

溶剂提取法是基于"相似相溶"原理，选择适当的溶剂将天然药物中的化学成分从药材中提取出来的方法。化合物亲水性和亲脂性的大小与其分子结构直接相关。一般来说，两种母核骨架相同的成分，其结构中官能团极性越大或极性官能团越多，则分子极性越大，表现出较强的亲水性；反之，其结构中非极性部分越大或碳链越长，则分子极性越小，亲脂性越强。

2. 选择提取溶剂的原则。

常用溶剂的极性根据其介电常数的大小，由弱到强，顺序如下：

石油醚<二硫化碳<四氯甲烷<苯<二氯甲烷<乙醚<氯仿<乙酸乙酯<丙酮<乙醇<甲醇<乙腈<水<吡啶<乙酸。

天然产物成分中，萜类、甾体等脂环类及芳香类化合物因极性较小，易溶于氯仿、乙醚等亲脂性溶剂；而糖苷、氨基酸等化合物极性较大，则易溶于水及含水醇；另外，酸性、碱性及两性化合物，因它们在溶液中的状态与溶液的 pH 值密切相关，其溶解度将随溶液 pH 值改变而发生变化。

选择提取溶剂除了考虑其极性和 pH 值外，还应遵循以下原则：

（1）溶剂不能与待提取成分发生不可逆的化学反应；

（2）溶剂应对待提取物有较大的溶解度，而对杂质溶解度要尽可能小，或反之；

（3）溶剂应廉价易得，并且有较好的安全性，还要易于回收和重复利用。

天然产物中主要成分及对应的提取溶剂见表 6−1。

表 6−1　天然产物主要成分及对应的提取溶剂

天然产物主要成分的极性	天然产物主要成分的主要类型	提取溶剂
强亲脂性（极性小）	挥发油、脂肪油、蜡、脂溶性色素、甾醇类、某些苷元	石油醚、己烷
亲脂性	苷元、生物碱、树脂、有机酸、某些苷类	乙醚、氯仿
	强心苷类（小）	氯仿：乙醇（2：1）
中等极性	黄酮苷类（中）	乙酸乙酯
	皂苷、蒽醌苷类（大）	正丁醇
亲水性	极性大的苷类、糖类、氨基酸、某些生物碱的盐	丙酮、乙醇、甲醇
强亲水性	蛋白质、黏液质、果胶、糖类、氨基酸、无机盐类	水

3. 溶剂提取法的常用技术。

（1）经典溶剂提取方法。

常规溶剂提取方法应根据天然产物对温度的敏感性，采取冷、热两种提取模式。冷提效率虽然不高，但适合提取一些热不稳定物质，如含较多酚羟基或酯基的成分；热提取对热稳定物质有较高的提取率。天然产物常用提取方法见表 6−2。

表 6−2　天然产物常用提取方法

提取方法	溶剂	操作	提取效率	使用范围	备注
浸渍法	水或有机溶剂	不加热	效率低	各类成分，尤遇热不稳定成分	出膏率低，易发霉，需加防腐剂
渗漉法	水或有机溶剂	不加热	—	脂溶性成分	消耗溶剂量大，时间长
煎煮法	水或稀醇	直火，加热	—	水溶性成分	易挥发，热不稳定物质不宜用
回流提取法	有机溶剂	水浴，加热	—	脂溶性成分	热不稳定物质不宜用，溶剂用量大
连续回流提取法	有机溶剂	水浴，加热	节省溶剂、效率最高	亲脂性较强成分	用索氏提取器，时间长

实验操作步骤：

①将药材粉末装入合适的容器中（烧瓶、提取器、桶）；

②加入适量的溶剂（一般为 3～10 倍）进行冷提或热提；

③收集提取液；

④减压浓缩，得浸膏。

（2）溶剂提取新技术。

除了常规的提取方法，一些提取新方法和新技术，如超临界流体萃取技术、超声波提取技术、微波提取技术、酶法和仿生提取技术等，也逐渐被应用于天然产物的提取。

①超临界流体萃取技术。处于临界压力和临界温度以上的流体对有机化合物的溶解度能增加几个数量级，物质处于临界温度和临界压力以上状态时，将以单一相态存在，称为超临界流体。当超临界流体与待分离的物质接触，通过控制温度和压力，可使超临界流体选择性地将天然成分按照极性大小、沸点高低和分子量大小依次萃取出来，该方法称为超临界流体萃取法。该方法已在食品、香料、医药和化工等领域得到广泛的应用，尤其天然成分提取是其最大的应用领域。

常用的超临界流体及其主要参数见表 6-3，其中以二氧化碳最常用。二氧化碳作为超临界流体的主要特点：a. 临界温度不高，萃取温度低，适用于热不稳定物质；b. 临界压力不太高，萃取介质的溶剂特性易改变；c. 黏度小，密度相对较大，在超临界区域内，稍微升高压力，密度变化较大，其溶解性质也随之改变，可萃取不同物质；d. 萃取介质可循环使用，成本低；e. 隋性气体，不破坏样品；f. 无传统溶剂提取法易燃、易爆的危险，无毒，无公害，纯天然产品；g. 可与其他色谱技术联用，高效、快速地分析中药及其制剂中的有效成分。

表6-3 常用的超临界流体及其主要临界参数

流体	临界温度（℃）	临界压力（MPa）	临界密度（g/ml）
二氧化碳	31.1	7.39	0.45
甲烷	−83.0	4.60	0.16
乙烷	32.4	4.89	0.20
乙烯	9.5	5.07	0.20
丙烷	97.0	4.26	0.23
丙烯	92.0	4.67	0.23
水	374.2	22.01	0.34

②超声波提取技术。天然植物有效成分大多为细胞内物质，现有的机械破碎法难以将细胞有效破碎，化学破碎方法又容易造成被提取物的结构性质等发生变化而失去活性，超声波提取技术应用超声波强化提取植物的有效成分，是一个物理破碎过程。其对媒质主要产物产生独特的机械振动作用和空化作用，从而提高植物有效成分的提取效率。

超声波提取技术是一种溶剂提取法的强化技术，可大大提高提取效率，近年来广泛应用于天然成分的提取，主要体现在以下几个方面：

在药用植物成分提取中的应用：主要用于生物碱、苷类、挥发油、多糖等成分的提取。

在食用植物成分提取中的应用：有利于食用植物经粉碎打浆后的进一步细化，使汁液中的果胶降解、果汁黏性降低，提高汁液的产量、纯度和过滤速度。

在其他成分提取中的应用：氨基酸、蛋白质、酶、色素等。

③微波提取技术。微波提取技术是利用微波能来提高溶剂提取效率的一种新技术。微波在传输过程中，根据物料性质不同而产生反射、穿透、吸收现象。微波提取过程中，微波辐射导致植物细胞内的极性物质，尤其是水分子吸收微波能，产生大量热量，使细胞内温度迅速上升，水汽化将细胞膜和细胞壁冲破，形成微小孔洞，使细胞外溶剂容易进入细胞内，溶解并释放胞内产物。由于物质结构不同，吸收微波能的能力也不同，胞内物质被选择性地加热，使之与基体分离，进入微波吸收能力较差的萃取剂中。

④酶法和仿生提取技术。酶法是近几年来用于中药工业的一项生物工程技术。选用恰当的酶，通过酶反应较温和地将植物组织分解，加速有效成分的释放、提取；选用相应的酶可将影响提取的杂质（如淀粉、蛋白质、果胶等）分解去除。仿生提取技术综合运用医学仿生（人工胃、人工肠）与化学仿生（酶的应用）的原理，同时将整体药物研究法与分子药物研究法相结合，从生物药剂学的角度，模拟药物经胃肠道转运的过程，为经胃肠道给药的中药制剂的一种新的提取工艺。这两种新技术都属于溶剂法提取天然产物的前处理技术，通过酶解使天然产物中杂质减少，有效成分含量增加。

（二）水蒸气蒸馏法

水蒸气蒸馏法适用于具有挥发性，能随水蒸气蒸馏，而化学结构不被破坏且难溶或不溶于水的成分的提取。此类成分的沸点多在 100℃ 以上。水蒸气蒸馏的原理是基于两种互不相溶的液体共存时，各组分的蒸气压和它们在纯粹状态时的蒸气压相等，而另一种液体的存在并不影响它的蒸气压，混合体系的总蒸气压等于两纯组分的蒸气压之和，由于体系中的蒸气压比任何一组分的蒸气压高，所以混合物的沸点要比任一组分的沸点低。此方法主要用于提取植物挥发油。某些低极性的生物碱，如麻黄碱、烟碱、槟榔碱等。小极性的香豆素类化合物也可使用本法提取。

（三）升华法

物质从固态不经过液态直接变成气态的相变过程称为升华。天然药物中有一些成分，如小分子的香豆素、木脂素、醌类等，具有升华的性质，可利用该方法直接将其从中药中提取出来。先将药材加热使其升华，再将其蒸气冷凝，富集产物，即可直接从中药中提取某些成分，如从茶叶中提取咖啡因，樟木中提取樟脑等。此方法简单易行，但往往提取不完全，也常伴有成分的分解现象，产率低，很少用于大规模制备。

（陈东林）

实验二　天然药物化学成分的鉴别实验

【实验目的】

1. 掌握天然药物中各类化学成分的常用鉴别方法。
2. 熟悉各类化合物鉴别反应的现象和结果判断方法。
3. 了解天然药物化学成分预实验的意义。

【实验指导】

天然药物中往往含有多种化学成分，在对其进行提取分离时，要大致知道其中含有的化学成分的类型，以便根据所含化合物的性质选择合适的提取分离溶剂。这就需要有一些比较简单的对各类化学成分进行定性鉴别的实验方法。

不同结构类型的化合物具有不同的特征鉴别反应，其反应现象和结果也有所不同。本节通过介绍不同结构类型化合物的鉴别反应、各类化合物的鉴别反应操作方法、反应现象的识别、反应结果的判断，为今后的天然药物化学成分的提取、分离奠定基础。

不同结构类型的化合物，其理化性质不同。每一类化合物与特定的反应试剂进行反应时，会产生一些特殊的反应现象，可以用于确定该类化合物的存在。

分别选取若干种已知结构类型化合物的天然药物，采用适宜的溶剂进行提取。再根据药材中所含主要化合物的性质，将提取液与特定的反应试剂进行反应，观察反应现象，并记录实验结果。

【仪器及材料】

1. 主要试剂及其配制方法。

（1）Molish 试剂：称取 α-萘酚 5g 溶于 100ml 95％乙醇中，配制成 5％的 α-萘酚乙醇溶液，与浓硫酸制成 Molish 试剂。

（2）苯胺-邻苯二甲酸试剂：称取苯胺 0.93g、邻苯二甲酸 1.6g 溶于 100ml 水饱和的正丁醇中混匀，备用。

（3）多伦（Tollen）试剂：0.1mol/L 硝酸银溶液和 5mol/L 的氨水等量混合。

（4）斐林（Fehling）试剂：称取 $CuSO_4 \cdot 5H_2O$ 34.6g 溶于 200ml 纯化水中，用 0.5ml 浓硫酸酸化，再用纯化水稀释至 500ml，备用；称取酒石酸钾钠 $KNaC_4H_4O_6 \cdot 4H_2O$ 173g 和 NaOH 固体 50g 溶于 400ml 纯化水中，再稀释至 500ml，过滤，备用；使用时，量取等体积两溶液混合。该试剂必须临用前配制。

（5）三氯化铁试剂：称取三氯化铁 1g 溶于 100ml 纯化水中，配制成 1％的三氯化铁溶液。

（6）香草醛-盐酸试剂：称取香草醛 0.5g 溶解于 50ml 10％盐酸溶液中配制而成。

（7）三氯化铁－铁氰化钾试剂：试剂Ⅰ，称取 0.5g 三氯化铁溶解于 50ml 纯化水中；试剂Ⅱ，称取 0.5g 铁氰化钾溶解于 50ml 纯化水中。临用时，两溶液等体积混合。

（8）固蓝B盐（fast blue B salt）试剂：试剂Ⅰ，称取 0.5g 固蓝B盐溶解于 100ml 纯化水中；试剂Ⅱ，0.1mol/L 氢氧化钠溶液。临用时，先喷试剂Ⅰ，再喷试剂Ⅱ。

（9）氢氧化钠－盐酸试剂：分别配制 1％氢氧化钠溶液和 2％盐酸溶液。

（10）Emerson 试剂：试剂Ⅰ，称取 1g 4－氨基安替比林溶于 50ml 95％乙醇中，配制成 2％的 4－氨基安替比林乙醇溶液；试剂Ⅱ，称取 4g 铁氰化钾溶于 50ml 纯化水中，配制成 8％铁氰化钾水溶液。使用时，先喷试剂Ⅰ，再喷试剂Ⅱ。

（11）Gibb's 试剂：试剂Ⅰ，称取 0.5g 2，6－二溴苯醌氯亚胺溶于 100ml 95％乙醇中，配制成 0.5％ 2，6－二溴苯醌氯亚胺乙醇溶液；试剂Ⅱ，称取 1g 氢氧化钾溶于 100ml 95％乙醇中，配制成 1％氢氧化钾乙醇溶液。使用时，先滴加试剂Ⅰ，使溶液 pH 值达到 9～10，再滴加试剂Ⅱ。该试剂须临用前配制。

（12）异羟肟酸铁试剂：试剂Ⅰ，称取 3.5g 盐酸羟胺溶于 50ml 甲醇中配制成 7％盐酸羟胺甲醇溶液；试剂Ⅱ，称取 5g 氢氧化钾溶于 50ml 甲醇配制成 10％氢氧化钾甲醇溶液；试剂Ⅲ，称取 0.5g 三氯化铁溶于 50ml 95％乙醇中配制成 1％三氯化铁乙醇溶液；稀盐酸。

（13）三氯化铝试剂：称取 0.5g 三氯化铝溶于 50ml 95％乙醇中配制成 1％三氯化铝乙醇溶液。

（14）乙酸镁试剂：称取 0.5g 乙酸镁溶于 100ml 甲醇配制成 0.5％乙酸镁甲醇溶液。

（15）硼酸试剂：称取 0.5g 硼酸溶于 50ml 纯化水，配制成 1％硼酸水溶液。

（16）Feigl 试剂：试剂Ⅰ，25％碳酸钠水溶液；试剂Ⅱ，4％甲醛水溶液；试剂Ⅲ，5％邻二硝基苯乙醇溶液。使用时，各种溶液加入 1 滴，混匀，即得。

（17）无色亚甲蓝试剂：称取 0.1g 亚甲蓝溶于 100ml 95％乙醇中，加入 1ml 冰醋酸及 1g 锌粉，缓缓振摇直至蓝色消失，备用。

（18）磷钼酸试剂：称取 25g 磷钼酸溶于 100ml 95％乙醇中，配制成 25％磷钼酸乙醇溶液。

（19）亚硝酰铁氰化钠（Legal）试剂：称取 0.5g 亚硝酰铁氰化钠溶于 100ml 纯化水中，配制成 0.5％亚硝酰铁氰化钠水溶液。

（20）3，5－二硝基苯甲酸（Kedde）试剂：称取 1g 3，5－二硝基苯甲酸溶于 50ml 甲醇中，加入 2mol/L NaOH 溶液 50ml，现用现配。

（21）碱性苦味酸（Baljet）试剂：称取 1g 苦味酸溶于 100ml 95％乙醇中，配制成 1％苦味酸乙醇溶液；另外称取 5g 氢氧化钠溶于 100ml 纯化水中，配制成 5％氢氧化钠水溶液。两者等量混合，配制完成。

（22）对二甲氨基苯甲醛（Ehrlich）试剂：称取 1g 对二甲氨基苯甲醛溶于 100ml 95％乙醇中，配制成 1％对二甲氨基苯甲醛乙醇溶液，然后与浓盐酸按体积比 4：1 混合而成。

（23）碘化铋钾试剂：称取碘化铋钾 2g，加冰醋酸 20ml 溶解后，加 50ml 纯化水稀释即得。

【**实验操作**】

1. 糖和苷类的一般鉴别。

称取待鉴别的天然药物（以下均称检品，如葛根）粗粉 2g，加纯化水约 10ml，70℃左右水浴加热 10min，过滤，滤液用于以下鉴别实验。

（1）糖的化学鉴别实验。

①Molish 反应。

鉴定试剂：Molish 试剂。

显色原理：糖在浓硫酸的作用下，先脱水缩合成糠醛或其衍生物，然后再与 α－萘酚反应生成紫红色复合物。其化学反应式如下。

注意事项：该反应较为灵敏，若有微量滤纸纤维或中草药粉末存在于溶液中，都能产生上述反应，过滤时应注意。

操作方法：取检品热水提取液 1ml 于试管中，加 5％ α－萘酚乙醇溶液 2～3 滴，摇匀，沿管壁缓缓加入 0.5ml 浓硫酸，如在试液与浓硫酸的交界面处很快形成紫色环，表明样品含有糖类、多糖或苷类，此溶液经振摇后颜色变深并发热，冷却后加水稀释则有暗紫色沉淀出现。

②苯胺－邻苯二甲酸反应。

鉴定试剂：苯胺－邻苯二甲酸试剂。

显色原理：糖受强酸及加热的影响，能脱水生成糠醛的衍生物，再与芳香胺类缩合成 Schiff 碱而显色。

操作方法：将样品点在滤纸上，喷洒苯胺－邻苯二甲酸试剂，在 105℃加热 5min，生成还原糖，显桃红色斑点。有时也呈棕色斑点，一般来讲，呈红色的为戊醛糖和 2－己酮糖酸，呈棕色的为己醛糖和 5－己酮糖酸。

③多伦反应。

鉴定试剂：多伦试剂。

显色原理：多伦试剂可将醛类氧化成羧酸铵盐，自身被还原为金属银而沉淀，以此可区分单糖中的醛糖和酮糖。

操作方法：还原糖和该试剂反应，沸水浴加热，产生银色或褐色沉淀，反应可在纸上进行，喷洒试剂后，在 100℃加热 5min～10min，显棕褐色斑点。

注意事项：脂肪族和芳香族的醛、芳胺、氨基酚、多元酚和甲酸都呈阳性反应。另外，含 C=S 和—SH 基团的化合物会生成硫化银沉淀而干扰反应。

④斐林反应。

鉴定试剂：斐林试剂。

显色原理：斐林试剂可将醛类氧化成羧酸，自身被还原为砖红色的氧化亚铜而沉淀，以此可区分单糖中的还原糖和非还原糖。

操作方法：取 10ml 检品水提取液加 20ml 斐林试剂，沸水浴加热数分钟，滤去所生成的沉淀，取出少许滤液，滴加几滴斐林试剂，确保已无沉淀产生，然后在滤液中加 2ml 盐酸，煮沸 20min，加氢氧化钠溶液使溶液成碱性，再加斐林试剂于沸水浴上加热，如又产生沉淀，则证明含有苷或多糖。

（2）糖的色谱鉴别。

①硅胶分配薄层色谱。

糖的极性较大，在硅胶 G 上分离效果不够理想，使用前需用适当的缓冲剂（如硼酸等）进行预处理。硼酸与糖分子中的羟基的络合作用能改善分离效果，所用硼酸水溶液以 0.02mol/L 为好。展开剂：正丁醇－乙醇－水、丙酮－水、氯仿－甲醇等。常用显色剂：茴香醛－浓硫酸、苯胺－邻苯二胺等。

②纸色谱。

纸色谱用于糖的分离效果较好，最常用的四种展开溶剂系统是 BAW：正丁醇－乙酸－水（4∶1∶5）、BEW：正丁醇－乙醇－水（4∶1∶2.2）、BBPW：正丁醇－苯－吡啶－水（5∶1∶3∶3）及水饱和的酚。显色剂为苯胺－邻苯二甲酸等，显色后在紫外灯下观察荧光斑点。该反应极为敏感。

2. 酚类化合物的鉴别。

称取检品（如川芎或八角）粗粉 2g，加 70％乙醇 20ml，超声提取 15min，过滤，滤液用于以下鉴别实验。

（1）三氯化铁反应。

鉴定试剂：三氯化铁溶液。

显色原理：酚类取代溶剂化离子中的溶剂分子而形成铁络合物。

操作方法：样品溶液如为酸性，即可直接进行检查。如为碱性，可加乙酸酸化后再滴加三氯化铁溶液。显蓝色、墨绿色或蓝紫色，证明可能含有酚类或鞣质。没食子酸系统的鞣质呈蓝色，而儿茶酚系统的鞣质呈绿色。

注意事项：酚类化合物在滤纸片上单独用三氯化铁显色灵敏度较差，可采用其他试剂。非酚性的芳胺、烯醇、羟亚甲基化合物等反应也呈阳性。

（2）香草醛－盐酸反应。

鉴定试剂：香草醛－盐酸试剂。

操作方法：将样品点在滤纸片上，稍干燥，喷洒香草醛－盐酸试剂，立即呈不同程度的红色。

注意事项：对具有间苯二酚和间苯三酚结构的化合物呈阳性反应。

（3）三氯化铁－铁氰化钾反应。

鉴定试剂：三氯化铁－铁氰化钾试剂。

显色原理：样品中的还原性物质将 Fe^{3+} 还原成 Fe^{2+}，再和铁氰化钾反应显色。本反应可检查鞣质、一切酚类化合物以及还原性化合物。

操作方法：将样品点在滤纸上，喷洒三氯化铁－铁氰化钾试剂，立即呈现明显的蓝色斑点。但时间较长后，背景也逐渐呈蓝色。如欲使滤纸上的斑点保存下来，当纸片仍湿润时，用稀盐酸洗涤，再用纯化水洗至中性，置室温干燥后即可。

（4）固蓝 B 盐反应。

鉴定试剂：固蓝 B 盐试剂。

显色原理：本反应检查酚类及胺盐化合物，生成重氮盐。

操作方法：将样品点在滤纸上，先喷试剂Ⅰ，再喷试剂Ⅱ，立即呈现红色斑点。

3. 香豆素与萜类内酯化合物的鉴别。

取检品（如秦皮）粗粉 2g，加 95％乙醇 20ml，超声提取 20min，过滤，滤液用于鉴别实验。

（1）内酯化合物的开环与闭环反应。

鉴定试剂：氢氧化钠－盐酸试剂。

显色原理：内酯类化合物的共同特性是在碱性水溶液中能够开环，加酸酸化后重新闭环，而使溶液变浑浊，有时还能产生沉淀。

操作方法：取样品溶液 1ml 于试管中，加 1％氢氧化钠溶液 2ml，在沸水浴中加热 3min～4min，溶液比未加热时清澈很多（若仍为浑浊液，则放冷、过滤后，取滤液继续操作）。加入 2％盐酸溶液酸化后，液体又变为浑浊。

注意事项：碱性水溶液加热时间过长，易发生双键异构化，加酸后不能再环和。

（2）Emerson 反应。

鉴定试剂：Emerson 试剂。

显色原理：在 pH 值为 9～10 的条件下，酚羟基对位活泼氢与 4－氨基安替比林、铁氰化钾反应生成红色缩合物，其化学反应式如下。

苯酚　　4－氨基安替比林　　　　　　　　　　　　　　红色缩合物

操作方法：将样品溶液滴加于滤纸片上，干燥后先喷试剂Ⅰ，再喷试剂Ⅱ，再用氨气熏之，产生红色，说明样品溶液中含有香豆素或酚类化合物。

注意事项：该反应只对酚羟基的对位无取代或者 C_6 位（即香豆素开环后酚羟基的对位）无取代的香豆素有反应，有一定的局限性。对位无取代的酚类亦呈阳性反应。

（3）Gibb's 反应。

鉴定试剂：Gibb's 试剂。

显色原理：酚类和 2，6－二溴苯醌氯亚胺的乙醇溶液反应，形成取代的吲哚酚类，在碱性条件下显蓝绿色。其化学反应式如下。

注意事项：反应最好在 pH 9.0～9.6 的条件下进行，用有机溶剂提取可提高反应的灵敏度。该反应只对酚羟基的对位无取代、C_6 位（即香豆素开环后酚羟基的对位）无取代的香豆素有反应。对位无取代的酚类亦呈阳性反应。

（4）异羟肟酸铁反应。

鉴定试剂：异羟肟酸铁试剂。

显色原理：在碱性条件下，内酯开环，与盐酸羟胺中的羟基缩合生成异羟肟酸，然后在酸性条件下再与三价铁盐络合而显橙红色。

操作方法：取检品乙醇提取液 5ml～6ml 于蒸发皿中，挥尽溶剂，加 95％乙醇 1ml 溶解，转移至试管中，加入试剂Ⅰ2～3 滴、试剂Ⅱ2～3 滴，在水浴上微热，冷却后，加稀盐酸调 pH 值至 3～4，然后加入试剂Ⅲ1～2 滴，如溶液呈橙红色或紫色，表明含有内酯、香豆素或其苷类。

注意事项：此反应需较高浓度的香豆素类成分，才易观察到较明显的现象。

4. 黄酮类成分的鉴别。

取检品（如槐米）1g，研钵中研碎，置于试管中，加 95％乙醇 10ml，在 70℃水浴浸渍 20min，过滤，滤液用于以下鉴别实验。

（1）三氯化铝反应。

鉴定试剂：三氯化铝试剂。

操作方法：将样品点在滤纸上，喷洒三氯化铝试剂，干燥后黄色斑点于紫外灯下观察显明显荧光。

（2）盐酸－镁粉反应。

鉴定试剂：盐酸－镁粉。

操作方法：取乙醇提取液 1ml 于试管中，加镁粉或锌粉适量，振摇，滴加浓盐酸数滴（一次性加入），1min～2min（必要时加热）即可显现颜色。多数黄酮、黄酮醇、二氢黄酮及二氢黄酮醇类化合物显红色、紫红色，少数显紫色、蓝色。且 B 环上有—OH 或—OCH₃取代时，颜色随之加深，但查耳酮、橙酮、儿茶素类则不显色。异黄酮有可能产生阳性反应。

注意事项：花青素及部分橙酮、查耳酮等在单纯浓盐酸酸性作用下也会发生色变，因此需预先做空白对照实验，才能判断是否发生了镁粉反应。另为避免提取液本身的颜色干扰，可注意观察加入盐酸后产生的泡沫颜色。如泡沫为红色，即显示阳性。

（3）乙酸镁反应。

鉴定试剂：乙酸镁试剂。

操作方法：将样品点在滤纸片上，喷洒乙酸镁试剂，干燥后90℃加热5min，在紫外灯下观察，二氢黄酮和二氢黄酮醇类化合物呈现显著的天蓝色荧光，若具有C（5）—OH，色泽更为明显。而黄酮、黄酮醇及异黄酮类等则显黄色、橙黄色、褐色荧光。

（4）锆-柠檬酸反应。

鉴定试剂：1%氯氧化锆甲醇溶液和2%柠檬酸甲醇溶液。

操作方法：取样品溶液1ml，加1%氯氧化锆甲醇溶液2~3滴，观察溶液黄色是否增强。若黄色增强，则将溶液分作两份，其中一份中加入等体积的2%柠檬酸甲醇溶液，稍加热。若褪色，为黄酮分子中有5位羟基，无3位羟基；若不褪色，为黄酮分子中有3位羟基。另一份中加入等体积甲醇稀释作对照实验。

5. 蒽醌类成分的鉴别。

取检品（如大黄或虎杖根茎）粗粉1g，加95%乙醇10ml，70℃水浴温浸20min，过滤，滤液用于以下鉴别实验。

（1）蒽醌类化合物的化学鉴别反应。

①与碱成盐反应（Bornträger反应）。

鉴定试剂：氢氧化钾试剂。

操作方法：将样品点在滤纸片上，喷洒氢氧化钾试剂，羟基蒽醌类化合物呈黄色、橙色、红色荧光。

②与硼酸反应。

鉴定试剂：硼酸试剂。

操作方法：将样品点于滤纸片上，喷洒硼酸试剂，蒽醌类呈黄色、橙色、红色荧光。

③乙酸镁反应。

鉴定试剂：乙酸镁试剂。

显色原理：金属离子络合作用。

操作方法：将样品点在滤纸片上，喷洒乙酸镁试制。干燥后，90℃加热5min，如果显色，说明含有羟基蒽醌类成分，邻位酚羟基的蒽醌，呈紫色、蓝紫色；对位二酚羟基蒽醌，呈紫红色、紫色；每个苯环上各有1个α-酚羟基或还有间位羟基者，呈橙红色、红色；母核只有1个α-或β-酚羟基者，或者有2个酚羟基但不在同一个环上，呈黄橙色、橙色。也可用试管进行该反应，取样品溶液1ml于试管中，加乙酸镁试剂6滴，于90℃水浴加热5min观察颜色变化。

④Feigl反应。

鉴定试剂：Feigl试剂。

显色原理：蒽醌类化合物的电子传递作用。

操作方法：取样品溶液 1 滴，加入 Feigl 试剂，混合，置于水浴上加热。蒽醌类化合物在 1min～4min 产生显著的紫色。

⑤无色亚甲蓝显色反应。

鉴定试剂：无色亚甲蓝试剂。

操作方法：将样品点于滤纸片上，喷洒无色亚甲蓝试剂，有蓝色斑点出现。

注意事项：该显色试剂为苯醌与萘醌的专用显色剂，可与蒽醌类化合物相区别。

（2）升华实验。

取检品（如大黄）粉末少许，平铺于载玻片中部后，放在垫有铁砂网的小铁圈上，载玻片两端各放一小玻棒，再盖上另一载玻片，其上置一块湿润棉花。注意上面的载玻片勿触及粉末。隔铁砂网用酒精灯小心加热检品，边加热边移动酒精灯，以免过热，烧焦检品。当上层载玻片结有明显升华物时，停止加热。冷却后取下，置于显微镜下观察，多数为黄色针晶，或有羽毛状晶体（蒽醌衍生物），此晶体遇碱液呈红色。

6. 甾体或三萜类成分的鉴别。

（1）甾体母核的鉴别。

取检品（如穿山龙根茎或牙皂）粗粉 2g，加 70% 乙醇 10ml，超声提取 15min，过滤，部分提取液转移至蒸发皿中，加热挥发，残留物进行下列鉴别实验。

①醋酐－浓硫酸反应（Liebermann－Burchard 反应）。

鉴定试剂：醋酐－浓硫酸。

操作方法：残渣中加入 1ml 醋酐，使之溶解，转移至试管中，滴加 1ml 浓硫酸，溶液界面初呈红色，试管内溶液逐渐呈现红、紫、蓝、绿、污绿等颜色，则表示有固醇、甾体皂苷或三萜类化合物，其中甾体皂苷化合物颜色变化较快，而三萜类化合物颜色变化较慢。

②磷钼酸反应。

鉴定试剂：磷钼酸试剂。

操作方法：将样品残渣以石油醚溶解，然后滴加在滤纸片上，喷洒磷钼酸试剂后，将纸片置于 115℃～118℃烘箱中烘 2min 或吹风机慢慢吹干，对油脂、三萜及固醇等呈蓝色，背景为黄绿色或藏青色。

③氯仿－浓硫酸反应（Salkowski 反应）。

鉴定试剂：氯仿－浓硫酸。

操作方法：将样品残渣用 1ml 氯仿溶解，加 1ml 浓硫酸，如氯仿层有红色或青色出现，且硫酸层有绿色荧光出现，表明样品中含有甾体或三萜成分。

（2）皂苷的鉴别。

取检品（如穿山龙根茎或牙皂）粗粉 1g 于试管中，加纯化水 10ml，水浴加热，浸提 30min，过滤，滤液用于以下鉴别实验。

①泡沫试验。

取滤液 2ml 于试管中，用力振摇 1min，如产生大量蜂窝状泡沫，静置 10min，泡沫没有显著消失即表明含有皂苷类成分。如滤液为酸性时，应加碱调节至弱碱性。

②溶血试验。

取洁净试管 2 支，其中一支加入纯化水 0.5ml，另一支加入滤液 5ml，然后分别加入 0.5ml 1.8％氯化钠溶液，摇匀，再加入 1ml 2％红细胞悬浮液，充分振摇，观察溶血现象。

根据下列标准判断实验结果。

全溶：试管中溶液透明为鲜红色，管底无红色沉淀物。

不溶：试管中溶液透明为无色，管底沉淀大量红细胞，振摇后立即发生浑浊。

7. 强心苷类成分的鉴别。

取检品（如白花夹竹桃叶或毛地黄）粗粉 2g，置于 50ml 锥形瓶中，加 70％乙醇 20ml，水浴 60℃加热浸渍 20min，放冷，过滤。滤液做如下处理：若检品为叶，含叶绿素，其乙醇提取液为深绿色，影响鉴别反应的观察。应在鉴别反应前，将乙醇提取液水浴加热挥去大部分乙醇，加水使溶液含醇量为 20％左右，稍加热后放冷，过滤，滤液即可供实验用。或将滤液在水浴上浓缩至糖浆状，加入 95％乙醇 10ml，溶解，再供实验用。另外，由于强心苷鉴别实验多在较强碱性条件下进行，且红色为阳性结果。如果样品中含有蒽醌类成分也会发生红色反应，影响检查结果。故应在检查前先检测有无蒽醌类成分。若有则应先将其除去，即将乙醇浸液在水浴上蒸除溶剂，残渣加 10ml 氯仿热溶后过滤，氯仿液用 1％NaOH 溶液洗涤，去除蒽醌类成分后，氯仿液用于以下鉴别反应。

（1）甾体母核的鉴别见本节"实验操作 6.（1）甾体母核的鉴别"。

（2）五元不饱和内酯环反应。

①亚硝酰铁氰化钠反应。

鉴定试剂：亚硝酰铁氰化钠试剂。

操作方法：取乙醇提取液适量，于水浴上挥干溶剂，加入 1ml 吡啶溶解残渣，加入亚硝酰铁氰化钠试剂 1 滴，摇匀后再加入 1～2 滴 2mol/L NaOH 溶液，如呈红色，而后颜色逐渐消失，则表示含有强心苷。

②3，5－二硝基苯甲酸反应。

鉴定试剂：3，5－二硝基苯甲酸试剂。

操作方法：取样品溶液 1ml 于试管中，加入 3，5－二硝基苯甲酸试剂 3～4 滴，如产生红色或紫色，表明含有强心苷。有时显色缓慢，需放置 15min 后才能观察到现象。

③碱性苦味酸试剂反应。

鉴定试剂：碱性苦味酸试剂。

操作方法：取样品溶液 1ml 于试管中，加入碱性苦味酸试剂数滴，如有橙色或橙红色出现，表明含有强心苷。有时显色缓慢，需放置 15min 后才能观察到现象。

注意事项：① 以上不饱和内酯环反应主要针对 α，β－不饱和五元环内酯强心苷的反应，对 α，β－不饱和六元环内酯的强心苷不起反应。其他带有 α，β－不饱和五元环内酯的化合物亦有此反应。② 蒽醌类化合物有干扰，应预先除去，可用碱性溶液萃取去除。

（3）2－去氧糖反应。

①三氯化铁－冰醋酸（Keller－Kiliani 反应）。

鉴定试剂：三氯化铁－冰醋酸试剂。

操作方法：取样品溶液 2ml 于试管中，在水浴上挥干。残渣加 2ml 三氯化铁－冰醋酸试剂溶解，摇匀，再沿管壁缓缓加入浓硫酸 1ml，观察界面和醋酸层的颜色变化，界面如呈红棕色，逐渐变为绿色、蓝色，最后上层冰醋酸层全变成蓝色或蓝绿色，此系 2，6－二去氧糖的颜色反应。

②呫吨氢醇（xanthydrol）反应。

鉴定试剂：含有 1％盐酸的冰醋酸、呫吨氢醇乙醇溶液。

操作方法：将 2－去氧糖或含有该类单糖的寡糖或苷，溶于含有 1％盐酸的冰醋酸中，加入少量呫吨氢醇乙醇溶液，加热，可显红色。

注意事项：吲哚衍生物、酚酸类也可产生类似反应。

③对二甲氨基苯甲醛试剂反应。

鉴定试剂：对二甲氨基苯甲醛试剂。

显色原理：此反应可能是 2－去氧糖经盐酸的催化产生分子重排，再与对二甲氨基苯甲醛缩合的结果。

操作方法：将 2－去氧糖或其衍生物的溶液滴在滤纸上，吹干后，喷洒对二甲氨基苯甲醛试剂，90℃加热 30s，2－去氧己糖显灰红色，2－去氧戊糖显蓝灰色、紫灰色。

8. 生物碱的鉴别。

绝大多数生物碱成分可与多种生物碱沉淀剂在酸性水溶液或稀醇溶液中产生沉淀反应。但生物碱沉淀剂也可与天然产物中的鞣质、肽类、蛋白质产生沉淀反应。因此，在用沉淀反应进行生物碱的鉴别时，必须排除以上成分所产生的干扰。

取检品（汉防己或洋金花）粉末 2g，加入 0.1mol/L 盐酸溶液 20ml，在 60℃左右水浴加热 2min 后，冷却，过滤，滤液用于以下鉴别实验。

（1）沉淀反应。

绝大多数生物碱的酸性水溶液与生物碱发生沉淀反应，生成有色的弱酸性不溶复盐或络合物沉淀。生物碱沉淀试剂与沉淀颜色见表 6－4。

表 6－4　生物碱沉淀试剂与沉淀颜色

试剂	组成	沉淀颜色
碘化铋钾（dragendorff）	$Bi(NO_3)_2 + KI$	橘红
碘化汞钾（mayer）	$HgCl_2 + KI$	白或淡黄[①]
碘化碘钾（wagner）	$I_2 + KI$	棕－蓝紫
硅钨酸（bertrand）	$SiO_2 \cdot 12WO_3$	灰白
苦味酸（hager）	$C_6H_3O_7N_3$	黄
氯化金（auric chloride）	$HAuCl_4$	黄
氯化铂（platinic chloride）	H_2PtCl_6	淡黄

续表

试剂	组成	沉淀颜色
磷钼酸（sonnenschein）	$Na_3PO_4 \cdot 12MoO_3$	黄或褐黄
磷钨酸（scheibler）	$Na_3PO_4 \cdot 12WO_3$	白或黄

注：①试剂过量沉淀可消失，所生成的沉淀也可溶于 10％盐酸、乙酸或过量的乙醇。

①初步鉴别。

取检品溶液 4 份，每份 1ml，分别滴加碘化汞钾试剂、碘化铋钾试剂、碘化碘钾试剂、硅钨酸试剂，观察是否均有或大多有沉淀产生。若产生沉淀，表明检品可能含有生物碱成分，则继续进行下面的操作，以进一步鉴别检品中是否含有生物碱成分；若均不产生沉淀，可查文献资料，另选几种生物碱沉淀试剂进行实验。若反应结果仍为阴性，则表明该检品用化学鉴别的方法未能检出生物碱成分，不必进行下面的操作。

②进一步鉴别。

将检品溶液加 10％ Na_2CO_3 溶液调 pH 值至 10～11，置分液漏斗中，用 10ml 二氯甲烷萃取后，用无水 Na_2SO_4 干燥后，过滤。将滤液转入分液漏斗中，用 2％盐酸（或硫酸）溶液 10ml 萃取，酸水再采用上述试剂分别进行鉴别反应。

注意事项：a. 反应要求在酸性条件下进行，供试水溶液可用盐酸调节至酸性。b. 要排除假阴性反应。具有共轭羰基（酮或醛）或内酯结构的化合物，也可能以生物碱类的方式进行反应，因而出现假阳性反应。另有一些非生物碱类物质，如蛋白质、嘌呤、甲基化胺、鞣质和某些糖、苷及铵盐等，也能与生物碱沉淀试剂发生反应。这些化合物可用酸水提取，再用碱化有机溶剂提取，最后再用酸水提取的方法除去。并且要用三种以上生物碱沉淀试剂对纯化后的生物碱进行检查。大多数非氮杂环的生物碱对某些生物碱沉淀试剂不反应，因而造成假阴性的结果。如咖啡因和秋水仙碱与碘化铋钾不发生反应，需用硅钨酸才能作出判别。麻黄碱不与生物碱沉淀试剂发生显色反应，而与茚三酮可发生显色反应。另一方面，用碱性有机溶剂提取或酸水提取液碱化后以有机溶剂萃取，季铵生物碱不能被提取出来而引起假阴性反应。

（2）色谱法鉴定。

色谱法不仅能够检出生物碱存在与否，而且通过选择性地使用色谱显色试剂，可尝试性地判别生物碱的分类；所需的样品量少，并可排除大多数假阳性和假阴性反应；可用于区别仲胺、叔胺和季铵碱。

①纸色谱法。

为减少拖尾现象，最好用酸性溶剂展开，可使生物碱全部形成盐类，全部离子化后斑点就较集中；而用碱性溶剂展开时，生物碱以难溶于水的游离状态移动，斑点易集中于溶剂的前端。也可将滤纸先用一定 pH 值的缓冲液处理，以控制生物碱在滤纸上的离子化，克服拖尾现象。在一定 pH 值的缓冲液处理的滤纸上，用正丁醇－水作展开剂。用甲酰胺代替水作固定，相对亲水性较弱的生物碱分离效果较好，但在显色前必须将甲酰胺除尽，否则干扰显色。斑点的显色：本身有颜色者在日光下观察，显荧光的物质可在紫外灯下观察，本身无色也不显荧光的生物碱则用显色剂显色。最常用的显色剂是改良的碘化铋钾。

②薄层色谱法。

薄层色谱常用的吸附剂为氧化铝和硅胶 G。氧化铝因本身为碱性，故用中性展开剂即可使生物碱很好地分离；硅胶 G 因本身略带酸性，可在展开剂中加入少量碱以克服拖尾现象。在涂铺薄层时，用稀碱溶液作黏合剂，制成碱性硅胶 G 板，用中性展开剂也能获得良好的分离效果。对于结构相近的复杂化合物的分离，用分配色谱较为有利。纤维素或硅胶 G，以甲酰胺作固定相，以有机溶剂作展开剂。显色方法基本上与纸色谱法相同。

【注意事项】

1. 在进行实验前，一定要进行预习，熟悉各类成分的鉴定试剂、反应现象以及判断方法。

2. 由于本实验所用试剂较多，在操作中，要注意看准瓶签，并按要求量取用试剂，严防试剂瓶滴管或瓶塞交叉错位。

【思考题】

1. 在天然药物化学成分鉴别中，最常用的定性试剂有哪些？它们各自对哪些结构类型的化学成分有较强专属性的定性鉴别作用？

2. 在各类化合物鉴别实验中，最常用的试剂和鉴别反应有哪些？呈阳性反应时各有什么现象？针对每一类型的化合物列举 1～2 个最常用的鉴别反应。

（陈东林）

实验三　葛根淀粉多糖的提取、水解及单糖鉴定

【实验目的】

1. 了解葛根的化学成分及药理作用。
2. 熟悉淀粉多糖提取的原理及操作。
3. 掌握淀粉多糖水解的原理及操作。
4. 掌握还原糖鉴定的原理及操作。
5. 掌握单糖的薄层色谱鉴定的原理及操作。

【实验指导】

1. 药用植物概述。

葛根为豆科植物野葛［*Pueraria lobata*（Willd.）Ohwi］的干燥根。原植物为藤本，全株被黄褐色粗毛，块根肥厚，三出复叶，花冠蓝紫色。全国大部分地区均有分

布。野葛根的完整块根呈圆柱形，表面褐色，具纵皱纹，可见皮孔及须根痕，质坚实。商品药材多为斜切、横切或纵切的块片，断面粗糙，淡黄褐色，隐约可见 1～3 层同心环层，纤维性强，略见粉性。气微，味微甜。葛根性平，味甘，辛，能解表清热，透疹止泻，生津止渴，并有增加脑冠状动脉血流量的作用。

2. 主要有效成分及性质。

葛根淀粉是葛根的主要成分，新鲜块根中淀粉含量约为 20%。葛根淀粉富含钙、磷、钾、铁、锌等人体所必需的矿物质元素，并吸附有黄酮类物质，具有良好的保健功能，是开发新型保健食品的较好原料。

淀粉为无味、无臭的白色粉末，不溶于冷水或乙醇。显微镜下观察，淀粉为半晶体颗粒。不同种属的淀粉颗粒的大小和外观不同，葛根淀粉粒径平均值为 $12.20\mu m$～$24.08\mu m$。

淀粉是由葡萄糖单元通过糖苷键连接形成的均多糖，由直链糖淀粉（amylose）和支链胶淀粉（amylopectin）两种分子组成。糖淀粉由葡萄糖单元通过 α－（1→4）糖苷键连接形成，其聚合度具种属差异，一般为 300～3000。糖淀粉链以无定形构象或螺旋构象存在，其中螺旋构象可与自身结合为双螺旋结构，也可与脂肪酸、芳香化合物等疏水分子相结合。糖淀粉能溶于热水形成透明溶液。糖淀粉约占总淀粉质量的 20%～25%。另一方面，胶淀粉由葡萄糖单元通过 α－（1→4）糖苷键连接形成主链，并且在每 24～30 个糖基单元处以 α－（1→6）糖苷键形成支链，其聚合度为 3000 左右。胶淀粉不溶于冷水，在热水中呈黏胶状。胶淀粉占总淀粉质量的 75%～80%。

糖淀粉　　　　　　　　　　　　　　　　胶淀粉

除淀粉外，葛根还含有异黄酮及其苷类，如大豆素（daidzein）、大豆苷（daidzin）、葛根素（puerarin）、4'－甲氧基葛根素（4'-methoxypuerarin）、大豆素－4'，7－二葡萄糖苷（daidzein－4'，7－diglucoside）、染料木素（genistein）、刺芒柄花素（formononetin）等。其中，葛根素为葛根特有成分，约占异黄酮类化合物总量的 60%，熔点为 203℃～205℃，溶于热水、乙醇，不溶于乙酸乙酯、氯仿、苯。此外，葛根还含有二氢查尔酮衍生物以及三萜皂苷等其他成分。

葛根异黄酮类化合物

大豆素：$R_1=R_2=R_3=R_4=H$

大豆苷：$R_1=R_3=R_4=H$，$R_2=GIc$

葛根素：$R_1=GIc$，$R_2=R_3=R_4=H$

4'-甲氧基葛根素：$R_1=GIc$，$R_2=R_3=H$，$R_4=CH_3$

大豆素-4'，7-二葡萄糖苷：$R_1=R_3=H$，$R_2=R_4=GIc$

染料木素：$R_1=R_2=R_4=H$，$R_3=OH$

刺芒柄花素：$R_1=R_2=R_3=H$，$R_4=CH_3$

3. 实验原理。

本实验利用葛根淀粉在水中分散后可透过滤布而无法通过滤纸的性质，使之与无法透过滤布的植物纤维分离；并利用淀粉不溶于乙醇的性质，使之与可溶于乙醇的异黄酮类物质分离，从而达到提取纯化葛根淀粉的目的。

【仪器及材料】

1. 仪器：分析天平，药匙，100ml 烧杯，10ml 量筒，100ml 量筒，玻棒，滤布，橡皮筋，布氏漏斗，抽滤瓶，滤纸片，培养皿，水浴锅，pH 试纸，50ml 圆底烧瓶，玻璃滴管，磁力搅拌器，搅拌子，电热套，冷凝管，试管，2cm×4cm 正相薄层板，展开缸，电吹风，镊子，烘箱。

2. 材料：1％碘-碘化钾显色剂（1g 碘、8g 碘化钾溶于 20ml 纯化水，再定容至 100ml），葛根粉末，95％乙醇，10mol/L 氢氧化钠溶液（4g 固体氢氧化钠溶于 10ml 纯化水），10％硫酸溶液（1ml 浓硫酸滴加到 10ml 纯化水），斐林甲液（3.4g 无水硫酸铜溶于 50ml 纯化水），斐林乙液（12.5g 固体氢氧化钠与 13.7g 酒石酸钾钠溶于 50ml 纯化水），0.2mol/L 葡萄糖溶液（0.45g 固体葡萄糖溶于 10ml 纯化水），乙酸乙酯-甲醇-乙酸-水（22：9：3：3）展开剂，苯胺-邻苯二甲酸显色剂（1.6g 邻苯二甲酸，0.9ml 苯胺溶于 95ml 正丁醇和 5ml 纯化水的混合溶液）。

【实验操作】

1. 预试。

取少量葛根粉末于试管中，加入 5ml 纯化水，摇匀，得到混悬液，作为预试样品。向预试样品中滴加 1％碘-碘化钾显色剂 1 滴，摇匀，观察现象。

2. 提取。

称取葛根粉末 10g 于滤布中，用滤布包裹葛根粉末并用橡皮筋扎紧。取一 100ml 烧杯，加入 50ml 纯化水。将包好的滤布袋放入纯化水中，浸泡 2min～3min，然后上下反复抖动滤布袋，可见白色浆液透过滤布。然后将滤布袋拧干，收集烧杯中的白色浆液。另取一 100ml 烧杯，再次加入 30ml 纯化水，多次重复上下反复抖动滤布袋并收集白色浆液的操作，直至透过滤布的白色浆液明显减少。合并所有的浆液，静置 30min 后，缓慢倾去上清液（注意不要将底部的沉淀倾掉），抽滤剩余部分得到滤饼，用少量的纯化水洗涤滤饼 2～3 次，抽干。取上述滤饼置于 100ml 烧杯中，加入 30ml 95％乙醇，充分搅拌得到混悬液后，抽滤混悬液，用少量 95％乙醇洗涤，抽干，得葛根纯淀粉，置冰柜中备用。

3. 水解。

称取葛根纯淀粉 1g 于 50ml 圆底烧瓶中。向圆底烧瓶中滴加 10％硫酸溶液 15ml。将圆底烧瓶置于电热套加热回流 1h，冷却至室温，然后用 10mol/L 氢氧化钠溶液（约 5ml）调节 pH 值至微酸性（pH 5～6），得到葛根纯淀粉水解液。

4. 鉴定。

量取葛根纯淀粉水解液 1ml 于试管中，加入 1ml 纯化水稀释，作为水解液样品。取薄层板，在距底端约 0.5cm 处等间距地标记 3 个点，从左至右分别点样 0.2mol/L 葡萄糖溶液、0.2mol/L 葡萄糖溶液与水解液样品、水解液样品。向展开缸中加入适量乙酸乙酯－甲醇－乙酸－水（22∶9∶3∶3）展开剂，然后放入薄层板开始展开。待展开至溶剂前沿距薄层板顶端约 0.5cm 处时，取出薄层板，标记溶剂前沿，用电吹风吹干。向薄层板均匀地喷洒苯胺－邻苯二甲酸显色剂，置于烘箱中 105℃烘烤 5min～10min，观察现象，计算各斑点的 R_f。

量取葛根纯淀粉水解液 1ml 于试管中，加入 4ml 纯化水稀释，作为实验组；取少量葛根纯淀粉于另一试管，加入 5ml 纯化水，作为对照组。向实验组与对照组中分别滴加斐林甲液 5～8 滴，摇匀；然后再分别滴加斐林乙液 4 滴，摇匀。将两试管同时置于 60℃水浴加热，观察现象。

【注意事项】

1. 固体氢氧化钠在空气中易吸潮，应使用烧杯快速称取。固体氢氧化钠溶于水会放热，应不断搅拌使之溶解。氢氧化钠溶液具有腐蚀性，使用时应防止其接触皮肤和黏膜。

2. 硫酸具有腐蚀性。使用过程中，应用玻璃滴管向溶液体系中缓慢滴加，并防止其接触皮肤和黏膜。

3. 薄层板的点样量会影响展开效果。若点样量过多，斑点就会产生明显拖尾现象，R_f 也会下降；而点样量过少，则显色不明显。用毛细管吸取 0.2mol/L 葡萄糖溶液后点样 1 次即可；吸取水解液样品后点样 1 次即可。点样后应及时用电吹风吹干，防止点样扩散。

【思考题】

为了进一步研究葛根淀粉多糖的结构，还需进行哪些实验？

（杨劲松）

实验四　槐米中芦丁的提取、分离和鉴定及维脑路通的合成

【实验目的】

1. 掌握提取黄酮类化合物的实验原理和方法。

2. 掌握化学鉴别实验、苷水解、衍生物制备、熔点测定和薄层层析法等在苷类结构鉴定中的应用。

3. 掌握合成维脑路通的实验原理和方法。

4. 了解苷类成分的一般鉴定程序。

5. 了解用离子交换树脂除去产品中杂质氯化钠的实验原理和方法。

【实验指导】

1. 槐米及其化学成分概述。

槐米为豆科植物槐（*Sophora japonica* L.）的干燥花蕾。自古用作止血药物，治疗吐血、痔疮便血、子宫出血、衄血等症。其主要成分为芦丁，又称为芸香苷、维生素 P，含量高达 12％～16％，能调节毛细血管壁的渗透作用，临床上用作毛细血管止血药，作为高血压的辅助治疗药物。

槐米中主要成分的物理性质如下。

（1）芦丁（rutin）：淡黄色小针状结晶，含三分子结晶水时熔点为 174℃～178℃，无水时熔点为 188℃。

芦丁　　　　　　　　　　　槲皮素

溶解度：水 1：10000（冷），1：200（热）；乙醇 1：300（冷），1：30（热）；甲醇 1：7（热）；吡啶 1：12（冷），易溶（热）。微溶于丙酮、乙酸乙酯。不溶于乙醚、氯仿、石油醚。易溶于碱液并呈黄色，酸化后复析出。可溶于浓硫酸和浓盐酸，并呈深黄色，加水稀释后复析出。

（2）槲皮素（quercetin）：黄色结晶，含两分子结晶水时熔点为 313℃～314℃（分

解），无水时熔点为 316℃（分解）。

溶解度：无水乙醇 1∶290（冷），1∶23（沸）；可溶于甲醇、乙酸乙酯、冰醋酸、吡啶、丙酮等溶剂。不溶于水、苯、乙醚、氯仿、石油醚。

（3）皂苷：粗品为白色粉末，熔点为 210℃～220℃（分解）。易溶于吡啶，能溶于 200 倍体积的甲醇。酸水解下得到两种苷元及糖，糖为葡萄糖、葡萄糖醛酸和葡萄糖醛酸内酯。

①白桦脂醇（betulin）：无色针晶，熔点为 251℃～252℃。能溶于乙酸、丙酮、乙酸乙酯、甲醇、乙醇、氯仿、苯等，难溶于石油醚、水。

②槐花二醇（sophoradiol）：无色针晶，熔点为 219℃～220℃（分解）。能溶于石油醚、苯、丙酮、甲醇，难溶于水。

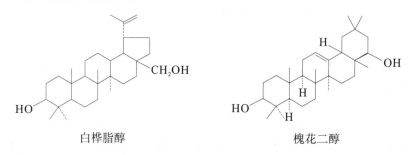

白桦脂醇　　　　　　　　　　　槐花二醇

（4）其他：尚有黏液质、糖、鞣质、叶绿素、树脂等，在芦丁的提取分离过程中应注意除去。

2. 实验原理。

碱提取酸沉淀法：蒽醌类、黄酮类、酸性皂苷等化合物的结构中带有羧基或多个酚羟基，往往呈酸性，可用碱液进行提取，再将提取液调节至酸性，则目标成分从溶剂体系中沉淀析出。

3. 维脑路通的概述。

维脑路通为黄色粉末，无臭，味微咸，具吸湿性，易溶于水、甲醇，微溶于乙醇，不溶于氯仿、乙醚。合成方法有两种。

方法一：产物单一，易纯化，产率较高。但环氧乙烷沸点低（11℃），需用钢筒压缩保存，一般学生实验室不具备此条件。

方法二：原料易得，反应条件易满足，较安全。但此法副产物氯化钠较多，难以用重结晶方法除尽。

本实验采取第二种方法，用离子交换树脂除氯化钠，效果较好。

【仪器及材料】

1. 仪器：烧杯，玻棒，蒸发皿，三颈瓶，滴管，滴液漏斗，层析柱，锥形瓶，熔点测定装置等。

2. 材料：槐米粗粉，石灰乳，浓硫酸，浓盐酸，黄酮类和苷类的鉴定试剂等。

【实验操作】

1. 预实验。

盐酸－镁粉反应、三氯化铝反应和三氯化铁反应按本章"实验二 天然药物化学成分的鉴别实验"中黄酮类的鉴别实验的方法进行。Molish反应参见本章"实验二 天然药物化学成分的鉴别实验"中苷类鉴别实验的方法。

2. 提取、分离。

芦丁为黄酮苷，其分子中的酚羟基呈弱酸性，可用碱提取酸沉淀法进行提取。再利用其易溶于热水、热甲醇，难溶于冷甲醇的性质进行精制。

称取槐米粗粉15g，置于500ml烧杯中，加入沸水250ml及硼砂1g，在搅拌下加石灰乳调节pH值至9～10，保持微沸30min，不断补充蒸发掉的水分，以保持pH值为8～9，趁热用尼龙布拧挤过滤。滤液在60℃～70℃时，用浓盐酸调节pH值至2～3，放置过夜。抽滤，沉淀用水洗至中性，置空气中晾干，得芦丁粗品。

将芦丁粗品用纯化水重结晶，或乙醇－水（1∶1）的混合溶媒重结晶，得芦丁纯品，于60℃～70℃干燥后称量，计算产率。

3. 苷元的水解、苷元和糖的鉴定。

（1）苷元的水解。

称取芦丁1g，研细，置150ml圆底烧瓶中，再加2％硫酸溶液80ml，加热微沸1h进行水解，放冷后抽滤，滤液保留用于糖的鉴定。用水洗沉淀至中性，再用乙醇－水（7∶3）混合溶剂重结晶，趁热过滤后静置，得苷元（槲皮素）精品。

（2）糖的鉴定。

薄层色谱鉴定实验：上述滤液滤去槲皮素后，取20ml，加$BaCO_3$细粉，不断搅拌至溶液呈中性，滤去白色$BaSO_4$沉淀。将滤液浓缩至2ml～3ml，得到苷水解后的糖样品液，以葡萄糖标准品乙醇液、鼠李糖标准品乙醇液作对照，可得到与葡萄糖、鼠李糖相同R_f值的斑点，有时尚能呈现芦丁的斑点。

样品：苷水解后的糖样品液，葡萄糖标准品乙醇液，鼠李糖标准品乙醇液。

吸附剂：高效硅胶薄层板。

展开剂：乙酸乙酯－甲醇－乙酸－水（22∶9∶3∶3）。

显色剂：苯胺－邻二苯甲酸试剂（喷雾后于105℃烘10min，显棕色或棕红色斑点）。

（3）化学反应。

苷和苷元的性质实验。样品为自制样品乙醇液。盐酸－镁粉反应、锆－柠檬酸反应按本章"实验二 天然药物化学成分的鉴别实验"中黄酮类的鉴别实验的方法进行，Molish反应按本章"实验二 天然药物化学成分的鉴别实验"中苷类的鉴别实验的方法进行。

（4）苷和苷元薄层色谱鉴定实验。

样品：自制样品乙醇液及标准品乙醇液。

吸附剂：硅胶G－CMC。

展开剂：氯仿－甲醇－甲酸（15∶5∶1）。

显色剂：1％ $FeCl_3$－1％ $K_3[Fe(CN)_6]$（临用时等体积混合）。

4. 槲皮素五乙酰化物的制备及熔点的测定。

称取苷元精品 0.2g，置于 25ml 干燥的圆底烧瓶中，加入醋酐 6ml 和浓硫酸1滴，振摇至完全溶解，于 90℃加热搅拌 30min，放冷，玻棒搅拌下倾入冰水 100ml 中，搅拌至油滴消失，待灰白色粉末析出，过滤，洗涤。用 95％乙醇（约 25ml）重结晶，得无色针晶，测熔点（槲皮素五乙酰化物熔点为 192℃～194℃ ）。

槲皮素五乙酰化物的制备的反应式如下。

槲皮素　　　　　　　　　　　　　　　　　　　槲皮素五乙酰化物

5. 维脑路通的合成。

三颈瓶中加入芦丁 3.05g，纯化水 10ml，搅拌下抽真空，通入氮气，反复 3 次，除去系统中的空气，继续通氮气，在 50℃左右缓慢滴入 30％NaOH 溶液（用 0.8g 固体 NaOH 配制），滴加完成后，在缓慢通氮气的条件下，分次少量滴入 2－氯乙醇 1.8g。加毕，逐渐升温至 75℃，保温反应 3h。将反应混合物冷却至近室温。用 6mol/L HCl 溶液调节 pH 值至 5，放置过夜。过滤，通过阴、阳离子交换柱除去滤液中的氯化钠，得维脑路通粗品。

收集的流出液用旋转薄膜蒸发器蒸去水分，残留物真空干燥，称重。

按 1g 维脑路通粗品加 8ml 甲醇和 15ml 无水乙醇的比例进行重结晶。维脑路通粗品加甲醇，加热溶解后，过滤，滤液稍冷后，缓慢加入无水乙醇，析出黄色沉淀（常伴有少量棕黄色固体）。冷却后，过滤，真空干燥，得维脑路通产品，称重。

维脑路通的合成的反应式如下。

芦丁　　　　　　　　　　　　　　　　　　　　　　　　　维脑路通

芦丁 + 3 ClCH₂CH₂OH —NaOH→ 维脑路通

6. 鉴定。

（1）荧光法。

滴加 1 滴维脑路通产品的醇溶液于滤纸片上，挥干后，置紫外灯下观察，显亮蓝色荧光。

（2）薄层色谱法。

样品：维脑路通标准品及维脑路通产品。

吸附剂：硅胶 G－CMC。

展开剂：氯仿－甲醇－甲酸（6∶7∶3.5）。

显色剂：1％FeCl₃－1％K₃［Fe（CN）₆］（临用时等体积混合）。

（3）紫外光谱法。

7. 离子交换树脂除氯化钠。

（1）准备。

实验前准备好强酸性阳离子交换树脂（Na 型，棕黄色颗粒）和强碱性阴离子交换树脂（Cl 型，金黄色颗粒）。

（2）预处理。

两种树脂加纯化水浸泡过夜，使其充分膨润。搅拌后放置几分钟，待大部分树脂沉降后，倾去上面的泥状微粒，反复几次，至上层液澄清为止。

（3）装柱。

装柱的方法和要求同吸附柱层析中的湿法装柱，不同点是溶剂是水。柱顶放入一点玻璃棉，以免加料时冲散树脂（玻璃棉含少量水溶性碱，应用纯化水煮后反复洗涤至中性）。

（4）洗涤。

a. 强酸性阳离子交换树脂（Na 型，40ml）：先用 10 倍于树脂体积的 5％HCl 溶液以每秒 1 滴的速度进行交换，使其变为 H 型后，再用水洗至流出液呈中性。树脂再用 5 倍量的 5％NaOH 溶液进行交换，使其变为 Na 型，再用水洗至流出液不含 Na⁺ 为止（用焰色反应检查）。再重复一次上述操作。最后用 5 倍量 5％HCl 溶液进行交换，使树脂变为 H 型，用水洗至流出液呈中性为止。

b. 强碱性阴离子交换树脂（Cl 型，45ml）：先用 10 倍于树脂体积的 5％NaOH 溶液进行交换，使其变为 OH 型。树脂再用 10 倍量水洗涤。用 5 倍量的 5％HCl 溶液交换，使树脂变为 Cl 型。再用纯化水洗至流出液呈中性。重复上述操作一次。最后用

5倍量的5％NaOH溶液进行交换，使树脂变为OH型，用水洗至流出液呈中性为止。

（5）加样交换：将除去残渣的反应液先通过阳离子交换树脂，再通过阴离子交换树脂，以每秒1滴的速度进行交换，收集流出液。

（6）离子交换树脂除氯化钠的检查见表6-5。

表6-5　离子交换树脂除氯化钠的检查

检查反应	未经交换的反应液	交换后的反应液
火焰实验（用镍铬丝蘸反应液在酒精灯上灼烧）	黄色火焰（说明有 Na^+）	无黄色火焰（说明已除去 Na^+）
$AgNO_3$ 实验（先加 $AgNO_3$ 溶液，再加 HNO_3）	白色沉淀（白色沉淀不溶解，说明有 Cl^-）	无白色沉淀（说明已除去 Cl^-）

（7）再生：分别用5％HCl溶液和5％NaOH溶液各200ml以每秒1滴的速度与阴、阳离子交换树脂进行交换，再以纯化水洗至流出液呈中性为止。

【注意事项】

1. 因硼砂可以与芦丁结合，所以硼砂既能保护芦丁结构中的邻二酚羟基不被氧化破坏，又能调节溶液的pH值。实验证明提取芦丁时加入硼砂，产品质量更好。

2. 加石灰乳既可达到碱溶解提取芦丁的目的，还可以除去槐米中大量的黏液质和酸性树脂（或钙盐沉淀），但pH值不能过高以及长时间煮沸，否则将导致芦丁降解。

3. pH值过低会使芦丁形成烊盐而降低产率。

4. 芦丁是含有4个酚羟基的黄酮类化合物，由于酚羟基所处的位置不同，其活性也就不同，因此得到的维脑路通是芦丁羟乙基化不同位置和数目的混合物，其产率不能用重复产率计算，可用转化率表示。

5. 进行维脑路通的合成实验时，必须控制好2-氯乙醇的滴加速度、通氮气的速度及反应温度。试从该实验的反应机理加以说明。

6. 维脑路通在254nm～256nm处有最大紫外吸收峰，芦丁在264nm处有最大紫外吸收峰。

【安全须知】

维脑路通的合成中有环氧乙烷产生，其沸点低，易燃。必须控制好反应条件，忌用明火，注意通风。

【思考题】

1. 提取总黄酮时，为什么要将沸水加至槐米中而不是将槐米直接加入冷水中逐渐升温加热？

2. 如何证明芦丁分子中只连有葡萄糖和鼠李糖？如何证明苷元与糖连接的位置？

3. 苷类成分结构研究的一般流程是什么？

（张丹）

实验五　虎杖蒽醌类成分及白藜芦醇苷的提取和鉴定

【实验目的】

1. 学习并掌握用 pH 梯度萃取法分离不同酸性的蒽醌类成分的原理和方法。
2. 学习并掌握脂溶性与水溶性成分的分离方法。
3. 学习并掌握亲水性苷类成分的纯化方法。
4. 了解蒽醌类成分及白藜芦醇苷的一般性质和鉴别反应。

【实验指导】

1. 药用植物概述。

虎杖为蓼科植物虎杖（*Polygonum cuspidatum* Sieb. et Zucc.）的干燥根和根茎。性微苦，微寒。归肝、胆、肺经。具有清热解毒，利胆退黄，祛风利湿，散瘀定痛，止咳化痰的功效。可用于关节痹痛，湿热黄疸，产后瘀血不下，咳嗽痰多，水火烫伤，跌打损伤，痈肿疮毒等。用于烫伤、止血、消结石和降血脂均有疗效。现代药理研究表明，虎杖具有抗菌、抗病毒及镇咳平喘作用，常用来治疗肝炎、气管炎等各种急性炎症和烧烫伤等。

2. 主要有效成分及性质。

虎杖根茎中含有大量的蒽醌类成分和二苯乙烯类成分。蒽醌类成分包括大黄酚、大黄素、大黄酸、大黄素甲醚、羟基蒽醌苷类等。二苯乙烯类成分包括白藜芦醇及白藜芦醇苷等。虎杖根茎中还含有 β-谷甾醇等。

（1）大黄酚（chrysophanol）。

金黄色六角形结晶（丙酮）或针状结晶（乙醇），熔点为 196℃，能升华。不溶于水，难溶于碳酸钠溶液和碳酸氢钠溶液，微溶于石油醚、冷乙醇，易溶于沸乙醇、苯、氯仿、乙醚、冰醋酸等。

（2）大黄素（emodin）。

橙黄色长针晶（丙酮中析晶为橙色，甲醇中为黄色），熔点为 256℃～257℃，能升华，在常用溶剂中的溶解度：乙醚 0.14%，四氯化碳 0.01%，氯仿 0.0718%，二硫化碳 0.009%，几乎不溶于水，易溶于乙醇，可溶于氨水、碳酸钠溶液和氢氧化钠溶液。

（3）大黄素甲醚（physcion）。

金黄色针晶。熔点 207℃。能升华，溶解性质与大黄酚相似。

（4）大黄酸（rhein）。

黄色针状结晶，熔点为 321℃～322℃，330℃分解。能溶于碱、吡啶，微溶于乙醇、苯、氯仿、乙醚和石油醚，不溶于水。

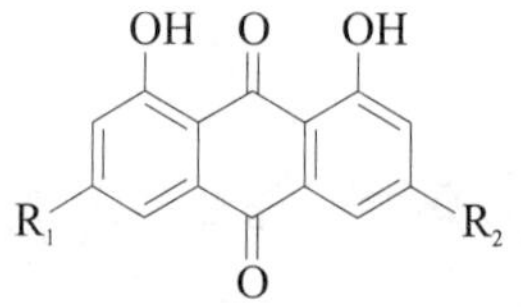

大黄酚：$R_1=CH_3$，$R_2=H$
大黄素：$R_1=CH_3$，$R_2=OH$
大黄素甲醚：$R_1=CH_3$，$R_2=OCH_3$
大黄酸：$R_1=H$，$R_2=COOH$

（5）羟基蒽醌苷类。

a. 大黄素甲醚葡萄糖苷：黄色针状结晶，熔点为 235℃。

b. 大黄素－8－O－β－D－葡萄糖苷：浅黄色针状结晶，熔点为 190℃～191℃。

c. 大黄素－1－O－β－D－葡萄糖苷：熔点为 239℃～241℃。

d. 大黄素葡萄糖苷：熔点为 266℃～267℃。

e. 大黄酚葡萄糖苷：熔点为 245℃～246℃。

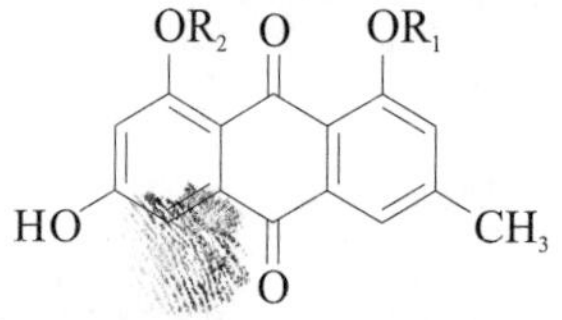

大黄素－8－O－β－D－葡萄糖苷：$R_1=H$，$R_2=glc$
大黄素－1－O－β－D－葡萄糖苷：$R_1=glc$，$R_2=H$

（6）白藜芦醇（resveratrol）。

无色针状结晶，熔点为 265℃～267℃，能升华，易溶于乙醚、氯仿、甲醇、丙酮等。

（7）白藜芦醇苷（polydatin）。

无色结晶，熔点为 223℃～226℃（分解），易溶于甲醇、丙酮、热水，可溶于乙酸乙酯，稍溶于冷水，但可溶于 Na_2CO_3 溶液和 NaOH 溶液，难溶于乙醚。此化合物具顺、反两种异构体，所得常是两者的混合物。

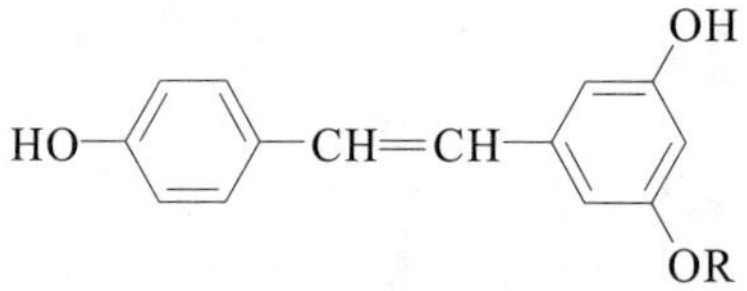

白藜芦醇：R＝H
白藜芦醇苷：R＝glc

（8）β－谷甾醇（β－sitosterin）。

无色针状结晶，熔点为 139℃～140℃，难溶于水，可溶于乙醇，易溶于苯、氯仿等亲脂性溶剂。

3. 实验原理。

羟基蒽醌类成分及二苯乙烯类成分，均可溶于乙醇，故可用乙醇将它们提取出来。而羟基蒽醌类成分易溶于乙醚等弱极性溶剂，白藜芦醇苷在乙醚中溶解度很小，利用它们对乙醚的溶解性差异可使羟基蒽醌类成分与白藜芦醇苷分离。再利用各种羟基蒽醌类天然产物的酸性差异，可用 pH 梯度萃取法使它们分离。

【仪器及材料】

1. 仪器：分析天平，量筒，圆底烧瓶，电热套，冷凝管，旋转蒸发仪，锥形瓶，分液漏斗，pH 试纸，布氏漏斗，抽滤瓶，滤纸片，硅胶薄层板，毛细管，展开缸，试管，电吹风，烘箱等。

2. 材料：虎杖粗粉，95％乙醇，乙醚，5％碳酸氢钠溶液，5％碳酸钠溶液，浓盐酸，2％氢氧化钠溶液，无水硫酸钠，活性炭，乙酸乙酯，苯，5％氢氧化钾溶液，环己烷，丙酮，10％磷钼酸乙醇溶液，0.5％乙酸镁乙醇溶液，醋酐，浓硫酸，三氯化铁－铁氰化钾试剂，10％ α－萘酚乙醇溶液，0.5％ 2，6－二氯苯醌－4－亚胺氯化物乙醇溶液等。

【实验操作】

1. 乙醇提取物的制备。

取虎杖粗粉 200g，用 500ml 95％乙醇回流提取 2 次。合并乙醇液，减压回收乙醇得到糖浆状物（要求乙醇回收至糖浆状物无醇味）。

2. 游离蒽醌的提取。

将上述糖浆状物转移至锥形瓶中，加入 30ml 纯化水，分散均匀后加 100ml 乙醚，不断振摇后，转移至分液漏斗中，用乙醚萃取 4 次，每次乙醚用量为 50ml，合并乙醚液得总游离蒽醌乙醚溶液。下层水液备用。

3. 游离蒽醌的分离。

（1）强酸性成分——大黄酸的分离。

将上述总游离蒽醌乙醚溶液移至分液漏斗中，用 40ml 5％碳酸氢钠溶液（测定 pH 值）萃取 3～4 次，合并碱水层，在搅拌下慢慢滴加 6mol/L HCl，调节 pH 值为 2。静置析出固体，抽滤，水洗沉淀至近中性，干燥，得深褐色粉末。

（2）中等酸性成分——大黄素的分离。

上述总游离蒽醌乙醚溶液进一步用 30ml 5％碳酸钠溶液萃取 5～9 次，至萃取液颜色较浅为止。合并碱水层，加浓盐酸调节 pH 值为 2。静置析出固体，抽滤，沉淀以水洗至中性，干燥，称重，用甲醇重结晶，得大黄素结晶。

（3）弱酸性成分——大黄酚和大黄素甲醚的分离。

上述总游离蒽醌乙醚溶液继续用 2％氢氧化钠溶液（测 pH 值）萃取 4～5 次，每次 20ml，合并碱水层。同"（2）中等酸性成分——大黄素的分离"方法处理。

（4）中性成分——甾醇类化合物的分离。

上述 2％氢氧化钠溶液萃取过的乙醚液，用水洗至中性，以无水硫酸钠脱水，回收乙醚得浓缩物，即为 β－谷甾醇粗品。用甲醇溶解少量 β－谷甾醇，作薄层色谱鉴定用。

4. 白藜芦醇葡萄糖苷的分离。

取"2. 游离蒽醌的提取"中乙醚提取过的水层，挥去乙醚，置烧瓶中，加 500ml 纯化水，搅拌混合后，用电炉加热 20min～30min。倾出上层液，稍冷过滤。滤液加活性炭煮沸 10min。趁热过滤，滤液置蒸发皿中，浓缩至 15ml～20ml。水液用乙酸乙酯（15ml×2）萃取。回收乙酸乙酯，残留物用 5ml 95％乙醇溶解，作鉴定用。

5. 鉴定。

（1）薄层色谱法鉴定。

①游离蒽醌的硅胶薄层色谱。

对照品：大黄素甲醚或大黄酚、大黄素。

样品：大黄素、大黄素甲醚和大黄酚混合物及强酸性部分。

展开剂：苯－乙酸乙酯（8：2）。

显色剂：5％氢氧化钾溶液。

②甾醇类成分的硅胶 G 薄层色谱。

对照品：β－谷甾醇。

样品：β－谷甾醇粗品。

展开剂：环己烷－丙酮（8：2）。

显色剂：10％磷钼酸乙醇溶液。

（2）定性反应。

①游离蒽醌的反应：分别取大黄素、大黄素甲醚、大黄酚混合物及强酸性成分少许用 95％乙醇溶解，做如下反应：

a. Bornträger 反应：取试液 1ml，滴加 2％氢氧化钠溶液，观察颜色。

b. 乙酸镁实验：取试液 1ml，加入 0.5％乙酸镁乙醇溶液 2～3 滴，观察颜色。

②甾醇类的显色反应

Liebermann－Burchard 反应：取样品少许，加 1ml 醋酐溶解，加浓硫酸 1 滴，观察颜色变化（此实验可在蒸发皿或点滴板上进行）。

③白藜芦醇苷的呈色反应：取样品少许，用 95％乙醇溶解，进行如下反应：

a. 荧光反应：将试液滴在滤纸上，在紫外灯下观察荧光。

b. 三氯化铁－铁氰化钾反应：将试液用毛细管滴在滤纸上，喷三氯化铁－铁氰化钾试剂，观察颜色。

c. 偶合反应：取试液 1ml，加 0.5ml 5％碳酸钠溶液，然后滴入新配制的重氮化试剂 1～2 滴，观察颜色。

d. Molish 反应：取试液 1ml，加入等体积的 10％ α－萘酚乙醇溶液，摇匀，沿试管壁滴加 2～3 滴浓硫酸，观察两液界面颜色。

e. Gibb's 反应：取试液 1ml，滴加 0.5％ 2，6－二氯苯醌－4－亚胺氯化物的乙醇溶液 2～3 滴，并加 5％碳酸钠溶液调节 pH 值至 10 左右，观察颜色（Gibb's 试剂须临用前配制）。

【注意事项】

1. 虎杖中蒽醌类成分的种类、含量与虎杖的采集季节和贮存时间有关。由于游离蒽醌类衍生物可以升华，所以新鲜的原药材蒽醌类成分含量高；如果是贮存时间长的饮片，则蒽醌类成分含量低，实验选材时要注意。

2. 盐酸酸化时产生大量 CO_2 气体，应小心防止气体产生时内容物溢出；浓硫酸有强腐蚀性，使用时应格外小心。

3. 当用碱液萃取乙醚溶液时，碱水层变为红色，即发生了 Bornträger 反应，加酸后溶液变为黄色。

4. 大黄酚和大黄素甲醚两者难以分离，本实验在薄层色谱条件下会在同一位置出现斑点。进一步分离可用磷酸氢钙柱色谱，以石油醚展开，下层黄色带洗脱后用甲醇重结晶可得大黄酚，上层黄色带洗脱后用甲醇重结晶可得大黄素甲醚。

【思考题】

1. pH 梯度萃取法的原理是什么？适用于哪些中草药成分的分离？

2. 根据薄层色谱结果，分析各蒽醌类成分的结构与 R_f 值的关系。

3. 试说明各种显色反应的机制。

4. 本实验在操作方面应注意什么？

5. 试总结萃取操作步骤及其注意事项？

6. 结晶与重结晶操作的关键步骤分别是什么？

7. 过滤有几种操作方法？如何选择适当的操作方法？

8. 用活性炭脱色时，在哪种溶剂中效果最高？为什么加入活性炭时，溶液不能温度过高？

9. 试述有机溶剂和溶液的一般浓缩方法。

（杨劲松）

实验六　黄芩中黄芩苷的提取、分离、鉴定

【实验目的】

1. 掌握黄芩中黄酮类化合物的提取、分离原理和操作方法。

2. 熟悉黄酮类成分及黄芩苷的主要理化性质和一般鉴别方法。

【实验指导】

1. 药用植物概述。

黄芩为唇形科植物黄芩（*Scutellaria baicalensis* Georgi）的干燥根。黄芩味苦、性寒，能泻实火，除湿热，止血，安胎。用于治疗壮热烦渴，肺热咳嗽，湿热泻痢，黄疸，热淋，吐，衄，崩，漏，目赤肿痛，胎动不安，痈肿疔疮。

黄芩中含有黄芩素（baicalein），黄芩苷（baicalin），汉黄芩素（wogonin），汉黄芩苷（wogonoside）等多种黄酮类化合物。此外，还含有苯甲酸、β－谷甾醇等成分。现代药理学研究表明，黄芩具有抗炎、抗过敏、利尿、利胆、降胆固醇、抗血栓形成、缓解哮喘等作用。

2. 主要有效成分及性质。

黄芩素：黄色结晶（乙醇），$C_{15}H_{10}O_5$，溶点为 264℃～266℃（分解），溶于甲醇、乙醇、丙酮、乙酸乙酯、热冰醋酸；微溶于氯仿、乙醚；几乎不溶于水。

黄芩苷：淡黄色粉末，$C_{21}H_{18}O_{11}$，溶点为 223℃，易溶于吡啶，可溶于碳酸氢钠、碳酸钠、氢氧化钠等碱性溶液，但不稳定，逐渐变色；微溶于热冰醋酸，难溶于甲醇、乙醇、丙酮；几乎不溶于氯仿、乙醚、乙酸乙酯、水。

汉黄芩素：黄色结晶（乙醇），$C_{15}H_{10}O_5$，溶点为 203℃～205℃，易溶于甲醇、乙醇、丙酮、乙酸乙酯；溶于乙酸、氯仿；微溶于水。

汉黄芩苷：黄色结晶，熔点不明显，230℃变为红棕色，302℃变黑分解。微溶于50％乙醇或甲醇，几乎不溶于水和常见的有机溶剂。

黄芩素：R=H
黄芩苷：R=HO...
汉黄芩素：R=H
汉黄芩苷：R=HO...

3. 实验原理。

利用黄芩苷及其他黄酮类化合物在热水中的溶解度较大，可以从黄芩中提取出总黄酮。在较强的酸性条件下，总黄酮可以从水液中析出，从而获得总黄酮。由于黄芩素和黄芩苷在乙醇中的溶解度有较大差异，可以将两者分离。

【仪器及材料】

1. 仪器：水环真空泵，水浴锅，紫外灯，电热恒温干燥箱，烧杯，乳钵，电炉，移液管，离心机，锥形瓶，温度计等。

2. 材料：黄芩粗粉，浓盐酸，95％乙醇，镁粉，硅胶，羧甲基纤维素钠，α－萘酚试剂，浓硫酸，2％氯氧化锆溶液，2％柠檬酸甲醇溶液，黄芩苷对照品溶液等。

【实验操作】

1. 黄芩中总黄酮的提取。

取黄芩粗粉 80g，加到 500ml 沸水中，继续煮沸 20min 后，趁热过滤，得到滤液和滤渣；滤渣加 400ml 纯化水，煮沸 20min 后，趁热过滤，得到滤液和滤渣（弃去）；合并两次的滤液，用浓盐酸调节滤液的 pH 值至 2，置于 80℃ 水浴保温 30min。倾去上清液后，趁热抽滤，沉淀用热水洗涤 2～3 次，抽干，60℃～70℃ 干燥 2h，即得黄芩总黄酮。称重，计算收率。

2. 黄芩素与黄芩苷的分离。

将获得的总黄酮在乳钵中研磨成粉末状，转入锥形瓶，加入 95％乙醇 20ml，浸泡 10min 后，布氏漏斗抽滤，得到滤液 1 和不溶物 1。将不溶物 1 再次转入锥形瓶，再加入 95％乙醇 20ml，浸泡 10min 后，抽滤，得到滤液 2 和不溶物 2。用 95％乙醇 10ml，分数次洗涤不溶物 2，至滤液颜色变浅，抽干，得到洗涤液和不溶物 3。将不溶物 3 在 80℃干燥 30min，即得黄芩苷粗品。称重，计重，计算收率。

注意：将滤液 1、滤液 2 和洗涤液合并，回收乙醇后，得到棕色树脂状物，进一步分离可得到黄芩素。

3. 黄芩苷的纯化精制。

将获得的黄芩苷粗品放入 250ml 圆底烧瓶内，加入 95％乙醇 100ml，水浴加热回流 20min 后，趁热过滤，得到滤液 3 和不溶物 4；不溶物 4 重新转入圆底烧瓶内，再加入 95％乙醇 100ml，水浴加热回流 15min 后，趁热过滤，得到滤液 4 和不溶物 5（弃去）。合并滤液 3 和滤液 4，减压浓缩回收乙醇至乙醇体积约为 10ml，停止浓缩，趁热将浓缩液转移至圆底烧瓶中，静置至室温，析晶，抽滤，干燥，即得黄芩苷精品。称重，计算收率。

注意：滤液应保留，用于黄芩苷的鉴别实验。

4. 黄芩苷的鉴别。

（1）化学鉴别实验。

①盐酸-镁粉实验：取"3. 黄芩苷的纯化精制"中得到的 1ml 滤液于试管中，加入镁粉少许，加入浓盐酸，观察溶液的颜色变化。

②Molish 反应实验：取"3. 黄芩苷的纯化精制"中得到的 1ml 滤液于试管中，加入 α-萘酚试剂 2～3 滴，摇匀，沿试管壁加入浓硫酸 0.5ml，观察两层溶液界面的颜色变化。

③氯氧化锆-柠檬酸实验：取"3. 黄芩苷的纯化精制"中得到的 1ml 滤液于试管中，加入 2％氯氧化锆溶液 2～3 滴，摇匀，观察并记录溶液的颜色变化，再加入 2％柠檬酸甲醇溶液，再观察记录溶液的颜色变化。

（2）薄层色谱鉴别实验。

吸附剂：含 4％乙酸钠的羧甲基纤维素钠为黏合剂的硅胶 G 薄层板。

展开剂：①乙酸乙酯-丁酮-乙酸-水（5∶3∶1∶1）；②苯-甲酸乙酯-甲酸（75∶24∶1）。

对照品：黄芩苷对照品溶液。

显色剂：1％三氯化铁乙醇液。

操作：将"3. 黄芩苷的纯化精制"中得到的滤液和黄芩苷对照品溶液分别点样于硅胶 G 薄层板上，分别用上述展开剂①和②展开后，挥去溶剂，喷 1％三氯化铁乙醇液，观察斑点颜色和位置，计算 R_f 值。

【思考题】

1. 黄芩苷的提取分离原理是什么？

2. 黄芩素与黄芩苷的分离原理是什么？

3. 如何纯化、精制黄芩素？

（黄静）

实验七　汉防己中汉防己甲素和汉防己乙素的提取、分离、鉴定

【实验目的】

1. 掌握生物碱的一般提取方法。
2. 掌握从总生物碱中分离、纯化酚性叔胺碱和非酚性叔胺碱的方法。
3. 巩固柱色谱、薄层色谱、纸色谱、萃取、重结晶等基本操作。

【实验指导】

1. 药用植物概述。

汉防己为防己科（Menispermaceae）千金藤属植物（*Stephania tetrandra* S. Mcore）的块根，是祛风、解热镇痛的药物，主治风湿性关节疼痛。其有效成分主要为生物碱，总生物碱含量为1%～2%（其中包括汉防己甲素约1%，汉防己乙素约0.5%，轮环藤酚碱约0.2%，以及其他数种微量生物碱）。临床上除用于治疗高血压、神经性疼痛、抗阿米巴原虫外，还将汉防己生物碱的碘甲基或溴甲基化合物作为肌肉松弛剂应用。此外，汉防己甲素在动物实验中有抗癌和扩张血管的作用。

2. 汉防己中主要成分的结构与性质。

汉防己甲素（tetrandrine，又名汉防己碱、粉防己碱）：无色针晶，不溶于水和石油醚，易溶于甲醇、乙醇、丙酮、乙酸乙酯、乙醚和氯仿等有机溶剂及稀酸水中，可溶于苯。溶点为216℃，有双熔点现象（自丙酮中结晶者，150℃左右熔融后加热又固化，至213℃复熔）。

汉防己乙素（fangchinoline，又名防己诺林碱、去甲粉防己碱）：溶解行为（见表6-6）与汉防己甲素相似，因有一个酚羟基，故极性较汉防己甲素稍高，在苯中的溶解度小于汉防己甲素而在乙醇中又大于汉防己甲素。以此可以将它们分离，用不同溶剂重结晶时，其晶型和熔点不同。

表6-6　汉防己乙素在不同溶剂中的结晶状态和熔点

溶剂	甲醇	乙醇	丙酮	吡啶-甲醇
结晶状态	细棒状结晶	细棒状结晶	六面体粒状晶	细棒状结晶
熔点（℃）	177～179	238～240	134～136	121～122

轮环藤酚碱（cylanoline）：为水溶性季铵生物碱，易溶于水、甲醇、乙醇，难溶于苯、乙醚等低极性有机溶剂。其氯化物为无色八面体状结晶，熔点为214℃～216℃，其碘化物为无色绢丝状结晶，熔点为185℃；其苦味酸盐为黄色结晶，熔点为

154℃～156℃。

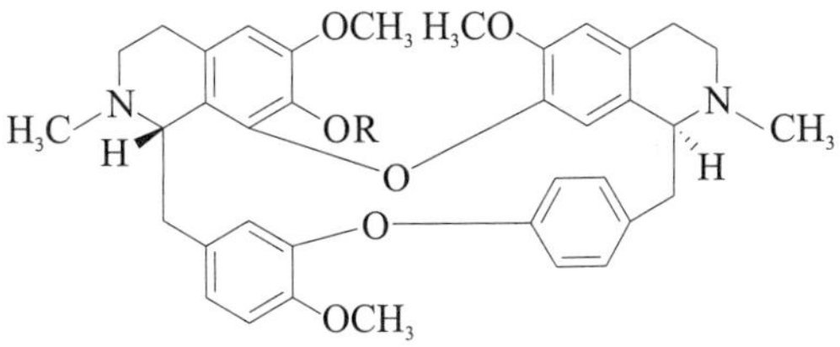

汉防己甲素 R=CH₃
汉防己乙素 R=H

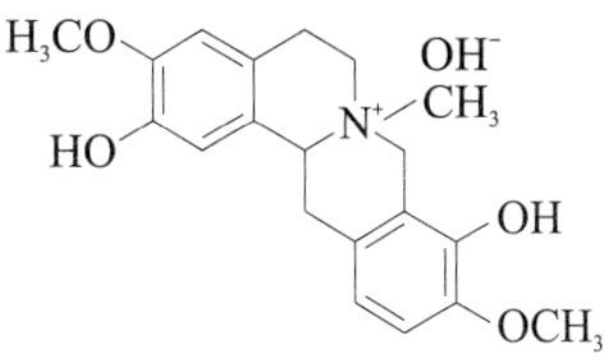

轮环藤酚碱

3. 实验原理。

汉防己中的有效成分主要为生物碱。本实验利用生物碱可与酸形成盐而溶于水的性质，将生物碱从植物材料中提取出来。再将酸提取液碱化，利用游离亲脂性生物碱溶于低极性有机溶剂的性质，将生物碱从提取物中提取出来。最后用重结晶方法对总亲脂性生物碱进行纯化。

【仪器及材料】

1. 仪器：水环真空泵，电热恒温干燥箱，索氏提取器，水浴锅，渗漉筒，布氏漏斗，抽滤瓶，烧杯，圆底烧瓶，瓷盘或表面皿，玻片等。

2. 材料：汉防己粗粉，0.5％硫酸溶液，石灰乳，净砂，1％盐酸溶液，改良碘化铋钾试剂，95％乙醇，石油醚（60℃～90℃），滤纸，毛细管等。

【实验操作】

1. 预实验。

按"实验二　天然药物化学成分的鉴别实验"中的"8. 生物碱的鉴别"的实验方法进行预实验。

2. 生物碱的提取（渗漉法）。

取汉防己粗粉 40g，加入 0.5％硫酸溶液 80ml～90ml，拌匀，放置 30min 后，均匀地装入渗漉筒内，加入 0.5％硫酸溶液，渗漉提取（控制流速约 2ml/min）。当渗漉液体积达到药材体积的 8～10 倍时，用 pH 试纸检测渗漉液 pH 值，若 pH 值小于 2，停止渗漉。收集渗漉液，用新鲜石灰乳调节 pH 值至 9～10，充分静置后，小心倾去上清液，抽滤，得黄色泥状固体。

3. 生物碱的连续回流提取（索氏提取法）。

将黄色固体与 70g～80g 净砂拌和均匀后，于 80℃干燥，然后将其置于索氏提取器中，加入乙酸乙酯 80ml，水浴加热进行连续提取（取 1ml 提取液挥干，加入 1％盐酸溶液 0.5ml 溶解，加入 1～2 滴改良碘化铋钾试剂，观察是否产生明显沉淀或浑浊，以判断提取是否完全）。提取完成后，将提取器内的滤纸筒取出，回收乙酸乙酯，固体干燥后，即得总生物碱粗品。称重，计算收率。

4. 亲脂性生物碱的纯化（重结晶法）。

将得到的总生物碱粗品置于 50ml 圆底烧瓶内，加入 95％乙醇 20ml～30ml，加热回流溶解，制成饱和溶液。将饱和溶液倾入约 300ml 的纯化水中，再加入 20g 氯化钠，在水浴上稍加热，促使沉淀聚集，待有沉淀析出时，停止加热，冷却至室温，抽滤，得到类白色固体，干燥，即得亲脂性生物碱。称重，计算收率。

5. 亲脂性生物碱的鉴定（薄层色谱法）。

样品：汉防己甲素对照品，汉防己乙素对照品，亲脂性生物碱。

吸附剂：硅胶薄层板。

展开剂：环己烷－乙酸乙酯－二乙胺（6∶2∶1）。

显色剂：改良碘化铋钾试剂。

【思考题】

1. 比较汉防己甲素和汉防己乙素的极性大小，并分析采用柱色谱分离时，它们的流出顺序。

2. 本实验中所采用的方法是否可以用于其他类型生物碱的提取、分离？

3. 如果需要进一步分离总生物碱的单一成分，可采用哪些方法？

（黄 静）

【参考文献】

黄静，袁叶飞，2018. 天然药物化学[M]. 北京：科学出版社.

裴月湖，2016. 天然药物化学实验指导[M].4 版. 北京：人民卫生出版社.

张晶晶，陈敏青，金立斌，等，2010. 葛根淀粉的研究进展[J]. 轻工科技，26（2）：4－5.

丁湖广，1985. 葛根淀粉的采集和加工方法[J]. 中国野生植物资源，（4）：34－35.

杜先锋，许时婴，王璋，1998. 葛根直链淀粉和支链淀粉分离纯化的研究[J]. 食品与发酵工业，24（4）：18－21.

李树立，付清华，2012. 关于葡萄糖鉴别试验的商榷[J]. 中国药品标准，13（4）：248.

卢艳花，2005. 中药有效成分提取分离技术[M]. 北京：化学工业出版社.

宋小妹，唐志书，2004. 中药化学成分提取分离与制备[M]. 北京：人民卫生出版社.

国家中医药管理局《中华本草》编委会，1999. 中华本草：第 18 卷[M]. 上海：上海科学技术出版社.

王素贤，华会明，1992. 茜草中蒽醌类成分的研究[J]. 药学学报，27（10）：743－747.

翟保同，王莹，2007. 黄芩苷提取工艺研究[J]. 中国医药导报，4（23）：91－93.

韩会玲，宋小妹，张选军，1997. 黄芩苷提取工艺的改进[J]. 陕西中医药大学学报，20（4）：35－36.

吴勇，成丽，2008. 现代药学实验教程[M]. 成都：四川大学出版社.

陶杰，2005. 粉防己中生物碱提取工艺的研究[J]. 中国中医药杂志，3（6）：779－780.

第七章　生药学实验

实验一　根与根茎类药材的鉴定

甘草（GLYCYRRHIZAE RADIX ET RHIZOMA）

【实验目的】

1. 掌握甘草的原植物形态和生药性状特点。
2. 掌握甘草根横切面组织和粉末显微特征。
3. 掌握甘草的理化鉴定方法。

【仪器与材料】

1. 材料：甘草（*Glycyrrhiza uralensis* Fisch.），蜡叶标本、生药及饮片标本、根的横切片及粉末。
2. 试剂：水合氯醛，80％硫酸溶液，甲醇，1％氢氧化钠溶液，10％硫酸乙醇溶液等。

【实验操作】

1. 观察甘草的蜡叶标本。

甘草为草本，根和根茎粗壮，皮红棕色。茎枝具短毛和腺毛。奇数羽状复叶，互生，小叶数目为7~17，卵形。总状花序腋生，花冠蝶形。荚果扁平，镰刀状，表面密被褐色刺状腺毛。

2. 观察甘草的生药性状。

根呈圆柱形，外皮有时片状剥落。表面红棕色，有明显的纵皱纹及沟纹，并有稀疏的细根痕和横长皮孔。质坚实，断面纤维性、黄白色，粉性，具明显的形成层环及放射状纹理，有的具裂隙。根茎表面有芽痕，折断面中央有髓。气微、味甜。

3. 甘草的显微特征。

（1）根的横切面：①木栓层：由 20～30 层木栓细胞组成，红棕色。②皮层：较窄，数列薄壁细胞，含淀粉粒，有的含草酸钙方晶，有纤维散在。③韧皮部：靠外侧的筛管组织常皱缩颓废；韧皮纤维壁厚，非木化或微木化，纤维束周围的细胞中含草酸钙方晶，形成晶鞘纤维；韧皮射线较宽，稍弯曲，常有裂隙。④形成层：束中形成层明显，束间形成层不明显。⑤木质部：导管较大，常单个或 2～3 个相聚。木纤维束周围的细胞中含草酸钙方晶。木射线较平直。⑥薄壁细胞：含淀粉粒，少数细胞含棕色块状物。

（2）根茎横切面：有髓，近木质部处偶见含红棕色物的分泌细胞。

（3）粉末：淡棕黄色。分别以甘油－乙酸液和水合氯醛透化后封片、观察。①纤维：成束或散离，细长，直径 $8\mu m \sim 14\mu m$，壁厚，微木化，孔沟不明显，晶鞘纤维易察见，含晶细胞的细胞壁增厚、微木化或非木化。②导管：主要为具缘纹孔导管，多破碎，纹孔对列或互列，有时在导管旁可见具缘纹孔管胞。③木栓细胞：棕红色，细胞壁薄，微木化，表面观呈类多角形。④尚可见淀粉粒和黄棕色或红棕色的色素块。

4. 理化鉴定。

（1）取甘草粉末少量，置白瓷板上。加 80％硫酸溶液数滴，显黄色，渐变为橙黄色（甘草甜素反应）。

（2）取甘草粉末 1g，加乙醚 40ml，置水浴上加热回流 1h，过滤。药渣加甲醇 30ml，置水浴上加热回流 1h，过滤。滤液蒸干，残留物加甲醇 5ml 溶解，作为供试品溶液。另取甘草对照药材，同法制成对照药材溶液。再取甘草酸铵对照品，加甲醇制成 2g/L 的溶液，作为对照品溶液。吸取上述 3 种溶液各 $1\mu l \sim 2\mu l$，分别点于同一用 1％氢氧化钠溶液制备的硅胶 G 薄层板上，以乙酸乙酯－甲酸－冰醋酸－水（20：2：2：4）为展开剂，展开。取出层析板，晾干，喷以 10％硫酸乙醇溶液，在 105℃烘至显色清晰，置紫外光灯（365nm）下检视。供试品色谱中，在与对照药材色谱相应的位置上，显相同颜色的荧光斑点；在与对照品色谱相应的位置上，显相同的橙黄色荧光斑点。

【报告要点】

1. 绘制甘草根的横切面组织简图、粉末特征图，并用文字叙述。
2. 记录甘草理化鉴定结果。

【思考题】

什么是晶鞘纤维？除甘草外还有哪些生药含晶鞘纤维？

（叶本贵）

实验二 茎类药材的鉴定

川木通（CLEMATIDIS ARMANDII CAULIS）

【实验目的】

1. 掌握川木通的生药性状、组织和粉末特征。
2. 掌握茎木类药材与根类药材的区别。
3. 了解川木通、木通、关木通等的主要区别特征。

【仪器与材料】

1. 材料：毛茛科小木通（*Clematis armandii* Franch.）或绣球藤（*Clematis montana* Buch.-Ham.）的干燥藤茎的药材、饮片、粉末。

2. 试剂：水合氯醛，稀甘油，纯化水，95％乙醇，甲醇，石油醚，甲酸乙酯，甲酸，10％硫酸乙醇溶液等。

【实验操作】

1. 性状鉴定。

（1）药材性状：取川木通药材观察其形状、大小、表面、粗细、颜色、质地、折断面、嗅气、味等。

川木通呈长圆柱形，略扭曲，长 50cm～100cm，直径 2.0cm～3.5cm。表面黄棕色或黄褐色，有纵向凹沟及棱线；节处多膨大，有叶痕及侧枝痕。残存皮部易撕裂。质坚硬，不易折断。切片厚 2mm～4mm，边缘不整齐，残存皮部黄棕色，木部浅黄棕色或浅黄色，有黄白色放射状纹理及裂隙，其间布满导管孔，排列成若干同心环状层纹，被类白色射线分隔交叉似蜘蛛网状，又称"蜘蛛网纹"。髓部较小，类白色或黄棕色，偶有空腔。

（2）饮片性状：取川木通饮片观察外观性状。

川木通呈类圆形厚片。切面边缘不整齐，残存皮部黄棕色，木部浅黄棕色或浅黄色，有黄白色放射状纹理及裂隙，其间密布细孔状导管，髓部较小，类白色或黄棕色，偶有空腔。气微，味淡。

2. 显微鉴定。

（1）横切面显微鉴别：取川木通药材徒手切片，水合氯醛透化后稀甘油封片，观察横切面显微特征。

①木栓层，常脱落或有少量残存。②皮层，窄，由多列薄壁细胞组成；中柱鞘部位

有"波状"纤维群呈连续或断续环带。③维管束，外韧型，多数韧皮部窄；形成层呈环状；木质部宽广，大型导管与小型导管常相间交错排列；木纤维多；初生射线宽，达髓部；髓窄小。韧皮部与韧皮射线常散在石细胞。

（2）粉末显微鉴定：取适量川木通粉末，分别用纯化水封片、水合氯醛透化后稀甘油封片，观察粉末显微特征。

川木通粉末黄白色至黄褐色，味微苦。纤维甚多，木纤维长梭形，末端尖狭，直径 $17\mu m \sim 43\mu m$，壁厚，木化，壁孔明显，常见单纹孔或斜向窄缝状纹孔；韧皮纤维长梭形，直径 $18\mu m \sim 60\mu m$，壁厚，木化、胞腔常狭小。导管为具缘纹孔导管和网纹导管，直径 $39\mu m \sim 190\mu m$。石细胞类长方形、梭形或类三角形，壁厚而木化，孔沟及纹孔明显。

3. 理化鉴定。

取川木通粉末 0.5g，加 95％乙醇 25ml，加热回流 1h，过滤，滤液蒸干，残渣加甲醇 5ml 使溶解，作为供试品溶液。另取川木通对照药材 0.5g，同法制成对照药材溶液。吸取上述两种溶液各 15μl，分别点于同一硅胶 G 薄层板上，使成条状，以石油醚（60℃～90℃）－甲酸乙酯－甲酸（6：2：0.1）为展开剂，展开，取出，晾干，喷以 10％硫酸乙醇溶液，在 105℃加热至斑点显色清晰，分别置日光和紫外灯（365nm）下检视。供试品色谱中，在与对照药材色谱相应的位置上，显相同颜色的斑点或荧光斑点。

【报告要点】

1. 简述川木通的性状特征。
2. 绘制川木通的横切面简图与粉末特征图，并简单描述。
3. 记录川木通理化鉴定流程及鉴定结果。

【思考题】

试从原植物、生药性状、显微特征以及化学成分等方面比较川木通、木通和关木通。

（李峰）

实验三 皮类药材的鉴定

黄柏（PHELLODENDRI CHINENSIS CORTEX）

【实验目的】

1. 掌握皮类的生药构造和鉴定特征。
2. 掌握黄柏的生药性状和显微特征。
3. 熟悉黄柏的理化鉴别方法。
4. 了解黄柏与关黄柏的来源及主要区别。

【仪器与材料】

1. 材料：芸香科植物黄皮树（*Phellodendron chinense* Schneid.）的干燥树皮的药材、饮片、粉末。
2. 试剂：水合氯醛，稀甘油，纯化水，95％乙醇，乙醚，冰醋酸，36％盐酸，3％过氧化氢溶液，10％硫酸乙醇溶液，1％乙酸甲醇溶液，甲醇，氯仿，稀碘化铋钾等。

【实验操作】

1. 性状鉴定。
（1）药材性状：取黄柏药材观察形状、外表面、内表面、折断面等特征。

黄柏药材呈板片状或浅槽状，长宽不一，厚 1mm~6mm。外表面黄褐色或黄棕色，平坦或具纵沟纹，可见横长的唇形皮孔痕；内表面暗黄色或淡棕色，具细密的纵棱纹。体轻，质硬，无弹性，断面纤维性，呈裂片状分层，深黄色。气微，味极苦，嚼之有黏性。

（2）饮片性状：取黄柏饮片观察外观性状。

黄柏饮片呈丝条状。外表面黄褐色或黄棕色。内表面暗黄色或淡棕色，具纵棱纹。切面纤维性，呈裂片状分层，深黄色。味极苦。

2. 显微鉴定。
（1）横切面显微鉴别：取黄柏药材徒手切片，水合氯醛透化后稀甘油封片，观察横切面显微特征。

①木栓层，数列至数十列木栓细胞。②皮层较窄，由十余列薄壁细胞组成，异形石细胞与纤维束成群或散在。石细胞形状多样，有分支状和不规则状的畸形石细胞，壁极厚，孔沟、层纹明显。③韧皮部较宽，射线细胞一至数列，细胞径向延长；纤维束切向

（径向）排列成断续的层带，木化。④皮层与韧皮部，内均有黏液细胞，并有众多草酸钙方晶。

（2）黄柏粉末显微鉴定：取适量黄柏粉末，分别用纯化水封片、水合氯醛透化后稀甘油封片，观察粉末显微特征。

黄柏粉末呈鲜黄色。纤维鲜黄色，常成束，直径 $16\mu m\sim38\mu m$，部分纤维周围细胞含草酸钙方晶，形成晶鞘纤维；含晶细胞壁木化增厚。石细胞鲜黄色，直径 $35\mu m\sim128\mu m$，多呈分枝状，枝端锐尖，壁厚，层纹明显，也有类圆形或纺锤形。草酸钙方晶众多。淀粉粒小，单粒，呈球形。

3. 理化鉴定。

（1）取黄柏粉末约 0.5g，加乙醚 3ml～5ml，振摇冷浸数分钟，过滤。滤液水浴挥去乙醚，残留物加冰醋酸 1～2 滴，浓硫酸 1 滴，水浴加热，呈棕紫色（黄柏酮反应）。

（2）取上述用乙醚冷浸过的黄柏粉末，挥散乙醚后加 95％乙醇 10ml，振摇冷浸后过滤。滤液 2ml 置小试管中，加 36％盐酸 1ml，3％过氧化氢溶液 1～2 滴，振摇，水浴加热，可见溶液渐呈红紫色（小檗碱反应）。

（3）取黄柏皮饮片，置紫外灯下观察，显亮黄色荧光。

（4）取黄柏粉末 0.2g，加 1％乙酸甲醇溶液 40ml，于 60℃超声处理 20min，过滤，滤液浓缩至 2ml，作为供试品溶液。另取黄柏对照药材 0.1g，加 1％乙酸甲醇溶液 20ml，同法制成对照药材溶液。再取盐酸黄柏碱对照品，加甲醇制成每 1ml 含 0.5mg 的溶液，作为对照品溶液。吸取上述三种溶液各 $3\mu l\sim5\mu l$，分别点于同一硅胶 G 薄层板上，以氯仿－甲醇－水（30∶15∶4）的下层溶液为展开剂，置氨蒸气饱和的展开缸内，展开，取出，晾干，喷以稀碘化铋钾试液。供试品色谱中，在与对照药材色谱和对照品色谱相应的位置上，显相同颜色的斑点。

【报告要点】

1. 简述黄柏的性状特征。
2. 绘制黄柏的横切面简图与粉末特征图，并简单描述。
3. 记录黄柏的理化鉴定流程及鉴定结果。

【思考题】

1. 黄柏与黄连均含小檗碱，如何对它们进行鉴定？
2. 如何区别关黄柏与川黄柏？

杜仲（EUCOMMIAE CORTEX）

【实验目的】

1. 掌握杜仲的生药性状和显微特征。
2. 熟悉杜仲的理化鉴别方法。
3. 了解川黄柏与关黄柏的来源及主要区别。

【仪器与材料】

1. 材料：杜仲科植物杜仲（*Eucommia ulmoides* Oliv.）的干燥树皮的药材、饮片、粉末。
2. 试剂：水合氯醛，稀甘油，纯化水，氯仿等。

【实验操作】

1. 性状鉴定。

（1）药材性状：取杜仲药材观察形状、外表面、内表面、折断面等特征。

杜仲药材呈扁平的板片状或两边稍向内卷，大小不一，厚 3mm～7mm。外表面淡棕色或灰褐色，有明显的皱纹或纵裂槽纹，有的树皮较薄，未去粗皮者，可见斜方形皮孔；刮去粗皮者外观淡棕色而平滑，内表面暗紫色，光滑。质脆，易折断，断面有细密、银白色、富弹性的橡胶丝相连（一般可拉至 1cm 以上才断）。气微，味稍苦。嚼之有胶状感。

（2）饮片性状：取杜仲饮片观察性状。

杜仲饮片呈小方块或丝状。外表面淡棕色或灰褐色，有明显的皱纹。内表面暗紫色，光滑。断面有细密、银白色、富弹性的橡胶丝相连。气微，味稍苦。

2. 显微鉴定。

（1）横切面显微鉴别：取杜仲药材做徒手切片，水合氯醛透化后稀甘油封片，观察横切面显微特征。

①落皮层残存，内侧有数个木栓组织层带，每层为排列整齐、内壁特别增厚且木化的木栓细胞。两层带间为颓废的皮层组织，细胞壁木化。②韧皮部有 5～7 条石细胞环带，每环有 3～5 列石细胞并伴有少数纤维。在石细胞处多见胶丝团。射线宽 2～3 列细胞，近栓内层时向一方偏斜。③白色胶丝团随处可见。

（2）粉末显微鉴定：取适量杜仲粉末，分别用纯化水封片、水合氯醛透化后稀甘油封片，观察粉末显微特征。

杜仲粉末棕色。橡胶丝成条或扭曲成团，表面显颗粒性。石细胞甚多，大多成群，类长方形、类圆形、长条形或形状不规则，长约至 $180\mu m$，直径 $20\mu m～80\mu m$，壁厚，有的胞腔内含橡胶团块。木栓细胞表面观多角形，直径 $15\mu m～40\mu m$，壁不均匀增厚，木化，有细小纹孔；侧面观长方形，壁三面增厚，一面薄，孔沟明显。

3. 理化鉴定。

取杜仲粉末 1g，加氯仿 10ml，浸渍 2h，过滤，滤液挥干，加 95％乙醇 1ml，产生具弹性的胶膜。

【报告要点】

1. 简述杜仲的性状特征。
2. 绘制杜仲的横切面简图与粉末特征图，并简单描述。
3. 记录杜仲理化鉴定流程及鉴定结果。

【思考题】

1. 皮类药材的鉴定特征是什么？
2. 杜仲伪品有哪些？如何鉴别？

（李峰）

实验四　叶类药材的鉴定

番泻叶（SENNAE FOLIUM）

【实验目的】

1. 掌握番泻叶的生药性状和显微特征。
2. 了解叶类生药的一般构造。

【仪器与材料】

1. 材料：豆科植物狭叶番泻（*Cassia angustifolia* Vahl）或尖叶番泻（*Cassia acutifolia* Delile）的干燥小叶的药材、粉末。
2. 试剂：水合氯醛，稀甘油，纯化水，95％乙醇，乙醚，36％盐酸，氨试液，石油醚，乙酸乙酯，正丙醇，20％硝酸溶液，5％氢氧化钾的 50％乙醇溶液等。

【实验操作】

1. 性状鉴定。

取番泻叶药材观察颜色、形状、长宽、叶端叶基叶缘情况、上下表面的色泽、毛茸的有无、叶脉的类型、叶片质地、叶片的气和味等特征。药材性状如下：

狭叶番泻呈长卵形或卵状披针形，长 1.5cm～5.0cm，宽 0.4cm～2.0cm，叶端急尖，叶基稍不对称，全缘。上表面黄绿色，下表面浅黄绿色，无毛或近无毛，叶脉稍隆起。革质。气微弱而特异，味微苦，稍有黏性。

尖叶番泻呈披针形或长卵形，略卷曲或破碎，长 2.0cm～4.0cm，宽 0.7cm～1.2cm。叶端短尖或微突，全缘，叶基不对称，上表面浅绿色，下表面灰绿色，两面均有细短毛茸。

2. 显微鉴定。

（1）横切面显微鉴别：

过中脉做横切片：①表皮细胞一列，外侧有角质层。上下表皮均有气孔，数目近相等。单细胞非腺毛壁厚，多有疣状突起，基部稍弯曲，长 70μm～260μm。②等面叶，上下栅栏组织各有一列栅栏细胞，上侧栅栏细胞通过主脉，长于下侧栅栏细胞；上下栅栏组织间为海绵组织，细胞为圆形。常见草酸钙簇晶。③主脉维管束外韧型，上下两侧均有微木化的纤维束，外有含草酸钙棱晶的薄壁细胞形成晶纤维。④薄壁细胞中可见草酸钙棱晶。

（2）粉末显微鉴定：取适量番泻叶粉末，用水合氯醛透化后稀甘油封片，观察粉末显微特征。

番泻叶粉末淡绿色或黄绿色。晶纤维多，草酸钙棱晶直径 12μm～15μm。非腺毛单细胞，长 100μm～350μm，直径 12μm～25μm，壁厚，有疣状突起。草酸钙簇晶存在于叶肉薄壁细胞中，直径 9μm～20μm。上下表皮细胞表面观呈多角形，垂周壁平直；气孔主为平轴式，副卫细胞大多为 2 个，也有的为 3 个。

3. 理化鉴定。

（1）取番泻叶粉末 25mg，加纯化水 50ml 和 36%盐酸 2ml，置水浴中加热 15min，放冷，加乙醚 40ml，振摇提取，分取醚层，通过无水硫酸钠层脱水，过滤，取滤液 5ml，蒸干，放冷，加氨试液 5ml，溶液显黄色或橙色，置水浴中加热 2min 后，变为紫红色。

（2）取番泻叶粉末 1g，加 50%乙醇 10ml，超声处理 30min，离心，取上清液，蒸干，残渣加纯化水 10ml 使溶解，用石油醚（60℃～90℃）振摇提取 3 次，每次 15ml，弃去石油醚液，取水液蒸干，残渣加 50%乙醇 5ml 使溶解，作为供试品溶液。另取番泻叶对照药材 1g，同法制成对照药材溶液。吸取上述两种溶液各 3μl，分别点于同一硅胶 G 薄层板上，使成条状，以乙酸乙酯－正丙醇－水（4：4：3）为展开剂，展开缸预平衡 15min，展开，取出，晾干，置紫外灯（365nm）下检视。供试品色谱中，在与对照药材色谱相应的位置上，显相同颜色的荧光斑点；喷以 20%硝酸溶液，在 120℃加热约 10min，放冷，再喷以 5%氢氧化钾的 50%乙醇溶液，供试品色谱中，在与对照药材色谱相应的位置上，显相同颜色的斑点。

【报告要点】

1. 简述番泻叶的性状特征。

2. 绘制番泻叶的横切面简图与粉末特征图，并简单描述。

3. 记录番泻叶的理化鉴定流程及鉴定结果。

【思考题】

1. 叶类药材的鉴定应注意哪些方面？
2. 番泻叶的显微构造中，哪些是专属性较强的特征？

大青叶（ISATIDIS FOLIUM）

【实验目的】

1. 掌握大青叶的生药性状和显微特征。
2. 了解叶类生药的一般构造。

【仪器与材料】

1. 材料：十字花科植物菘蓝（*Isatis indigotica* Fort.）的干燥叶的药材、粉末。
2. 试剂：水合氯醛，稀甘油，纯化水，环己烷，氯仿，丙酮等。

【实验操作】

1. 性状鉴定。

取相对完整的大青叶药材，将其浸泡在温水里，使其湿润并展开后，观察颜色、形状、长宽，叶端、叶基、叶缘情况，上下表面的色泽，毛茸的有无，叶脉的类型，叶片质地等特征。

大青叶多皱缩卷曲，有的破碎仅剩叶柄。完整叶片展平后呈长椭圆形至长圆状倒披针形，长5cm~20cm，宽2cm~6cm；上表面暗灰绿色，有的可见色较深稍突起的小点；先端钝，全缘或微波状，基部狭窄下延至叶柄，呈翼状；叶柄长4cm~10cm，淡棕黄色。质脆。气微，味微酸、苦、涩。

2. 显微鉴定。

（1）横切面显微鉴别：

叶过主脉横切：①上下表皮均为1列横向延长的细胞，外被角质层。气孔为不等式，副卫细胞3~4个。②栅栏细胞3~4列，近长方形，与海绵细胞分化不明显。③主脉维管束4~9个，外韧型，中间1个形状较大，在每个维管束的上下侧均可见到厚壁组织。④薄壁组织中有含有黑色的芥子酶（myrosin）的分泌细胞，类圆形，较周围薄壁细胞为小。

（2）粉末显微鉴定：取适量大青叶粉末，用水合氯醛透化后稀甘油封片，观察粉末显微特征。

大青叶粉末绿褐色。下表皮细胞垂周壁稍弯曲，略成连珠状增厚；气孔不等式，副卫细胞3~4个。叶肉组织分化不明显；叶肉细胞中含蓝色细小颗粒状物，亦含橙皮苷样结晶。

3. 理化鉴定。

（1）大青叶粉末进行微量升华，可得蓝色或紫红色细小针状、片状或簇状结晶。

（2）大青叶粉末水浸液在紫外灯下有蓝色荧光。

（3）取大青叶粉末 0.5g，加氯仿 20ml，加热回流 1h，过滤，滤液浓缩至 1ml，作为供试品溶液。另取靛蓝对照品、靛玉红对照品，加氯仿制成每 1ml 各含 1mg 的混合溶液，作为对照品溶液。吸取上述两种溶液各 5μl，分别点于同一硅胶 G 薄层板上，以环己烷－氯仿－丙酮（5∶4∶2）为展开剂，展开，取出，晾干。供试品色谱中，在与对照品色谱相应的位置上，分别显相同的蓝色斑点和浅紫红色斑点。

【报告要点】

1. 简述大青叶的性状特征。
2. 绘制大青叶的横切面简图与粉末特征图，并简单描述。
3. 记录大青叶的理化鉴定流程及鉴定结果。

【思考题】

1. 简述叶的形态和一般构造。
2. 叶类药材的鉴定应注意哪些方面？

（李峰）

实验五 花类药材的鉴定

金银花（LONICERAE JAPONICAE FLOS）

【实验目的】

1. 掌握金银花的生药性状和显微特征。
2. 了解花类生药的一般鉴定方法。

【仪器与材料】

1. 材料：忍冬科植物忍冬（*Lonicera japonica* Thunb.）的干燥花蕾或带初开的花的药材、粉末。
2. 试剂：水合氯醛，稀甘油，纯化水，甲醇，乙酸丁酯，甲酸等。

【实验操作】

1. 性状鉴定。

取完整的金银花药材，将其浸泡在温水里，使湿润柔软后，观察外观形状、大小、颜色、毛茸、花萼、花瓣、雄蕊和雌蕊的数目及其着生位置、气和味等特征。

金银花呈小棒状，上粗下细，略弯曲，长 2cm～3cm，上部直径约 3mm，下部直径约 1.5mm。表面黄白色或绿白色（贮久色渐深），密被短柔毛。偶见叶状苞片。花萼绿色，先端 5 裂，裂片有毛，长约 2mm。开放者花冠筒状，先端二唇形；雄蕊 5，附于筒壁，黄色；雌蕊 1，子房无毛。气清香，味淡、微苦。

2. 显微鉴定。

取适量金银花粉末，用水合氯醛透化后稀甘油封片，观察粉末显微特征。

金银花粉末浅黄棕色或黄绿色。腺毛较多，头部细胞含黄棕色分泌物，分两种：一种头部呈倒圆锥形，顶部略平坦，多由 10～30 细胞排成 2～4 层，柄由 1～5 细胞组成；另一种头部类圆形或略扁圆形，多由 6～20 细胞组成，柄部 1～5 细胞。非腺毛有两种：一种为厚壁非腺毛，单细胞，长可达 $90\mu m$，表面有微细疣状或泡状突起，有的具螺纹；另一种为薄壁非腺毛，单细胞，甚长，弯曲或皱缩，表面有微细疣状突起。草酸钙簇晶直径 $6\mu m$～$45\mu m$。花粉粒类圆形或三角形，表面具细密短刺及细颗粒状雕纹，具 3 孔沟。

3. 理化鉴定。

取金银花粉末 0.2g，加甲醇 5ml，放置 12h，过滤，取滤液作为供试品溶液。另取绿原酸对照品，加甲醇制成每 1ml 含 1mg 的溶液，作为对照品溶液。吸取供试品溶液 $10\mu l$～$20\mu l$、对照品溶液 $10\mu l$，分别点于同一硅胶 H 薄层板上，以乙酸丁酯－甲酸－水（7：2.5：2.5）的上层溶液为展开剂，展开，取出，晾干，置紫外灯（365nm）下检视。供试品色谱中，在与对照品色谱相应的位置上，显相同颜色的荧光斑点。

【报告要点】

1. 简述金银花的性状特征。
2. 绘制金银花的粉末特征图，并简单描述。
3. 记录金银花的理化鉴定流程及鉴定结果。

【思考题】

1. 鉴定花类药材一般应注意哪些方面？
2. 金银花的主要化学成分有哪些？试从原植物形态和生药性状区别金银花和山银花。

辛夷（MAGNOLIAE FLOS）

【实验目的】

1. 掌握辛夷的生药性状和显微特征。

2. 了解花类生药的一般鉴定方法。

【仪器与材料】

1. 材料：木兰科植物望春花（*Magnolia biondii* Pamp.）、玉兰（*Magnolia denudata* Desr.）或武当玉兰（*Magnolia sprengeri* Pamp.）的干燥花蕾的药材、粉末。

2. 试剂：水合氯醛，稀甘油，纯化水，甲醇，氯仿，乙醚，10%硫酸乙醇溶液等。

【实验操作】

1. 性状鉴定。

取完整的辛夷药材，观察形状、大小、颜色、枝梗、苞片、毛茸、花萼、花瓣、雄蕊和雌蕊的数目、气和味等特征。

望春花：呈长卵形，似毛笔头，长 1.2cm～2.5cm，直径 0.8cm～1.5cm。基部常具木质短梗，长约 5mm，梗上有类白色点状皮孔。苞片 2～3 层，每层 2 片，两层苞片间有小鳞芽，苞片外表面密被灰白色或灰绿色有光泽的长茸毛，内表面类棕色，无毛。花被片 9，棕色，外轮花被片 3，较小，条形，约为内两轮长的 1/4，呈萼片状，内两轮花被片 6，每轮 3，轮状排列。雄蕊和雌蕊多数，棕黄色或棕绿色，螺旋状排列。体轻，质脆，气芳香，味辛凉而稍苦。

玉兰：长 1.5cm～3.0cm，直径 1.0cm～1.5cm。基部枝梗较粗壮，皮孔浅棕色。苞片外表面密被灰白色或灰绿色茸毛。花被片 9，内外轮同型。

武当玉兰：长 2cm～4cm，直径 1cm～2cm。基部枝梗粗壮，皮孔红棕色。苞片外表面密被淡黄色或淡黄绿色茸毛，有的最外层苞片茸毛已脱落而呈黑褐色。花被片 10～12（15），内外轮无显著差异。

2. 显微鉴定。

取适量辛夷粉末，用水合氯醛透化后稀甘油封片，观察粉末显微特征。

辛夷粉末呈灰绿色或淡黄绿色。非腺毛甚多，散在，多碎断；完整者 2～4 细胞，亦有单细胞，壁厚 $4\mu m$～$13\mu m$，基部细胞短粗膨大，细胞壁极度增厚似石细胞。石细胞多成群，呈椭圆形、不规则形或分枝状，壁厚 $4\mu m$～$20\mu m$，孔沟不甚明显，胞腔中可见棕黄色分泌物。油细胞较多，类圆形，有的可见微小油滴。苞片表皮细胞扁方形，垂周壁连珠状。

3. 理化鉴定。

取辛夷粗粉 1g，加氯仿 10ml，密塞，超声处理 30min，过滤，滤液蒸干，残渣加氯仿 2ml 使溶解，作为供试品溶液；另取木兰脂素对照品，加甲醇制成每 1ml 含 1mg 的溶液，作为对照品溶液。吸取上述两种溶液各 $2\mu l \sim 10\mu l$，分别点于同一硅胶 H 薄层板上，以氯仿－乙醚（5∶1）为展开剂，展开，取出，晾干，喷以 10％硫酸乙醇溶液，在 90℃加热至斑点显色清晰。供试品色谱中，在与对照品色谱相应的位置上显相同的紫红色斑点。

【报告要点】

1. 简述辛夷的性状特征。
2. 绘制辛夷的粉末特征图，并简单描述。
3. 记录辛夷的理化鉴定流程及鉴定结果。

【思考题】

列表简述辛夷三种来源的药材的相同和不同之处。

（李峰）

实验六　果实和种子类药材的鉴定

小茴香（FOENICULI FRUCTUS）

【实验目的】

1. 掌握小茴香的生药性状和显微特征。
2. 了解伞形科植物果实的一般特征。

【仪器与材料】

1. 材料：伞形科植物茴香（*Foeniculum vulgare* Mill.）的干燥成熟果实的药材、粉末。

2. 试剂：水合氯醛，稀甘油，纯化水，乙酸，95％乙醇，石油醚，乙酸乙酯，二硝基苯肼试液等。

【实验操作】

1. 性状鉴定。

取小茴香药材观察形状、大小、颜色、顶端、基部、表面、质地、横切面、气味等特征。

小茴香为双悬果，呈圆柱形，有的稍弯曲，长 4mm～8mm，直径 1.5mm～2.5mm。表面黄绿色或淡黄色，两端略尖，顶端残留有黄棕色突起的柱基，基部有时有细小的果梗。分果呈长椭圆形，背面有纵棱 5 条，接合面平坦而较宽。横切面略呈五边形，中心灰白色。有特异香气，味微甜、辛。

2. 显微鉴定。

（1）横切面显微鉴别：取小茴香药材做徒手切片，水合氯醛透化后稀甘油封片，观察横切面显微特征。

分果横切面：外果皮为 1 列切向延长的扁平细胞。中果皮主要是薄壁细胞，在每一纵棱处有维管束柱，木质部位于中央为少数细小导管，韧皮部小型，位于木质部两侧；其周围有多数木化网纹细胞；背面纵棱间各有大的椭圆形棕色油管 1 个，接合面有油管 2 个，共 6 个。内果皮为 1 列扁平薄壁细胞，细胞长短不一。种皮细胞扁长，含棕色物。胚乳细胞多角形，含多数糊粉粒，每个糊粉粒中含有细小草酸钙簇晶。

（2）粉末显微鉴定：取适量小茴香粉末，用纯化水封片、水合氯醛透化后稀甘油封片，观察粉末显微特征。

小茴香粉末浅黄棕色或黄绿色，具特殊香气。外果皮细胞呈多角形，可见不定式气孔。网纹细胞壁不规则增厚，木化，增厚部分与未增厚部分形成网状纹理，具卵圆形纹孔。油管为黄棕色至深红棕色，多破碎，分泌细胞呈多角形。内果皮细胞呈镶嵌形，由 5～8 个狭长细胞为一组，其长轴相互不规则镶嵌（此为伞形科果实特征）。内胚乳细胞多角形，无色，含众多糊粉粒，糊粉粒中含有细小草酸钙簇晶。

3. 理化鉴定。

取小茴香粉末 2g，加乙醚 20ml，超声处理 10min，过滤，滤液挥干，残渣加氯仿 1ml 使溶解，作为供试品溶液。另取茴香醛对照品，加 95％乙醇制成每 1ml 含 1μl 的溶液，作为对照品溶液。吸取供试品溶液 5μl、对照品溶液 1μl，分别点于同一硅胶 G 薄层板上，以石油醚（60℃～90℃）－乙酸乙酯（17：2.5）为展开剂，展至 8cm，取出，晾干，喷以二硝基苯肼试液。供试品色谱中，在与对照品色谱相应的位置上，显相同的橙红色斑点。

【报告要点】

1. 简述小茴香的性状特征。
2. 绘制小茴香的横切面简图与粉末特征图，并简单描述。
3. 记录小茴香的理化鉴定流程及鉴定结果。

【思考题】

1. 果实和种子类药材的鉴定应注意哪些方面？
2. 伞形科植物的果实组织有哪些共同特征？

（李峰）

实验七　全草类药材的鉴定

麻黄（EPHEDRAE HERBA）

【实验目的】

1. 掌握全草类生药麻黄的药材性状、显微特征。
2. 熟悉麻黄的理化鉴定方法。

【仪器与材料】

1. 材料：麻黄科植物草麻黄（*Ephedra sinica* Stapf）、中麻黄（*Ephedra intermedia* Schrenk et C. A. Mey.）或木贼麻黄（*Ephedra equisetina* Bge.）的干燥草质茎的药材、粉末。

2. 试剂：水合氯醛，稀甘油，纯化水，稀盐酸，氨试液，氯仿，氨制氯化铜试液，二硫化碳等。

【实验操作】

1. 性状鉴定。

取麻黄药材观察其各部分性状。

草麻黄：呈细长圆柱形，少分枝，直径 1mm～2mm。有的带少量棕色木质茎。表面淡绿色至黄绿色，有细纵脊线，触之微有粗糙感。节明显，节间长 2cm～6cm。节上有膜质鳞叶，长 3mm～4mm；裂片 2（稀 3），锐三角形，先端灰白色，反曲，基部联合成筒状，红棕色。体轻，质脆，易折断，断面略呈纤维性，周边绿黄色，髓部红棕色，近圆形。气微香，味涩、微苦。

中麻黄：多分枝，直径 1.5mm～3.0mm，有粗糙感。节上膜质鳞叶长 2mm～3mm，裂片 3（稀 2），先端锐尖。断面髓部呈三角状圆形。

木贼麻黄：较多分枝，直径 1.0mm～1.5mm，无粗糙感。节间长 1.5cm～3.0cm。膜质鳞叶长 1mm～2mm；裂片 2（稀 3），上部为短三角形，灰白色，先端多不反曲，基部棕红色至棕黑色。

2. 显微鉴定。

（1）横切面显微鉴别：取麻黄药材做徒手切片，水合氯醛透化后稀甘油封片，观察横切面显微特征。

草麻黄：类圆形稍扁，表皮细胞类方形，外被厚的角质层；脊线较密，有两脊线间有下陷气孔。下皮纤维束位于脊线处，壁厚，非木化。皮层较宽，纤维成束散在。中柱鞘纤维束新月形。维管束外韧型，8~10 个。形成层环类圆形。木质部呈三角状。髓部薄壁细胞含棕红色块；偶有环髓纤维。表皮细胞外壁、皮层薄壁细胞及纤维均有多数微小草酸钙砂晶或方晶。

中麻黄：维管束 12~15 个。形成层环类三角形。环髓纤维较多，成束或单个散在。

木贼麻黄：维管束 8~10 个。形成层环类圆形。无环髓纤维。

（2）粉末显微鉴定：取适量麻黄粉末，用纯化水封片、水合氯醛透化后稀甘油封片，观察粉末显微特征。

麻黄粉末浅棕色或浅绿色，表皮组织碎片甚多，细胞呈长方形，外壁布满草酸钙砂晶，气孔特异，内陷，保卫细胞侧面观呈哑铃形或电话听筒形；角质层常破碎，呈不规则条块状。纤维较多，细长而壁厚，木化或非木化，胞腔狭小，常不明显，外壁附有细小众多的草酸钙砂晶和方晶。髓部薄壁细胞常含红紫色或棕色物质，多散出。导管多为螺纹、具缘纹孔，导管分子端壁具麻黄式穿孔板（导管分子斜面相接，端壁具多个圆形穿孔）。

3. 理化鉴定。

（1）取麻黄粉末少许进行微量升华实验，得微细针状或颗粒状晶。

（2）药材纵剖面置紫外灯下观察，边缘显亮白色荧光，中心显亮棕色荧光。

（3）取麻黄粉末 0.2g，加纯化水 5ml 和稀盐酸 1~2 滴，煮沸 2min~3min，过滤。滤液置分液漏斗中，加氨试液数滴使呈碱性，再加氯仿 5ml，振摇提取。分取氯仿液，置两支试管中，一管加氨制氯化铜试液与二硫化碳各 5 滴，振摇，静置，氯仿层显深黄色；另一管为空白，以氯仿 5 滴代替二硫化碳 5 滴，振摇后氯仿层无色或显微黄色。

【报告要点】

1. 简述麻黄的性状特征。
2. 绘制麻黄的横切面简图与粉末特征图，并简单描述。
3. 记录麻黄的理化鉴定流程及鉴定结果。

【思考题】

1. 生药麻黄属哪类植物，该类植物有何特点？
2. 麻黄碱类生物碱的结构特点是什么？

青蒿（ARTEMISIAE ANNUAE HERBA）

【实验目的】

1. 掌握全草类生药青蒿的鉴定方法。
2. 熟悉青蒿的生药性状和组织特征。

【仪器与材料】

1. 材料：菊科植物黄花蒿（*Artemisia annua* L.）的干燥地上部分的药材、粉末。
2. 试剂：水合氯醛，稀甘油，纯化水，石油醚，正己烷，20％乙腈溶液，95％乙醇，乙醚，2％香草醛的10％硫酸乙醇溶液等。

【实验操作】

1. 性状鉴定。

取青蒿药材观察各部分性状。

茎呈圆柱形，上部多分枝，长30cm～80cm，直径0.2cm～0.6cm，表面黄绿色或棕黄色，具纵棱线；质略硬，易折断，断面中部有髓。叶互生，暗绿色或棕绿色，卷缩易碎，完整者展平后为三回羽状深裂，裂片和小裂片矩圆形或长椭圆形，两面被短毛。气香特异，味微苦。

2. 显微鉴定。

叶表面制片：①表皮细胞形状不规则，垂周壁波状弯曲，脉脊上的表皮细胞为窄长方形。②气孔不定式。③表皮密布丁字非腺毛及腺毛，丁字非腺毛柄细胞3～7个，多为4～5个，臂细胞长240μm～286μm～816μm，在中脉附近常可见只具柄细胞的毛；有时可见单细胞线形毛。

3. 理化鉴定。

取青蒿粉末3g，加石油醚（60℃～90℃）50ml，加热回流1h，过滤，滤液蒸干，残渣加正己烷30ml使溶解，用20％乙腈溶液振摇提取3次，每次10ml，合并乙腈液，蒸干，残渣加95％乙醇0.5ml使溶解，作为供试品溶液。另取青蒿素对照品，加95％乙醇制成每1ml含1mg的溶液，作为对照品溶液。吸取上述两种溶液各5μl分别点于同一硅胶G薄层板上，以石油醚（60℃～90℃）－乙醚（4∶5）为展开剂，展开，取出，晾干，喷以2％香草醛的10％硫酸乙醇溶液，在105℃加热至斑点显色清晰，置紫外灯（365nm）下检视。供试品色谱中，在与对照品色谱相应的位置上，显相同颜色的荧光斑点。

【报告要点】

1. 简述青蒿的性状特征。
2. 绘制青蒿的表面制片简图，并简单描述。

3. 记录青蒿的理化鉴定流程及鉴定结果。

【思考题】

1. 生药青蒿属哪类植物，该类植物有何特点？
2. 简述青蒿的化学成分和功效？

（李峰）

实验八　药材及其伪品的鉴定

天麻（GASTRODIAE RHIZOMA）及其伪品

【实验目的】

1. 掌握天麻及其伪品的鉴定方法。
2. 熟悉天麻的性状、显微鉴定和理化鉴定方法。

【仪器与材料】

1. 材料：兰科植物天麻（*Gastrodia elata* Bl.）的干燥块茎的药材及其伪品的药材、粉末。
2. 试剂：水合氯醛，稀甘油，纯化水，碘试液，45％乙醇，米龙试液等。

【实验操作】

1. 性状鉴定。

观察天麻及其伪品药材的形状、大小、表面色泽、皱纹、有无致密环纹及"鹦哥嘴"，以及质地、断面特征等。

药材性状：呈椭圆形或长条形，略扁，皱缩而稍弯曲，长 3cm～15cm，宽 1.5cm～6.0cm，厚 0.5cm～2.0cm。表面黄白色至黄棕色，有纵皱纹及由潜伏芽排列而成的横环纹多轮，有时可见棕褐色菌索。顶端有红棕色至深棕色鹦嘴状的芽或残留茎基；另端有圆脐形疤痕。质坚硬，不易折断，断面较平坦，黄白色至淡棕色，角质样。气微，味甘。

2. 显微鉴定。

分别取天麻及其伪品药材做粉末片，用纯化水、水合氯醛透化后分别装片，观察其石细胞、晶体、淀粉粒、树脂道、黏液细胞的有无，维管束的类型，导管的类型及大小等。

天麻粉末显微鉴定：粉末黄白色至黄棕色。厚壁细胞椭圆形或类多角形，直径

$70\mu m\sim180\mu m$，壁厚 $3\mu m\sim8\mu m$，木化，纹孔明显。草酸钙针晶成束或散在，长 $25\mu m\sim93\mu m$。用乙酸甘油水装片观察含糊化多糖类物的薄壁细胞，无色，有的细胞可见长卵形、长椭圆形或类圆形颗粒，遇碘液显棕色或淡棕紫色。螺纹导管、网纹导管及环纹导管直径 $8\mu m\sim30\mu m$。

3. 理化鉴定。

（1）取天麻及其伪品粉末各1g分别装于试管内，加纯化水10ml，浸渍1h，随时振摇、过滤，各取滤液1ml于试管内，加碘试液2~4滴，注意观察其颜色。

（2）如上法改用45％乙醇浸渍，滤液加米龙试液0.5ml，注意观察其颜色变化以及有无沉淀生成。

【报告要点】

绘制天麻及其伪品的主要粉末特征图，记录观察，列表比较，并鉴定天麻药材与伪品的对应编号。

【思考题】

1. 天麻有哪些主要的性状和组织粉末特征？
2. 如何鉴别天麻及其伪品？

（李峰）

实验九　动物类生药的鉴定

【实验目的】

1. 了解鹿茸、全蝎、蟾酥的理化鉴别方法。
2. 熟悉地龙、水蛭、珍珠、海螵蛸、全蝎、桑螵蛸、蟾酥、鹿茸的性状鉴别特征。
3. 掌握蟾酥的显微鉴别特征。

【仪器与材料】

1. 仪器：试管，吸管，超声波振荡器，漏斗，水浴锅，烧杯，表面皿等。
2. 试剂：水合氯醛，氯仿，98％硫酸，乙酸酐，95％乙醇，冰醋酸，茚三酮试液，0.5％硫酸铜溶液，对二甲氨基苯甲醛固体，正丁醇，甲醇，碘试液，色谱滤纸等。
3. 材料：
（1）药材：地龙，水蛭，珍珠，海螵蛸，全蝎，桑螵蛸，蟾酥，鹿茸。
（2）粉末：蟾酥粉末。

【实验操作】

1. 性状鉴别。

按生药性状鉴别方法，对下列生药进行观察。

(1) 地龙。

①广地龙：全体呈长条薄片状，弯曲，长 15cm～20cm，宽 1cm～2cm。全体具明显环节。背部棕褐色至紫灰色，腹部浅黄棕色；第 14～16 环节为生殖带，习称"白颈"，较光亮。雄生殖孔在第 18 节腹部两侧，呈小突起状。受精囊孔 2 对，体轻，略呈革质，不易折断。气腥，味微咸。

②沪地龙：全体长 8cm～15cm，宽 0.5cm～1.5cm。背部棕褐色至黄褐色。第 14～16 节为生殖带，较光亮。环毛蚓的雄交配腔能全部翻出，呈菜花状或阴茎状；威廉环毛蚓的雄交配腔孔呈纵向裂缝状；栉盲环毛蚓的雄生殖孔内侧有一或多个小乳突。受精囊孔 3 对。气微腥，味微咸。

(2) 水蛭。

①蚂蟥：呈扁平纺锤形，有多数环节，长 4cm～10cm，宽 0.5cm～2.0cm。背部黑褐色或黑棕色，用纯化水浸后，可见黑色斑点排成 5 条纵线；腹面平坦，棕黄色。两侧棕黄色。前端略尖，前吸盘不显著，后端钝圆，吸盘较大。质脆，易折断，断面胶质状。气微腥。

②水蛭：扁长圆柱形，体多弯曲扭转，长 2cm～5cm，宽 0.2cm～0.3cm。

③柳叶蚂蟥：狭长而扁，长 5cm～12cm，宽 0.1cm～0.5cm。

(3) 珍珠。

呈类球形、长圆形、卵圆形或棒形，直径 1.5mm～8.0mm。表面类白色、浅粉红色、浅黄绿色或浅蓝色，半透明，光滑或微凹凸，具特有的彩色光泽。质坚硬，破碎面有同心性层纹。气微，味淡。用火烧有爆裂声。

(4) 海螵蛸。

①无针乌贼：呈扁长椭圆形，中间厚，边缘薄，厚约 1.3cm，背面瓷白色，有脊状隆起及不甚明显的小疣点；腹面白色，自尾端到中部有细密波状横层纹；角质缘半透明，尾部较宽平，无骨针。体轻，质松，易折断，断面粉质，显疏松层纹。气微腥，味微咸。

②金乌贼：呈扁长椭圆形，背面疣点明显；略呈层状排列，腹面细密波状横层纹占全体大部分，中间有纵向浅槽；尾部角质缘渐宽，向腹面翘起，末端有一骨针，多已断落。味微咸。

(5) 全蝎。

头胸部与前腹部呈扁平长椭圆形，后腹部呈尾状，皱缩弯曲，完整者体长约 6cm。头胸部呈绿褐色，前面有一对短小的螯肢及一对较长大的钳肢，背面覆有梯形背甲，腹面有足 4 对，末端各具 2 爪钩；前腹部由 7 节组成，背面绿褐色，有 5 条隆脊线；后腹部 6 节，棕黄色，末节有锐钩状毒刺。气微腥，味咸。

（6）桑螵蛸。

①团螵蛸：略呈圆柱形或半圆柱形，宽 2cm～3cm，由多层膜状薄片叠成。表面浅黄褐色，上面带状隆起不明显，底面平坦或有凹沟。体轻，质松而韧，横断面可见外层为海绵状，内层为许多放射状排列的小室，室内各有 1 细小椭圆形卵，深棕色，有光泽。

②长螵蛸：呈长条形，一端较细，宽 1.0cm～1.5cm，表面类黄色，上面带状隆起明显，带的两侧各有 1 条暗棕色浅沟及斜向纹理。质硬而脆。

③黑螵蛸：略呈平行四边形，宽 1.5cm～2.0cm。表面灰褐色，上面带状隆起明显，两侧有斜向纹理，近尾端微向上翘。质硬而韧。

（7）蟾酥。

呈扁圆形团块状或片状。棕褐色或红棕色。团块状者质坚，不易折断，断面棕褐色，角质状，微有光泽；片状者质脆，易碎，断面红棕色，半透明。气微腥，味初甜而后有持久的麻辣感，粉末嗅之作嚏。遇水泛出白色乳状液。

（8）鹿茸。

①花鹿茸：呈圆柱状分枝，外皮红棕色或棕色，光润，密生红黄色或棕黄色细茸毛；锯口黄白色，外围无骨质，中部密布细孔，体轻。具一个分枝者习称"二杠"，主枝习称"大挺"，长 17cm～20cm，锯口直径 4cm～5cm，离锯口约 1cm 处分出侧枝，习称"门庄"，长 9cm～15cm，直径较大挺略细；外皮红棕色或棕色，多光润，表面密生红黄色或棕黄色细茸毛，上端较密，下端较疏；分岔间具一条灰黑色筋脉，皮茸紧贴。锯口黄白色，外围无骨质，中部密布细孔。

具二个分枝者，习称"三岔"，大挺长 23cm～33cm，直径较二杠细，略呈弓形，微扁，枝端略尖，下部多有纵棱筋及突起疙瘩；皮红黄色，茸毛较稀而粗。体轻。气微腥，味微咸。

二茬茸：主枝大挺长而不圆或下粗上细，下部有纵棱筋；皮灰黄色，茸毛较粗糙，锯口外围已骨化。体较重。无腥气，质较次。

②马鹿茸：较花鹿茸粗大，分枝较多，外皮灰黑色。侧枝一个者习称"单门"，二个者习称"莲花"，三个者习称"三岔"，四个者习称"四岔"或更多。东北产者称"东马鹿茸"，西北产者称"西马鹿茸"。

东马鹿茸："单门"大挺长 25cm～27cm，直径约 3cm。外皮灰黑色，茸毛灰褐色或灰黄色，锯口面外皮较厚，灰黑色，中部密布细孔，质嫩；"莲花"大挺长可达 33cm，下部有棱筋，锯口面蜂窝状小孔稍大；"三岔"皮色深，质较老；"四岔"茸毛粗而稀，大挺下部具棱筋及疙瘩，分枝顶端多无毛，习称"捻头"。

西马鹿茸：大挺多不圆，顶端圆扁不一，长 30cm～100cm，表面有棱，多抽缩干瘪，分枝较长且弯曲，茸毛粗长，灰色或黑灰色。锯口色较深，常见骨质。气腥臭，味咸。

2. 显微鉴别。

（1）蟾酥。

粉末淡棕色。制蟾酥甘油水装片，观察到粉末有半透明或淡黄色不规则形碎块，附有砂粒状固体。

浓硫酸装片，观察到橙黄色，碎块四周渐小，变为透明的类圆形小块，表面显龟裂纹，久置渐溶解消失。

水装片，加碘试液观察，不应含有淀粉粒，不得显蓝紫色。

3. 理化鉴别。

（1）鹿茸。

化学定性鉴别：取鹿茸粉末 0.1g 置烧杯中，加纯化水 4ml，加热 15min，放冷，过滤。取滤液 1ml，加茚三酮试液 3 滴，摇匀，加热煮沸数分钟，显蓝紫色；另取滤液 1ml，加 10％氢氧化钠溶液 2 滴，摇匀，滴加 0.5％硫酸铜溶液，显蓝紫色（检查蛋白质和氨基酸）。

（2）全蝎。

纸色谱：取全蝎粉末 1g，加纯化水 10ml 冷浸过夜，滤液点于色谱用滤纸上，以正丁醇－冰醋酸－乙醇－水（4：1：1：2）展开，展距 22cm，显色剂 0.5％茚三酮丙酮液，斑点显紫色。

（3）蟾酥。

化学定性鉴别：

①取蟾酥粉末 0.1g 置试管中，加甲醇 5ml，浸泡 1h，过滤，滤液加对二甲氨基苯甲醛固体少许，再加 98％硫酸数滴，滤液显蓝紫色（检查吲哚类成分）。

②取蟾酥粉末 0.1g 置试管中，加氯仿 5ml，浸泡 1h，过滤，滤液蒸干，残渣加乙酸酐少许使溶解，滴加 98％硫酸，初显蓝紫色，渐变蓝绿色（检查甾醇类成分）。

【报告要点】

1. 记录全蝎、鹿茸、蟾酥的主要性状特征。
2. 绘制蟾酥粉末显微图。
3. 记录理化鉴别结果。

【思考题】

1. 如何鉴别花鹿茸与马鹿茸？
2. 如何鉴别蟾酥的真伪？

（叶本贵）

实验十　矿物类生药的鉴定

【实验目的】

1. 熟悉朱砂、石膏的理化鉴别方法。

2. 掌握矿物类生药的性状鉴别特征。

【仪器与材料】

1. 仪器：铜片，酒精灯，蒸发皿，小漏斗，试管，玻片，药匙，具有小孔软木塞的试管，铂丝等。

2. 试剂：36％盐酸，稀盐酸，硝酸，氢氧化钠试液，氯化钡试液等。

3. 材料：

（1）药材：朱砂，雄黄，滑石，石膏，龙骨，芒硝。

（2）粉末：朱砂粉末。

【实验操作】

1. 性状鉴别。

按性状鉴别方法，观察以下药材。

（1）朱砂：全体呈颗粒状、粉末状或块片状。鲜红色或暗红色，条痕红色至褐红色，具光泽。体重，质脆，具金刚光泽。气微，味淡。其中呈细小颗粒或粉末状，色红明亮者习称"朱宝砂"；呈不规则板片状，光亮如镜者习称"镜面砂"；颗粒较大，形如豆粒状者习称"豆瓣砂"。

（2）雄黄：为块状或粒状集合体，呈不规则块状，深红色或橙红色，条痕淡橘红色，晶面具有金刚石样光泽。质脆，易碎，断面具树脂样光泽。微有特异的臭气，味淡。精矿粉为粉末状或粉末集合体，质松脆，手捏即成粉，橙黄色，无光泽。

（3）滑石：呈不规则块状，多为块状集合体。白色、黄白色或淡蓝灰色，半透明或微透明。条痕白色，有蜡样光泽。质软细腻，手摸有滑润感，无吸湿性，置水中不崩散。气微，味淡。

（4）石膏：呈长块状、板块状或不规则块状，为纤维状的集合体。白色、灰白色或淡黄色，条痕白色，有的半透明。体重，质软，纵断面具绢丝样光泽。气微，味淡。

（5）龙骨：呈骨骼状或已破碎为不规则的块状，大小不一。表面白色、灰白色或淡黄白色，还有蓝灰色及棕红色花纹，表面平滑，有小裂隙。质硬，断面粗糙，关节处有多数蜂窝状小孔。具吸湿性，以舌舐之有吸力。

（6）芒硝：为棱柱状、长方形或不规则块状及粒状结晶。无色透明或类白色半透明，条痕白色。暴露空气中则表面渐风化而覆盖一层白色粉末。质脆，易碎，断面呈玻璃样光泽。气微，味咸。

2. 理化鉴别。

（1）朱砂。

化学定性鉴别：

①取朱砂粉末，用36％盐酸湿润后，在光洁的铜片上摩擦，铜片表面显银白色光泽，加热烘烤后，银白色即消失（检查汞盐）。

②取朱砂粉末2g于蒸发皿中，加盐酸-硝酸（3∶1）的混合溶液2ml使溶解，蒸干，加纯化水2ml溶解，过滤，滤液分置两个试管中，一管中加氢氧化钠试液1～2滴，

产生黄色沉淀（检查汞盐）；于另一管中加氯化钡试液，产生白色沉淀，分离，沉淀在盐酸或硝酸中均不溶解（检查硫酸盐）。

（2）石膏。

化学定性鉴别：取石膏一小块（约 2g），置具有小孔软木塞的试管内，灼烧，管壁有水生成，小块变为不透明体（结晶水逸出，含水硫酸钙变为无水硫酸钙）。

【报告要点】

1. 写出生药朱砂、雄黄、石膏的主要性状特征。
2. 记录朱砂、石膏理化鉴别的反应过程及鉴别原理。

【思考题】

1. 矿物类生药的性状鉴别包括哪些内容？
2. 什么是矿物的条痕、解理、断口、本色、外色、假色？
3. 测定矿物类生药的硬度有哪些方法？

（叶本贵）

实验十一　中成药的显微鉴定

知柏地黄丸

【实验目的】

1. 掌握中成药的显微鉴定方法。
2. 掌握知柏地黄丸各组成粉末的鉴别特征。

【实验材料】

知柏地黄丸一粒及熟地、山药、泽泻、茯苓、丹皮、知母、黄柏、山茱萸的药材和粉末。

【实验操作】

1. 处方：熟地 40g，山药 20g，泽泻 15g，茯苓 15g，丹皮 15g，知母 10g，黄柏 10g，山茱萸 20g。

2. 观察组成处方的单味药材粉末：用乙酸-甘油封片，观察淀粉；用水合氯醛封片，观察菊糖；用水合氯醛加热封片，观察组织细胞的特征。综合单味药材的特征，分析知柏地黄丸的主要鉴别特征。

3. 取知柏地黄丸一粒，放于比色盘小皿中，加纯化水 2 滴，自然崩解，取少量丸中心粉末，按需要分别制片，置显微镜下观察：

（1）棕色至黑棕色组织碎片，细胞皱缩或细胞间界限不清，具棕色核状物（熟地）。

（2）淀粉粒大、众多，呈三角状、卵形或矩圆形，直径 $10\mu m \sim 15\mu m \sim 40\mu m$，脐点呈缝状或人字形；草酸钙针晶大，长 $95\mu m \sim 240\mu m$，多成束，很少单个散离（山药）。

（3）薄壁细胞大，呈类圆形，直径 $3\mu m \sim 14\mu m \sim 20\mu m$（泽泻）。

（4）白色与棕色菌丝（茯苓）。

（5）草酸钙簇晶直径 $9\mu m \sim 30\mu m \sim 45\mu m$，有的含晶细胞纵向成行（丹皮）。

（6）草酸钙针晶束长 $35\mu m \sim 80\mu m \sim 110\mu m$，有的针晶粗达 $7\mu m$，似柱晶，碎断似方晶（知母）。

（7）石细胞与纤维为鲜黄色，可见异形石细胞及散在的方晶，方晶直径 $8\mu m \sim 16\mu m \sim 24\mu m$（黄柏）。

（8）细胞呈类多角形，直径 $16\mu m \sim 30\mu m$，壁念珠状增厚，细胞内含淡橙黄色物；石细胞呈类方形、长方形，纹孔明显，胞腔大（山茱萸）。

【报告要点】

记录单味药材的粉末特征，绘出知柏地黄丸的显微图。

【思考题】

怎样进行中成药的显微鉴定？在鉴定过程中要注意哪些问题？

（叶本贵）

实验十二　生药的 DNA 分子标记鉴定

【实验目的】

1. 掌握聚合酶链式反应（PCR）法鉴别中药材的原理。
2. 熟悉川贝母 DNA 的提取方法。

【仪器与材料】

1. 仪器：PCR 扩增仪，分析天平，纯水仪，凝胶电泳仪，凝胶成像系统，球磨仪，水浴锅，高速离心机，涡旋振荡器等。

2. 试剂：植物干粉提取试剂盒，植物基因组 DNA 提取试剂盒，1％琼脂糖凝胶，液氮，细胞核裂解液，0.5mol/L 乙二胺四乙酸二钠溶液，蛋白酶 K，RNA 酶溶液，裂解缓冲液，5mol/L 乙酸钾，1mol/L Tris－盐酸溶液，70％乙醇，灭菌双蒸水，10×PCR 缓冲液，2.5mmol/L dNTPs，核酸凝胶染色剂，GelRed，高保真 Taq DNA 聚合酶，上游引物：5'－CGTAACAAGGTTTCCGTAGGTGAA－3'，下游引物：5'－GCTACGTTC TTCATCGAT－3' 等。

3. 材料：川贝母鉴定用对照药材，川贝母法定对照药材。

【实验操作】

1. 样品处理。

取川贝母药材及其伪品（伊犁贝母、新疆贝母、浙贝母、湖北贝母以及平贝母药材）各数粒，用酒精棉球将表面擦拭干净，晾干；用球磨仪磨成极细粉末，备用。

2. DNA 的提取方法。

（1）取贝母药材粉 20mg；（2）加入 400μl FP1 缓冲液和 6μl RNase（10mg/ml），涡旋振荡 1min，室温放置 10min；（3）加入 130μl FP2 缓冲液，充分混匀，涡旋振荡 1min；（4）12000rpm 离心 5min，将上清液转移至新的离心管中；（5）向上清液中加入 350μl 异丙醇，充分混匀，此时会出现絮状基因组 DNA，12000rpm 离心 5min，弃上清，保留沉淀；（6）加入 600μl 70%乙醇，涡旋振荡 5s，12000rpm 离心 2min，弃上清；（7）重复步骤（6）一次；（8）开盖倒置，室温 5min～10min，彻底晾干残余的乙醇；（9）加入 80μl TE 缓冲洗脱液，65℃水浴 45min 溶解 DNA，其间颠倒混匀数次助溶，最终得到 DNA 溶液。

3. DNA 混合。

分别按伪品粉末占总量粉末 0%（无伪品），1%，2%，5%，10%，20%，30%，40%，50%，100%（纯伪品）混合，备用。

4. PCR。

PCR 体系见表 7－1。

表 7－1　PCR 体系

试剂	体积（μl）
10×PCR 缓冲液	40
2.5mmol/L dNTPs	12
引物 A	4
引物 B	4
5U/μl Taq DNA 酶	4
模板	20
灭菌双蒸水	316

扩增 ITS1 区采用程序为：

（1）94℃预变性 50min；（2）94℃变性 30s；（3）54℃变性 30s；（4）72℃变性 30s；（5）重复（2）～（4）步骤共 35 个循环。反应结束，产物置 4℃保存。

5. Sma I 酶切反应体系。

酶切反应体系见表 7－2。

表 7-2　酶切反应体系

试剂名称	体积（μl）
10×酶切缓冲液	2
Sma I	0.5
灭菌水	11.5
PCR 产物	6

置于 30℃水浴锅中反应 2h。

6. 琼脂凝胶电泳及凝胶成像。

用 1‰琼脂糖凝胶进行电泳（电压 90V/cm，50min）；之后使用凝胶成像系统拍照并保存结果。

7. 结果判断。

在供试品的凝胶电泳图谱中，在与对照药材凝胶电泳图谱相应的位置上，在 100bp~250bp 的条带处，应该有两条 DNA 条带，空白对照应没有相应的条带。

【报告要点】

1. 绘制川贝母的 DNA 条带鉴别图，并分析结果。

2. 详细描述川贝母 PCR 鉴别法的步骤，并对关键步骤进行分析。

【思考题】

1. 川贝母 DNA 提取的关键步骤有哪些？

2. PCR 的原理是什么？

（叶本贵）

实验十三　生药原植物腊叶标本制作

【实验目的】

掌握生药原植物腊叶标本制作的方法。

【仪器与材料】

1. 仪器：标本采集筒或采集袋，报纸，标本夹，枝剪，小铲子，绳子，吸水纸，盖纸，台纸，手锯，号牌，标签，野外记录签和定名签，放大镜，海拔表（或 GPS 定位仪），胶水，铅笔，透明胶带，镊子，针线等。

2. 材料：黄精，车前，紫茉莉，菖蒲，银杏等植物。

【实验操作】

1. 采集标本。

（1）采集草本植物：选择中等大小、高约 40cm 挖取带根的全草，如果全株在标本夹内压不开，可折成"V"或"N"字形，特别高大的，则需把中段剪除，只留上半部和基部茎叶压在一起。

（2）采集木本植物：要用枝剪剪一段带花或果实叶的枝条，同时要对这一植株的其他部分，如全株的高度、树皮的特征、生长状态等，做详细记录。

（3）经济价值高的植物，还要采集它的应用部分，如树皮、果实、根茎等。

（4）雌雄异株的植物，要分别采集雄株和雌株。

（5）具地下根茎、块茎、鳞茎、块根的植物应将其地下部挖出、编号保存。

（6）寄生植物，应连同寄主一起采下。

2. 将采集到的标本及时挂上标签，并填好植物标本野外记录卡片。记录卡片的形式和内容：采集时间、采集地点、采集人、采集号、植物的产地，叶、花、果、种名等。

3. 将采集到的植物标本轻轻地放入采集筒或采集袋内。

4. 压制标本。

（1）整形：把多余、重叠的枝条进行修剪，使多数枝、叶、花正面朝上，展平，少数叶、花的背面朝上，较长的枝条可以折成"V"形或"N"形，使枝叶疏密适当，姿态美观。

（2）压制：把标本夹的一面平放，上面平铺几层吸水性强的纸，尽快把整理过的标本放在吸水纸上然后盖上几层纸，再放另一份标本。这样，把标本层层摞起来，用标本夹夹好，用力，捆紧。

（3）干燥：把标本夹放在干燥、阴凉、通风处晾干。为防止标本霉变，需勤换纸。

换纸是否及时，是关系到标本质量的关键步骤。初压的标本水分多，通常每天要换 2~3 次，三天后可每天换一次，以后可以几天换一次，直至干燥为止。遇上多雨天气，标本容易发霉，换纸更为重要。

（4）装订标本：装订是将标本固定在一张白色的台纸上，装订标本也称上台纸。装订一方面是为长期保存、使标本不受损伤，另一方面也是为了便于观察研究。台纸要求质地坚硬，用白版纸或胶版印刷纸较好。使用时按需要裁成一定大小。装订标本通常分三个步骤，即消毒、装订和贴记录签。

①消毒：

气熏法：将压干的标本放在有敞开挥发的消毒剂的消毒箱内熏 3 天后取出。

浸泡法：将标本放入 0.2%~0.5% 的升汞乙醇溶液（95% 乙醇）中浸泡 5min 后，然后将标本夹起，放在干吸水纸上吸干。

低温法：-40℃ 冰箱中进行低温杀虫。

②装订：装订标本先将标本在台纸上选好适当位置。一般是直放或稍微偏斜，留出台纸的左上角或右下角，以便贴采集记录和标签。放置时既要注意形态美观，又要尽可

能反映植物的真实形态。标本在台纸上的位置确定以后，还要适当修去过于密集的叶、花和枝条等，然后进行装订。

③贴标签：标本装订后，在右下角贴上标签，标签项目按需要拟定。一般有类别、名称、采集地、日期、采集者等。

（5）整理材料用具：把用过的工具整理好，放回原处。

【报告要点】

记录蜡叶标本的采集和制作过程，并附上所制作的蜡叶标本成品的照片。

【思考题】

1. 简述蜡叶标本制作过程中的重点和难点。

2. 阴雨天适宜采集和制作植物腊叶标本吗？为什么？

3. 野外采集时，遇到珍稀植物，应该如何做？

（李峰）

【参考文献】

蔡少青，秦路平，2016. 生药学[M]. 7 版. 北京：人民卫生出版社.

陈随清，2017. 生药学实验指导[M]. 3 版. 北京：人民卫生出版社.

姬生国，高建平，2016. 生药学实验[M]. 北京：科学出版社.

国家药典委员会，2015. 中华人民共和国药典（2015 年版）：一部[M]. 北京：中国医药科技出版社.

李家实，1996. 中药鉴定学［M］. 上海：上海科学技术出版社.

吴勇，成丽，2008. 现代药学实验教程［M］. 成都：四川大学出版社.

附录一　被子植物门分科检索表

1. 子叶 2 个，极稀可为 1 个或较多；茎具中央髓部；在多年生的木本植物有年轮；叶片常具网状脉；花常为 5 出或 4 出数。（次 1 项见 259 页）⋯⋯⋯⋯⋯⋯⋯⋯⋯⋯⋯⋯⋯ 双子叶植物纲 Dicotyledoneae

 2. 花无真正的花冠（花被片逐渐变化，呈覆瓦状排列成 2 至数层的，也可在此检查）；有或无花萼，有时可类似花冠。（次 2 项见 235 页）

  3. 花单性，雌雄同株或异株，其中雄花，或雌花和雄花均可呈荑荑花序或类似荑荑状的花序。

   4. 无花萼，或在雄花中存在。

    5. 雌花以花梗着生于椭圆形膜质苞片的中脉上；心皮 1 个。⋯⋯⋯⋯⋯⋯ 漆树科 Anacardiaceae

     （九子母属 *Dobinea*）

    5. 雌花情形非如上述；心皮 2 个或更多数。

     6. 多为木质藤本；叶为全缘单叶，具掌状脉；果实为浆果。⋯⋯⋯⋯⋯⋯ 胡椒科 Piperaceae

     6. 乔木或灌木；叶可呈各种型式，但常为羽状脉；果实不为浆果。

      7. 旱生性植物，有具节的分枝和极退化的叶片，后者在每节上且连合成为具齿的鞘状物。

      ⋯⋯⋯⋯⋯⋯⋯⋯⋯⋯⋯⋯⋯⋯⋯⋯⋯⋯⋯⋯⋯⋯⋯⋯⋯ 木麻黄科 Casuarinaceae

       （木麻黄属 *Casuarina*）

      7. 植物体为其他情形者。

       8. 果实为具多数种子的蒴果；种子有丝状毛茸。⋯⋯⋯⋯⋯⋯⋯⋯⋯ 杨柳科 Salicaceae

       8. 果实为仅具 1 种子的小坚果、核果或核果状的坚果。

        9. 叶为羽状复叶；雄花有花被。⋯⋯⋯⋯⋯⋯⋯⋯⋯⋯⋯ 胡桃科 Juglandaceae

        9. 叶为单叶。（有时在杨梅科中可为羽状分裂）

         10. 果实为肉质核果；雄花无花被。⋯⋯⋯⋯⋯⋯⋯⋯⋯ 杨梅科 Myricaceae

         10. 果实为小坚果；雄花有花被。⋯⋯⋯⋯⋯⋯⋯⋯⋯⋯ 桦木科 Betulaceae

   4. 有花萼，或在雄花中不存在。

    11. 子房下位。

     12. 叶对生，叶柄基部互相连合。⋯⋯⋯⋯⋯⋯⋯⋯⋯⋯ 金粟兰科 Chloranthaceae

     12. 叶互生。

      13. 叶为羽状复叶。⋯⋯⋯⋯⋯⋯⋯⋯⋯⋯⋯⋯⋯⋯⋯ 胡桃科 Juglandaceae

      13. 叶为单叶。

       14. 果实为蒴果。⋯⋯⋯⋯⋯⋯⋯ 金缕梅科 Hamamelidaceae

       14. 果实为坚果。

        15. 坚果封藏于一变大呈叶状的总苞中。⋯⋯⋯⋯⋯⋯ 桦木科 Betulaceae

        15. 坚果有一壳斗下托，或封藏在一多刺的果壳中。⋯⋯⋯⋯ 壳斗科 Fagaceae

    11. 子房上位。

     16. 植物体中具白色乳汁。

      17. 子房 1 室；聚花果。⋯⋯⋯⋯⋯⋯⋯⋯⋯⋯⋯⋯⋯⋯⋯ 桑科 Moraceae

      17. 子房 2～3 室；蒴果。⋯⋯⋯⋯⋯⋯⋯⋯⋯⋯⋯⋯⋯ 大戟科 Euphorbiaceae

     16. 植物体中无乳汁，或在大戟科的重阳木属 *Bischofia* 中具红色汁液。

18. 子房为单心皮；雄蕊的花丝在花蕾中向内屈曲。……………………… 荨麻科 Urticaceae

18. 子房为 2 个以上的连合心皮所组成；雄蕊的花丝在花蕾中常直立（在大戟科的重阳木属 *Biscnofia* 及巴豆属 *Croton* 中则向前屈曲）。

19. 果实为 3 个（稀可 2～4 个）离果瓣所组成的蒴果；雄蕊 10 个至多数，有时少于 10 个。

……………………………………………………………………… 大戟科 Euphorbiaceae

19. 果实为其他情形；雄蕊少数至数个（大戟科的黄桐树属 *Endospermum* 为 6～10 个），或和花萼裂片同数且对生。

20. 雌雄同株的乔木或灌木。

21. 子房 2 室；蒴果。……………………………………… 金缕梅科 Hamamelidaceae

21. 子房 1 室；坚果或核果。………………………………………… 榆科 Ulmaceae

20. 雌雄异株的植物。

22. 草本或草质藤本；叶为掌状分裂或为掌状复叶。……………… 桑科 Moraceae

22. 乔木或灌木；叶全缘，或在重阳木属为 3 小叶所组成的复叶。

……………………………………………………………………… 大戟科 Euphorbiaceae

3. 花两性或单性，但并不呈荑黄花序。

23. 子房或子房室内有数个至多数胚珠。（次 23 项见 228 页）

24. 寄生性草本，无绿色叶片。……………………………………… 大花草科 Rafflesiaceae

24. 非寄生性植物，有正常绿叶，或叶退化而以绿色茎代行叶的功用。

25. 子房下位或部分下位。

26. 雌雄同株或异株，如为两性花时，则呈肉质穗状花序。

27. 草本。

28. 植物体含多量液汁；单叶常不对称。……………………… 秋海棠科 Begoniaceae

（秋海棠属 *Begonia*）

28. 植物体不含多量液汁；羽状复叶。……………………… 四数木科 Datiscaceae

（野麻属 *Datisca*）

27. 木本。

29. 花两性，呈肉质穗状花序；叶全缘。…………………… 金缕梅科 Hamamelidaceae

（假马蹄荷属 *Chunia*）

29. 花单性，呈穗状、总状或头状花序；叶缘有锯齿或具裂片。

30. 花呈穗状或总状花序；子房 1 室。…………………… 四数木科 Tetramelaceae

（四数木属 *Tetrameles*）

30. 花成头状花序；子房 2 室。………………………… 金缕梅科 Hamamelidaceae

（枫香树亚科 Liquidambaroideae）

26. 花两性，但不呈肉质穗状花序。

31. 子房 1 室。

32. 无花被；雄蕊着生在子房上。…………………………… 三白草科 Saururaceae

32. 有花被；雄蕊着生在花被上。

33. 茎肥厚，绿色，常具棘针；叶常退化；花被片和雄蕊都多数；浆果。

……………………………………………………………… 仙人掌科 Cactaceae

33. 茎不呈上述形状；叶正常；花被片和雄蕊皆为五出或四出数，或雄蕊数为前者的 2 倍；蒴果。………………………………………………… 虎耳草科 Saxifragaceae

31. 子房 4 室或更多室。

34. 乔本；雄蕊为不定数。……………………………………… 海桑科 Sonneratiaceae

34. 草本或灌木。

35. 雄蕊 4 个。……………………………………………… 柳叶菜科 Onagraceae

（丁香蓼属 *Ludwigia*）

35. 雄蕊 6 或 12 个。 …………………………………………… 马兜铃科 Aristolochiaceae

25. 子房上位。

  36. 雌蕊或子房 2 个，或更多数。

    37. 草本。

      38. 复叶或多少有些分裂，稀可为单叶（如驴蹄草属 *Caltha*），全缘或具齿裂；心皮多数至少数。 …………………………………………………………… 毛茛科 Ranunculaceae

      38. 单叶，叶缘有锯齿；心皮和花萼裂片同数。 ………………… 虎耳草科 Saxifragaceae

（扯根菜属 *Penthorum*）

    37. 木本。

      39. 花的各部为整齐的三出数。 ………………………………… 木通科 Lardizabalaceae

      39. 花为其他情形。

        40. 雄蕊数个至多数，连合成单体。 …………………………… 梧桐科 StemAiaceae

（苹婆族 Sterculieae）

        40. 雄蕊多数，离生。

          41. 花两性；无花被。 ……………………………………… 昆栏树科 Trochodendraceae

（昆栏树属 *Trochodendron*）

          41. 花雌雄异株，具 4 个小型萼片。 ……………………… 连香树科 Cercidiphyllaceae

（连香树属 *Cercidiphyllum*）

  36. 雌蕊或子房单独 1 个。

    42. 雄蕊周位，即着生于萼筒或杯状花托上。

      43. 有不育雄蕊，且和 8～12 个能育雄蕊互生。 ………………… 大风子科 Flacourtiaceae

（山羊角树属 *Casearia*）

      43. 无不育雄蕊。

        44. 多汁草本植物；花萼裂片呈覆瓦状排列，呈花瓣状，宿存；蒴果盖裂。

        ………………………………………………………………………… 番杏科 Aizoaceae

（海马齿属 *Sesuvium*）

        44. 植物体为其他情形；花萼裂片不呈花瓣状。

          45. 叶为双数羽状复叶，互生；花萼裂片呈覆瓦状排列；果实为荚果；常绿乔木。

          ……………………………………………………………… 豆科 Leguminosae

（云实亚科 Caesalpinoideae）

          45. 叶为对生或轮生单叶；花萼裂片呈镊合状排列；非荚果。

            46. 雄蕊为不定数；子房 10 室或更多室；果实浆果状。 …… 海桑科 Sonneratiaceae

            46. 雄蕊 4～12 个（不超过花萼裂片的 2 倍）；子房 1 室至数室；果实蒴果状。

              47. 花杂性或雌雄异株，微小，呈穗状花序，再呈总状或圆锥状排列。

              ………………………………………………………… 隐翼科 Crypteroniaceae

（隐翼属 *Crypteronia*）

              47. 花两性，中型，单生至排列成圆锥花序。 …………… 千屈菜科 Lythraceae

    42. 雄蕊下位，即着生于扁平或凸起的花托上。

      48. 木本；叶为单叶。

        49. 乔木或灌木；雄蕊常多数，离生；胚珠生于侧膜胎座或隔膜上。

        …………………………………………………………… 大风子科 Flacourtiaceae

        49. 木质藤本；雄蕊 4 或 5 个，基部连合成杯状或环状；胚珠基生。

        …………………………………………………………… 苋科 Amaranthaceae

（浆果苋属 *Deeringia*）

227

48. 草本或亚灌木。

 50. 植物体沉没水中，常为一具背腹面呈原叶体状的构造，像苔藓。

  ……………………………………………… 川苔草科 Podostemaceae

 50. 植物体非如上述情形。

  51. 子房 3～5 室。

   52. 食虫植物；叶互生；雌雄异株。……………… 猪笼草科 Nepenthaeeae

   （猪笼草属 *Nepenthes*）

   52. 非食虫植物；叶对生或轮生；花两性。……………… 番杏科 Aizoaceae

   （粟米草属 *Mollugo*）

  51. 子房 1～2 室。

   53. 叶为复叶或多少有些分裂。…………………… 毛茛科 Ranunculaceae

   53. 叶为单叶。

    54. 侧膜胎座。

     55. 花无花被。……………………………… 三白草科 Saururaceae

     55. 花具 4 片离生萼片。………………… 十字花科 Cmciferae

    54. 特立中央胎座。

     56. 花序呈穗状、头状或圆锥状；萼片多少为干膜质。…… 苋科 Amaranthaceae

     56. 花序呈聚伞状；萼片草质。………… 石竹科 Caryophyllaceae

23. 子房或其子房室内仅有 1 至数个胚珠。

 57. 叶片中常有透明微点。

 58. 叶为羽状复叶。 …………………………………………… 芸香科 Rutaceae

 58. 叶为单叶，全缘或有锯齿。

  59. 草本植物或有时在金粟兰科为木本植物；花无花被，常成简单或复合的穗状花序，但在胡椒科齐头绒属 *Zippelia* 则成疏松总状花序。

   60. 子房下位，仅 1 室，有 1 个胚珠；叶对生，叶柄在基部连合。 … 金粟兰科 Chloranthaceae

   60. 子房上位；叶如为对生时，叶柄也不在基部连合。

    61. 雌蕊由 3～6 个近于离生心皮组成，每个心皮各有 2～4 个胚珠。 … 三白草科 Saururaceae

    （三白草属 *Saururus*）

    61. 雌蕊由 1～4 个合生心皮组成，仅 1 室，有 1 个胚珠。 …………… 胡椒科 Piperaceae

    （齐头绒属 *Zippelia*，豆瓣绿属 *Peperomia*）

  59. 乔木或灌木；花具一层花被；花序有各种类型，但不为穗状。

   62. 花萼裂片常 3 片，呈镊合状排列；子房为 1 个心皮所成，成熟时肉质，常以 2 瓣裂开；雌雄异株。……………………………………………… 肉豆蔻科 Myristicaceae

   62. 花萼裂片 4～6 片，呈覆瓦状排列；子房为 2～4 个合生心皮所成。

    63. 花两性；果实仅 1 室，蒴果状，2～3 瓣裂开。…………… 大风子科 Flacourtiaceae

    （山羊角树属 *Casearia*）

    63. 花单性，雌雄异株；果实 2～4 室，肉质或革质，很晚才裂开。…… 大戟科 Euphrobiaceae

    （白树属 *Gelonium*）

 57. 叶片中无透明微点。

  64. 雄蕊连为单体，至少在雄花中有这现象，花丝互相连合成筒状或成一中柱。

   65. 肉质寄生草本植物，具退化呈鳞片状的叶片，无叶绿素。 ……… 蛇菰科 Balanophoraceae

   65. 植物体非寄生性，有绿叶。

    66. 雌雄同株，雄花成球形头状花序，雌花以 2 个同生于 1 个有 2 室而具钩状芒刺的果壳中。

    ………………………………………………………… 菊科 Compositae

（苍耳属 Xanthium）

66. 花两性，如为单性时，雄花及雌花也无上述情形。

　67. 草本植物；花两性。

　　68. 叶互生。 ·· 藜科 Chenopodiaceae

　　68. 叶对生。

　　　69. 花显著，有连合成花萼状的总苞。 ············ 紫茉莉科 Nyctaginaceae

　　　69. 花微小，无上述情形的总苞。 ··············· 苋科 Amaranthaceae

　67. 乔木或灌木，稀可为草本；花单性或杂性；叶互生。

　　70. 萼片呈覆瓦状排列，至少在雄花中如此。 ··········· 大戟科 Euphorbiaceae

　　70. 萼片呈镊合状排列。

　　　71. 雌雄异株；花萼常具 3 裂片；雌蕊为 1 个心皮所成，成熟时肉质，且常以 2 瓣
　　　　裂开。

　　　　·· 肉豆蔻科 Myristicaceae

　　　71. 花单性或雄花和两性花同株；花萼具 4～5 裂片或裂齿；雌蕊为 3～6 个近于离生
　　　　的心皮构成，各心皮于成熟时为革质或木质，呈蓇葖果状而不裂开。 ···········
　　　　·· 梧桐科 Sterculiaceae
　　　　　　　　　　　　　　　　　　　　　　　　　　　　　　　　（苹婆族 Sterculieae）

64. 雄蕊各自分离，有时仅为 1 个，或花丝成为分枝的簇丛（如大戟科的蓖麻属 <i>Ricinus</i>）。

　72. 每花有雌蕊 2 个至多数，近于或完全离生；或花的界限不明显时，则雌蕊多数，呈一球形
　　头状花序。

　　73. 花托下陷，呈杯状或坛状。

　　　74. 灌木；叶对生；花被片在坛状花托的外侧排列成数层。 ········ 腊梅科 Calycanthaceae

　　　74. 草本或灌木；叶互生；花被片在杯或坛状花托的边缘排列成一轮。 ······ 蔷薇科 Rosaceae

　　73. 花托扁平或隆起，有时可延长。

　　　75. 乔木、灌木或木质藤本。

　　　　76. 花有花被。 ······································ 木兰科 Magnoliaceae

　　　　76. 花无花被。

　　　　　77. 落叶灌木或小乔木；叶卵形，具羽状脉和锯齿缘；无托叶；花两性或杂性，在叶
　　　　　　腋中丛生；翅果无毛，有柄。 ················· 昆栏树科 Trochodendraceae
　　　　　　　　　　　　　　　　　　　　　　　　　　　　　　（领春木属 <i>Euptelea</i>）

　　　　　77. 落叶乔木；叶广阔，掌状分裂，叶缘有缺刻或大锯齿；有托叶围茎成鞘，易脱落；
　　　　　　花单性，雌雄同株，分别聚成球形头状花序；小坚果，围以长柔毛而无柄。
　　　　　　·· 悬铃木科 Platanaceae
　　　　　　　　　　　　　　　　　　　　　　　　　　　　　　（悬铃木属 <i>Platanus</i>）

　　　75. 草本或稀为亚灌木，有时为攀援性。

　　　　78. 胚珠倒生或直生。

　　　　　79. 叶片多少有些分裂或为复叶；无托叶或极微小；有花被（花萼）；胚珠倒生；花单
　　　　　　生或呈各种类型的花序。 ············· 毛茛科 Ranunculaceae

　　　　　79. 叶为全缘单叶；有托叶；无花被；胚珠直生；花呈穗形总状花序。
　　　　　　·· 三白草科 Saururaceae

　　　　78. 胚珠常弯生；叶为全缘单叶。

　　　　　80. 直立草本；叶互生，非肉质。 ············· 商陆科 Phytolaccaceae

　　　　　80. 平卧草本；叶对生或近轮生，肉质。 ··············· 番杏科 Aizoaceae
　　　　　　　　　　　　　　　　　　　　　　　　　　　　　　（针晶粟草属 <i>Gisekia</i>）

　72. 每花仅有 1 个复合或单雌蕊，心皮有时于成熟后各自分离。

229

81. 子房下位或半下位。（次 81 项见 231 页）

 82. 草本。

  83. 水生或小型沼泽植物。

   84. 花柱 2 个或更多；叶片（尤其沉没水中的）常成羽状细裂或为复叶。

    ·· 小二仙草科 Haloragidaceae

   84. 花柱 1 个；叶为线形全缘单叶。 ···················· 杉叶藻科 Hippuridaceae

  83. 陆生草本。

   85. 寄生性肉质草本，无绿叶。

    86. 花单性，雌花常无花被；无珠被及种皮。 ············· 蛇菰科 Balanophoraceae

    86. 花杂性。有一层花被，两性花有 1 个雄蕊；有珠被及种皮。

     ·· 锁阳科 Cynomoriaceae

     （锁阳属 *Cynormorium*）

   85. 非寄生性植物，或于百蕊草属 *Thesium* 为半寄生性，但均有绿叶。

    87. 叶对生，其形宽广而有锯齿缘。 ············· 金粟兰科 Chloranthaceae

    87. 叶互生。

     88. 平铺草本（限于我国植物），叶片宽，三角形，多少有些肉质。

      ··· 番杏科 Aizoaceae

      （番杏属 *Tetragonia*）

     88. 直立草本，叶片窄而细长。 ·················· 檀香科 Santalaceae

      （百蕊草属 *Thesium*）

 82. 灌木或乔木。

  89. 子房 3～10 室。

   90. 坚果 1～2 个，同生在一个木质且可裂为 4 瓣的壳斗里。 ········ 壳斗科 Fagaceae

    （水青冈属 *Fagus*）

   90. 核果，并不生在壳斗里。

    91. 雌雄异株，呈顶生的圆锥花序，后者并不为叶状苞片所托。

     ·· 山茱萸科 Cornaceae

     （鞘柄木属 *Torricellia*）

    91. 花杂性，形成球形的头状花序，后者为 2～3 片白色叶状苞片所托。

     ·· 蓝果树科 Nyssaceae

     （珙桐属 *Davidia*）

  89. 子房 1 或 2 室，或在铁青树科的青皮木属 *Schoepfia* 中，子房的基部可为 3 室。

   92. 花柱 2 个。

    93. 蒴果，2 瓣裂开。 ····································· 金缕梅科 Hamamelidaceae

    93. 果实呈核果状，或为蒴果状的瘦果，不裂开。 ·············· 鼠李科 Rhamnaceae

   92. 花柱 1 个或无花柱。

    94. 叶片下面多少有些具皮屑状或鳞片状的附属物。 ········ 胡颓子科 Elaeagnaceae

    94. 叶片下面无皮屑状或鳞片状的附属物。

     95. 叶缘有锯齿或圆锯齿，稀可在荨麻科的紫麻属 *Oreocnide* 中有全缘者。

      96. 叶对生，具羽状脉；雄花裸露，有雄蕊 1～3 个。

       ·· 金粟兰科 Chloranthaceae

      96. 叶互生，大都于叶基具三出脉；雄花具花被及雄蕊 4 个（稀可 3 或 5 个）。

       ·· 荨麻科 Urticaceae

     95. 叶全缘，互生或对生。

97. 植物体寄生在乔木的树干或枝条上；果实呈浆果状。
.... 桑寄生科 Loranthaceae

97. 植物体大都陆生，或有时可为寄生性；果实呈坚果状或核果状；胚珠 1～5 个。

  98. 花多为单性；胚珠垂悬于基底胎座上。 .... 檀香科 Santalaceae

  98. 花两性或单性；胚珠垂悬于子房室的顶端或中央胎座的顶端。

    99. 雄蕊 10 个，为花萼裂片数的 2 倍。 .... 使君子科 Combretaceae

    （诃子属 *Terminalia*）

    99. 雄蕊 4 或 5 个，和花萼裂片同数且对生。 .... 铁青树科 Olacaceae

81. 子房上位，如有花萼时，和它相分离，或在紫茉莉科及胡颓子科中，当果实成熟时，子房为宿存萼筒所包围。

  100. 托叶鞘围抱茎的各节；草本，稀可为灌木。 .... 蓼科 Polygonaceae

  100. 无托叶鞘，在悬铃木科具托叶鞘但易脱落。

   101. 草本，或有时在紫茉莉科中为亚灌木。（次 101 项见 232 页）

    102. 无花被。

     103. 花两性或单性；子房 1 室，内仅有 1 个基生胚珠。

      104. 叶基生，由 3 小叶而成；穗状花序在一个细长基生无叶的花梗上。
.... 小檗科 Berheridaceae

      104. 叶茎生，单叶；穗状花序顶生或腋生，但常和叶相对生。
.... 胡椒科 Piperaceae

      （胡椒属 *Piper*）

     103. 花单性；子房 3 或 2 室。

      105. 水生或微小的沼泽植物，无乳汁；子房 2 室，每室内含 2 个胚珠。
.... 水马齿科 Callitrichaceae

      （水马齿属 *Callitriche*）

      105. 陆生植物；有乳汁；子房 3 室，每室内仅含 1 个胚珠。
.... 大戟科 Euphorbiaceae

    102. 有花被，当花为单性时，特别是雄花时有花被。

     106. 花萼呈花瓣状，且呈管状。

      107. 花有总苞，有时总苞类似花萼。 .... 紫茉莉科 Nyctaginaceae

      107. 花无总苞。

       108. 胚珠 1 个，在子房的近顶端处。 .... 瑞香科 Thymelaeaceae

       108. 胚珠多数，生在特立中央胎座上。 .... 报春花科 Primulaceae

       （海乳草属 *Glaux*）

     106. 花萼非上述情形。

      109. 雄蕊周位，即位于花被上。

       110. 叶互生，羽状复叶而有草质的托叶；花无膜质苞片；瘦果。
.... 蔷薇科 Rosaceae

       （地榆族 Sanguisorbieae）

       110. 叶对生，或在蓼科的冰岛蓼属 *Koenigia* 为互生，单叶无草质托叶；花有膜质苞片。

        111. 花被片和雄蕊各为 5 或 4 个，对生；囊果；托叶膜质。
.... 石竹科 Caryophyllaceae

        111. 花被片和雄蕊各为 3 个，互生；坚果；无托叶。 ... 蓼科 Polygonaceae

      109. 雄蕊下位，即位于子房下。

       112. 花柱或其分枝为 2 或数个，内侧常为柱头面。

113. 子房常为数个至多数心皮连合而成。…………… 商陆科 Phytolaccaceae
113. 子房常为 2 或 3（或 5）个心皮连合而成。
114. 子房 3 室，稀可 2 或 4 室。…………………… 大戟科 Euphorbiaceae
114. 子房 1 或 2 室。
115. 叶为掌状复叶或具掌状脉而有宿存托叶。………… 桑科 Moraceae
（大麻亚科 Cannaboideae）
115. 叶具羽状脉，或稀可为掌状脉而无托叶，也可在藜科中叶退化成鳞片或为肉质而形如圆筒。
116. 花有草质而带绿色或灰绿色的花被及苞片。
……………………………………………… 藜科 Chenopodiaceae
116. 花有干膜质而常有色泽的花被及苞片。… 苋科 Amaranthaceae
112. 花柱 1 个，常顶端有柱头，也可无花柱。
117. 花两性。
118. 雌蕊为单心皮；花萼由 2 片膜质且宿存的萼片而成；雄蕊 2 个。
…………………………………………………… 毛茛科 Ranunculaceae
（星叶草属 Circaeaster）
118. 雌蕊由 2 个合生心皮而成。
119. 萼片 2 片；雄蕊多数。……………… 罂粟科 Papaveraceae
（博落回属 Macleaya）
119. 萼片 4 片；雄蕊 2 或 4 个。………………… 十字花科 Cruciferea
（独行菜属 Lepidium）
117. 花单性。
120. 沉没于淡水中的水生植物；叶细裂成丝状。
…………………………………………… 金鱼藻科 Ceratophyllaceae
（金鱼藻属 Ceratophyllum）
120. 陆生植物；叶为其他情形。
121. 叶含水分量多；托叶连接叶柄的基部；雄花的花被 2 片；雄蕊多数。
…………………………………………… 假牛繁缕科 Theligonaceae
（假牛繁缕属 Theligonum）
121. 叶所含水分量不多；如有托叶时，也不连接叶柄的基部；雄花的花被片和雄蕊均各为 4 或 5 个，二者相对生。………………
…………………………………………………… 荨麻科 Urticaceae
101. 木本植物或亚灌木。
122. 耐寒旱性的灌木，或在藜科的琐琐属 Halaxylom 为乔木；叶微小、细长或呈鳞片状，也可有时（如藜科）为肉质而呈圆筒形或半圆筒形。
123. 雌雄异株或花杂性；花萼为三出数，萼片微呈花瓣状，和雄蕊同数且互生；花柱 1 个，极短，常有 6~9 个呈放射状且有齿裂的柱头；核果；胚体劲直；常绿而基部偃卧的灌木；叶互生，无托叶。
…………………………………………………… 岩高兰科 Empetraceae
（岩高兰属 Empetrum）
123. 花两性或单性；花萼为五出数，稀可三出或四出数，萼片或花萼裂片草质或革质，和雄蕊同数且对生，或在藜科中雄蕊由于退化而数较少，甚或 1 个；花柱或花柱分枝 2 或 3 个，内侧常为柱头面；胞果或坚果；胚体弯曲如环或弯曲成螺旋形。

124. 花无膜质苞片；雄蕊下位；叶互生或对生；无托叶；枝条常具关节。
·· 藜科 Chenopodiaceae
124. 花有膜质苞片；雄蕊周位；叶对生，基部常互相连合；有膜质托叶；枝条不
具关节。 ·· 石竹科 Caryophyllaceae
122. 非上述植物；叶片矩圆形或披针形，或宽广至圆形。
125. 果实及子房均为2至数室，或在大风子科中为不完全的2至数室。
126. 花常为两性。
127. 萼片4或5片，稀可3片，呈覆瓦状排列。
128. 雄蕊4个；4室的蒴果。 ············· 木兰科 Magnoliaceae
（水青树属 *Tetracentron*）
128. 雄蕊多数；浆果状的核果。 ··········· 大戟科 Euphorbiaceae
127. 萼片多5片，呈镊合状排列。
129. 雄蕊为不定数；具刺的蒴果。 ········· 杜英科 Elaeocarpaceae
（猴欢喜属 *Sloanea*）
129. 雄蕊和萼片同数；核果或坚果。
130. 雄蕊和萼片对生，各为3~6个。 ········· 铁青树科 Olacaceae
130. 雄蕊和萼片互生，各为4或5个。 ········· 鼠李科 Rhamnaceae
126. 花单性（雌雄同株或异株）或杂性。
131. 果实各种；种子无胚乳或有少量胚乳。
132. 雄蕊常8个；果实坚果状或为有翅的蒴果；羽状复叶或单叶。
···································· 无患子科 Sapindaceae
132. 雄蕊5或4个，且和萼片互生；核果有2~4个小核；单叶。
···································· 鼠李科 Rhamnaceae
（鼠李属 *Rhamnus*）
131. 果实多呈蒴果状，无翅；种子常有胚乳。
133. 果实为具2室的蒴果，有木质或革质的外种皮及角质的内果皮。
···································· 金缕梅科 Hamameidaceae
133. 果实纵为蒴果时，也不像上述情形。
134. 胚珠具腹脊；果实有各种类型，但多为胞间裂开的蒴果。
···································· 大戟科 Euphorbiaceae
134. 胚珠具背脊；果实为胞背裂开的蒴果，或有时呈核果状。
···································· 黄杨科 Buxaceae
125. 果实及子房均为1或2室，稀可在无患子科的荔枝属 *Litchi* 及韶子属
Nephelium 中为3室，或在卫矛科的十齿花属 *Dipentodon* 及铁青树科的铁青
树属 *Olax* 中，子房的下部为3室，而上部为1室。
135. 花萼具显著的萼筒，且常呈花瓣状。
136. 叶无毛或下面有柔毛；萼筒整个脱落。 ··········· 瑞香科 Thymelaeaceae
136. 叶下面具银白色或棕色的鳞片；萼筒或其下部永久宿存，当果实成熟时，
变为肉质而紧密包着子房。 ········· 胡颓子科 Elaeagnaceae
135. 花萼不像上述情形，或无花被。
137. 花药以2或4舌瓣裂开。 ························ 樟科 Lauraceae
137. 花药不以舌瓣裂开。
138. 叶对生。
139. 果实为有双翅或呈圆形的翅果。 ·················· 槭树科 Aceraceae
139. 果实为有单翅而呈细长形兼矩圆形的翅果。 ········· 木犀科 Oleaceae

233

138. 叶互生。

  140. 叶为羽状复叶。

    141. 叶为二回羽状复叶，或退化仅具叶状柄（特称为叶状叶柄 *Phyllodia*）。 …………………………… 豆科 Leguminosae

                             （金合欢属 *Acacia*）

    141. 叶为一回羽状复叶。

      142. 小叶边缘有锯齿；果实有翅。 ………… 马尾树科 Rhoipteleaceae

                          （马尾树属 *Rhoiptelea*）

      142. 小叶全缘；果实无翅。

        143. 花两性或杂性。 ………………………… 无患子科 Sapindaceae

        143. 雌雄异株。 ………………………… 漆树科 Anacardiaceae

                          （黄连木属 *Pistacia*）

  140. 叶为单叶。

    144. 花均无花被。

      145. 多为木质藤本；叶全缘；花两性或杂性，呈紧密的穗状花序。 ……………………………………… 胡椒科 Piperaceae

                           （胡椒属 *Piper*）

      145. 乔木；叶缘有锯齿或缺刻；花单性。

        146. 叶宽广，具掌状脉及掌状分裂，叶缘具缺刻或大锯齿；有托叶，围茎成鞘，但易脱落；雌雄同株，雌花和雄花分别成球形的头状花序；雌蕊为单心皮而成；小坚果为倒圆锥形而有棱角，无翅也无梗，但围以长柔毛。 …… 悬铃木科 Platanaceae

                           （悬铃木属 *Platanus*）

        146. 叶椭圆形至卵形，具羽状脉及锯齿缘；无托叶；雌雄异株，雄花聚成疏松有苞片的簇丛，雌花单生于苞片的腋内；雌蕊为2个心皮而成；小坚果扁平，具翅且有柄，但无毛。 ………… ………………………………… 杜仲科 Eucommiaceae

                           （杜仲属 *Eucommia*）

    144. 花常有花萼，尤其在雄花。

      147. 植物体内有乳汁。 ………………………… 桑科 Moraceae

      147. 植物体内无乳汁。

        148. 花柱或其分枝2或数个，但在大戟科的核果木属 *Drypetes* 中则柱头几无柄，呈盾状或肾脏形。

          149. 雌雄异株或有时为同株；叶全缘或具波状齿。

            150. 矮小灌木或亚灌木；果实干燥，包藏于具有长柔毛而互相连合成双角状的2苞片中；胚体弯曲如环。 ………… …………………………………… 藜科 Chenopodiaceae

                         （优若藜属 *Eurotia*）

            150. 乔木或灌木；果实呈核果状，常为1室含1种子，不包藏于苞片内；胚体劲直。 ………… 大戟科 Euphorbiaceae

          149. 花两性或单性；叶缘多有锯齿或具齿裂，稀可全缘。

            151. 雄蕊多数。 ………………………… 大风子科 Flacourtiaceae

            151. 雄蕊10个或较少。

              152. 子房2室，每室有1个至数个胚珠；果实为木质蒴果。 ………………………………… 金缕梅科 Hamamelidaceae

152. 子房 1 室，仅含 1 个胚珠；果实不是木质蒴果。

　　　　…………………………… 榆科 Ulmaceae

148. 花柱 1 个，有时也可不存在（如荨麻属），而柱头呈画笔状。

153. 叶缘有锯齿；子房为 1 个心皮而成。

154. 花两性。　………………… 山龙眼科 Proteaceae

154. 雌雄异株或同株。

155. 花生于当年新枝上；雄蕊多数。　…… 蔷薇科 Rosaceae

（臭樱李属 Maddenia）

155. 花生于老枝上；雄蕊和萼片同数。

　　　　…………………………… 荨麻科 Urticaceae

153. 叶全缘或边缘有锯齿；子房为 2 个以上合生心皮所成。

156. 果实呈核果状或坚果状，内有 1 个种子；无托叶。

157. 子房具 2 或 2 个胚珠；果实于成熟后由萼筒包围。

　　　　…………………………… 铁青树科 Olacaceae

157. 子房仅具 1 个胚珠；果实和花萼相分离，或仅果实基部由花萼衬托之。

　　　　…………………………… 山柚仔科 Opiliaceae

156. 果实呈蒴果状或浆果状，内含数个至 1 个种子。

158. 花下位，雌雄异株，稀可杂性；雄蕊多数；果实呈浆果状；无托叶。

　　　　…………………………… 大风子科 Flacourtiaceae

（柞木属 Xylosma）

158. 花周位，两性；雄蕊 5～12 个；果实呈蒴果状；有托叶，但易脱落。

159. 花为腋生的簇丛或头状花序；萼片 4～6 片。

　　　　…………………………… 大风子科 Flacourtiaceae

（山羊角树属 Casearia）

159. 花为腋生的伞形花序；萼片 10～14 片。

　　　　…………………………… 卫矛科 Celastraceae

（十齿花属 Dipentodon）

2. 花具花萼，也具花冠，或有两层以上的花被片，有时花冠可为蜜腺叶所代替。

160. 花冠常为离生的花瓣所组成。（次 160 项见 252 页）

161. 成熟雄蕊（或单体雄蕊的花药）多在 10 个以上，通常多数，或其数超过花瓣的 2 倍。（次 161 项见 241 页）

162. 花萼和 1 个或更多的雌蕊多少有些互相愈合，即子房下位或半下位。（次 162 项见 237 页）

163. 水生草本植物；子房多室。　………… 睡莲科 Nymphaeaceae

163. 陆生植物；子房 1 至数室，也可心皮为 1 至数个，或在海桑科中为多室。

164. 植物体具肥厚的肉质茎，多有刺，常无真正叶片。　………………… 仙人掌科 Cactaceae

164. 植物体为普通形态，不呈仙人掌状，有真正的叶片。

165. 草本植物或稀可为亚灌木。

166. 花单性。

167. 雌雄同株；花鲜艳，多成腋生聚伞花序；子房 2～4 室。　……… 秋海棠科 Begoniaceae

（秋海棠属 Begonia）

167. 雌雄异株；花小而不显著，成腋生穗状或总状花序。　……… 四数木科 Datiscaceae

166. 花常两性。
    168. 叶基生或茎生，呈心形，或在阿柏麻属 *Apama* 为长形，不为肉质；花为三出数。
    ··· 马兜铃科 Aristolochiaceae
    （细辛族 Asareae）
    168. 叶茎生，不呈心形，多少有些肉质，或为圆柱形；花不是三出数。
        169. 花萼裂片常为 5 片，叶状；蒴果 5 室或更多室，在顶端呈放射状裂开。
        ··· 番杏科 Aizoaceae
        169. 花萼裂片 2 片；蒴果 1 室，盖裂。 ·············· 马齿苋科 Pottulacaceae
        （马齿苋属 *Portulaca*）

165. 乔木或灌木（但在虎耳草科的银梅草属 *Deinanthe* 及草绣球属 *Cardiandra* 为亚灌木，
    黄山梅属 *Kirengeshoma* 为多年生高大草本），有时以气生小根而攀援。
    170. 叶通常对生（虎耳草科的草绣球属 *Cardiandra* 为例外），或在石榴科的石榴属
    Punica 中有时可互生。
        171. 叶缘常有锯齿或全缘；花序（除山梅花属 *Phitadelpheae* 外）常有不孕的边缘花。
        ··· 虎耳草科 Saxifragaceae
        171. 叶全缘；花序无不孕花。
            172. 叶为脱落性；花萼呈朱红色。 ·············· 石榴科 Punicaceae
            （石榴属 *Punica*）
            172. 叶为常绿性；花萼不呈朱红色。
                173. 叶片中有腺体微点；胚珠常多数。 ·············· 桃金娘科 Myrtaceae
                173. 叶片中无微点。
                    174. 胚珠在每个子房室中为多数。·············· 海桑科 Sonneratiaceae
                    174. 胚珠在每个子房室中仅 2 个，稀可较多。 ·········· 红树科 Rhizophoraceae
    170. 叶互生。
        175. 花瓣细长形兼长方形，最后向外翻转。·············· 八角枫科 Alangiaceae
        （八角枫属 *Alangium*）
        175. 花瓣不成细长形，或纵为细长形时，也不向外翻转。
            176. 叶无托叶。
                177. 叶全缘；果实肉质或木质。·············· 玉蕊科 Lecythidaceae
                （玉蕊属 *Barringtonia*）
                177. 叶缘多少有些锯齿或齿裂；果实呈核果状，其形歪斜。
                ··· 山矾科 Symplocaceae
                （山矾属 *Symplocos*）
            176. 叶有托叶。
                178. 花瓣呈旋转状排列；花药隔向上延伸；花萼裂片中 2 或更多片在果实上变大而
                呈翅状。·············· 龙脑香科 Dipterocarpaceae
                178. 花瓣呈覆瓦状或旋转状排列（如蔷薇科的火棘属 *Pyracantha*）；花药隔并不向
                上延伸；花萼裂片也无上述变大情形。
                    179. 子房 1 室，内具 2～6 个侧膜胎座，各有 1 个至多数胚珠；果实为革质
                    蒴果。自顶端以 2～6 瓣裂开。·············· 大风子科 Flacourtiaceae
                    （天料木属 *Homalium*）
                    179. 子房 2～5 室，内具中轴胎座，或其心皮在腹面互相分离而具边缘
                    胎座。
                        180. 花成伞房、圆锥、伞形或总状等花序，稀可单生；子房 2～5 室，或

心皮 2~5 个，下位，每室或每心皮有胚珠 1~2 个，稀可有时为 3~
10 个或为多数；果实为肉质或木质假果；种子无翅。
·· 蔷薇科 Rosaceae
（梨亚科 Pomoideae）

　　180. 花呈头状或肉穗花序；子房 2 室，半下位，每室有胚珠 2~6 个；果
为木质蒴果；种子有或无翅。 ············· 金缕梅科 Hamamelidaceae
（马蹄荷亚科 Bueklandioideae）

162. 花萼和 1 个或更多的雌蕊互相分离，即子房上位。

　181. 花为周位花。

　　182. 萼片和花瓣相似，覆瓦状排列成数层，着生于坛状花托的外侧。
·· 腊梅科 Calycanthaceae
（洋腊梅属 Calycanthus）

　　182. 萼片和花瓣有分化，在萼筒或花托的边缘排列成 2 层。

　　　183. 叶对生或轮生，有时上部者可互生，但均为全缘单叶；花瓣常于蕾中呈皱折状。

　　　　184. 花瓣无爪，形小，或细长；浆果。 ········· 海桑科 Sonneratiaceae

　　　　184. 花瓣有细爪，边缘具腐蚀状的波纹或具流苏；蒴果。 ·········· 千屈菜科 Lythraceae

　　　183. 叶互生，单叶或复叶；花瓣不呈皱折状。

　　　　185. 花瓣宿存；雄蕊的下部连成一管。 ······························· 亚麻科 Linaceae
（粘木属 Ixonanthes）

　　　　185. 花瓣脱落性；雄蕊互相分离。

　　　　　186. 草本植物，具二出数的花朵；萼片 2 片，早落性；花瓣 4 个。
·· 罂粟科 Papaveraceae
（花菱草属 Eschscholzia）

　　　　　186. 木本或草本植物，具五出或四出数的花朵。

　　　　　　187. 花瓣镊合状排列；果实为荚果；叶多为二回羽状复叶，有时叶片退化，而叶柄发
育为叶状柄；心皮 1 个。 ·············· 豆科 Leguminosae
（含羞草亚科 Mimosoideae）

　　　　　　187. 花瓣覆瓦状排列；果实为核果、荚果或瘦果；叶为单叶或复叶；心皮 1 个至多
数。 ·· 蔷薇科 Rosaceae

　181. 花为下位花，或至少在果实时花托扁平或隆起。

　　188. 雌蕊少数至多数，互相分离或微有连合。

　　　189. 水生植物。

　　　　190. 叶片呈盾状，全缘。 ················· 睡莲科 Nymphaeaceae

　　　　190. 叶片不呈盾状，多少有些分裂或为复叶。 ················· 毛茛科 Ranunculaceae

　　　189. 陆生植物。

　　　　191. 茎为攀援性。

　　　　　192. 草质藤本。

　　　　　　193. 花显著，为两性花。 ················· 毛茛科 Ranunculaceae

　　　　　　193. 花小形，为单性，雌雄异株。 ················· 防己科 Menispermaceae

　　　　　192. 木质藤本或为蔓生灌木。

　　　　　　194. 叶对生，复叶由 3 小叶所成，或顶端小叶形成卷须。 ······ 毛茛科 Ranunculaceae
（锡兰莲属 Naravelia）

　　　　　　194. 叶互生，单叶。

　　　　　　　195. 花单性。

　　　　　　　　196. 心皮多数，结果时聚生成一球状的肉质体或散布于极延长的花托上。

……………………………………………………………… 木兰科 Magnoliaceae

（五味子亚科 Schisandroideae）

196. 心皮 3～6 个，果为核果或核果状。 ……………… 防己科 Menispermaceae

195. 花两性或杂性；心皮数个，果为蓇葖果。 ……………… 五桠果科 Dilleniaceae

（锡叶藤属 Tetracera）

191. 茎直立，不为攀援性。

197. 雄蕊的花丝连成单体。 ……………………………………… 锦葵科 Malvaceae

197. 雄蕊的花丝互相分离。

198. 草本植物，稀可为亚灌木；叶片多少有些分裂或为复叶。

199. 叶无托叶；种子有胚乳。……………………………… 毛茛科 Ranunculaceae

199. 叶多有托叶；种子无胚乳。 ………………………………… 蔷薇科 Rosaceae

198. 木本植物；叶片全缘或边缘有锯齿，也稀有分裂者。

200. 萼片及花瓣均为镊合状排列；胚乳具嚼痕。 …………… 番荔枝科 Annonaceae

200. 萼片及花瓣均为覆瓦状排列；胚乳无嚼痕。

201. 萼片及花瓣相同，三出数，排列成 3 层或多层，均可脱落。

………………………………………………………… 木兰科 Magnoliaceae

201. 萼片及花瓣甚有分化，多为五出数，排列成 2 层，萼片宿存。

202. 心皮 3 个至多数；花柱互相分离；胚珠为不定数。

………………………………………………………… 五桠果科 Dilleniaceae

202. 心皮 3～10 个；花柱完全合生；胚珠单生。 ……… 金莲木科 Ochnaceae

（金莲木属 Ochna）

188. 雌蕊 1 个，但花柱或柱头为 1 个至多数。

203. 叶片中具透明微点。

204. 叶互生，羽状复叶或退化为仅有 1 顶生小叶。 …………… 芸香科 Rutaceae

204. 叶对生，单叶。 …………………………………………… 藤黄科 Guttiferae

203. 叶片中无透明微点。

205. 子房单纯，具 1 子房室。

206. 乔木或灌木；花瓣呈镊合状排列；果实为荚果。 …………… 豆科 Leguminosae

（含羞草亚科 Mimosoideae）

206. 草本植物；花瓣呈覆瓦状排列；果实不是荚果。

207. 花为五出数；蓇葖果。 ………………………………… 毛茛科 Ranunculaceae

207. 花为三出数；浆果。 …………………………………… 小檗科 Berberidacene

205. 子房为复合性。

208. 子房 1 室，或在马齿苋科的土人参属 Talinum 中子房基部为 3 室。

209. 特立中央胎座。

210. 草本；叶互生或对生；子房的基部 3 室，有多数胚珠。

………………………………………………………… 马齿苋科 Portulacaceae

（土人参属 Talinum）

210. 灌木；叶对生；子房 1 室，内有成为 3 对的 6 个胚珠。

………………………………………………………… 红树科 Rhizophoraceae

（秋茄树属 Kandelia）

209. 侧膜胎座。

211. 灌木或小乔木（在半日花科中常为亚灌木或草本植物），子房柄不存在或极
短；果实为蒴果或浆果。

212. 叶对生；萼片不相等，外面 2 片较小，或有时退化，内面 3 片呈旋转状排

列。 …………………………………………………… 半日花科 Cistaceae

（半日花属 *Helianthemum*）

212. 叶常互生，萼片相等，呈覆瓦状或镊合状排列。

  213. 植物体内含有色泽的汁液；叶具掌状脉，全缘；萼片5片，互相分离。基部有腺体；种皮肉质，红色。 …………………………… 红木科 Bixaceae

（红木属 *Bixa*）

  213. 植物体内不含有色泽的汁液；叶具羽状脉或掌状脉；叶缘有锯齿或全缘；萼片3～8片，离生或合生；种皮坚硬，干燥。 ……………………

…………………………………… 大风子科 Flacouritiaceae

211. 草本植物，如为木本植物时，则具有显著的子房柄；果实为浆果或核果。

  214. 植物体内含乳汁；萼片2～3片。 ……………… 罂粟科 Papaveraceae

  214. 植物体内不含乳汁；萼片4～8片。

    215. 叶为单叶或掌状复叶；花瓣完整；长角果。 …… 白花菜科 Capparidaceae

    215. 叶为单叶，或为羽状复叶或分裂；花瓣具缺刻或细裂；蒴果仅于顶端裂开。 ………………………………………… 木犀草科 Resedaceae

208. 子房2至多室，或为不完全的2至多室。

216. 草本植物，具多少有些呈花瓣状的萼片。

  217. 水生植物；花瓣为多数雄蕊或鳞片状的蜜腺叶所代替。

…………………………………………………… 睡莲科 Nymphaeaceae

（萍蓬草属 *Nuphar*）

  217. 陆生植物；花瓣不为蜜腺叶所代替。

    218. 一年生草本植物；叶呈羽状细裂；花两性。 ………… 毛茛科 Ranunculaceae

（黑种草属 *Nigella*）

    218. 多年生草本植物；叶全缘而呈掌状分裂；雌雄同株。

…………………………………………………… 大戟科 Euphorbiaceae

（麻风树属 *Jatropha*）

216. 木本植物，或陆生草本植物，常不具呈花瓣状的萼片。

219. 萼片于蕾内呈镊合状排列。（次219项见240页）

  220. 雄蕊互相分离或连成数束。

    221. 花药1室或数室；叶为掌状复叶或单叶，全缘，具羽状脉。

…………………………………………………… 木棉科 Bombacaceae

    221. 花药2室；叶为单叶，叶缘有锯齿或全缘。

      222. 花药以顶端2孔裂开。 …………………… 杜英科 Elaeocarpaceae

      222. 花药纵长裂开。 …………………………… 椴树科 Tiliaceae

  220. 雄蕊连为单体，至少内层者如此，并且多少有些连成管状。

    223. 花单性；萼片2或3片。 …………………… 大戟科 Euphorbiaceae

（油桐属 *Aleurites*）

    223. 花常两性；萼片多为5片，稀可较少。

      224. 花药2室或更多室。

        225. 无副萼；多有不育雄蕊；花药2室；叶为单叶或掌状分裂。

…………………………………………………… 梧桐科 Sterculiaceae

        225. 有副萼；无不育雄蕊；花药数室；叶为单叶，全缘且具羽状脉。

…………………………………………………… 木棉科 Bombacaceae

（榴莲属 *Durio*）

224. 花药 1 室。

    226. 花粉粒表面平滑；叶为掌状复叶。 ⋯⋯⋯⋯⋯ 木棉科 Bombacaceae

              （木棉属 *Gossampinus*）

    226. 花粉粒表面有刺；叶有各种情形。 ⋯⋯⋯⋯⋯ 锦葵科 Malvaceae

219. 萼片于蕾内呈覆瓦状或旋转状排列，或有时（如大戟科的巴豆属 *Croton*）近于呈镊合状排列。

  227. 雌雄同株或稀可异株；果实为蒴果，由 2～4 个各自裂为 2 瓣的离果所组成。

    ⋯⋯⋯⋯⋯⋯⋯⋯⋯⋯⋯⋯⋯⋯⋯⋯⋯⋯ 大戟科 Euphorbiaceae

227. 花常两性，或在猕猴桃科的猕猴桃属 *Actinidia* 中为杂性或雌雄异株；果实为其他情形。

  228. 萼片在果实时增大且成翅状；雄蕊具伸长的花药隔。

    ⋯⋯⋯⋯⋯⋯⋯⋯⋯⋯⋯⋯⋯⋯⋯⋯ 龙脑香科 Dipterocarpaceae

  228. 萼片及雄蕊二者不为上述情形。

    229. 雄蕊排列成二层，外层 10 个和花瓣对生，内层 5 个和萼片对生。

    ⋯⋯⋯⋯⋯⋯⋯⋯⋯⋯⋯⋯⋯⋯⋯⋯ 蒺藜科 Zygophyllaceae

              （骆驼蓬属 *Peganum*）

    229. 雄蕊的排列为其他情形。

      230. 食虫的草本植物；叶基生，呈管状，其上再具有小叶片。

      ⋯⋯⋯⋯⋯⋯⋯⋯⋯⋯⋯⋯⋯⋯⋯⋯ 瓶子草科 Sarraceniaceae

      230. 非食虫植物；叶茎生或基生，但不呈管状。

        231. 植物体呈耐寒旱状；叶为全缘单叶。

          232. 叶对生或上部者互生；萼片 5 片，互不相等，外面 2 片较小或有时退化，内面 3 片较大，成旋转状排列，宿存；花瓣早落。 ⋯

            ⋯⋯⋯⋯⋯⋯⋯⋯⋯⋯⋯⋯⋯ 半日花科 Cistaceae

          232. 叶互生；萼片 5 片，大小相等；花瓣宿存；在内侧基部各有 2 舌状物。 ⋯⋯⋯⋯⋯⋯⋯⋯⋯⋯⋯⋯ 柽柳科 Tamaricaceae

              （红砂属 *Reaumuria*）

        231. 植物体不是耐寒旱状；叶常互生；萼片 2～5 片，彼此相等；呈覆瓦状或稀可呈镊合状排列。

          233. 草本或木本植物；花为四出数，或其萼片多为 2 片且早落。

            234. 植物体内含乳汁；无或有极短子房柄；种子有丰富胚乳。

            ⋯⋯⋯⋯⋯⋯⋯⋯⋯⋯⋯⋯⋯ 罂粟科 Papaveraceae

            234. 植物体内不含乳汁；有细长的子房柄；种子无或有少量胚乳。

            ⋯⋯⋯⋯⋯⋯⋯⋯⋯⋯⋯ 白花菜科 Capparidaceae

          233. 木本植物；花常为五出数，萼片宿存或脱落。

            235. 果实为具 5 个棱角的蒴果，分成 5 个骨质各含 1 或 2 枚种子的心皮后，再各沿其缝线而 2 瓣裂开。 ⋯⋯⋯ 蔷薇科 Rosaceae

              （白鹃梅属 *Exochorda*）

            235. 果实不为蒴果，如为蒴果时则为胞背裂开。

              236. 蔓生或攀援的灌木；雄蕊互相分离；子房 5 室或更多室；浆果，常可食。 ⋯⋯⋯⋯⋯⋯⋯⋯⋯ 猕猴桃科 Actinidiaceae

              236. 直立乔木或灌木；雄蕊至少在外层者连为单体，或连成 3～5 束而着生于花瓣的基部；子房 3～5 室。

                237. 花药能转动，以顶端孔裂开；浆果；胚乳颇丰富。

······················· 猕猴桃科 Actinidiaceae

（水东哥属 *Saurauia*）

237. 花药能或不能转动，常纵长裂开；果实有各种情形；胚
乳通常量微小。 ··························· 山茶科 Theaceae

161. 成熟雄蕊 10 个或较少，如多于 10 个时，其数并不超过花瓣数的 2 倍。

238. 成熟雄蕊和花瓣同数，且和它对生。（次 238 项见 242 页）

239. 雌蕊 3 个至多数，离生。

240. 直立草本或亚灌木；花两性，五出数。 ····················· 蔷薇科 Rosaceae

（地蔷薇属 *Chamaerhodos*）

240. 木质或草质藤本；花单性，常为三出数。

241. 叶常为单叶；花小型；核果；心皮 3～6 个，呈星状排列，各含 1 个胚珠。

······························ 防己科 Menispermaceae

241. 叶为掌状复叶或由 3 小叶组成；花中型；浆果；心皮 3 个至多数，轮状或螺旋状排列，
各含 1 个或多数胚珠。 ····················· 木通科 Lardizabalaceae

239. 雌蕊 1 个。

242. 子房 2 至数室。

243. 花萼裂齿不明显或微小；以卷须缠绕他物的灌木或草本植物。 ········· 葡萄科 Vitaceae

243. 花萼具 4～5 片裂片；乔木、灌木或草本植物，有时虽也可为缠绕性，但无卷须。

244. 雄蕊连成单体。

245. 叶为单叶；每子房室内含胚珠 2～6 个（或在可可树亚族 Theobromineae 中为多
数）。 ····························· 梧桐科 Sterculiaceae

245. 叶为掌状复叶；每子房室内含胚珠多数。 ············· 木棉科 Bombacaceae

（吉贝属 *Ceiba*）

244. 雄蕊互相分离，或稀可在其下部连成一管。

246. 叶无托叶；萼片各不相等，呈覆瓦状排列；花瓣不相等，在内层的 2 片常很小。

······························ 清风藤科 Sabiaceae

246. 叶常有托叶；萼片同大，呈镊合状排列；花瓣均大小同形。

247. 叶为单叶。 ····························· 鼠李科 Rhamnaceae

247. 叶为 1～3 片回羽状复叶。 ····················· 葡萄科 Vitaceae

（火筒树属 *Leea*）

242. 子房 1 室。（在马齿苋科的土人参属 *Talinum* 及铁青树科的铁青树属 *Olax* 中则子房的下
部多少有些成为 3 室）

248. 子房下位或半下位。

249. 叶互生，边缘常有锯齿；蒴果。 ··············· 大风子科 Flacourtiaceae

（天料木属 *Homalium*）

249. 叶多对生或轮生，全缘；浆果或核果。 ············· 桑寄生科 Loranthaceae

248. 子房上位。

250. 花药以舌瓣裂开。 ····················· 小檗科 Berberidaceae

250. 花药不以舌瓣裂开。

251. 缠绕草本；胚珠 1 个；叶肥厚，肉质。 ············· 落葵科 Basellaceae

（落葵属 *Basella*）

251. 直立草本，或有时为木本；胚珠 1 个至多数。

252. 雄蕊连成单体；胚珠 2 个。 ··············· 梧桐科 Sterculiaceae

（蛇婆子属 *Waltheria*）

252. 雄蕊互相分离；胚珠1个至多数。

  253. 花瓣6～9片；雌蕊单纯。 ………………………………………… 小檗科 Befberidaceae

  253. 花瓣4～8片；雌蕊复合。

    254. 常为草本；花萼有2个分离萼片。

      255. 花瓣4片；侧膜胎座。 ……………………………… 罂粟科 Papaveraceae

      （角茴香属 *Hypecoum*）

      255. 花瓣常5片；基底胎座。 ……………………… 马齿苋科 Portulacaceae

    254. 乔木或灌木，常蔓生；花萼呈倒圆锥形或杯状。

      256. 通常雌雄同株；花萼裂片4～5片；花瓣呈覆瓦状排列；无不育雄蕊；胚珠有2层珠被。 ………………………… 紫金牛科 Myrsinaceae

      （信筒子属 *Embelia*）

      256. 花两性；花萼于开花时微小，具不明显的齿裂；花瓣多为镊合状排列；有不育雄蕊（有时代以蜜腺）；胚珠无珠被。

        257. 花萼于果时增大；子房的下部为3室，上部为1室，内含3个胚珠。 …………………………………… 铁青树科 Olacaceae

        （铁青树属 *Olax*）

        257. 花萼于果时不增大；子房1室，内仅含1个胚珠。 …………………………………… 山柚子科 Opiliaceae

238. 成熟雄蕊和花瓣不同数，如同数时则雄蕊和它互生。

 258. 雌雄异株；雄蕊8个，不相同，其中5个较长，有伸出花外的花丝，且和花瓣互生，另3个则较短而藏于花内；灌木或灌木状草本；互生或对生单叶；心皮单生；雌花无花被，无梗，贴生于宽圆形的叶状苞片上。 ……………… 漆树科 Anacardiaceae

  （九子母属 *Dobinea*）

 258. 花两性或单性，纵为雌雄异株时，其雄花中也无上述情形的雄蕊。

  259. 花萼或其筒部和子房多少有些相连合。（次259项见244页）

   260. 每个子房室内含胚珠或种子2个至多数。（次260项见243页）

    261. 花药以顶端孔裂开；草本或木本植物；叶对生或轮生，大都于叶片基部具3～9脉。 ……………………………………… 野牡丹科 Melastomaceae

    261. 花药纵长裂开。

     262. 草本或亚灌木；有时为攀援性。

      263. 具卷须的攀援草本；花单性。 ……………… 葫芦科 Cucurbitaceae

      263. 无卷须的植物；花常两性。

        264. 萼片或花萼裂片2片；植物体多少肉质而多水分。 … 马齿苋科 Portulacaceae

        （马齿苋属 *Portulaca*）

        264. 萼片或花萼裂片4～5片；植物体常不为肉质。

          265. 花萼裂片呈覆瓦状或镊合状排列；花柱2个或更多；种子具胚乳。 ……………………………………… 虎耳草科 Saxifragaceae

          265. 花萼裂片呈镊合状排列；花柱1个，具2～4裂，或为1个呈头状的柱头；种子无胚乳。 ……………… 柳叶菜科 Onagraceae

     262. 乔木或灌木，有时为攀援性。

      266. 叶互生。

        267. 花数朵至多数呈头状花序；常绿乔木；叶革质，全缘或具浅裂。 ……………………………………… 金缕梅科 Hamamelidaceae

        267. 花呈总状或圆锥花序。

268. 灌木；叶为掌状分裂，基部具 3～5 脉；子房 1 室，有多数胚珠；浆果。
　　　　　　…………………………………………………… 虎耳草科 Saxifragaceae
　　　　　　　　　　　　　　　　　　　　　　　　　　　　（茶藨子属 *Ribes*）

268. 乔木或灌木；叶缘有锯齿或细锯齿，有时全缘，具羽状脉；子房 3～5 室，
　　　每个室内含 2 个至数个胚珠，或在山茉莉属 *Huodendron* 为多数；干燥或木
　　　质核果或蒴果，有时具棱角或有翅。 ………………… 野茉莉科 Styracaceae

266. 叶常对生（使君子科的榄李树属 *Lumnitzera* 例外，同科的风车子属 *Combreturn*
　　　也可有时为互生，或互生和对生共存于一枝上）。

269. 胚珠多数，除冠盖藤属 *Pileostegia* 自子房室顶端垂悬外，均位于侧膜或中轴
　　　胎座上；浆果或蒴果；叶缘有锯齿或为全缘，但均无托叶；种子含胚乳。
　　　　　　…………………………………………………… 虎耳草科 Saxifragaceae

269. 胚珠 2 个至数个，近于自房室顶端垂悬；叶全缘或有圆锯齿；果实多不裂开，
　　　内有种子 1 个至数个。

270. 乔木或灌木，常为蔓生，无托叶，不为形成海岸林的组成成分（榄李属
　　　Lumnitzera 例外）；种子无胚乳，落地后始萌芽。
　　　　　　………………………………………………… 使君子科 Combretaceae

270. 常绿灌木或小乔木，具托叶；多为形成海岸林的主要组成成分；种子常有
　　　胚乳，在落地前即萌芽（胎生）。 ………………… 红树科 Rhizophoraceae

260. 每个子房室内仅含胚珠或种子 1 个。

271. 果实裂开为 2 个干燥的离果，并共同悬于一果梗上；花序常为伞形花序（在变豆菜属
　　　Sanicula 及鸭儿芹属 *Cryptotaenia* 中为不规则的花序，在刺芫荽属 *Eryngium* 中则为
　　　头状花序）。 ……………………………………………… 伞形科 Umbelliferae

271. 果实不裂开或裂而不是上述情形；花序可为各种型式。

272. 草本植物。

273. 花柱或柱头 2～4 个；种子具胚乳；果实为小坚果或核果，具棱角或有翅。
　　　　　　………………………………………………… 小二仙草科 Haloragidaceae

273. 花柱 1 个，具有 1 个头状或呈 2 裂的柱头；种子无胚乳。

274. 陆生草本植物，具对生叶；花为二出数；果实为具钩状刺毛的坚果。
　　　　　　……………………………………………………… 柳叶菜科 Onagraceae
　　　　　　　　　　　　　　　　　　　　　　　　　　　　（露珠草属 *Circaea*）

274. 水生草本植物，有聚生而漂浮水面的叶片；花为四出数；果实为具 2～4 个刺
　　　的坚果（栽培种果实可无显著的刺）。 ………………… 菱科 Trapaceae
　　　　　　　　　　　　　　　　　　　　　　　　　　　　（菱属 *Trapa*）

272. 木本植物。

275. 果实干燥或为蒴果状。

276. 子房 2 室；花柱 2 个。 ………………………… 金缕梅科 Hamamelidaceae

276. 子房 1 室；花柱 1 个。

277. 花序伞房状或圆锥状。 ……………………… 莲叶桐科 Hernandiaceae

277. 花序头状。 ……………………………………… 珙桐科 Nyssaceae
　　　　　　　　　　　　　　　　　　　　　　　　（旱莲木属 *Camptotheca*）

275. 果实核果状或浆果状。

278. 叶互生或对生；花瓣呈镊合状排列；花序有各种型式，但稀为伞形或头状，有
　　　时且可生于叶片上。

279. 花瓣 3～5 片，卵形至披针形；花药短。 ……………… 山茱萸科 Cornaceae

279. 花瓣 4～10 片，狭窄形并向外翻转；花药细长。 …… 八角枫科 Alangiaceae
（八角枫属 *Alangium*）

278. 叶互生；花瓣呈覆瓦状或镊合状排列；花序常为伞形或呈头状。

280. 子房 1 室；花柱 1 个；花杂性兼雌雄异株，雌花单生或以少数朵至数朵聚生，雌花多数，腋生为有花梗的簇丛。…………………… 珙桐科 Nyssaceae
（蓝果树属 *Nyssa*）

280. 子房 2 室或更多室；花柱 2～5 个；如子房为 1 室而具 1 个花柱时（例如马蹄参属 *Diplopanax*），则花两性，形成顶生类似穗状的花序。
…………………………………………………………………… 五加科 Araliaceae

259. 花萼和子房相分离。

281. 叶片中有透明微点。

282. 花整齐，稀可两侧对称；果实不为荚果。 ……………………… 芸香科 Rutaceae

282. 花整齐或不整齐；果实为荚果。 ……………………… 豆科 Leguminosae

281. 叶片中无透明微点。

283. 雌蕊 2 个或更多，互相分离或仅有局部的连合；也可子房分离而花柱连合成 1 个。
（次 283 项见 245 页）

284. 多水分的草本，具肉质的茎及叶。 ……………………… 景天科 Crassulaceae

284. 植物体为其他情形。

285. 花为周位花。

286. 花的各部分呈螺旋状排列，萼片逐渐变为花瓣；雄蕊 5 或 6 个；雌蕊多数。
…………………………………………………………………… 腊梅科 Calycanthaceae
（腊梅属 *Chimonanthus*）

286. 花的各部分呈轮状排列，萼片和花瓣甚有分化。

287. 雌蕊 2～4 个，各有多数胚珠；种子有胚乳；无托叶。
…………………………………………………………………… 虎耳草科 Saxifragaceae

287. 雌蕊 2 个至多数，各有 1 个至数个胚珠；种子无胚乳；有或无托叶。
…………………………………………………………………… 蔷薇科 Rosaceae

285. 花为下位花，或在悬铃木科中微呈周位。

288. 草本或亚灌木。

289. 各子房的花柱互相分离。

290. 叶常互生或基生，多少有些分裂；花瓣脱落性，较萼片为大，或于天葵属 *Semiaquilegia* 中稍小于成花瓣状的萼片。 ……… 毛茛科 Ranunculaceae

290. 叶对生或轮生，为全缘单叶；花瓣宿存性，较萼片小。
…………………………………………………………………… 马桑科 Coriariaceae
（马桑属 *Coriaria*）

289. 各子房合具 1 个花柱或柱头；叶为羽状复叶；花为五出数；花萼宿存；花中有和花瓣互生的腺体；雄蕊 10 个。 ……………… 牻牛儿苗科 Geraniaceae
（熏倒牛属 *Biebersteinia*）

288. 乔木、灌木或木本的攀援植物。

291. 叶为单叶。

292. 叶对生或轮生。 ……………………………… 马桑科 Coriariaceae
（马桑属 *Coriaria*）

292. 叶互生。

293. 叶为脱落性，具掌状脉；叶柄基部扩张成帽状以覆盖腋芽。

．．． 悬铃木科 Platanaceae

（悬铃木属 *Platanus*）

293. 叶为常绿性或脱落性，具羽状脉。

　　294. 雌蕊 7 个至多数（稀可少至 5 个）；直立或缠绕性灌木；花两性或单性。 ．． 木兰科 Magnoliaceae

　　294. 雌蕊 4～6 个；乔木或灌木；花两性。

　　　　295. 子房 5 或 6 个，以 1 个共同的花柱而连合，各子房均可成熟为核果。 ．．．．．．．．．．．．．．．．．．．．．．．．．．．．．．．．．．．． 金莲木科 Ochnaceae

（赛金莲木属 *Ouratea*）

　　　　295. 子房 4～6 个，各具 1 个花柱，仅有 1 个子房可成熟为核果。

．．． 漆树科 Anacardiaceae

（山様仔属 *Buchanania*）

291. 叶为复叶。

　　296. 叶对生。 ．．．．．．．．．．．．．．．．．．．．．．．．．．．．．． 省沽油科 Staphyleaceae

　　296. 叶互生。

　　　　297. 木质藤本；叶为掌状复叶或三出复叶。 ．．．．．．．． 木通科 Lardizabalaceae

　　　　297. 乔木或灌木（有时在牛栓藤科中有缠绕性者）；叶为羽状复叶。

　　　　　　298. 果实为 1 个含多数种子的浆果，状似猫屎。

．．． 木通科 Lardizabalaceae

（猫儿屎属 *Decaisnea*）

　　　　　　298. 果实为其他情形。

　　　　　　　　299. 果实为蓇葖果。 ．．．．．．．．．．． 牛栓藤科 Connaraceae

　　　　　　　　299. 果实为离果，或在臭椿属 *Ailanthus* 中为翅果。

．．．．．．．．．．．．．．．．．．．．．．．．．．．．．．．．．．．．．．． 苦木科 Simaroubaceae

283. 雌蕊 1 个，或至少其子房为 1 个。

300. 雌蕊或子房确是单纯的，仅 1 室。

　　301. 果实为核果或浆果。

　　　　302. 花为三出数，稀可二出数；花药以舌瓣裂开。 ．．．．．．．．．．．．．．．． 樟科 Lauraceae

　　　　302. 花为五出或四出数；花药纵长裂开。

　　　　　　303. 落叶具刺灌木；雄蕊 10 个，周位，均可发育。 ．．．．．．．．．．．． 蔷薇科 Rosaceae

（扁核木属 *Prinsepia*）

　　　　　　303. 常绿乔木；雄蕊 1～5 个，下位，常仅其中 1 或 2 个可发育。

．．． 漆树科 Anacardiaceae

（杧果属 *Mangifera*）

　　301. 果实为蓇葖果或荚果。

　　　　304. 果实为蓇葖果。

　　　　　　305. 落叶灌木；叶为单叶；蓇葖果内含 2 个至数个种子。 ．．．．．． 蔷薇科 Rosaceae

（绣线菊亚科 Spiraeoideae）

　　　　　　305. 常为木质藤本；叶多为单数复叶或具 3 片小叶，有时因退化而只有 1 片小叶；蓇葖果内仅含 1 个种子。 ．．．．．．．．．．．．．．．． 牛栓藤科 Connaraceae

　　　　304. 果实为荚果。 ．．．．．．．．．．．．．．．．．．．．．．．．．．．．．． 豆科 Leguminosae

300. 雌蕊或子房并非单纯者，有 1 个以上的子房室或花柱、柱头、胎座等部分。

　　306. 子房 1 室或因有 1 假隔膜的发育而成 2 室，有时下部 2～5 室，上部 1 室。（次306 项见 247 页）

307. 花下位，花瓣 4 片，稀可更多。

  308. 萼片 2 片。 …………………………………………… 罂粟科 Papaveraceae

  308. 萼片 4～8 片。

    309. 子房柄常细长，呈线状。 ……………………… 白花菜科 Capparidaceae

    309. 子房柄极短或不存在。

      310. 子房为 2 个心皮连合组成，常具 2 子房室及 1 假隔膜。

      …………………………………………………… 十字花科 Cruciferae

      310. 子房为 3～6 个心皮连合组成，仅 1 子房室。

        311. 叶对生，微小，为耐寒旱性；花为辐射对称；花瓣完整，具瓣爪，其内侧有舌状的鳞片附属物。 ……………… 瓣鳞花科 Frankeniaceae

        （瓣鳞花属 *Frankenia*）

        311. 叶互生，显著，非为耐寒旱性；花为两侧对称；花瓣常分裂，但其内侧并无鳞片状的附属物。 ……………… 木犀草科 Resedaceae

307. 花周位或下位，花瓣 3～5 片，稀可 2 片或更多。

  312. 每子房室内仅有胚珠 1 个。

    313. 乔木，或稀为灌木；叶常为羽状复叶。

      314. 叶常为羽状复叶，具托叶及小托叶。 ………… 省沽油科 Staphyleaceae

      （银鹊树属 *Tapiscia*）

      314. 叶为羽状复叶或单叶，无托叶及小托叶。 ……… 漆树科 Anacardiaceae

    313. 木本或草本；叶为单叶。

      315. 通常均为木本，稀可在樟科的无根藤属 *Cassytha* 为缠绕性寄生草本；叶常互生，无膜质托叶。

        316. 乔木或灌木；无托叶；花为三出或二出数；萼片和花瓣同形，稀可花瓣较大；花药以舌瓣裂开；浆果或核果。 ………… 樟科 Lauraceae

        316. 蔓生性的灌木，茎为合轴型，具钩状的分枝；托叶小而早落；花为五出数，萼片和花瓣不同形，前者于结实时增大成翅状；花药纵长裂开；坚果。 …………………………… 钩枝藤科 Ancistrocladaceae

        （钩枝藤属 *Ancistrocladus*）

      315. 草本或亚灌木；叶互生或对生，具膜质托叶。 …… 蓼科 Polygonaceae

  312. 每子房室内有胚珠 2 个至多数。

317. 乔木、灌木或木质藤本。（次 317 项见 247 页）

  318. 花瓣及雄蕊均着生于花萼上。 ………………………… 千屈菜科 Lythraceae

  318. 花瓣及雄蕊均着生于花托上（或于西番莲科中雄蕊着生于子房柄上）。

    319. 核果或翅果，仅有 1 个种子。

      320. 花萼具显著的 4 或 5 裂片或裂齿，微小而不能长大。

      ……………………………………………………… 茶茱萸科 Icacinaceae

      320. 花萼呈截平头或具不明显的萼齿，微小，但能在果实上增大。

      …………………………………………………… 铁青树科 Olacaceae

      （铁青树属 *Olax*）

    319. 蒴果或浆果，内有 2 个至多数种子。

      321. 花两侧对称。

        322. 叶为 2～3 回羽状复叶；雄蕊 5 个。 ………… 辣木科 Moringaceae

        （辣木属 *Moringa*）

        322. 叶为全缘的单叶；雄蕊 8 个。 ……………… 远志科 Polygalaceae

321. 花辐射对称；叶为单叶或掌状分裂。
 323. 花瓣具有直立而常彼此衔接的瓣爪。 …… 海桐花科 Pittosporaceae
  （海桐花属 *Pittosporum*）
 323. 花瓣不具细长的瓣爪。
  324. 植物体为耐寒旱性，有鳞片状或细长形的叶片；花无小苞片。
  …………………………………………………… 柽柳科 Tamaricaceae
  324. 植物体非耐寒旱性，具有较宽大的叶片。
   325. 花两性。
    326. 花萼和花瓣不甚分化，且前者较大。
    …………………………………………… 大风子科 Flacourtiaceae
    （红子木属 *Erythrospermum*）
    326. 花萼和花瓣明显分化，前者很小。 ……… 堇菜科 Violaceae
    （三角车属 *Rinorea*）
   325. 雌雄异株或花杂性。
    327. 乔木；花的每个花瓣基部各具位于内方的 1 片鳞片；无子房柄。
    …………………………………………… 大风子科 Flacourtiaceae
    （大风子属 *Hydnocarpus*）
    327. 多为具卷须而攀援的灌木；花常具 1 个由 5 片鳞片所成的副冠，各鳞片和萼片相对生；有子房柄。………………
    …………………………………………… 西番莲科 Passifloraceae
    （蒴莲属 *Adenia*）

317. 草本或亚灌木。
 328. 胎座位于子房室的中央或基底。
 329. 花瓣着生于花萼的喉部。 ………………………… 千屈菜科 Lythraceae
 329. 花瓣着生于花托上。
  330. 萼片 2 片；叶互生，稀可对生。 …………… 马齿苋科 Portulacaceae
  330. 萼片 5 或 4 片；叶对生。 ………………… 石竹科 Caryophyllaceae
 328. 胎座为侧膜胎座。
  331. 食虫植物，具生有腺体刚毛的叶片。 …………… 茅膏菜科 Droseraceae
  331. 非食虫植物，也无生有腺体毛茸的叶片。
   332. 花两侧对称。
    333. 花有 1 个位于前方的距状物；蒴果 3 瓣裂开。
    ……………………………………………………… 堇菜科 Violaceae
    333. 花有 1 个位于后方的大型花盘；蒴果仅于顶端裂开。
    ……………………………………………………… 木犀草科 Resedaceae
   332. 花整齐或近于整齐。
    334. 植物体为耐寒旱性；花瓣内侧各有 1 片舌状的鳞片。
    …………………………………………… 瓣鳞花科 Frankeniaceae
    （瓣鳞花属 *Frankenia*）
    334. 植物体非耐寒旱性；花瓣内侧无鳞片的舌状附属物。
    335. 花中有副冠及子房柄。 ……………… 西番莲科 Passifloraceae
    （西番莲属 *Passiflora*）
    335. 花中无副冠及子房柄。 ………………… 虎耳草科 Saxifragaceae
306. 子房 2 室或更多室。

336. 花瓣形状彼此极不相同。

 337. 每子房室内有数个至多数胚珠。

  338. 子房 2 室。 ……………………………………… 虎耳草科 Saxifragaceae

  338. 子房 5 室。 ……………………………………… 凤仙花科 Balsaminaceae

 337. 每子房室内仅有 1 个胚珠。

  339. 子房 3 室；雄蕊离生；叶盾状，叶缘具棱角或波纹。

   …………………………………………………… 旱金莲科 Tropaeolaceae

               （旱金莲属 *Tropaeolum*）

  339. 子房 2 室（稀可 1 或 3 室）；雄蕊连合为一单体；叶不呈盾状，全缘。

   ………………………………………………………… 远志科 Polygalaceae

336. 花瓣形状彼此相同或微有不同，且有时花也可为两侧对称。

 340. 雄蕊数和花瓣数既不相等，也不是它的倍数。

  341. 叶对生。

   342. 雄蕊 4～10 个，常 8 个。

    343. 蒴果。 …………………………… 七叶树科 Hippocastanaceae

    343. 翅果。 ……………………………………… 槭树科 Aceraceae

   342. 雄蕊 2 或 3 个，也稀可 4 或 5 个。

    344. 萼片及花瓣均为五出数；雄蕊多为 3 个。

     ………………………………………… 翅子藤科 Hippocrateaceae

    344. 萼片及花瓣常均为四出数；雄蕊 2 个，稀可 3 个。

     …………………………………………………… 木犀科 Oleaceae

  341. 叶互生。

   345. 叶为单叶，多全缘，或在油桐属 *Aleurites* 中可具 3～7 片裂片；花单性。 ……………………………………………… 大戟科 Euphorbiaceae

   345. 叶为单叶或复叶；花两性或杂性。

    346. 萼片为镊合状排列；雄蕊连成单体。 ………… 梧桐科 Sterculiaceae

    346. 萼片为覆瓦状排列；雄蕊离生。

     347. 子房 4 或 5 室，每子房室内有 8～12 个胚珠；种子具翅。

      …………………………………………………… 楝科 Meliaceae

               （香椿属 *Toona*）

     347. 子房常 3 室，每子房室内有 1 个至数个胚珠；种子无翅。

      348. 花小型或中型，下位，萼片互相分离或微有连合。

       …………………………………………… 无患子科 Sapindaceae

      348. 花大型，美丽，周位，萼片互相连合成一钟形的花萼。

       ………………………… 钟萼木科 Bretschneideraceae

            （钟萼木属 *Bretschneidera*）

 340. 雄蕊数和花瓣数相等，或是它的倍数。

  349. 每子房室内有胚珠或种子 3 个至多数。（次 349 项见 250 页）

   350. 叶为复叶。

    351. 雄蕊连合成为单体。 ………………………… 酢浆草科 Oxalidaceae

    351. 雄蕊彼此相互分离。

     352. 叶互生。

      353. 叶为 2～3 回的三出叶，或为掌状叶。 …… 虎耳草科 Saxifragaceae

               （红升麻亚族 *Astilbinae*）

353. 叶为 1 回羽状复叶。 ················ 楝科 Meliaceae

（香椿属 *Toona*）

352. 叶对生。

354. 叶为双数羽状复叶。 ············ 蒺藜科 Zygophyllaceae

354. 叶为单数羽状复叶。 ············ 省沽油科 Staphyleaceae

350. 叶为单叶。

355. 草本或亚灌木。

356. 花周位；花托多少有些中空。

357. 雄蕊着生于杯状花托的边缘。 ·········· 虎耳草科 Saxifragaceae

357. 雄蕊着生于杯状或管状花萼（或即花托）的内侧。

····························· 千屈菜科 Lythraceae

356. 花下位；花托常扁平。

358. 叶对生或轮生，常全缘。

359. 水生或沼泽草本，有时（例如田繁缕属 *Bergia*）为亚灌木；

有托叶。 ···················· 沟繁缕科 Elatinaceae

359. 陆生草本；无托叶。 ·············· 石竹科 Caryophyllaceae

358. 叶互生或基生；稀可对生，边缘有锯齿，或叶退化为无绿色组

织的鳞片。

360. 草本或亚灌木；有托叶；萼片呈镊合状排列，脱落性。

····························· 椴树科 Tiliaceae

（黄麻属 *Corchorus*，田麻属 *Corchoropsis*）

360. 多年生常绿草本，或为死物寄生植物而无绿色组织；无托叶；

萼片呈覆瓦状排列，宿存性。 ········· 鹿蹄草科 Pyrolaceae

355. 木本植物。

361. 花瓣常有彼此衔接或其边缘互相依附的柄状瓣爪。

····························· 海桐花科 Pittosporaceae

（海桐花属 *Pittosporum*）

361. 花瓣无瓣爪，或仅具互相分离的细长柄状瓣爪。

362. 花托空凹；萼片呈镊合状或覆瓦状排列。

363. 叶互生，边缘有锯齿，常绿性。 ····· 虎耳草科 Sexifragaceae

（鼠刺属 *Itea*）

363. 叶对生或互生，全缘，脱落性。

364. 子房 2～6 室，仅具 1 个花柱；胚珠多数，着生于中轴胎座

上。 ···················· 千屈菜科 Lythraceae

364. 子房 2 室，具 2 个花柱；胚珠数个，垂悬于中轴胎座上。

····························· 金缕梅科 Hamamelidaceae

（双花木属 *Disanthus*）

362. 花托扁平或微凸起；萼片呈覆瓦状或于杜英科中呈镊合状排列。

365. 花为四出数；果实呈浆果状或核果状；花药纵长裂开或顶端

舌瓣裂开。

366. 穗状花序腋生于当年新枝上；花瓣先端具齿裂。

····························· 杜英科 Elaeocarpaceae

（杜英属 *Elaeocarpus*）

366. 穗状花序腋生于昔年老枝上；花瓣完整。

····························· 旌节花科 Stachyuraceae

（旌节花属 *Stachyurus*）

365. 花为五出数；果实呈蒴果状；花药顶端孔裂。

  367. 花粉粒单纯；子房 3 室。 ················· 山柳科 Clethraceae

（山柳属 *Clethra*）

  367. 花粉粒复合，成为四合体；子房 5 室。

················· 杜鹃花科 Ericaceae

349. 每子房室内有胚珠或种子 1 或 2 个。

368. 草本植物，有时基部呈灌木状。

369. 花单性、杂性，或雌雄异株。

370. 具卷须的藤本；叶为二回三出复叶。 ········· 无患子科 Sapindaceae

（倒地铃属 *Cardiospermum*）

370. 直立草本或亚灌木；叶为单叶。 ········· 大戟科 Euphorbiaceae

369. 花两性。

371. 萼片呈镊合状排列；果实有刺。 ················· 椴树科 Tiliaceae

（刺蒴麻属 *Triumfetta*）

371. 萼片呈覆瓦状排列；果实无刺。

372. 雄蕊彼此分离；花柱互相连合。 ········· 牻牛儿苗科 Geraniaceae

372. 雄蕊互相连合；花柱彼此分离。 ················· 亚麻科 Linaceae

368. 木本植物。

373. 叶肉质，通常仅为 1 对小叶所组成的复叶。

················· 蒺藜科 Zygophyllaceae

373. 叶为其他情形。

374. 叶对生；果实为 1、2 或 3 个翅果所组成。

375. 花瓣细裂或具齿裂；每果实有 3 个翅果。

················· 金虎尾科 Malpighiaceae

375. 花瓣全缘；每果实具 2 个或连合为 1 个的翅果。

················· 槭树科 Aceraceae

374. 叶互生，如为对生时，则果实不为翅果。

376. 叶为复叶，或稀可为单叶而有具翅的果实。

377. 雄蕊连为单体。

378. 萼片及花瓣均为三出数；花药 6 个，花丝生于雄蕊管的口部。 ················· 橄榄科 Burseraceae

378. 萼片及花瓣均为四出至六出数；花药 8～12 个，无花丝，直接着生于雄蕊管的喉部或裂齿之间。 ······ 楝科 Meliaceae

377. 雄蕊各自分离。

379. 叶为单叶；果实为一具 3 翅而其内仅有 1 个种子的小坚果。

················· 卫矛科 Celastraceae

（雷公藤属 *Tripterygium*）

379. 叶为复叶；果实无翅。

380. 花柱 3～5 个，叶常互生，脱落性。

················· 漆树科 Anacardiaceae

380. 花柱 1 个；叶互生或对生。

381. 叶为羽状复叶，互生，常绿性或脱落性；果实有各种类型。 ················· 无患子科 Sapindaceae

381. 叶为掌状复叶，对生，脱落性；果实为蒴果。

·························· 七叶树科 Hippocastanaceae

376. 叶为单叶；果实无翅。

382. 雄蕊连成单体，或如为 2 轮时，至少其内轮者如此，有时其花
药无花丝（例如大戟科的三宝木属 Trigonostemon）。

383. 花单性；萼片或花萼裂片 2～6 片，呈镊合状或覆瓦状排
列。···················· 大戟科 Euphorbiaceae

383. 花两性；萼片 5 片，呈覆瓦状排列。

384. 果实呈蒴果状；子房 3～5 室，各室均可成熟。

······················ 亚麻科 Linaceae

384. 果实呈核果状；子房 3 室，大都其中的 2 室为不孕性，仅
另 1 室可成熟，而有 1 或 2 个胚珠。···············

······················· 古柯科 Erythroxylaceae

（古柯属 Erythroxylum）

382. 雄蕊各自分离，有时在毒鼠子科中可和花瓣相连合而形成 1 管
状物。

385. 果呈蒴果状。

386. 叶互生或稀可对生；花下位。

387. 叶脱落性或常绿性；花单性或两性；子房 3 室，稀可 2
或 4 室，有时可多至 15 室（例如算盘子属 Glothidion）。

······················ 大戟科 Euphorbiaceae

387. 叶常绿性；花两性；子房 5 室。

·············· 五列木科 Pentaphylacaceae

（五列木属 Pentaphylax）

386. 叶对生或互生；花周位。·············· 卫矛科 Celastraceae

385. 果呈核果状，有时木质化，或呈浆果状。

388. 种子无胚乳，胚体肥大而多肉质。

389. 雄蕊 10 个。···················· 蒺藜科 Zygophyllaceae

389. 雄蕊 4 或 5 个。

390. 叶互生；花瓣 5 片，各 2 裂或成 2 部分。

······················ 毒鼠子科 Dichapetalaceae

（毒鼠子属 Dichapetalum）

390. 叶对生；花瓣 4 片，均完整。

······················ 刺茉莉科 Salvadoraceae

（刺茉莉属 Azima）

388. 种子有胚乳，胚体有时很小。

391. 植物体为耐寒旱性；花单性，三出或二出数。

······················ 岩高兰科 Empetraceae

（岩高兰属 Empetrum）

391. 植物体为普通形状；花两性或单性，五出或四出数。

392. 花瓣呈镊合状排列。

393. 雄蕊和花瓣同数。·········· 茶茱萸科 Icacinaceae

393. 雄蕊为花瓣的倍数。

394. 枝条无刺，而有对生的叶片。

······················ 红树科 Rhizophoraceae

（红树族 Gynotrocheae）

394. 枝条有刺，而有互生的叶片。

.... 铁青树科 Olacaceae

（海檀木属 *Ximenia*）

392. 花瓣呈覆瓦状排列，或在大戟科的小束花属 *Microdesmis* 中为扭转兼覆瓦状排列。

395. 花单性，雌雄异株；花瓣较小于萼片。

.... 大戟科 Euphorbiaceae

（小盘木属 *Microdesmis*）

395. 花两性或单性；花瓣常较大于萼片。

396. 落叶攀援灌木；雄蕊 10 个；子房 5 室，每室内有胚珠 2 个。 .... 猕猴桃科 Actinidiaceae

（藤山柳属 *Clematoclethra*）

396. 多为常绿乔木或灌木；雄蕊 4 或 5 个。

397. 花下位，雌雄异株或杂性；无花盘。

.... 冬青科 Aquifoliaceae

（冬青属 *Ilex*）

397. 花周位，两性或杂性；有花盘。

.... 卫矛科 Celastraceae

（异卫矛亚科（Cassinioideae）

160. 花冠为多少有些连合的花瓣所组成。

398. 成熟雄蕊或单体雄蕊的花药数多于花冠裂片。（次 398 项见 253 页）

399. 心皮 1 个至数个，互相分离或大致分离。

400. 叶为单叶或有时可为羽状分裂，对生，肉质。 .... 景天科 Crassulaceae

400. 叶为二回羽状复叶，互生，不呈肉质。 .... 豆科 Leguminosae

（含羞草亚科 Mimosoideae）

399. 心皮 2 个或更多，连合成一复合性子房。

401. 雌雄同株或异株，有时为杂性。

402. 子房 1 室；无分枝而呈棕榈状的小乔木。 .... 番木瓜科 Caricaceae

（番木瓜属 *Carica*）

402. 子房 2 室至多室；具分枝的乔木或灌木。

403. 雄蕊连成单体，或至少内层者如此；蒴果。 .... 大戟科 Euphorbiaceae

（麻风树属 *Jatropha*）

403. 雄蕊各自分离；浆果。 .... 柿树科 Ebenaceae

401. 花两性。

404. 花瓣连成一盖状物，或花萼裂片及花瓣均可合成为 1 或 2 层的盖状物。

405. 叶为单叶，具有透明微点。 .... 桃金娘科 Myrtaceae

405. 叶为掌状复叶，无透明微点。 .... 五加科 Araliaceae

（多蕊木属 *Tupidanthus*）

404. 花瓣及花萼裂片均不连成盖状物。

406. 每子房室有 3 个至多数胚珠。

407. 雄蕊 5～10 个或其数不超过花冠裂片的 2 倍，稀可在野茉莉科的银钟花属 *Halesia* 达 16 个，而为花冠裂片的 4 倍。

408. 雄蕊连成单体或其花丝于基部互相连合；花药纵裂；花粉粒单生。

409. 叶为复叶；子房上位；花柱 5 个。 .... 酢浆草科 Oxalidaceae

409. 叶为单叶；子房下位或半下位；花柱 1 个；乔木或灌木，常有星状毛。

　　　　　　　　　　　　　　　　　　　　　　　　　　　………………………… 野茉莉科 Styracaceae

408. 雄蕊各自分离；花药顶端孔裂；花粉粒为四合型。…………… 杜鹃花科 Ericaceae

407. 雄蕊多数。

410. 萼片和花瓣常各为多数，而无显著的区分；子房下位；植物体肉质，绿色，常具棘
　　 针，而其叶退化。……………………………………………… 仙人掌科 Cactaceae

410. 萼片和花瓣常各为 5 片，而有显著的区分；子房上位。

411. 萼片呈镊合状排列；雄蕊连成单体。　……………………… 锦葵科 Malvaceae

411. 萼片呈显著的覆瓦状排列。

412. 雄蕊连成 5 束，且每束着生于 1 花瓣的基部；花药顶端孔裂开；浆果。
　　 ………………………………………………………… 猕猴桃科 Actinidiaceae
　　 　　　　　　　　　　　　　　　　　　　　　　　（水东哥属 *Saurauia*）

412. 雄蕊的基部连成单体；花药纵长裂开；蒴果。………… 山茶科 Theaceae
　　 　　　　　　　　　　　　　　　　　　　　　　　（紫茎属 *Stewartia*）

406. 每子房室中常仅有 1 或 2 个胚珠。

413. 花萼中的 2 片或更多片于结实时能长大成翅状。………… 龙脑香科 Dipterocarpaceae

413. 花萼裂片无上述变大的情形。

414. 植物体常有星状毛茸。………………………………… 野茉莉科 Styracaceae

414. 植物体无星状毛茸。

415. 子房下位或半下位；果实歪斜。…………………………… 山矾科 Symplocaceae
　　 　　　　　　　　　　　　　　　　　　　　　　　（山矾属 *Symplocos*）

415. 子房上位。

416. 雄蕊相互连合为单体；果实成熟时分裂为离果。………… 锦葵科 Malvaceae

416. 雄蕊各自分离；果实不是离果。

417. 子房 1 或 2 室；蒴果。………………………… 瑞香科 Thymelaeaceae
　　 　　　　　　　　　　　　　　　　　　　　　　（沉香属 *Aquilaria*）

417. 子房 6～8 室；浆果。…………………………… 山榄科 Sapotaceae
　　 　　　　　　　　　　　　　　　　　　　　　　（紫荆木属 *Madhuca*）

398. 成熟雄蕊并不多于花冠裂片或有时因花丝的分裂则可过之。

418. 雄蕊和花冠裂片为同数且对生。（次 418 项见 254 页）

419. 植物体内有乳汁。　……………………………………………… 山榄科 Sapotaceae

419. 植物体内不含乳汁。

420. 果实内有数个至多数种子。

421. 乔木或灌木；果实呈浆果状或核果状。…………………… 紫金牛科 Myrsmaceae

421. 草本；果实呈蒴果状。……………………………………… 报春花科 Primulaceae

420. 果实内仅有 1 个种子。

422. 子房下位或半下位。

423. 乔木或攀援性灌木；叶互生。……………………………… 铁青树科 Olacaceae

423. 常为半寄生性灌木；叶对生。　………………………… 桑寄生科 Loranthaceae

422. 子房上位。

424. 花两性。

425. 攀援性草本；萼片 2；果为肉质宿存花萼所包围。………… 落葵科 Basellaceae
　　 　　　　　　　　　　　　　　　　　　　　　　（落葵属 *Basella*）

425. 直立草本或亚灌木，有时为攀援性；萼片或萼裂片 5；果为蒴果或瘦果，不为花萼
　　 所包围。　……………………………………………… 白花丹科 Plumbaginaceae

424. 花单性，雌雄异株；攀援性灌木。

426. 雄蕊连合成单体；雌蕊单纯性。 ················· 防己科 Menispermaceae

（锡生藤亚族 Cissampelinae）

426. 雄蕊各自分离；雌蕊复合性。 ················· 茶茱萸科 Icacinaceae

（微花藤属 *Iodes*）

418. 雄蕊和花冠裂片为同数且互生，或雄蕊数较花冠裂片少。

427. 子房下位。

428. 植物体常以卷须而攀援或蔓生；胚珠及种子皆为水平生长于侧膜胎座上。

················· 葫芦科 Cucurbitaceae

428. 植物体直立，如为攀援时也无卷须；胚珠及种子非水平生长。

429. 雄蕊互相连合。

430. 花整齐或两侧对称，成头状花序，或在苍耳属 *Xanthium* 中，雌花序为一仅含 2 花的
果壳，其外生有钩状刺毛；子房 1 室，内仅有 1 个胚珠。 ················· 菊科 Compositae

430. 花多两侧对称，单生或成总状或伞房花序；子房 2 或 3 室，内有多数胚珠。

431. 花冠裂片呈镊合状排列；雄蕊 5 个，具分离的花丝及连合的花药。

················· 桔梗科 Campanulaceae

（半边莲亚科 Lobelioideae）

431. 花冠裂片呈覆瓦状排列；雄蕊 2 个，具连合的花丝及分离的花药。

················· 花柱草科 Stylidiaceae

（花柱草属 *Stylidium*）

429. 雄蕊各自分离。

432. 雄蕊和花冠相分离或近于分离。

433. 花药顶端孔裂开；花粉粒连合成四合体；灌木或亚灌木。 ······ 杜鹃花科 Ericaceae

（乌饭树亚科 Vaccinioideae）

433. 花药纵长裂开，花粉粒单纯；多为草本。

434. 花冠整齐；子房 2～5 室，内有多数胚珠。 ················· 桔梗科 Campanulaceae

434. 花冠不整齐；子房 1～2 室，每子房室内仅有 1 或 2 个胚珠。

················· 草海桐科 Goodeniaceae

432. 雄蕊着生于花冠上。

435. 雄蕊 4 或 5 个，和花冠裂片同数。

436. 叶互生；每子房室内有多数胚珠。 ················· 桔梗科 Campanulaceae

436. 叶对生或轮生；每子房室内有 1 个至多数胚珠。

437. 叶轮生，如为对生时，则有托叶存在。 ················· 茜草科 Rubiaceae

437. 叶对生，无托叶或稀可有明显的托叶。

438. 花序多为聚伞花序。 ················· 忍冬科 Caprifoliaceae

438. 花序为头状花序。 ················· 川续断科 Dipsacaceae

435. 雄蕊 1～4 个，其数较花冠裂片少。

439. 子房 1 室。

440. 胚珠多数，生于侧膜胎座上。 ················· 苦苣苔科 Gesneriaceae

440. 胚珠 1 个，垂悬于子房的顶端。 ················· 川续断科 Dipsacaceae

439. 子房 2 室或更多室，具中轴胎座。

441. 子房 2～4 室，所有的子房室均可成熟；水生草本。 ······ 胡麻科 Pedaliaceae

（茶菱属 *Trapella*）

441. 子房 3 或 4 室，仅其中 1 或 2 室可成熟。

442. 落叶或常绿的灌木；叶片常全缘或边缘有锯齿。 ······ 忍冬科 Caprifoliaceae

442. 陆生草本；叶片常有很多的分裂。 …………………… 败酱科 Valerianaceae
427. 子房上位。
  443. 子房深裂为 2～4 部分；花柱或数个花柱均自子房裂片之间伸出。
    444. 花冠两侧对称或稀可整齐；叶对生。 ……………………… 唇形科 Labiatae
    444. 花冠整齐；叶互生。
      445. 花柱 2 个；多年生匍匐性小草本；叶片呈圆肾形。 ………… 旋花科 Convolvulaceae
        （马蹄金属 *Dichondra*）
      445. 花柱 1 个。 ……………………………………………… 紫草科 Boraginaceae
  443. 子房完整或微有分割，或为 2 个分离的心皮所组成；花柱自子房的顶端伸出。
    446. 雄蕊的花丝分裂。
      447. 雄蕊 2 个，各分为 3 裂。 …………………………… 罂粟科 Papaveraceae
        （紫堇亚科 Fumarioideae）
      447. 雄蕊 5 个，各分为 2 裂。 …………………………… 五福花科 Adoxaceae
        （五福花属 *Adoxa*）
    446. 雄蕊的花丝单纯。
      448. 花冠不整齐，常多少有些呈二唇状。（次 448 项见 256 页）
        449. 成熟雄蕊 5 个。
          450. 雄蕊和花冠离生。 ………………………………… 杜鹃花科 Ericaceae
          450. 雄蕊着生于花冠上。 ……………………………… 紫草科 Boraginaceae
        449. 成熟雄蕊 2 或 4 个，退化雄蕊有时也可存在。
          451. 每子房室内仅含 1 或 2 个胚珠（如为后一情形时，也可在次 451 项检索之）。
            452. 叶对生或轮生；雄蕊 4 个，稀可 2 个；胚珠直立，稀可垂悬。
              453. 子房 2～4 室，共有 2 个或更多的胚珠。 ………… 马鞭草科 Verbenaceae
              453. 子房 1 室，仅含 1 个胚珠。 ………………… 透骨草科 Phrymataceae
                （透骨草属 *Phryma*）
            452. 叶互生或基生；雄蕊 2 或 4 个，胚珠垂悬；子房 2 室，每子房室内仅有 1 个胚珠。 ………………………………………………… 玄参科 Scrophulariaceae
          451. 每子房室内有 2 个至多数胚珠。
            454. 子房 1 室具侧膜胎座或中央胎座（有时可因侧膜胎座的深入而为 2 室）。
              455. 草本或木本植物，不为寄生性，也非食虫性。
                456. 多为乔木或木质藤本；叶为单叶或复叶，对生或轮生，稀可互生，种子有翅，但无胚乳。 ……………………… 紫葳科 Bignoniaceae
                456. 多为草本；叶为单叶，基生或对生；种子无翅，有或无胚乳。 ……………………………………………… 苦苣苔科 Gesneriaceae
              455. 草本植物，为寄生性或食虫性。
                457. 植物体寄生于其他植物的根部，而无绿叶存在；雄蕊 4 个；侧膜胎座。 ……………………………………………… 列当科 Orbanchaceae
                457. 植物体为食虫性，有绿叶存在；雄蕊 2 个；特立中央胎座；多为水生或沼泽植物，且有具距的花冠。 ………… 狸藻科 Lentibulariaceae
            454. 子房 2～4 室，具中轴胎座，或于角胡麻科中为子房 1 室而具侧膜胎座。
              458. 植物体常具分泌黏液的腺体毛茸；种子无胚乳或具一薄层胚乳。
                459. 子房最后成为 4 室；蒴果的果皮质薄而不延伸为长喙；油料植物。 ……………………………………………… 胡麻科 Pedaliaceae
                  （胡麻属 *Sesamum*）

459. 子房1室；蒴果的内皮坚硬而呈木质，延伸为钩状长喙；栽培花卉。
　　……………………………………………………………… 角胡麻科 Martyniaceae
　　（角胡麻属 *Pooboscidea*）

　458. 植物体不具上述的毛茸；子房2室。

　460. 叶对生；种子无胚乳，位于胎座的钩状突起上。…… 爵床科 Acanthaceae

　460. 叶互生或对生；种子有胚乳，位于中轴胎座上。

　　461. 花冠裂片具深缺刻；成熟雄蕊2个。……………… 茄科 Solalaceae
　　（蝴蝶花属 *Schizanthus*）

　　461. 花冠裂片全缘或仅其先端具一凹陷；成熟雄蕊2或4个。
　　　………………………………………………… 玄参科 Scrophulariaceae

448. 花冠整齐，或近于整齐。

462. 雄蕊数较花冠裂片少。

　463. 子房2～4室，每室内仅含1或2个胚珠。

　464. 雄蕊2个。 ……………………………………………… 木犀科 Oleaceae

　464. 雄蕊4个。

　465. 叶互生，有透明腺体微点存在。 ……………… 苦槛蓝科 Myoporaceae

　465. 叶对生，无透明微点。………………………… 马鞭草科 Verbenaceae

　463. 子房1或2室，每室内有数个至多数胚珠。

　466. 雄蕊2个；每子房室内有4～10个胚珠垂悬于室的顶端。 … 木犀科 Oleaceae
　　（连翘属 *Forsythia*）

　466. 雄蕊4或2个；每子房室内有多数胚珠着生于中轴或侧膜胎座上。

　467. 子房1室，内具分歧的侧膜胎座，或因胎座深入而使子房成2室。
　　…………………………………………………… 苦苣苔科 Gesneriaceae

　467. 子房为完全的2室，内具中轴胎座。

　468. 花冠于蕾中常折叠；子房2个心皮的位置偏斜。 ……… 茄科 Solanaceae

　468. 花冠于蕾中不折叠，而呈覆瓦状排列；子房的2个心皮位于前后方。
　　………………………………………………… 玄参科 Scrophularlaceae

462. 雄蕊和花冠裂片同数。

469. 子房2个，或为1个而成熟后呈双角状。

　470. 雄蕊各自分离；花粉粒也彼此分离。 ……………… 夹竹桃科 Apocynaceae

　470. 雄蕊互相连合；花粉粒连成花粉块。……………… 萝藦科 Asclepiadaceae

469. 子房1个，不呈双角状。

　471. 子房1室或因2侧膜胎座的深入而成2室。

　472. 子房为1个心皮所成。

　473. 花显著，呈漏斗形而簇生；果实为1个瘦果，有棱或有翅。
　　………………………………………………… 紫茉莉科 Nyctaginaceae
　　（紫茉莉属 *Mirabilis*）

　473. 花小型而形成球形的头状花序；果实为1个荚果，成熟后则裂为仅含1个
　　种子的节荚。 ……………………………………… 豆科 Leguminosae
　　（含羞草属 *Mimosa*）

　472. 子房为2个以上连合心皮所成。

　474. 乔木或攀援性灌木，稀可为一攀援性草本，而体内具有乳汁（例如心翼
　　果属 *Cardiopteris*）；果实呈核果状（但心翼果属则为干燥的翅果），内有
　　1个种子。 ……………………………………… 茶茱萸科 Icacinaceae

　474. 草本或亚灌木，或于旋花科的麻辣仔藤属 *Erycibe* 中为攀援灌木；果实呈

　　　　　蒴果状（或于麻辣仔藤属中呈浆果状），内有2个或更多的种子。

　　475. 花冠裂片呈覆瓦状排列。

　　　　476. 叶茎生，羽状分裂或为羽状复叶（限于我国植物如此）。

　　　　　……………………………………………… 田基麻科 Hydrophyllaceae

　　　　　　　　　　　　　　　　　　　　　　　　　　（水叶族 Hydrophylleae）

　　　　476. 叶基生，单叶，边缘具齿裂。　……………… 苦苣苔科 Gesneriaceae

　　　　　　　　　　　　　　　　　（苦苣苔属 Conandron，黔苣苔属 Tengia）

　　475. 花冠裂片常呈旋转状或内折的镊合状排列。

　　　　477. 攀援性灌木；果实呈浆果状，内有少数种子。

　　　　　……………………………………………… 旋花科 Convolvulaceae

　　　　　　　　　　　　　　　　　　　　　　　　　　（丁公藤属 Erycibe）

　　　　477. 直立陆生或漂浮水面的草本；果实呈蒴果状，内有少数至多数种子。

　　　　　……………………………………………………… 龙胆科 Gentianaceae

471. 子房2～10室。

　　478. 无绿叶而为缠绕性的寄生植物。　……………… 旋花科 Convolvulaceae

　　　　　　　　　　　　　　　　　　　　　　　　　　（菟丝子亚科 Cuscutoideae）

478. 不是上述的无叶寄生植物。

　　479. 叶常对生，且多在两叶之间具有托叶所成的连接线或附属物。

　　　　　……………………………………………………… 马钱科 loganiaceae

　　479. 叶常互生，或有时基生，如为对生时，其两叶之间也无托叶所成的连系
　　　　物，有时其叶也可轮生。

　　　　480. 雄蕊和花冠离生或近于离生。

　　　　481. 灌木或亚灌木；花药顶端孔裂；花粉粒为四合体；子房常5室。

　　　　　……………………………………………………… 杜鹃花科 Ericaceae

　　　　481. 一年或多年生草本，常为缠绕性；花药纵长裂开；花粉粒单纯；子房
　　　　　　常3～5室。　……………………………… 桔梗科 Campanulaceae

　　　　480. 雄蕊着生于花冠的筒部。

　　　　482. 雄蕊4个，稀可在冬青科为5个或更多。

　　　　　483. 无主茎的草本，具由少数至多数花朵所形成的穗状花序生于一基
　　　　　　生花葶上。　…………………………… 车前科 Plantaginaceae

　　　　　　　　　　　　　　　　　　　　　　　　　　（车前属 Plantago）

　　　　　483. 乔木、灌木，或具有主茎的草本。

　　　　　　484. 叶互生，多常绿。　……………………… 冬青科 Aqtlifoliaceae

　　　　　　　　　　　　　　　　　　　　　　　　　　（冬青属 Ilex）

　　　　　　484. 叶对生或轮生。

　　　　　　　485. 子房2室，每室内有多数胚珠。　…… 玄参科 Scrophulariaceae

　　　　　　　485. 子房2室至多室，每室内有1或2个胚珠。

　　　　　　　……………………………………………… 马鞭草科 Verbenaceae

　　　　482. 雄蕊常5个，稀可更多。

　　　　　486. 每子房室内仅有1或2个胚珠。

　　　　　　487. 子房2或3室；胚珠自子房室近顶端垂悬；木本植物；叶全缘。

　　　　　　　488. 每花瓣2裂或2分；花柱1个；子房无柄，2或3室，每室内
　　　　　　　　各有2个胚珠；核果；有托叶。

　　　　　　　……………………………………………… 毒鼠子科 Dichapetalaceae

　　　　　　　　　　　　　　　　　　　　　　　　　　（毒鼠子属 Dichapetalum）

488. 每花瓣均完整；花柱2个；子房具柄，2室，每室内仅有1个胚珠；翅果；无托叶。 ····················· 茶茱萸科 Icacinaceae

487. 子房1～4室；胚珠在子房室基底或中轴的基部直立或上举；无托叶；花柱1个，稀可2个，有时在紫草科的破布木属 *Cordia* 中其先端可成两次的2分。

489. 果实为核果；花冠有明显的裂片，并在蕾中呈覆瓦状或旋转状排列；叶全缘或有锯齿；通常均为直立木本或草本，多粗壮或具刺毛。 ···························· 紫草科 Boraginaceae

489. 果实为蒴果，花瓣完整或具裂片；叶全缘或具裂片，但无锯齿缘。

490. 通常为缠绕性，稀可为直立草本，或为半木质的攀援植物至大型木质藤本（例如盾苞藤属 *Neuropeltis*）；萼片多互相分离；花冠常完整而几无裂片，于蕾中呈旋转状排列，也可有时深裂而其裂片成内折的镊合状排列（例如盾苞藤属）。 ···························· 旋花科 Convolvulaceae

490. 通常均为直立草本；萼片连合成钟形或筒状；花冠有明显的裂片，唯于蕾中也成旋转状排列。 ···························· 花葱科 Polemoniaceae

486. 每子房室内有多数胚珠，或在花葱科中有时为1个至数个；多无托叶。

491. 高山区生长的耐寒旱性低矮多年生草本或丛生亚灌木；叶多小型，常绿，紧密排列成覆瓦状或莲座式；花无花盘；花单生至聚集成几为头状花序；花冠裂片成覆瓦状排列；子房3室；花柱1个；柱头3裂；蒴果室背开裂。 ··········· 岩梅科 Diapensiaceae

491. 草本或木本，不为耐寒旱性；叶常为大型或中型，脱落性，疏松排列而各自展开；花多有位于子房下方的花盘。

492. 花冠不于蕾中折迭，其裂片呈旋转状排列，或在田基麻科中为覆瓦状排列。

493. 叶为单叶，或在花葱属 *Polemonium* 为羽状分裂或为羽状复叶；子房3室（稀可2室）；花柱1个；柱头3裂；蒴果多室背开裂。 ···························· 花葱科 Polemoniaceae

493. 叶为单叶，且在田基麻属 *Hydrolea* 为全缘；子房2室；花柱2个；柱头呈头状；蒴果室间开裂。
···························· 田基麻科 Hydrophyllaceae
（田基麻族 Hydroleeae）

492. 花冠裂片呈镊合状或覆瓦状排列，或其花冠于蕾中折叠，且成旋转状排列；花萼常宿存；子房2室，或在茄科中为假3室至假5室；花柱1个；柱头完整或2裂。

494. 花冠多于蕾中折叠，其裂片呈覆瓦状排列；或在曼陀罗属 *Datura* 成旋转状排列，稀可在枸杞属 *Lycium* 和颠茄属 *Atropa* 等属中并不于蕾中折迭，而呈覆瓦状排列，雄蕊的花丝无毛茸；浆果，或为纵裂或横裂的蒴果。 ···············
···························· 茄科 Solanaceae

494. 花冠不于蕾中折叠，其裂片呈覆瓦状排列；雄蕊的花丝具毛茸（尤以后方的3个如此）。

495. 室间开裂的蒴果。 ················ 玄参科 Scrophularlaceae

（毛蕊花属 *Verbascum*）

495. 浆果，有刺灌木。 ···················· 茄科 Solanaceae

（枸杞属 *Lycium*）

1. 子叶 1 个；茎无中央髓部，也无呈年轮状的生长；叶多具平行叶脉；花为三出数，有时为四出数，但极少
为五出数。 ····················· 单子叶植物纲 Monocotyledoneae

496. 木本植物，或其叶于芽中呈折迭状。

497. 灌木或乔木；叶细长或呈剑状，在芽中不呈折迭状。 ················ 露兜树科 Pandanaceae

497. 木本或草本；叶甚宽，常为羽状或扇形的分裂，在芽中呈折迭状而有强韧的平行脉或射出脉。

498. 植物体多甚高大，呈棕榈状，具简单或分枝少的主干；花为圆锥或穗状花序，托以佛焰状苞片。
····················· 棕榈科 Palmae

498. 植物体常为无主茎的多年生草本，具常深裂为 2 片的叶片；花为紧密的穗状花序。
····················· 环花科 Cyclanthaceae

（巴拿马草属 *Carludovica*）

496. 草本植物或稀可为木质茎，但其叶于芽中从不呈折迭状。

499. 无花被或在眼子菜科中很小。（次 499 项见 260 页）

500. 花包藏于或附托以呈覆瓦状排列的壳状鳞片（特称为颖）中，由多花至 1 花形成小穗（自形态学
观点而言，此小穗实为简单的穗状花序）。

501. 秆多少有些呈三棱形，实心；茎生叶呈三行排列；叶鞘封闭；花药以基底附着花丝；果实为瘦
果或囊果。 ··················· 莎草科 Cyperaceae

501. 秆常呈圆筒形，中空；茎生叶呈二行排列；叶鞘常在一侧纵裂开；花药以其中部附着花丝；果
实通常为颖果。 ··················· 禾本科 Gramineae

500. 花虽有时排列为具总苞的头状花序，但并不包藏于呈壳状的鳞片中。

502. 植物体微小，无真正的叶片，仅具无茎而漂浮水面或沉没水中的叶状体。
····················· 浮萍科 Lemnaceae

502. 植物体常具茎，也具叶，其叶有时可呈鳞片状。

503. 水生植物，具沉没水中或漂浮水面的叶片。

504. 花单性，不排列成穗状花序。

505. 叶互生；花成球形的头状花序。 ··············· 黑三棱科 Sparganiaceae

（黑三棱属 *Sparganium*）

505. 叶多对生或轮生；花单生，或在叶腋间形成聚伞花序。

506. 多年生草本；雌蕊为 1 个或更多互相分离的心皮所成；胚珠自子房室顶端垂悬。
····················· 眼子菜科 Potamogetonaceae

（角果藻族 *Zannichellieae*）

506. 一年生草本；雌蕊 1 个，具 2～4 个柱头；胚珠直立于子房室的基底。
····················· 茨藻科 Najadaceae

（茨藻属 *Najas*）

504. 花两性或单性，排列成简单或分歧的穗状花序。

507. 花排列于 1 个扁平穗轴的一侧。

508. 海水植物；穗状花序不分歧，但具雌雄同株或异株的单性花；雄蕊 1 个，具无花丝而
为 1 室的花药；雌蕊 1 个，具 2 个柱头；胚珠 1 个，垂悬于子房室的顶端。
····················· 眼子菜科 Potamogetonaceae

（大叶藻属 *Zostera*）

508. 淡水植物；穗状花序常分为二歧而具两性花；雄蕊 6 个或更多，具极细长的花丝和 2
室的花药；雌蕊为 3～6 个离生心皮所成；胚珠在每室内 2 个或更多，基生。

··· 水蕹科 Aponogetonaceae

（水蕹属 *Aponogeton*）

507. 花排列于穗轴的周围，多为两性花；胚珠常仅有 1 个。

··· 眼子菜科 Potamogetonaceae

503. 陆生或沼泽植物，常有位于空气中的叶片。

509. 叶有柄，全缘或有各种形状的分裂，具网状脉；花形成一肉穗花序，后者常有一大型而常具色彩的佛焰苞片。 ······································· 天南星科 Araceae

509. 叶无柄，细长形、剑形，或退化为鳞片状，其叶片常具平行脉。

510. 花形成紧密的穗状花序，或在帚灯草科为疏松的圆锥花序。

511. 陆生或沼泽植物；花序为由位于苞腋间的小穗所组成的疏散圆锥花序；雌雄异株；叶多呈鞘状。 ·································· 帚灯草科 Restionaceae

（薄果草属 *Leptocarpus*）

511. 水生或沼泽植物；花序为紧密的穗状花序。

512. 穗状花序位于一呈二棱形的基生花葶的一侧，而另一侧则延伸为叶状的佛焰苞片；花两性。 ·· 天南星科 Araceae

（石菖蒲属 *Acorus*）

512. 穗状花序位于一圆柱形花梗的顶端，形如蜡烛而无佛焰苞；雌雄同株。

·· 香蒲科 Typhaceae

510. 花序有各种型式。

513. 花单性，呈头状花序。

514. 头状花序单生于基生无叶的花葶顶端；叶狭窄，呈禾草状，有时叶为膜质。

··· 谷精草科 Eriocaulaceae

（谷精草属 *Eriocaulon*）

514. 头状花序散生于具叶的主茎或枝条的上部，雄性者在上，雌性者在下；叶细长，呈扁三棱形，直立或漂浮于水面，基部呈鞘状。 ············· 黑三棱科 Sparganiaceae

（黑三棱属 *Sparganium*）

513. 花常两性。

515. 花序呈穗状或头状，包藏于 2 个互生的叶状苞片中；无花被；叶小，细长形或呈丝状；雄蕊 1 或 2 个；子房上位，1～3 室，每子房室内仅有 1 个垂悬胚珠。

·· 刺鳞草科 Centrolepidaceae

515. 花序不包藏于叶状的苞片中；有花被。

516. 子房 3～6 个，至少在成熟时互相分离。 ················ 水麦冬科 Juncaginaceae

（水麦冬属 *Triglochin*）

516. 子房 1 个，由 3 个心皮连合所组成。 ······························· 灯心草科 Juncaceae

499. 有花被，常显著，且呈花瓣状。

517. 雌蕊 3 个至多数，互相分离。

518. 死物寄生性植物，具呈鳞片状而无绿色叶片。

519. 花两性，具 2 层花被片；心皮 3 个，各有多数胚珠。 ·········· 百合科 Liliaceae

（无叶莲属 *Petrosavia*）

519. 花单性或稀可杂性，具一层花被片；心皮数个，各仅有 1 个胚珠。 ····· 霉草科 Triuridaceae

（喜阴草属 *Sciaphila*）

518. 非死物寄生性植物，常为永生或沼泽植物，具有发育正常的绿叶。

520. 花被裂片彼此相同；叶细长，基部具鞘。 ············ 水麦冬科 Juncaginaceae

（冰沼草属 *Scneuchzeria*）

520. 花被裂片分化为萼片和花瓣 2 轮。

521. 叶（限于我国植物）呈细长形，直立；花单生或成伞形花序；蓇葖果。
……………………………………………………………………… 花蔺科 Butomaceae

（花蔺属 *Butomus*）

521. 叶呈细长兼披针形至卵圆形，常为箭镞状而具长柄；花常轮生，呈总状或圆锥花序；瘦果。…………………………………………………………… 泽泻科 Alismataceae

517. 雌蕊 1 个，复合性或于百合科的岩菖蒲属 *Tofieldia* 中其心皮近于分离。

 522. 子房上位，或花被和子房相分离。

  523. 花两侧对称；雄蕊 1 个，位于前方，即着生于远轴的 1 个花被片的基部。
………………………………………………………………………… 田葱科 Philydraceae

（田葱属 *Philydrum*）

  523. 花辐射对称，稀可两侧对称；雄蕊 3 个或更多。

   524. 花被分化为花萼和花冠 2 轮，后者于百合科的重楼族中，有时为细长形或线形的花瓣所组成，稀可缺。

    525. 花形成紧密而具鳞片的头状花序；雄蕊 3 个；子房 1 室。 ……… 黄眼草科 Xyridaceae

（黄眼草属 *Xyris*）

    525. 花不形成头状花序；雄蕊数在 3 个以上。

     526. 叶互生，基部具鞘，平行脉；花为腋生或顶生的聚伞花序；雄蕊 6 个，或因退化而数较少。 ………………………………………………… 鸭跖草科 Commelinaceae

     526. 叶以 3 片或更多片生于茎的顶端而成一轮，网状脉而于基部具 3～5 脉；花单独顶生；雄蕊 6 个、8 个或 10 个。 ……………………………………………… 百合科 Liliaceae

（重楼族 Parideae）

   524. 花被裂片彼此相同或近于相同，于百合科的白丝草属 *Chinographis* 中则极不相同，又在同科的油点草属 *Tricyrtis* 中，其外层 3 片花被裂片的基部呈囊状。

    527. 花小型，花被裂片绿色或棕色。

     528. 花位于一穗形总状花序上；蒴果自一宿存的中轴上裂为 3～6 瓣，每果瓣内仅有 1 个种子。 ……………………………………………… 水麦冬科 Juncaginaceae

（水麦冬属 *Triglochin*）

     528. 花位于各种型式的花序上；蒴果室背开裂为 3 瓣，内有多数至 3 个种子。
………………………………………………………………………… 灯心草科 Juncaceae

    527. 花大型或中型，或有时为小型，花被裂片多少有些具鲜明的色彩。

     529. 叶（限于我国植物）的顶端变为卷须，并有闭合的叶鞘；胚珠在每室内仅为 1 个；花排列为顶生的圆锥花序。 ………………………………… 须叶藤科 Flagellariaceae

（须叶藤属 *Flagellaria*）

     529. 叶的顶端不变为卷须；胚珠在每子房室内为多数，稀可仅为 1 个或 2 个。

      530. 直立或漂浮的水生植物；雄蕊 6 个，彼此不相同，或有时有不育者。
………………………………………………………………………… 雨久花科 Pontederiaceae

      530. 陆生植物；雄蕊 6 个、4 个或 2 个，彼此相同。

       531. 花为四出数；叶（限于我国植物）对生或轮生，具有显著纵脉及密生的横脉。
………………………………………………………………………… 百部科 Stemonaceae

（百部属 *Stemona*）

       531. 花为三出或四出数；叶常基生或互生。 …………………… 百合科 Liliaceae

522. 子房下位，或花被多少有些和子房相愈合。

 532. 花两侧对称或为不对称形。

  533. 花被片均成花瓣状；雄蕊和花柱多少有些互相连合。 ………………… 兰科 Orchidaceae

  533. 花被片并不是均成花瓣状，其外层者形如萼片，雄蕊和花柱相分离。

534. 后方的 1 个雄蕊常为不育性，其余 5 个则均发育而具有花药。

  535. 叶和苞片排列成螺旋状；花常因退化而为单性；浆果；花管呈管状，其一侧不久即裂开。 ································· 芭蕉科 Musaceae

      （芭蕉属 *Musa*）

  535. 叶和苞片排列成 2 行；花两性，蒴果。

    536. 萼片互相分离或至多可和花冠连合；居中的 1 片花瓣并不成为唇瓣。

         ································· 芭蕉科 Musaceae

      （鹤望兰属 *Strelitzia*）

    536. 萼片互相连合成管状；居中（位于远轴方向）的 1 片花瓣为大形而成唇瓣。

         ································· 芭蕉科 Musaceae

      （兰花蕉属 *Orchidantha*）

534. 后方的 1 个雄蕊发育而具有花药，其余 5 个则退化，或变形为花瓣状。

  537. 花药 2 室；萼片互相连合为 1 个萼筒，有时呈佛焰苞状。 ········· 姜科 Zingiberaceae

  537. 花药 1 室；萼片互相分离或至多彼此相衔接。

    538. 子房 3 室，每子房室内有多数胚珠位于中轴胎座上；各不育雄蕊呈花瓣状，互相于基部简短连合。 ································· 美人蕉科 Cannaceae

      （美人蕉属 *Canna*）

    538. 子房 3 室或因退化而成 1 室，每子房室内仅含 1 个基生胚珠；各不育雄蕊也呈花瓣状，唯多少有些互相连合。 ················ 竹芋科 Marantaceae

532. 花常辐射对称，也即花整齐或近于整齐。

539. 水生草本，植物体部分或全部沉没于水中。 ········· 水鳖科 Hydrocharitaceae

539. 陆生草本。

  540. 植物体为攀援性；叶片宽广，具网状脉（还有数主脉）和叶柄。

         ································· 薯蓣科 Dioscoreaceae

  540. 植物体不为攀援性；叶具平行脉。

    541. 雄蕊 3 个。

      542. 叶 2 行排列，两侧扁平而无背腹面之分，由下向上重叠跨覆；雄蕊和花被的外层裂片相对生。 ················ 鸢尾科 Iridaceae

      542. 叶不为 2 行排列；茎生叶呈鳞片状；雄蕊和花被的内层裂片相对生。

         ································· 水玉簪科 Burmanniaceae

    541. 雄蕊 6 个。

      543. 果实为浆果或蒴果，而花被残留物多少和它相合生，或果实为一聚花果；花被的内层裂片各于其基部有 2 舌状物；叶呈长带形，边缘有刺齿或全缘。

         ································· 凤梨科 Bromeliaceae

      543. 果实为蒴果或浆果，仅为 1 花所成；花被裂片无附属物。

        544. 子房 1 室，内有多数胚珠位于侧膜胎座上；花序为伞形，具长丝状的总苞片。

           ································· 蒟蒻薯科 Taccaceae

        544. 子房 3 室，内有多数至少数胚珠位于中轴胎座上。

          545. 子房部分下位。 ················ 百合科 Liliaceae

        （肺筋草属 *Aletris*，沿阶草属 *Ophiopogon*，球子草属 *Peliosanthes*）

          545. 子房完全下位。 ················ 石蒜科 Amaryllidaceae

                         （李涛）

【参考文献】

中国科学院植物研究所，1995. 中国高等植物科属检索表 ［M］.北京：科学出版社.

吴勇，成丽，2008. 现代药学实验教程 ［M］.成都：四川大学出版社.

董诚明，王丽红，2016. 药用植物学 ［M］.北京：中国医药科技出版社.

张浩，2011. 药用植物学 ［M］.6 版. 北京：人民卫生出版社.

黄宝康，2016. 药用植物学 ［M］.7 版. 北京：人民卫生出版社.

·四川大学精品立项教材·

（下）

新编药学实验教程

Xinbian Yaoxue Shiyan Jiaocheng

主　编　何　勤　尹红梅

编　委　（按姓氏笔画为序）

尹红梅　尹宗宁　王　凌　邓　黎　叶本贵　包　旭

付春梅　齐庆蓉　刘秀秀　孙　逊　陈小瑞　张　丹

肖友财　陈东林　杨劲松　汪　宏　李国菠　陈重华

杜俊蓉　杨俊毅　李　涛　李晓红　李　峰　旷　喜

何　勤　余　蓉　宋　颢　郑永祥　周　静　钱广生

徐小平　卿　勇　黄　园　黄　静

审　阅

何　勤　蒋学华　杨劲松　孙　逊　尹宗宁　杜俊蓉

余　蓉　董　琳　钱广生　尹红梅

四川大学出版社

目　录

第八章[①] 药物分析实验

实验一 氯化钠的杂质检查

【实验目的】

1. 了解药物中杂质检查的意义。
2. 掌握氯化钠中杂质检查的原理和方法。
3. 掌握杂质限量的计算方法。

【仪器与试药】

纳氏比色管，检砷装置，刻度吸管，容量瓶，移液管等。

氯化钠原料药，稀盐酸，氯仿，稀醋酸等[②]。

【实验方法】

（一）标准溶液的制备

1. 标准氯化钠溶液的制备：称取氯化钠 0.165g，置 1000ml 容量瓶中，加水[③]适量使溶解并稀释至刻度，摇匀，作为贮备液。

临用前，精密量取贮备液 10ml，置 100ml 容量瓶中，加水稀释至刻度，摇匀，即得（每 1ml 相当于 $10\mu g$ Cl）。

2. 标准硫酸钾溶液的制备：称取硫酸钾 0.181g，置 1000ml 容量瓶中，加水适量使溶解并稀释至刻度，摇匀，即得（每 1ml 相当于 $100\mu g$ SO_4）。

3. 标准铁溶液的制备：称取硫酸铁铵 $[FeNH_4(SO_4)_2 \cdot 12H_2O]$ 0.863g，置

---

① 本章的表述方式参照《中国药典（2015 年版）》。

② 除另有规定外，本章实验所用试液及指示液均为按照《中国药典（2015 年版）》通则的方法制备所得，试剂的浓度与表述和《中国药典（2015 年版）》一致，其余试剂均为分析纯。

③ 本章所用水除注明外，均为纯化水。

1000ml 容量瓶中，加水溶解后，加硫酸① 2.5ml，用水稀释至刻度，摇匀，作为贮备液。

临用前，精密量取贮备液 10ml，置 100ml 容量瓶中，加水稀释至刻度，摇匀，即得（每 1ml 相当于 10μg Fe）。

4. 标准铅溶液的制备：称取硝酸铅 0.160g，置 1000ml 容量瓶中，加硝酸 5ml 与水 50ml 溶解后，用水稀释至刻度，摇匀，作为贮备液。

精密量取贮备液 10ml，置 100ml 容量瓶中，加水稀释至刻度，摇匀，即得（每 1ml 相当于 10μg Pb）。本液仅供当日使用。

配制与贮存用的玻璃容器均不得含有铅。

5. 标准砷溶液的制备：称取三氧化二砷 0.132g，置 1000ml 容量瓶中，加 20％氢氧化钠溶液 5ml 溶解后，用适量的稀硫酸中和，再加稀硫酸 10ml，用水稀释至刻度，摇匀，作为贮备液。

临用前，精密量取贮备液 10ml，置 1000ml 容量瓶中，加稀硫酸 10ml，用水稀释至刻度，摇匀，即得（每 1ml 相当于 1μg As）。

（二）检查方法

1. 酸碱度：取本品 5.0g，加水 50ml 溶解后，加溴麝香草酚蓝指示液 2 滴，如显黄色，加氢氧化钠滴定液（0.02mol/L）0.10ml，应变为蓝色；如显蓝色或绿色，加盐酸滴定液（0.02mol/L）0.20ml，应变为黄色。

2. 溶液的澄清度与颜色：取本品 5.0g，加水 25ml 溶解后，溶液应澄清无色。

3. 碘化物：取本品的细粉 5.0g，置瓷蒸发皿内，滴加新配制的淀粉混合液（取可溶性淀粉 0.25g，加水 2ml，搅匀，再加沸水至 25ml，随加随搅拌，放冷，加 0.025mol/L 硫酸溶液 2ml、亚硝酸钠试液 3 滴与水 25ml，混匀）适量使晶粉湿润，置日光下（或日光灯下）观察，5min 内晶粒不得显蓝色痕迹。

4. 溴化物：取本品 2.0g，加水 10ml 使溶解，加盐酸② 3 滴与氯仿 1ml，边振摇边滴加 2％氯胺 T 溶液（临用新制）3 滴，氯仿层如显色，与标准溴化钾溶液（精密称取在 105℃ 干燥至恒重的溴化钾 0.1485g，加水使溶解成 100ml，摇匀）1.0ml，用同一方法制成的对照液比较，不得更深（0.05％）。

5. 硫酸盐：取本品 5.0g，加水溶解成约 40ml（溶液如显碱性，可滴加盐酸使成中性），溶液如不澄清，应过滤，置 50ml 纳氏比色管中，加稀盐酸 2ml，摇匀，即得供试溶液。另取标准硫酸钾溶液 1.0ml，置 50ml 纳氏比色管中，加水使成约 40ml，加稀盐酸 2ml，摇匀，即得对照溶液。于供试品溶液与对照溶液中，分别加入 25％氯化钡溶液 5ml，用水稀释使成 50ml，充分摇匀，放置 10min，同置黑色背景上，从比色管上方向下观察，比较，不得更浓（0.002％）。

6. 钡盐：取本品 4.0g，加水 20ml 溶解后，过滤。滤液分为两等份，一份中加稀

---

① 本章所用硫酸除注明外，均为 95％～98％硫酸。

② 本章所用盐酸除注明外，均为 36％～38％盐酸。

硫酸 2ml,另一份中加水 2ml,静置 15min,两液应同样澄清。

7. 钙盐:取本品 2.0g,加水 10ml 使溶解,加氨试液 1ml,摇匀,加草酸铵试液 1ml,5min 内不得出现浑浊。

8. 镁盐:取本品 1.0g,加水 20ml 使溶解,加氢氧化钠试液 2.5ml 与 0.05% 太坦黄溶液 0.5ml,摇匀;生成的颜色与标准镁溶液(精密称取在 800℃炽灼至恒重的氧化镁 16.58mg,加盐酸 2.5ml 与水适量使溶解成 1000ml,摇匀)1.0ml,用同一方法制成的对照液比较,不得更深(0.001%)。

9. 钾盐:取本品 5.0g,加水 20ml 溶解后,加稀醋酸 2 滴,加四苯硼钠溶液(取四苯硼钠 1.5g,置乳钵中,加水 10ml 研磨后,再加水 40ml,研匀,用质密的滤纸过滤,即得)2ml,加水使成 50ml。如显浑浊,与标准硫酸钾溶液 12.3ml,用同一方法制成的对照液比较,不得更浓(0.02%)。

10. 干燥失重:取本品,混合均匀(如为较大的结晶,应先迅速捣碎,使成 2mm 以下的小粒)。分别取约 1g,平铺在 105℃ 干燥至恒重的扁形称瓶中,厚度不超过 5mm,精密称定。将瓶盖取下,置称瓶旁,或将瓶盖半开,置烘箱内于 105℃ 干燥约 2h 后,将称瓶盖好,取出,置干燥器中放置 30min 后,称定重量。再按上述方法自"将瓶盖取下……"起,继续干燥 1h,依法操作,至恒重为止。从减失重量和取样量计算供试品的干燥失重(规定不得超过 0.5%)。

11. 铁盐:取本品 5.0g,加水溶解成 25ml,移置 50ml 纳氏比色管中,加稀盐酸 4ml 与过硫酸铵 50mg,用水稀释成 35ml 后,加 30% 硫氰酸铵溶液 3ml,再加水适量稀释成 50ml,摇匀;如显色,立即与标准铁溶液 1.5ml,用同一方法制成的对照液比较,不得更深(0.0003%)。

12. 重金属:取本品 5.0g,加水 20ml 溶解后,置 25ml 纳氏比色管中,加醋酸盐缓冲液(pH 3.5)2ml 与水适量使成 25ml,加硫代乙酰胺试液 2ml,摇匀,放置 2min。如显色,立即与标准铅溶液 1.0ml,用同一方法制成的对照液比较,置白纸上,自上向下透视,不得更深(0.0002%)。

13. 砷盐:仪器装置如图 8-1 所示。A、B 上连 C(外径 8.0mm,内径 6.0mm),B 与 C 相连全长约为 180mm。D 上部为圆形平面,中央有一圆孔,孔径与 C 的内径一致,其下部孔径与 C 的外径相适应,将 C 的顶端套入旋塞下部孔内,并使管壁与旋塞的圆孔相吻合,黏合固定。E 为中央具有圆孔(孔径 6.0mm)的有机玻璃旋塞盖,与 D 紧密吻合。

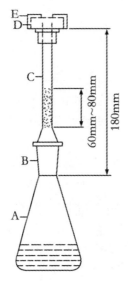

图 8-1　砷盐分析装置图

A 为 100ml 标准磨口锥形瓶，B 为中空的标准磨口塞，C 为导气管，D 为具孔的有机玻璃旋塞，E 为中央具有圆孔的有机玻璃旋塞。

测试时，于导气管 C 中装入醋酸铅棉花 60mg（装管高度为 60mm～80mm），再于旋塞 D 的顶端平面上放一片溴化汞试纸（试纸大小以能覆盖孔径而不露出平面外为宜），盖上旋塞 E 并旋紧，即得。

标准砷斑的制备：精密量取标准砷溶液 2ml，置 A 瓶中，加盐酸 5ml 与水 21ml，再加碘化钾试液 5ml 与酸性氯化亚锡试液 5 滴，在室温放置 10min 后，加锌粒 2g，立即将照上法装妥的导气管 C 密塞于 A 瓶上，并将 A 瓶置 25℃～40℃水浴中，反应 45min 后，取出溴化汞试纸，即得。

检查法：取本品 5.0g，置 A 瓶中，加水 23ml 溶解后，加盐酸 5ml，照标准砷斑的制备，自"标准砷斑的制备"中"加碘化钾试液 5ml"起，依法操作。将生成的砷斑与标准砷斑比较，不得更深。

【说明】

1. 药物杂质检查必须严格遵守平行原则。平行原则是指供试品与标准品必须在完全相同的条件下进行反应与比较。即应选择容积、口径和色泽相同的比色管；在同一光源、同一衬底上，以相同的方式（一般是自上而下）观察；加入试药的种类、量，加入顺序和反应时间等也应一致。

2. 杂质限量是指药物中杂质的最大允许量。其计算公式为

$$杂质限量 = \frac{杂质最大允许量}{供试品量} \times 100\%$$

3. 药物的杂质检查一般为限量检查，合格者仅说明其杂质量在药品质量标准允许范围内，并不说明药品中不含该项杂质。

【**思考题**】

1. 药物中杂质检查的意义是什么？
2. 药物中杂质的来源主要有哪些？什么是一般杂质？什么是特殊杂质？
3. 药物中杂质检查应严格遵循什么原则？为什么？
4. 试计算出氯化钠中溴化物、硫酸盐、镁盐、钾盐、铁盐、重金属和砷盐的限量。
5. 取某一药物 0.5g 进行重金属检查，规定限量为十万分之一，应取多少毫升标准铅溶液？
6. 某一药物砷盐限量为百万分之四，取标准砷溶液 2ml 作对照，应取供试品多少克？

（钱广生）

实验二　药物中特殊杂质的检查

【**实验目的**】

1. 掌握阿司匹林肠溶片、盐酸普鲁卡因注射液、己酸孕酮、贝诺酯中特殊杂质检查的基本原理和方法。
2. 掌握薄层色谱法在药物杂质检查中的应用。
3. 掌握薄层色谱法的基本操作。

【**仪器与试药**】

纳氏比色管，移液管，点样毛细管，玻璃板等。

阿司匹林肠溶片，盐酸普鲁卡因注射液，己酸孕酮原料药，贝诺酯原料药，冰醋酸，丙酮，甲醇等。

【**实验方法**】

（一）阿司匹林肠溶片中游离水杨酸的检查

取本品 5 片，研细，再用乙醇[①] 30ml 分次研磨，并移入 100ml 容量瓶中，充分振摇，用水稀释至刻度，摇匀，立即过滤。精密量取滤液 2ml，置 50ml 纳氏比色管中，用水稀释至 50ml，立即加新制的稀硫酸铁铵溶液（取 1mol/L 盐酸溶液 1ml，加硫酸铁铵指示液 2ml 后再加水适量使成 100ml）3ml，摇匀，30 秒内如显色，与对照液（精密量取 0.01％水杨酸溶液 4.5ml，加乙醇 3ml 和 0.05％酒石酸溶液 1ml，用水稀释至

---

① 本章乙醇除注明外，均为 95％乙醇。

50ml，再加上述新制的稀硫酸铁铵溶液 3ml，摇匀）比较，不得更深（1.5%）。

（二）盐酸普鲁卡因注射液中对氨基苯甲酸的检查

1. 薄层板的制备：取硅胶 H 2.5g，加 0.5%羧甲基纤维素钠水溶液 5.5ml～6.0ml 调成糊状，均匀涂布于光滑、平整、洁净的玻璃板（5cm×15cm）上，置水平台上晾干，在 110℃烘 0.5h，置干燥器中备用。

2. 操作：精密量取本品，加乙醇稀释使成每 1ml 中含盐酸普鲁卡因 2.5mg 的溶液，作为供试品溶液。另取对氨基苯甲酸对照品，加乙醇制成每 1ml 中含 30μg 的溶液，作为对照品溶液。吸取上述两种溶液各 10μl，分别点于同一以羧甲基纤维素钠为黏合剂的硅胶 H 薄层板上，用苯－冰醋酸－丙酮－甲醇（14:1:1:4）作为展开剂，展开后，取出，晾干，用对二甲氨基苯甲醛溶液（2%对二甲氨基苯甲醛乙醇溶液 100ml，加入冰醋酸 5ml 制成）喷雾显色。供试品溶液如显与对照品溶液相应的杂质斑点，其颜色与对照品溶液的主斑点比较，不得更深（1.2%）。

（三）己酸孕酮中其他甾体的检查

1. 薄层板的制备：取硅胶 HF$_{254}$ 2.5g，加 0.5%羧甲基纤维素钠水溶液 5.5ml～6.0ml 调成糊状，均匀涂布于光滑、平整、洁净的玻璃板（5cm×15cm）上，置水平台上晾干，在 110℃烘 0.5h，置干燥器中备用。

2. 操作：取本品，加氯仿制成每 1ml 中含 10mg 的溶液，作为供试品溶液；精密量取适量，加氯仿稀释成 1ml 中含 0.10mg 的溶液，作为对照溶液。吸取上述两种溶液各 10μl，分别点于同一硅胶 HF$_{254}$薄层板上，以环己烷－乙酸乙酯（1:1）为展开剂，展开后，取出，晾干，置紫外灯（254nm）下检视。供试品溶液如显杂质斑点，其颜色与对照溶液的主斑点比较，不得更深（1.0%）。

（四）贝诺酯中有关物质的检查

1. 薄层板的制备：取硅胶 GF$_{254}$ 2.5g，加 0.5%羧甲基纤维素钠水溶液 5.5ml～6.0ml 调成糊状，均匀涂布于光滑、平整、洁净的玻璃板（5cm×15cm）上，置水平台上晾干，在 110℃烘 0.5h，置干燥器中备用。

2. 操作：取本品，加氯仿－甲醇（9:1）制成每 1ml 中含 40.0mg 的溶液，作为供试品溶液；精密称取本品与对乙酰氨基酚适量，各加氯仿－甲醇（9:1）制成每 1ml 中含本品 0.4mg、80μg，与对乙酰氨基酚 80μg 的溶液，作为对照溶液 1、2、3。吸取上述四种溶液各 10μl，分别点在同一硅胶 GF$_{254}$薄层板上，以二氯甲烷－乙醚－冰醋酸（80:15:4）为展开剂，展开后，取出，晾干，置紫外灯（254nm）下检视。供试品溶液如显杂质斑点，不得多于 4 个，与对照溶液 3 相同位置上所显的斑点比较，不得更深（0.2%）；如显其他杂质斑点，比主斑点位置稍高的杂质斑点，与对照溶液 1 所显的主斑点比较，其他杂质斑点与对照溶液 2 所显的主斑点比较，均不得更深。

【说明】

1. 水杨酸与高铁盐溶液作用显紫堇色，其反应方程式为

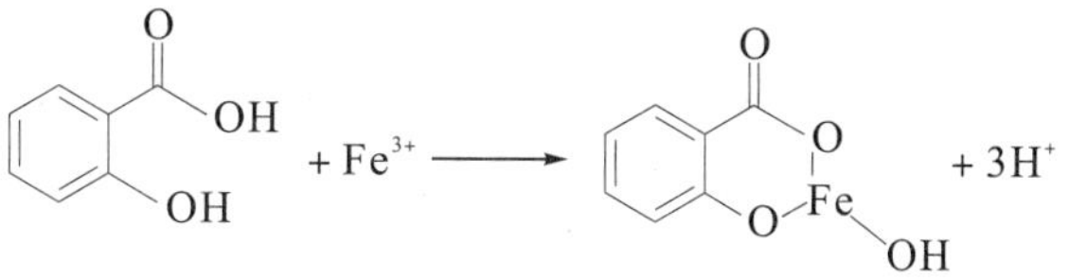

2. 盐酸普鲁卡因、对氨基苯甲酸在酸性条件下可与对二甲氨基苯甲醛缩合而显色，其反应为

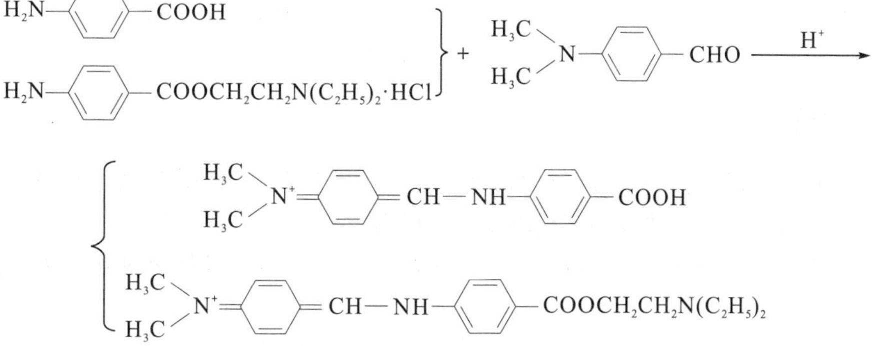

【思考题】

1. 简要说明以上杂质检查项目的原理和方法。
2. 简要说明薄层色谱法在药物杂质检查中的应用。
3. 试计算阿司匹林肠溶片中游离水杨酸的限量、盐酸普鲁卡因注射液中对氨基苯甲酸的限量。

（钱广生）

实验三 阿司匹林肠溶片的含量测定

【实验目的】

1. 掌握两步滴定法测定阿司匹林含量的原理和方法。
2. 掌握剩余滴定法的一般方法和计算。

【仪器与试药】

分析天平，酸式滴定管，乳钵，漏斗，移液管等。

阿司匹林肠溶片，酚酞指示液，氢氧化钠滴定液（0.1mol/L），硫酸滴定液（0.05mol/L）等。

【实验方法】

取本品 10 片，研细，用中性乙醇 70ml 分数次研磨，并移入 100ml 量瓶中，充分振摇，再用水适量洗涤乳钵数次，洗液合并于容量瓶中，再用水稀释至刻度，摇匀，过滤。精密量取滤液 10ml（相当于阿司匹林 0.3g），置锥形瓶中，加中性乙醇（对酚酞指示液显中性）20ml，酚酞指示液 3 滴，滴加氢氧化钠滴定液（0.1mol/L）至溶液显粉红色。再精密加氢氧化钠滴定液（0.1mol/L）40ml，置水浴上加热 15min，并时时振摇，迅速放冷至室温，用硫酸滴定液（0.05mol/L）滴定，并将滴定结果用空白试验校正。每 1ml 的氢氧化钠滴定液（0.1mol/L）相当于 18.02mg $C_9H_8O_4$。

本品含阿司匹林应为标示量的 95.0%～105.0%。

【说明】

1. 为消除阿司匹林的水解产物水杨酸、醋酸及稳定剂枸橼酸和酒石酸对测定的影响，《中国药典》曾采用两步滴定法测定本品的含量。

2. 中性乙醇的制备方法：取乙醇，加酚酞指示液适量，滴加氢氧化钠液至恰显粉红色，即得。

3. 过滤供试液是为了滤除不溶解的附加剂，以免对测定造成影响。为了保证过滤前后供试液的浓度相等，应用干燥滤纸过滤，并弃去初滤液，取续滤液备用。

【思考题】

1. 试简述两步滴定法测定阿司匹林含量的基本原理。

2. 测定阿司匹林肠溶片含量时为什么要做空白试验？应如何做空白试验？

3. 为什么要用中性乙醇溶解样品？如何制备中性乙醇？

（钱广生）

实验四　诺氟沙星（氟哌酸）含氟量的测定

【实验目的】

1. 掌握氧瓶燃烧法的操作方法。
2. 掌握茜素氟蓝比色法的原理和方法。

【仪器与试药】

紫外－可见分光光度计，分析天平，燃烧瓶，移液管，压缩氧气（钢瓶），减压阀等。

氟化钠，诺氟沙星等。

【实验方法】

1. 仪器装置：燃烧瓶为 500ml 磨口硬质玻璃锥形瓶（或根据取样量选用 250ml、1000ml 或 2000ml 的磨口硬质玻璃锥形瓶）。瓶塞应严密、空心，底部熔封铂丝一根（直径为 1mm），铂丝下端做成网状或螺旋状，长度为瓶身长度的 2/3，如图 8-2A 所示。

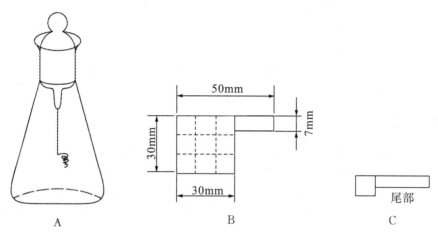

图 8-2 燃烧瓶、滤纸及其折叠方法

2. 供试品的燃烧破坏及供试溶液的配制：取本品细粉 35mg，精密称定，置于无灰滤纸（如图 8-2B 所示）中心，按虚线折叠（如图 8-2C 所示）后，固定于铂丝下端的网内或螺旋内，使尾部露出。另在燃烧瓶内加水 20ml，作为吸收液，并将瓶颈用水湿润，小心急速通入氧气约 1min（通气管应接近液面，使瓶内空气排尽），立即用表面皿覆盖瓶口，移至他处；点燃包有供试品的滤纸尾部，迅速放入燃烧瓶中，按紧瓶塞。待燃烧完毕（应无黑色碎片），用少量水封闭瓶口，充分振摇，使生成的烟雾完全被吸入吸收液中，放置 15min。用少量水冲洗瓶塞及铂丝，合并洗液及吸收液，转移至100ml 量瓶中，用水洗净燃烧瓶，洗液并入容量瓶中，加水稀释至刻度，摇匀，作为供试溶液。

3. 氟对照溶液的制备：精密称取经 105℃ 干燥 1h 的氟化钠 22.1mg，置 100ml 容量瓶中，加水溶解并稀释至刻度，摇匀。临用前，精密量取 10ml，置另一 50ml 容量瓶中，加水稀释至刻度，摇匀，即得（每 1ml 相当于 $20\mu g$ F）。

4. 比色测定：精密量取供试溶液与对照溶液各 2ml，分别置 50ml 容量瓶中，各加茜素氟蓝试液 10ml，摇匀，再各加 12％醋酸钠的稀醋酸溶液 3.0ml 与硝酸亚铈试液 10ml，加水稀释至刻度，摇匀，在暗处放置 1h。置 1cm 吸收池中，在 610nm 波长处分别测定吸光度，并将供试液的吸光度用空白试验校正，计算，即得。

含氟量应不少于 5.6％。

【说明】

1. 氧瓶燃烧法是指将有机药物在充满氧气的燃烧瓶中燃烧破坏，使有机结合的测定元素转化为无机的离子状态，其燃烧产物被吸收液完全吸收后，再采用适当的方法来鉴别、检查或测定卤素、硫、硒、磷等元素的方法。

2. 本实验的原理是将诺氟沙星用氧瓶燃烧破坏，使有机结合的氟转变为无机的 F^-，再用茜素氟蓝比色法测定其含量。

3. 本实验的关键在于供试品是否燃烧完全和被吸收完全。

4. 进行本实验时应采取防护措施，如戴防护罩、防护眼镜等。

5. 比色法中的空白试验，是取同体积的溶剂代替供试品溶液或对照品溶液，然后在与供试品溶液和对照品溶液完全一致的条件下加入有关试剂，作为空白对照溶液（又称试剂空白）。测定吸光度时，先将空白对照溶液的吸光度调为零（或透光率为100%），再测定供试品溶液和对照品溶液的吸光度。

【思考题】

1. 为使供试品燃烧完全和被吸收完全，应注意哪些问题？

2. 氧瓶燃烧法有哪些优点？有什么不足？

3. 写出供试品中氟含量的计算公式。已知诺氟沙星（$C_{16}H_{18}FN_3O_3$）的相对分子质量为319.24，氟（F）的相对原子质量为19.00，试计算诺氟沙星的理论含氟量。

（钱广生）

实验五　酚磺乙胺注射液的含量测定

【实验目的】

1. 熟悉氮测定法的基本原理和测定方法。

2. 了解氮测定法在药物分析中的应用。

【仪器与试药】

半微量凯氏定氮装置，移液管，容量瓶，半微量酸式滴定管等。

酚磺乙胺注射液，2%硼酸溶液，40%氢氧化钠溶液等。

【实验方法】

1. 仪器装置：如图8-3所示。

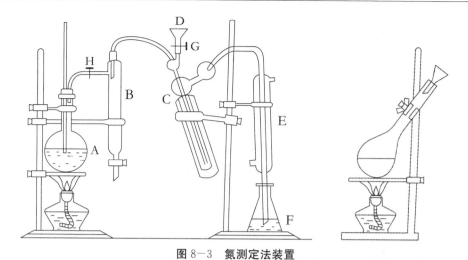

图 8-3　氮测定法装置

A 为 1000ml 圆底烧瓶，B 为安全瓶，C 为连有氮气球的蒸馏器，D 为漏斗，E 为冷凝管，F 为 100ml 锥形瓶，G、H 为橡皮管夹。

2. **仪器洗涤**：连接蒸馏装置，A 瓶中加水适量与甲基红指示液数滴，加稀硫酸使成酸性，加玻璃珠或沸石数粒，从 D 漏斗加水约 50ml。关 G 夹，开放冷凝水，煮沸 A 瓶中的水。当蒸汽从冷凝管尖端冷凝而出时，移去火源，关 H 夹，使 C 瓶中的水反冲到 B 瓶；开 G 夹，放出 B 瓶中的水；关 B 瓶及 G 夹，将冷凝管尖端浸入约 50ml 水中，使水自冷凝管尖端反冲至 C 瓶，如上法放去。如此将仪器洗涤 2～3 次。

3. **酚磺乙胺的含量测定**：精密量取本品适量（约相当于酚磺乙胺 0.2g），置 50ml 容量瓶中，加水稀释至刻度，摇匀。精密量取 5ml，加入蒸馏器中，用少量水冲洗，加 40% 氢氧化钠溶液 5ml，关 G 夹。另取 2% 硼酸溶液 10ml，置 100ml 锥形瓶中，加甲基红-溴甲酚绿混合指示液 5 滴，将冷凝管尖端浸入液面下。加热 A 瓶进行水蒸气蒸馏，至硼酸液开始由酒红色变成蓝色起，继续蒸馏 10min 后，将冷凝管尖端提出液面，使蒸汽继续冲洗约 1min，用水淋洗尖端后停止蒸馏。馏出液用硫酸滴定液（0.005mol/L）滴定至溶液由蓝绿色变为灰紫色，并将滴定的结果用空白试验（空白和供试品所得馏出液的体积应基本相同，70ml～80ml）校正，即得（每 1ml 0.005mol/L 硫酸滴定液相当于 2.633mg $C_{10}H_{14}NO_5S$）。

【**说明**】

1. 本注射液测定方法选自《中国药典（1977 年版）》，供试品名称为止血敏注射液。在《中国药典（2000 年版）》中，本品名称改为酚磺乙胺注射液，含量测定方法改为高效液相色谱法（HPLC 法）。为了学习半微量凯氏定氮的蒸馏操作，本实验仍采用《中国药典（1977 年版）》中的相关方法进行。

2. 《中国药典》对本品的含量限度要求是含 $C_{10}H_{14}NO_5S$ 应为标示量的 95.0%～105.0%。

3. 注射液含量测定原理的反应式为

$$\left[\begin{array}{c} \text{OH} \\ \text{SO}_3\text{H} \\ \text{OH} \end{array}\right] \cdot \overset{\text{C}_2\text{H}_5}{\underset{\text{C}_2\text{H}_5}{\text{NH}}} + \text{NaOH} \longrightarrow \begin{array}{c} \text{ONa} \\ \text{SO}_3\text{Na} \\ \text{ONa} \end{array} + \text{H}_2\text{O} + \text{NH(C}_2\text{H}_5)_2\uparrow$$

$$\text{NH} (\text{C}_2\text{H}_5)_2 + \text{H}_3\text{BO}_3 \longrightarrow \overset{+}{\text{NH}}_2 (\text{C}_2\text{H}_5)_2 \cdot \text{H}_2\text{BO}_3^-$$

$$2\overset{+}{\text{NH}}_2 (\text{C}_2\text{H}_5)_2 \cdot \text{H}_2\text{BO}_3^- + \text{H}_2\text{SO}_4 \longrightarrow [\overset{+}{\text{NH}}_2 (\text{C}_2\text{H}_5)_2]_2 \cdot \text{SO}_4^{2-} + 2\text{H}_2\text{BO}_3$$

此实验中，应注意的主要问题是蒸馏完全与接收完全。此外，还应注意蒸馏装置的安装，切勿损坏。

4. 氮测定法的基本原理和方法。

大多数有机含氮药物可用氮测定法测定其含量。该法准确度高，精密度好，为各国药典收载。但该法操作复杂、费时，故在常规检验中应用不多。

（1）原理。

有机含氮药物与氧化剂硫酸一起加热，有机分子被破坏分解，其中氮定量地转变为硫酸铵。加过量氢氧化钠碱化，铵盐转变为游离氨，再进行蒸馏。馏出的氨被含有指示剂的硼酸溶液吸收，用标准滴定液滴定。根据消耗标准酸滴定液的量可计算供试品中氮的含量或换算成被测药物的含量。

氮测定法的操作分消解、蒸馏、测定三个过程。

①消解。

含氮有机药物分子中的氮定量地转变为铵盐的过程称为消解。以氨基酸为例，反应式为

$$\text{RCHNH}_2\text{COOH} + 2\text{H}_2\text{SO}_4 \longrightarrow 2\text{CO}_2\uparrow + \text{NH}_3\uparrow + \text{RH} + 2\text{SO}_2\uparrow + 2\text{H}_2\text{O}$$

$$2\text{NH}_3 + \text{H}_2\text{SO}_4 \longrightarrow (\text{NH}_4)_2\text{SO}_4$$

浓硫酸在消解过程中起脱水、氧化的作用，本身被还原为二氧化硫，并有部分硫酸受热分解为三氧化硫，故消解过程中有大量白烟产生。

$$2\text{H}_2\text{SO}_4 + \text{C} \longrightarrow \text{CO}_2\uparrow + 2\text{SO}_2\uparrow + 2\text{H}_2\text{O}$$

$$\text{H}_2\text{SO}_4 \overset{\triangle}{\longrightarrow} \text{H}_2\text{O} + \text{SO}_3\uparrow$$

为使有机物被破坏完全并尽量缩短消解时间，防止加热时间过长，导致铵盐分解损失，常采取以下措施：

第一，提高消解液的温度。在硫酸溶液中加入硫酸钾或无水硫酸钠，以提高硫酸的沸点并阻止高温下硫酸分解。

第二，加催化剂加速有机物的氧化和分解。催化剂可选用无水硫酸铜、氧化汞、硒、亚硒酸、氧化铜、锰等，但通常是加入无水硫酸铜，因其价廉、易得、无挥发性、毒性较小。

第三，加辅助氧化剂。对于某些难以分解完全的供试品（如具有偶氮、氢化偶氮、含氮杂环结构），消解时可加入氧化剂以促进分解完全并缩短分解时间，但氧化剂的存在可影响氮的还原而造成氨的逸失。故是否采用氧化剂，应慎重考虑。常用的辅助氧化剂有高氯酸、过氧化氢等。

供试品进行消解时，操作中应注意以下问题：

第一，供试品应置于凯氏烧瓶内消解。因凯氏烧瓶颈部较长，可起到回流的作用。也可在瓶口放置一个小漏斗，加热破坏时将凯氏烧瓶放置成约45°的倾斜角，可防止在加热过程中样液飞溅损失。

第二，供试液内应加入沸石，以防止暴沸。

第三，刚开始消解时，宜缓缓加热（可加温控装置），且温度必须均匀，以防止骤然温度过高或受热不均而导致供试液飞溅或铵盐的分解损失。

第四，消解完全后，供试液应为绿色或无色澄明液体。

②蒸馏。

消解液内加入40%氢氧化钠溶液，使成碱性，硫酸铵分解生成游离氨，将释放出的氨进行蒸馏，用硼酸或标准酸液吸收。

蒸馏的方式有直接蒸馏法与水蒸汽蒸馏法。

蒸馏时注意事项如下：

第一，消解液需冷却并稀释后再缓缓加入碱液，避免中和反应产生大量热而使氨挥散损失。

第二，蒸馏装置的各部分必须严密，吸收管的尖端应插入吸收液的液面下。

第三，为防止产生暴沸现象，常加入锌粒或沸石。锌在蒸馏液中发生的反应为

$$2NaOH + Zn \longrightarrow Na_2ZnO_2 + H_2 \uparrow$$

上述反应产生的氢气或沸石受热后产生的细小空气泡，可起搅拌作用。

第四，蒸馏初期，火力不宜太大，以免蒸出的氨未被吸收而损失。

第五，蒸馏完全与否的控制方法：控制蒸馏时间、馏出液的体积，pH试纸测馏出液呈中性。

第六，蒸馏完毕，应先将吸收瓶取出，再停止加热，防止因蒸馏瓶内压力降低产生倒吸。

③测定。

蒸馏逸出的氨被2%硼酸溶液吸收后，用标准硫酸滴定液直接滴定。

硼酸为一元弱酸，K_a为5.8×10^{-10}，其水溶液显弱酸性，是由于氢氧离子中氧原子的孤对电子进入硼原子的p空轨道，形成加合氢氧离子与水合质子，后者与氨形成铵离子，反应为

$$B(OH)_3 + 2H_2O \Longleftrightarrow \begin{bmatrix} & OH & \\ & | & \\ HO - B \leftarrow OH \\ & | & \\ & OH & \end{bmatrix}^- + H_3O^+$$

$$\xrightarrow[\text{吸收NH}_3]{} NH_4^+ + H_2O$$

（2）测定方法。

第一法（常量法）：取供试品适量（相当于含氮量25mg～30mg），精密称定。供试品如为固体或半固体，可用滤纸称，并连同滤纸置干燥的500ml凯氏烧瓶中，然后依次加入硫酸钾或无水硫酸钠10.0g和硫酸铜粉末0.5g，再沿瓶壁缓缓加硫酸20ml；在

凯氏烧瓶口放一小漏斗并使烧瓶成 45°斜置（如图 8−3 所示），用直火缓缓加热，使溶液的温度保持在沸点以下，等泡沸停止，强热至沸腾。待溶液呈澄明的绿色后，除另有规定外，继续加热 30min，放冷。沿瓶壁缓缓加水 250ml，振摇使混合，放冷后，加 40%氢氧化钠溶液 75ml，注意沿瓶壁流至瓶底，自成一液层，加锌粒数粒，用氮气球将凯氏烧瓶与冷凝管连接。另取 20%硼酸溶液 50ml，置 500ml 锥形瓶中，加甲基红−溴甲酚绿混合指示液 10 滴，将冷凝管的一端浸入硼酸溶液的液面下，轻轻转动凯氏烧瓶，使溶液混合均匀，加热蒸馏。至接收液的总体积约为 250ml 时，将冷凝管尖端提出液面，使蒸汽冲洗约 1min，用水淋洗尖端后停止蒸馏。馏出液用硫酸液（0.05mol/L）滴定至溶液由蓝绿色变成灰紫色，并将滴定的结果用空白试验校正，即得。即每 1ml 的硫酸滴定液（0.05mol/L）相当于 1.401mg N。

第二法（半微量法）：取供试品适量（相当于含氮量 1mg~2mg），精密称定，置干燥的凯氏烧瓶中，加硫酸钾（或无水硫酸钠）0.3g 与 30%硫酸铜溶液 5 滴，再沿瓶壁滴加硫酸 2ml。在凯氏烧瓶口放一小漏斗，并使烧瓶成 45°斜置，用小火缓缓加热使溶液保持在沸点以下，等泡沸停止，逐步加大火力，沸腾，至溶液呈澄明的绿色后，除另有规定外，继续加热 10min，放冷，加水 2ml。

取 2%硼酸溶液 10ml，置 100ml 锥形瓶中，加甲基红−溴甲酚绿混合指示液 5 滴，将冷凝管尖端浸入液面下。然后，将凯氏烧瓶中内容物经由 D 漏斗转入 C 蒸馏器中，用少量水淋洗凯氏烧瓶及漏斗数次，再加入 40%氢氧化钠溶液 10ml，用少量水再洗漏斗数次。关 G 夹，将热 A 瓶进行水蒸气蒸馏，至硼酸溶液开始由酒红色变为蓝绿色起，继续蒸馏约 10min 后，将冷凝管尖端提出液面，使蒸汽继续冲洗约 1min，用水淋洗尖端后停止蒸馏。

馏出液用硫酸滴定液（0.005mol/L）滴定至溶液由蓝绿色变成灰紫色，并将滴定的结果用空白试验（空白和供试品所得馏出液的体积应基本相同，为 70ml~80ml）校正，即得。每 1ml 硫酸滴定液（0.005mol/L）相当于 0.1401mg N。

取用的供试品如在 0.1g 以上，应适当增加硫酸的用量，使消解完全，并相应地增加 40%氢氧化钠溶液的用量。

【思考题】

1. 简述氮测定法的基本原理。
2. 应用本法时应注意哪些问题？

（钱广生）

实验六 硫酸阿托品片的含量测定

【实验目的】

1. 掌握酸性染料比色法的基本原理和操作。
2. 掌握比色法的基本方法、要求和计算。

【仪器与试药】

紫外－可见分光光度计，分析天平，分液漏斗，移液管，容量瓶等。

硫酸阿托品片，氯仿等。

【实验方法】

1. 对照品溶液的制备：精密称取在 120℃ 干燥至恒重的硫酸阿托品对照品 25mg，置 25ml 容量瓶中，加水溶解并稀释至刻度，摇匀。精密量取 5ml，置 100ml 容量瓶中，加水稀释至刻度，摇匀，作为对照品溶液（每 1ml 含无水硫酸阿托品 $50\mu g$）。

2. 供试品溶液的制备：取本品 20 片，精密称定，研细，精密称取适量（约相当于硫酸阿托品 2.5mg），置 50ml 容量瓶中，加水振摇使硫酸阿托品溶解并稀释至刻度，过滤，取续滤液作为供试品溶液。

3. 测定法：精密量取对照品溶液与供试品溶液各 2ml，分别置预先精密加入氯仿 10ml 的分液漏斗中，各加溴甲酚氯溶液（取溴甲酚氯 50mg 与邻苯二甲酸氢钾 1.021g，加 0.2mol/L 氢氧化钠溶液 6.0ml 使溶解，再加水稀释至 100ml，摇匀，必要时过滤）2.0ml，振摇提取 2min 后，静置使分层；分取澄清的氯仿液，置 1cm 吸收池中，在 420nm 波长处分别测定吸光度；计算，并将结果乘以 1.027，即得供试品中硫酸阿托品 $[(C_{17}H_{23}NO_3)_2 \cdot H_2SO_4 \cdot H_2O]$ 的质量。

本品含硫酸阿托品 $[(C_{17}H_{23}NO_3)_2 \cdot H_2SO_4 \cdot H_2O]$ 应为标示量的 90.0%~110.0%。

【说明】

1. 本实验采用酸性染料比色法测定硫酸阿托品含量。实验中应严格控制水相 pH 值以保证离子对化合物能定量提取进入氯仿层。

2. 分液漏斗活塞处宜涂甘油淀粉作润滑剂。其配制方法是：取甘油 22g，加入可溶性淀粉 9g，混匀，加热至 140℃，持续 30min，并不断搅拌至透明，放冷，即得。

3. 振摇提取时，既要能定量地将离子对化合物提取进入氯仿层，又要防止乳化和水混入氯仿层。因此，需小心充分振摇，并使静置分层后再分取氯仿，同时可在分液漏斗颈部放置少许脱脂棉以吸附氯仿中少量水分。

【思考题】

1. 试述酸性染料比色法的原理。
2. 酸性染料比色法的主要实验条件有哪些？结合实验说明如何控制这些条件。
3. 校正因子1.027是怎样计算得到的？
4. 如何做空白试验？

（钱广生）

实验七　两种复方解热镇痛药的含量测定

【实验目的】

1. 了解复方制剂含量测定的基本方法。
2. 掌握复方阿司匹林片和复方对乙酰氨基酚中各主药含量测定的原理与方法。

【仪器与试药】

酸式滴定管，碘量瓶，分液漏斗，移液管，容量瓶等。
复方阿司匹林片，复方对乙酰氨基酚片，氯仿等。

【实验方法】

（一）复方阿司匹林片

取本品20片，精密称定，研细，备用。

1. 阿司匹林：精密称取上述细粉适量（约相当于阿司匹林0.4g）置分液漏斗中，加水15ml，摇匀，用氯仿（20ml、10ml、10ml与10ml）振摇提取4次。氯仿液用同一份水10ml洗涤，合并氯仿液，置水浴上蒸干。残渣加中性乙醇（对酚酞指示液显中性）20ml溶解后，加酚酞指示液3滴，用氢氧化钠滴定液（0.1mol/L）滴定，即得。每1ml氢氧化钠滴定液（0.1mol/L）相当于18.02mg $C_9H_8O_4$。

2. 非那西丁：精密称取上述细粉适量（约相当于非那西丁0.3g），置锥形瓶中，加稀硫酸25ml，缓缓加热回流40min，放冷至室温。将析出的水杨酸过滤，滤渣与锥形瓶用盐酸溶液（1→2）40ml，分数次洗涤，每次5ml。合并滤液与洗液，加溴化钾3g，溶解后，照永停滴定法［见《中国药典（2015年版）·四部》通则0701］，用亚硝酸钠滴定液（0.1mol/L）滴定，电流计的灵敏度改为10^{-8}格，即得。每1ml亚硝酸钠滴定液（0.1mol/L）相当于17.92mg $C_{10}H_{12}NO_2$。

注："（1→2）"符号是表示《中国药典（2015年版）》中常用的溶液浓度表示方法，系指固体溶质1.0g或液体溶质1.0ml，加溶剂使成2ml的溶液。

3. 咖啡因：精密称取上述细粉适量（约相当于咖啡因 50mg），加稀硫酸 5ml，振摇数分钟使咖啡因溶解，过滤。滤液置 50ml 容量瓶中，滤器与滤渣用水洗涤 3 次，每次 5ml，洗液并入容量瓶中，精密加碘滴定液（0.1mol/L）25ml，用水稀释至刻度，摇匀，在 25℃避光放置 15min，过滤。弃去初滤液，精密量取续滤液 25ml，用硫代硫酸钠滴定液（0.05mol/L）滴定。至近终点时，加淀粉指示液，继续滴定至蓝色消失，并将滴定结果用空白试验校正，即得。每 1ml 的碘滴定液（0.05mol/L）相当于 2.653mg $C_8H_{10}N_4O_2 \cdot H_2O$。

本品每片中含阿司匹林（$C_9H_8O_4$）与非那西丁（$C_{10}H_{12}NO_2$）均应为标示量的 95.0%~105.0%；含咖啡因（$C_8H_{10}N_4O_2 \cdot H_2O$）应为标示量的 90.0%~110.0%。

（二）复方对乙酰氨基酚片

取本品 20 片，精密称定，研细，备用。

1. 对乙酰氨基酚：精密称取上述细粉适量（约相当于对乙酰氨基酚 0.25g），加稀盐酸 50ml，加热回流 1h，冷却至室温，加水 50ml 与溴化钾 3g。将滴定管的尖端插入液面下约 2/3 处，用亚硝酸钠滴定液（0.1mol/L）迅速滴定，随滴随搅拌，至近终点时，将滴定管尖端提出液面，用少量水洗涤尖端，洗液并入溶液，继续缓缓滴定，至用细玻棒蘸取溶液少许，划过涂有含锌碘化钾淀粉指示液〔取水 100ml，加碘化钾溶液（3→20）5ml 与氧化锌溶液（1→5）10ml，煮沸，加淀粉混悬液（取可溶性淀粉 5g，加水 30ml 搅匀制成），随加随搅拌，继续煮沸 2min，放冷，即得。本品应在凉处密闭保存〕的白瓷板上，即显蓝色的条痕时，停止滴定。5min 后，再蘸取少许划过上述白瓷板，如仍显蓝色条痕，即为终点。每 1ml 的亚硝酸钠滴定液（0.1mol/L）相当于 15.12mg $C_8H_9NO_2$。

2. 阿司匹林：见本实验"实验方法（一）1. 阿司匹林"。

3. 咖啡因：见本实验"实验方法（一）3. 咖啡因"。

本品每片中含对乙酰氨基酚（$C_8H_9NO_2$）与阿司匹林（$C_9H_8O_4$）均应为标示量的 95.0%~105.0%；含咖啡因（$C_8H_{10}N_4O_2 \cdot H_2O$）应为标示量的 90.0%~110.0%。

【说明】

1. 复方阿司匹林片的处方：阿司匹林 220g，非那西丁 150g，咖啡因 35g，制成 1000 片。

2. 复方对乙酰氨基酚片的处方：对乙酰氨基酚 126.5g，阿司匹林 230g，咖啡因 30g，制成 1000 片。

3. 在两个处方中，阿司匹林含量测定原理相同，均为中和滴定。因片剂中加有酒石酸作稳定剂，对滴定有影响，因而采用氯仿提取分离后再测定。

4. 在两个处方中，咖啡因的测定原理相同。

$$C_8H_{10}N_4O_2 + 2I_2 + KI + H_2SO_4 \longrightarrow C_8H_{10}N_4O_2HI \cdot I_4 \downarrow + KHSO_4$$

$$I_2（过量）+ 2Na_2S_2O_3 \longrightarrow 2NaI + Na_2S_4O_6$$

在复方阿司匹林片的测定中，非那西丁对测定有干扰，因而加入稀硫酸，使咖啡因溶解，以使非那西丁与咖啡因分离；在复方对乙酰氨基酚片的测定中，加入稀硫酸，增加咖啡因的溶解度，采用过滤法与辅料分离。

5. 非那西丁测定的原理为

$$C_2H_5O-\!\!\!\!\!\!\bigcirc\!\!\!\!\!\!-NHCOCH_3 \xrightarrow[\text{水解}]{H^+} C_2H_5O-\!\!\!\!\!\!\bigcirc\!\!\!\!\!\!-NH_2 + CH_3COOH$$

$$C_2H_5O-\!\!\!\!\!\!\bigcirc\!\!\!\!\!\!-NH_2 + NaNO_2 + HCl \longrightarrow C_2H_5O-\!\!\!\!\!\!\bigcirc\!\!\!\!\!\!-\overset{+}{N}\!\equiv\!N + Cl^-$$

终点时
$$NaNO_2 + HCl \longrightarrow HNO_2 + NaCl$$

$$2HNO_2 + KI + 2HCl \longrightarrow I_2 + KCl + 2NO + 2H_2O \text{（使碘化钾淀粉试纸变蓝）}$$

水解时既需保持水解液沸腾使水解完全，又要防止温度过高使水解液显色而影响测定。

6. 对乙酰氨基酚的测定原理与非那西丁相同。对乙酰氨基酚的分子结构为

$$HO-\!\!\!\!\!\!\bigcirc\!\!\!\!\!\!-NHCOCH_3$$

7. 在各项目测定中，提取、过滤和沉淀洗涤时应防止样品的损失。

【思考题】

1. 复方阿司匹林片中阿司匹林含量测定时，氯仿提取的目的是什么？
2. 重氮化法适用于具有哪类结构的药物的含量测定？操作中应注意哪些问题？
3. 咖啡因测定时应注意哪些问题？空白试验的意义是什么？如何做空白试验？

（钱广生）

实验八　维生素 B_1 片含量测定方法的验证

【实验目的】

熟悉维生素 B_1 含量测定方法验证的指标和方法。

【仪器与试药】

紫外-可见分光光度计，分析天平，移液管，酸式滴定管，移液管，容量瓶，漏斗等。

维生素 B_1 对照品，维生素 B_1 片（市售品）等。

【实验方法】

采用紫外分光光度法测定维生素 B_1 片的含量。具体方法：精密称取相当于维生素 B_1 25mg 的片粉，置 100ml 容量瓶中，加盐酸溶液（9→1000）约 70ml，振摇 15min 使

维生素 B_1 溶解，加盐酸溶液（9→1000）稀释至刻度，摇匀，用干燥滤纸过滤。精密量取续滤液 5ml，置另一 100ml 容量瓶中，加盐酸溶液（9→1000）稀释至刻度，摇匀，用紫外分光光度法测定246nm波长处的吸光度，按维生素 B_1 的吸收系数（$E_{1cm}^{1\%}$）为 421 计算，即得。

维生素 B_1 片的处方：维生素 B_1 10g，淀粉 20g，糊精 30g，硬脂酸镁 1g，制成 1000 片。

【要求】

1. 根据维生素 B_1 片的含量测定方法以及药品质量标准分析方法验证的有关要求，确定验证的指标和方法。写出实验计划，与老师讨论后进行实验。

2. 按论文的格式写出验证的方法、结果和结论。

（钱广生）

实验九　高效液相色谱法用于阿司匹林肠溶片中游离水杨酸检查和阿司匹林含量测定

【实验目的】

1. 了解高效液相色谱仪及相应配套仪器的构成、作用及正确使用方法。
2. 掌握高效液相色谱仪的分析软件的使用方法。
3. 掌握高效液相色谱法用于阿司匹林肠溶片中特殊杂质检查和含量测定的方法。
4. 比较阿司匹林肠溶片中游离水杨酸检查的比色法、阿司匹林含量测定的两步滴定法和本实验采用的方法的优缺点。

【仪器与试药】

高效液相色谱仪，分析天平，超声波清洗器等。

阿司匹林对照品，水杨酸对照品，阿司匹林肠溶片。甲醇（分析纯），四氢呋喃（色谱纯），冰醋酸（色谱纯），乙腈（色谱纯）等，超纯水（实验室自制）。

【实验方法】

1. 供试品溶液的制备。

取本品 20 片，精密称定，研细，备用，并计算平均片重。取本品细粉适量（约相当于阿司匹林 0.1g），精密称定，置 100ml 容量瓶中，用1%冰醋酸甲醇溶液振摇使溶解，并稀释至刻度，摇匀，作为溶液 1。取适量溶液 1 经 $0.45\mu m$ 滤膜过滤，取续滤液作为游离水杨酸检查用供试品溶液（临用新制）。精密量取滤液 5ml，置 50ml 容量瓶中，用1%冰醋酸甲醇溶液稀释至刻度，摇匀，取适量溶液用 $0.45\mu m$ 滤膜过滤，取续滤液作为阿司匹林含量测定用供试品溶液。

2. 对照品溶液的制备。

取水杨酸对照品约 15mg，精密称定，置 50ml 容量瓶中，用 1％冰醋酸甲醇溶液溶解，并稀释至刻度，摇匀，精密量取 5ml，置 100ml 容量瓶中，用 1％冰醋酸甲醇溶液振摇溶解，并稀释至刻度，摇匀，作为水杨酸检查的对照品溶液。

取阿司匹林对照品，精密称定，用 1％冰醋酸甲醇溶液溶解并稀释制成每 1ml 中含 0.1mg 的溶液作为含量测定用对照品溶液。

3. 色谱条件及系统适用性试验。

采用十八烷基硅烷键合硅胶为填充剂，以乙腈-四氢呋喃-冰醋酸-水（20：5：5：70）为流动相；检测波长分别为 303nm（游离水杨酸检查）和 276nm（阿司匹林含量测定）。理论塔板数按水杨酸计算不得低于 3000，阿司匹林峰与水杨酸峰的分离度应符合要求。

4. 测定。

（1）精密量取供水杨酸检查用供试品溶液、水杨酸对照品溶液各 10μl，分别注入高效液相色谱仪，记录色谱图。供试品溶液色谱图中如有与水杨酸峰保留时间一致的色谱峰，按外标法以峰面积计算，含游离水杨酸不得超过阿司匹林标示量的 1.5％。

（2）精密量取供含量测定用供试品溶液、阿司匹林对照品溶液各 10μl，分别注入高效液相色谱仪，记录色谱图。按外标法以峰面积计算供试品中阿司匹林的含量。

【说明】

1. 采用酸性甲醇制备供试品溶液，以抑制阿司匹林水解产生水杨酸；同时，供试品溶液临用新制也是为了减少阿司匹林水解产生的水杨酸的影响。

2. 为节约时间，游离水杨酸检查和阿司匹林含量测定的供试品溶液的制备一并进行，只是做适当的定量稀释。

3. 流动相配制好后，需要超声波脱气 3min～5min，以避免流动相中溶解的气体对实验的影响，同时流动相需要过 0.45μm 滤膜，以防止流动相中的颗粒对色谱柱造成影响。

4. 开机后，以 1ml/min 流速，先用 10％甲醇-水溶液冲洗色谱系统 15min，再用流动相平衡 30min 后进样分析。

5. 对照品溶液需进样 2 针。供试品需要配制平行溶液 2 份，每份溶液进样 2 针，分别计算，并取平均值作为测定的结果。

6. 实验报告需要结合前期游离水杨酸检查的比色法结果和阿司匹林肠溶片两步滴定法的测定结果，进行比较分析，说明本实验方法的优缺点。

【思考题】

1. 供试品溶液制备中，为什么要选用 1％冰醋酸甲醇溶液作为溶剂？为什么供试品溶液需要临用新制？为什么供试品溶液需要过滤，取续滤液使用？除滤膜过滤外，还有什么方法可以达到同样的目的？

2. 为什么流动相需要过滤和超声波脱气？

3. 系统适用性试验的目的是什么？

4. 《中国药典（2015 年版）》中水杨酸检查采用 303nm 作为检测波长，而阿司匹林含量测定采用 276nm 作为检测波长，为什么？

（钱广生）

实验十　高效液相色谱法同时测定复方阿司匹林片中三种有效成分及游离水杨酸

【实验目的】

1. 进一步熟悉高效液相色谱仪的构成及正确使用方法。

2. 掌握高效液相色谱仪的分析软件的使用方法。

3. 掌握用高效液相色谱法测定复方阿司匹林片中阿司匹林、非那西丁、咖啡因及游离水杨酸的含量。

4. 比较容量法和本实验方法的优缺点。

【仪器和试药】

高效液相色谱仪，超声波清洗器等。

甲醇（色谱纯），乙腈（色谱纯），冰醋酸（分析纯），磷酸（分析纯）。阿司匹林对照品，非那西丁对照品，咖啡因对照品，水杨酸对照品。复方阿司匹林片（市售品）。

【实验方法】

1. 混合对照品溶液的制备。

分别精密称取阿司匹林对照品、非那西丁对照品、咖啡因对照品、水杨酸对照品约 11.30mg、8.10mg、1.75mg、6.60mg，置 10ml 容量瓶中，分别用 1% 冰醋酸甲醇溶液溶解并定容制成浓度分别为 1.130mg/ml，0.810mg/ml，0.175mg/ml，0.660mg/ml 的单一对照品标准溶液。分别精密量取 1ml 各单一对照品溶液，置同一 10ml 容量瓶中，用 1% 冰醋酸甲醇溶液稀释定容，得到含阿司匹林对照品、非那西丁对照品、咖啡因对照品、水杨酸对照品分别为 113μg/ml、81μg/ml、17.5μg/ml、66μg/ml 的混合对照品溶液。

2. 供试品溶液的制备。

取本品 20 片，精密称定，研细，备用，并计算平均片重。取本品细粉适量（约相当于阿司匹林一片的量），精密称定，置 100ml 容量瓶中，用适量 1% 冰醋酸甲醇溶液超声 15min 后，定容，过滤。精密量取续滤液 1ml，置 10ml 容量瓶中，用 1% 冰醋酸甲醇溶液稀释至刻度，作为供试品溶液。

3. 色谱条件及系统适用性试验。

以十八烷基硅烷键合硅胶为填充剂，以甲醇－水－冰醋酸－磷酸（52∶46∶1.5∶0.5）为流动相；检测波长为279nm。各组分分离度应符合要求。

4. 精密量取供试品溶液、混合对照品溶液各 10μl，分别注入高效液相色谱仪，记录色谱图。按外标法以峰面积计算供试品中各组分的含量。

【说明】

1. 采用酸性甲醇制备供试品溶液，以抑制阿司匹林水解产生水杨酸，同时供试品溶液临用新制也是为了减少阿司匹林水解产生的水杨酸的影响。采用超声波提取以提高提取效率。

2. 流动相配制好后，需要超声波脱气 3min～5min，以避免流动相中溶解的气体对实验的影响，同时流动相需要过 0.45μm 滤膜，以防止流动相中的颗粒对色谱柱造成影响。

3. 开机后，以 1ml/min 流速，先用 10%甲醇－水溶液冲洗色谱系统 15min，再用流动相平衡 30min 后进样分析。

4. 对照品溶液需进样 2 针。供试品需要配制平行溶液 2 份，每份溶液进样 2 针，分别计算含量，并取平均值作为含量测定的结果。

5. 实验报告需要结合"实验七　两种复方解热镇痛药的含量测定"测定方法及结果，进行比较分析，说明本实验方法的优缺点。

【思考题】

1. 为什么供试品溶液制备中要选用 1%冰醋酸甲醇溶液作为溶剂？为什么供试品溶液需要临用新制？

2. 为什么流动相需要过滤和超声波脱气？

3. 如果需要对本法进行方法学验证，请列出需要进行验证的项目，并简要说明耐用性试验的具体项目。

（钱广生）

参考文献

国家药典委员会，2015. 中华人民共和国药典（2015 年版）：二部 [M]. 北京：中国医药科技出版社.

吴勇，成丽，2008. 现代药学实验教程 [M]. 成都：四川大学出版社.

常书阳，陈玉海，郑梅花，2007. HPLC 法测定复方乙酰水杨酸片的含量及有关物质 [J]. 药物分析杂志，27（8）：1252-1255.

杭太俊，2016. 药物分析 [M]. 8 版. 北京：人民卫生出版社.

第九章 药物化学实验

实验一 依达拉奉的合成

【实验目的】

1. 掌握柱层析和重结晶的原理及操作。
2. 熟悉吡唑环的合成原理。
3. 了解无水苯肼的性质和使用注意事项。

【安全须知】

苯肼有刺激性气味，中等毒性，遇明火、高热可燃；与强氧化剂可发生反应；受热分解放出有毒的氧化氮等，应密封保存于暗处。

乙酰乙酸乙酯可燃，对皮肤有刺激作用。吸入、摄入或经皮肤吸收后对身体有害。

浓盐酸和氢氧化钠均具有强腐蚀性，应小心取用。

【实验原理】

依达拉奉是一种脑保护剂（自由基清除剂），可在酸作用下，通过苯肼与乙酰乙酸乙酯环合而成。

【主要实验仪器】

磁力搅拌器，25ml 三颈烧瓶，温度计，冷凝管，抽滤装置，滴液漏斗，50ml 圆底烧瓶。

【主要实验试剂】

本实验主要实验试剂见表 9-1。

表 9-1　依达拉奉的合成主要实验试剂

名称	规格	用量	摩尔数	摩尔比[①]
苯肼	化学纯	2.17g	0.02mol	1
乙酰乙酸乙酯	化学纯	2.63g	0.02mol	1
70％乙醇	自制	2.5ml	—	—
无水乙醇	化学纯	1.0ml	—	—
浓盐酸	分析纯	0.3ml	—	—
10％NaOH	自制	调节 pH 值为 7	—	—

注：①摩尔比：就是实验试剂的摩尔数之比。本章实验均以表格中第一个出现的试剂的摩尔比定为 1。

【实验操作】

将乙酰乙酸乙酯和 70％乙醇混合，搅拌下，于 45℃～50℃（外温）滴加苯肼和无水乙醇组成的溶液，约 10min 滴毕，保温搅拌 5min，然后冷却至 25℃，加浓盐酸，继续升温至 45℃～50℃（外温），保温反应 30min。停止反应，将反应液转入烧杯中，搅拌至出现黄色浑浊固体，此时 pH 值为 2～3，再用 10％NaOH 溶液（约1.2ml）调 pH 值为 7，再加入 10ml 纯化水，有大量黄色固体析出，抽滤，得黄色固体。

取上述粗品于 50ml 圆底烧瓶中，先加 5ml 50％乙醇于搅拌下加热回流，若仍有固体不溶，继续补加 50％乙醇直至样品完全溶解，溶液变为黄色，冷却至室温，再置于冰水浴中，析出固体，抽滤洗涤，干燥，可得黄色或白色晶体，熔点为 128℃～129℃。称量并计算产率。

粗品也可用柱层析纯化。

【注意事项】

1. 游离的苯肼不稳定，接触空气会冒烟并很快变质，故操作应快速，在滴加过程中用氮气保护。

2. 可用注射器直接加浓盐酸。

3. 一般转入烧杯中室温搅拌即可析出固体，或调节至 pH 值为 3～4 时就有固体析出，若此时为油状物，需用玻棒摩擦固化后再调 pH 值，避免形成大量油状物。

4. 继续调节至 pH 值为 7，但不要超过 7，且需搅拌均匀。

5. 粗品抽滤时可用冰乙醇洗涤，能得到近白色固体。

【思考题】

1. 苯肼在空气中不稳定的原因是什么？

2. 浓盐酸在本反应中起什么作用?

(齐庆蓉)

实验二 盐酸二甲双胍的制备

【实验目的】

1. 掌握熔融反应的方法。
2. 了解盐酸二甲胺的性质和使用注意事项。

【安全须知】

盐酸二甲胺易吸潮,腐蚀性强,需密闭保存。

双氰胺干燥时性质稳定,遇硝酸铵、氯酸钾及其盐类能发生强烈的反应,引起爆炸。

【实验原理】

盐酸二甲双胍是治疗单纯饮食控制不满意的 2 型糖尿病药物,可通过双氰胺、盐酸二甲胺反应制备。

【主要实验仪器】

电热套,50ml 三颈烧瓶,冷凝管,抽滤装置。

【主要实验试剂】

本实验主要实验试剂见表 9－2。

表 9－2 盐酸二甲双胍的制备主要实验试剂

名称	规格	用量	摩尔数	摩尔比
盐酸二甲胺	化学纯	4.08g	0.050mol	1.00
双氰胺	化学纯	4.84g	0.058mol	1.15

【实验操作】

将盐酸二甲胺和双氰胺在搅拌下加热至熔融（130℃～145℃）,反应 2h。然后加入适量乙醇，加热使其溶解，活性炭脱色，趁热抽滤，滤液冷却至 7℃～8℃，析出固体，抽滤，滤饼用 80％冰乙醇洗涤，烘干得白色晶体，熔点为 222℃～225℃。称量并计算产率。

【注意事项】

1. 盐酸二甲胺具潮解性，应密闭干燥保存。
2. 进行熔融反应时，可用氮气进行保护。

【思考题】

1. 熔融反应的优缺点是什么？
2. 如果双氰胺大大过量可能产生什么副产物？

（齐庆蓉）

实验三　磺胺醋酰钠的合成

【实验目的】

1. 掌握磺胺类药物的一般理化性质，并掌握利用其理化性质分离提纯产品的方法。
2. 掌握乙酰化反应的原理。

【安全须知】

醋酐具有强烈的刺激性和腐蚀性，切勿使其接触皮肤或眼睛，以防损伤，有催泪性，且遇水分解。其蒸气与空气形成爆炸性混合物，遇明火、高热能引起燃烧爆炸，与强氧化剂可发生反应。

氢氧化钠有强腐蚀性，一定要小心取用。

【实验原理】

磺胺醋酰钠为短效磺胺类药物，可用于结膜炎、角膜炎、泪囊炎、沙眼及其他敏感菌引起的眼部感染。可通过以下方法合成。

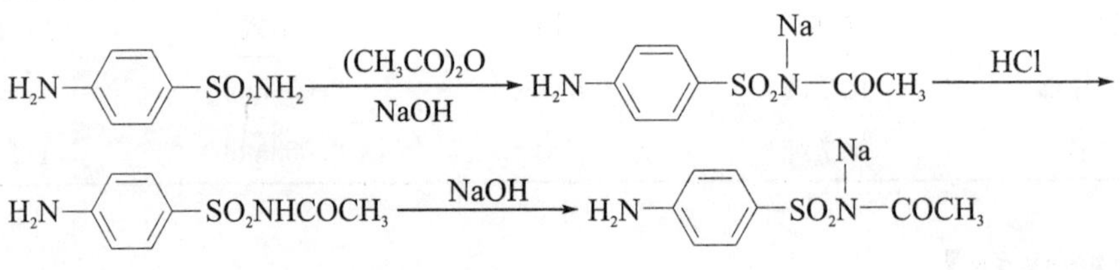

【主要实验仪器】

磁力搅拌器，温度计，冷凝管，25ml 三颈烧瓶，滴液漏斗，抽滤装置。

【主要实验试剂】

本实验主要实验试剂见表 9—3。

表 9—3 磺胺醋酰钠的合成主要实验试剂

名称	规格	用量	摩尔数	摩尔比
磺胺	化学纯	8.60g	0.0500mol	1.00
醋酐	化学纯	6.8ml	0.0720mol	1.44
22.5%NaOH	自制	11.0ml	0.0563mol	1.13
77%NaOH	自制	6.3ml	0.0963mol	1.90

【实验操作】

在装有搅拌器、温度计和冷凝管的 25ml 三颈烧瓶中投入磺胺 8.60g 及 22.5% NaOH 溶液 11.0ml，搅拌，于水浴上加热至 50℃ 左右，待物料溶解后，滴加醋酐 1.8ml，5min 后滴加 77%NaOH 溶液 1.3ml，并保持反应液 pH 值为 12~13，随后每隔 5min 交替滴加醋酐及 77%NaOH 溶液，每次 1ml，加料期间反应温度维持在 50℃~ 55℃ 且 pH 值为 12~13。加料毕，继续保温搅拌反应 30min。将反应液转入 50ml 烧杯中，加纯化水 10ml 稀释。用浓盐酸调节 pH 值至 7，放置于冰浴中，冷却析出固体。抽滤，用适量冰水洗涤。洗液与滤液合并后，用浓盐酸调节 pH 值至 4~5，抽滤。将沉淀加入 3 倍量的 10%盐酸中，放置 30min，抽滤除去不溶物。滤液加少量活性炭室温脱色后，用 40%NaOH 溶液调节 pH 值至 5，析出磺胺醋酰，干燥，得固体，熔点为 179℃~184℃。如熔点不合格，可用热水（1∶15）精制。

将以上所得的磺胺醋酰投入 50ml 烧杯中，滴加 0.5ml 以下的纯化水润湿。于水浴上加热至 90℃，滴加 20%NaOH 溶液至刚好溶解，溶液 pH 值为 7~8，趁热抽滤，滤液转至小烧杯中放冷，析出晶体，抽滤，干燥，得白色固体，称量并计算产率。

【注意事项】

1. 本实验中使用的 NaOH 溶液有多种浓度，在实验中切勿用错，否则会导致实验失败。

2. 滴加醋酐和氢氧化钠溶液是交替进行的，每滴完一种溶液后，反应 5min，再滴入另一种溶液。

3. 反应中应保持反应液 pH 值为 12~13，否则影响收率。

4. 在 pH 值为 7 时析出的固体不是产物，应弃去。产物在滤液中，切勿搞错。

5. 在 pH 值为 4~5 时析出的固体是产物。

6. 在本实验中，调节溶液 pH 值是反应能否成功的关键，应特别注意。

7. 若加入的纯化水多于 0.5ml，或放置不析出晶体，可在析晶时挥去一部分纯化水。

【思考题】

1. 本实验中，如何利用磺胺类药物的理化性质进行产品纯化？

2. 反应液后处理时，pH 值为 7 时析出的固体是什么？pH 值为 4～5 时析出的固体是什么？10％盐酸中的不溶物是什么？

3. 反应过程中为什么需保持 pH 值在 12～13？

（齐庆蓉）

实验四　贝诺酯的制备

【实验目的】

1. 掌握制备贝诺酯的原理和方法。
2. 掌握二氯亚砜在酰氯制备中的应用及药物设计中的结构修饰原理。
3. 巩固有机溶剂重结晶和有毒尾气吸收的方法。

【安全须知】

二氯亚砜为发烟液体，有强烈刺激气味，遇水水解。其对眼睛、黏膜、皮肤和上呼吸道有强烈的刺激作用，可引起灼伤。

氢氧化钠有强腐蚀性，必须小心取用。

【实验原理】

解热镇痛药贝诺酯（又称扑炎痛）是利用孪药原理将阿司匹林和扑热息痛结合而成。它既保留二者原有的治疗作用，又有协同作用，用于风湿性关节炎及其他发热而引起的中等疼痛的治疗。可用如下方法制备。

【主要实验仪器】

磁力搅拌器，50ml 圆底烧瓶，温度计，冷凝管，干燥管，U 型管，洗气装置，滴液漏斗，100ml 三颈烧瓶，抽滤装置。

【主要实验试剂】

本实验主要实验试剂见表 9-4。

表 9-4　贝诺酯的制备主要实验试剂

名称	规格	用量	摩尔数	摩尔比
阿司匹林	药用级	4.50g	0.025mol	1
二氯亚砜	化学纯	5.0ml	—	—
N，N-二甲基甲酰胺（DMF）	化学纯	1~2 滴	—	—
扑热息痛	药用级	3.20g	0.021mol	—
氢氧化钠	化学纯	1.40g	0.035mol	—
95％乙醇	化学纯	适量	—	—

【实验操作】

于 50ml 干燥圆底烧瓶中加入 4.50g 阿司匹林和 1~2 滴 N，N-二甲基甲酰胺（DMF），搅拌，控制圆底烧瓶内温度不高于 30℃，加入 5ml 新蒸二氯亚砜，继续搅拌，并缓慢加热至 65℃，保温至无尾气产生，水泵减压蒸出过量二氯亚砜，冷却即得乙酰水杨酰氯。转移到滴液漏斗中，用 3ml 无水丙酮洗涤圆底烧瓶，合并于滴液漏斗中。

于 100ml 三颈烧瓶中加 25ml 纯化水、1.40g NaOH，搅拌溶解。在 0℃~5℃缓慢加入 3.20g 扑热息痛，待溶液澄清后，于 0℃~5℃均匀滴加制得的乙酰水杨酰氯。加毕，测 pH 值，控制 pH 值不小于 10，保温搅拌 30min，抽滤，用冷水洗至中性。

粗品中加入适量95％乙醇，加热回流溶解，稍冷，加入活性炭脱色30min，趁热抽滤。滤液自然降温至 10℃以下，析出固体，抽滤，用少量95％乙醇洗涤，干燥，称量。熔点为 175℃~176℃，计算产率。

【注意事项】

1. 制备酰氯需无水，仪器必须干燥，且回流时需采用防潮装置。
2. 用 20％NaOH 溶液调节 pH 值不小于 10。

【思考题】

1. 为什么本反应需要 pH 值不小于 10？
2. 二氯亚砜作为酰氯化反应试剂的优点是什么？放出什么尾气？设计一个简易气体吸收装置。

3. 为什么本实验要将扑热息痛的酚羟基转化成酚钠盐？

4. 试解释 DMF 催化酰氯化反应的机理。

（齐庆蓉）

实验五　苦杏仁酸的制备——相转移催化法

【实验目的】

1. 掌握相转移催化反应的原理。

2. 掌握相转移催化剂的应用。

3. 掌握苦杏仁酸的制备原理及方法。

【安全须知】

氯仿不燃，有毒，为可疑致癌物，具刺激性，与明火或灼热的物体接触时能产生剧毒的光气。

氢氧化钠和硫酸均具有强腐蚀性，一定要小心取用。

【实验原理】

本实验采用相转移催化法制备苦杏仁酸。

相转移催化法：通常在两个不互溶的溶液相中，一相（一般是水相）内含有盐，通常是碱或亲核试剂。另一相是有机相，其中溶有待与盐反应的有机物。因为两相不互溶，反应无法进行，若加入相转移催化剂，通常是季铵、季磷卤化物和硫酸氢盐，其中含有亲脂性的阳离子，这种阳离子在水相和有机相中都具有良好的溶解度，当它和含盐的水相接触时，便与盐溶液中过量的阴离子发生阴离子交换。

$$Q^+X^-（水相）+ M^+Nu^-（水相）\rightleftharpoons Q^+Nu^-（水相）+M^+X^-（水相）$$

式中，Q^+ 为季铵离子；M^+Nu^- 为溶于水相的反应试剂；Nu^- 为反应试剂中的亲核基团，起亲核试剂作用的阴离子与 Q^+ 配对后，进入有机相。

$$Q^+Nu^-（水相）\rightleftharpoons Q^+Nu^-（有机相）$$

亲核试剂或碱（Nu）一旦进入非极性介质（有机溶剂）中，便发生取代或脱质子化反应，同时生成产物，而 Q^+ 与脱去基团（如果脱去基团是 X^-）生成离子对 QX 重新进入水相。

相转移催化循环式为

$$
\begin{array}{ccccl}
Q^+Nu^- + R\text{-}X & \longrightarrow & R\text{-}Nu + QX & 有机相 \\
\updownarrow & & \updownarrow & \\
Q^+Nu^- + R\text{-}M & \longrightarrow & M\text{-}Nu + QX & 水相
\end{array}
$$

相转移催化法的优点主要是通用、温和而且是催化性的。

具体到本实验，原理为

$$水相 \quad R_4\overset{+}{N}\overset{-}{Cl} + Na^+OH^- \rightleftharpoons R_4\overset{+}{N}OH^- + NaCl$$

$$有机相 \qquad\qquad\qquad\qquad R_4\overset{+}{N}OH^- \quad \downarrow CHCl_3$$

$$R_4\overset{+}{N}\overset{-}{Cl} + :CCl \rightleftharpoons R_4\overset{+}{N}\overset{-}{C}Cl_3 + H_2O$$

$$\downarrow C_6H_5CHO$$

【主要实验仪器】

电热套，冷凝管，100ml 三颈烧瓶，滴液漏斗，温度计。

【主要实验试剂】

本实验主要实验试剂见表 9-5。

表 9-5 苦杏仁酸的制备——相转移催化法主要实验试剂

名称	规格	用量	摩尔数	摩尔比
苯甲醛	化学纯	5.0ml	0.05mol	1
TEBA	化学纯	0.65g	—	—
氯仿	化学纯	8.0ml	0.10mol	—
33%NaOH	自制	20.0ml	—	—
二氯甲烷	化学纯	50.0ml	—	—
乙酸乙酯	化学纯	120.0ml	—	—

【实验操作】

在装有搅拌器、滴液漏斗、温度计和冷凝管的 100ml 三颈烧瓶中，加入苯甲醛、TEBA 和氯仿。开启搅拌器并缓慢加热，待温度升到 50℃～55℃时，缓慢滴入 33%NaOH 溶液 20ml，控制滴加速度，维持反应温度在 50℃～60℃，加毕，在此温度下继续搅拌 1h。

待反应混合物冷却至室温后，停止搅拌，加入 100ml 纯化水，用二氯甲烷萃取 2 次，每次用量为 25 ml，弃去有机相，此时水层为亮黄色透明状。水层用 50% H_2SO_4 酸化至 pH 值为 1~2，再用乙酸乙酯萃取 4 次，每次用量为 30ml。合并 4 次乙酸乙酯萃取液，用无水 Na_2SO_4 干燥。减压除去乙酸乙酯得粗产物。称量并计算产率。

此粗产物可按 1g 加 1.5ml 甲苯的比例进行重结晶，得纯产物。

【注意事项】

1. 若苯甲醛放置过久，使用前应先做纯化处理。
2. 严格控制 33%NaOH 溶液的滴加速度和反应温度。
3. 酸化时应保证反应液呈强酸性。

【思考题】

1. 请写出本实验反应机理。
2. 反应完毕后，用二氯甲烷和乙酸乙酯萃取的作用分别是什么？
3. 本实验中能否用无水 $CaCl_2$ 代替无水 Na_2SO_4 进行干燥，为什么？

（齐庆蓉）

实验六　硝苯地平的制备

【实验目的】

1. 掌握经典 Hantzsch 法一步合成硝苯地平的原理和方法。
2. 了解本实验中杂质可能的来源。

【安全须知】

乙酰乙酸甲酯毒性较小，有中等程度的刺激性和麻醉性，应加强设备密闭和操作场所的通风。

甲醇高度易燃，其蒸气与空气混合，能形成爆炸性混合物。吞食、与皮肤接触、吸入皆可致使机体中毒。短期暴露有严重损伤健康的危险。

【实验原理】

硝苯地平可用于预防和治疗冠心病、心绞痛，特别是变异型心绞痛和冠状动脉痉挛所致的心绞痛。可通过 Hantzsch 法一步合成硝苯地平。

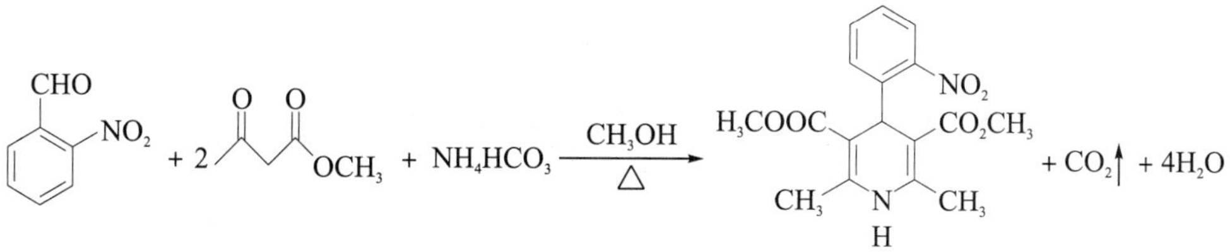

【主要实验仪器】

磁力搅拌器，25ml 圆底烧瓶，冷凝管。

【主要实验试剂】

本实验主要实验试剂见表 9-6。

表 9-6　硝苯地平的制备主要实验试剂

名称	规格	用量	摩尔数	摩尔比
邻硝基苯甲醛	化学纯	1.51g	0.010mol	1.0
乙酰乙酸甲酯	化学纯	3.02g	0.026mol	2.6
碳酸氢铵	化学纯	1.03g	0.013mol	1.3
甲醇	化学纯	3.0ml	—	—

【实验操作】

在 25ml 圆底烧瓶中加入邻硝基苯甲醛、乙酰乙酸甲酯、碳酸氢铵和甲醇，混合均匀后缓慢加热至 50℃，保温搅拌 1h，然后加热至回流，反应 1.5h，冷却至室温，析出黄色固体，抽滤，用少量甲醇洗涤，干燥，得到黄色固体。称量并计算产率。

【注意事项】

碳酸氢铵加热分解生成氨气、二氧化碳和水，是本反应的氨源。为了防止碳酸氢铵分解速度过快，分解时所产生的氨气不能被充分利用，降低反应产率，实验过程中先不加热原料混合物，搅拌至原料混合均匀后再开始缓慢加热。

【思考题】

1. 本实验中 Hantzsch 法的反应机理是什么？
2. 本实验中可能产生哪些副产物？

（齐庆蓉）

实验七　藜芦醛的制备——微波辐射法

【实验目的】

1. 掌握微波辐射药物合成的方法并了解微波加热方式与传统加热方式的区别。
2. 熟悉微波化学反应器的使用方法。

【安全须知】

微波对人体有危害，必须正确使用微波仪器，以防微波泄漏。

硫酸二甲酯属高毒类化合物，对眼、上呼吸道有强烈刺激作用，对皮肤有强腐蚀作用，取用时务必小心。

【实验原理】

微波是频率为 $3 \times 10^2 \, \text{MHz} \sim 3 \times 10^5 \, \text{MHz}$ 的电磁波。利用微波辐射代替传统加热方式用于有机合成是一项新技术。其优点是反应速度快、能耗低、操作方便、副产物少且产物易纯化。微波加热是通过偶极分子旋转（主要原因）和离子传导耗散微波能而实现的。在微波辐射作用下，极性分子为响应磁场方向变化，通过分子偶极以每秒数十亿次的高速旋转，使分子间不断碰撞和摩擦而产生热，这种加热方式较传统的热传导和热对流加热更迅速，而且是空间辐射加热，体系受热均匀。

藜芦醛是许多药物合成的中间体，一般用硫酸二甲酯作为甲基化试剂，在碱性水溶液中与香兰醛反应制得。由于硫酸二甲酯在水中溶解度较小，并易于水解，使得硫酸二甲酯大大过量，且反应时间长。有文献报道，可在无水有机溶剂中或用相转移催化技术制备藜芦醛，但也存在反应时间长、操作繁琐和成本高的缺点。在无溶剂条件下，以硫酸二甲酯为甲基化试剂，采用微波辐射技术进行甲基化反应制备藜芦醛，结果较满意。

【主要实验仪器】

微波化学反应器，研钵，50ml 圆底烧瓶，抽滤装置。

【主要实验试剂】

本实验主要实验试剂见表 9-7。

表 9-7 藜芦醛的制备——微波辐射法主要实验试剂

名称	规格	用量	摩尔数	摩尔比
香兰醛	化学纯	1.50g	0.010mol	1.0
无水碳酸钾	化学纯	1.60g	0.012mol	1.2
硫酸二甲酯	化学纯	1.5ml	0.016mol	1.6
5%NaOH	自制	调节 pH 值为 7	—	—

【实验操作】

先将香兰醛、无水碳酸钾充分研细，混匀，转入 50ml 圆底烧瓶，滴加硫酸二甲酯，混合均匀，置微波化学反应器中，装上冷凝管。在约 20mA 条件下，微波辐射 5min，加 10ml 5%NaOH 溶液，搅拌析出晶体，冷却后抽滤，冰水洗至中性，真空干燥，得白色固体，熔点为 42℃~43℃。称量并计算产率。

【注意事项】

1. 此反应无溶剂，一定要将固体混合均匀，否则会影响反应。
2. 微波化学反应器的正确使用步骤：①插电源插头；②打开微波化学反应器电源开关；③定时；④调节调压器，控制微波所需电流；⑤反应结束后，调压器调零，关闭微波化学反应器，拔下电源插头。

【思考题】

1. 为什么反应结束后加入 5%NaOH 溶液？
2. 微波辐射合成有哪些优势？

（尹红梅）

实验八 藜芦醛的制备——甲基化法

【实验目的】

1. 掌握甲基化法制备藜芦醛的原理和方法。
2. 学习薄层层析在有机合成中的应用。

【安全须知】

硫酸二甲酯属高毒类化合物，对眼、上呼吸道有强烈刺激作用，对皮肤有强腐蚀作用，取用时务必小心。

【实验原理】

硫酸二甲酯是常用的甲基化试剂。它的优点是反应活性强；因其沸点较高，必要时可在较高的温度下反应；不需昂贵的加压设备。其缺点是毒性较大。

【主要实验仪器】

磁力搅拌器，100ml 三颈烧瓶，温度计，滴液漏斗，抽滤装置。

【主要实验试剂】

本实验主要实验试剂见表 9-8。

表 9-8 藜芦醛的制备——甲基化法主要实验试剂

名称	规格	用量	摩尔数	摩尔比
香兰醛	化学纯	2.80g	0.018mol	1.00
硫酸二甲酯	化学纯	5.0ml	0.053mol	2.94
20％NaOH	自制	调节 pH 值为 9～10	—	—

【实验操作】

待油浴升温至 50℃～60℃，在 100ml 三颈烧瓶中加入香兰醛及 7ml 沸水，搅拌下加入 4ml 20％NaOH 溶液。以每两秒一滴的速度匀速滴入硫酸二甲酯，同时滴加适量 20％NaOH 溶液，保持溶液 pH 值为 9～10，直至硫酸二甲酯滴完。经薄层层析检测反应完全后，冷却析晶，抽滤，少量冰水洗至中性，真空干燥得白色固体，熔点为 42℃～43℃。称量并计算产率。

【注意事项】

1. 本实验中应使用新沸水。
2. 薄层层析采用硅胶 GF_{254} 薄层板，紫外灯下检视，溶剂为 95％乙醇，展开剂为石油醚-乙酸乙酯（4∶1）。

【思考题】

1. 如何利用薄层层析法判断反应是否完全？
2. 简述无溶剂条件下微波辐射合成藜芦醛与传统合成方法的特点。

（尹红梅）

实验九　藜芦酸的制备——氧化法

【实验目的】

1. 掌握氧化法制备藜芦酸的原理和方法。
2. 掌握有机化合物氧化还原反应方程式的配平。
3. 巩固薄层层析在有机合成中的应用。

【安全须知】

高锰酸钾具有一定的腐蚀性，吸入后可引起呼吸道损害，溅落眼睛内刺激结膜，重者致灼伤。高锰酸钾浓溶液或结晶对皮肤有腐蚀性，对组织有刺激性，刺激皮肤后皮肤呈棕黑色。高锰酸钾为强氧化剂，遇浓硫酸、铵盐能发生爆炸，遇甘油能引起自燃。其与有机物、还原剂、易燃物（如硫、磷等）接触或混合时有引起燃烧、爆炸的危险。

【实验原理】

高锰酸钾是一种反应强烈、应用广的氧化剂，可以在碱性、中性或酸性溶液中使用。当氢氧根离子浓度大于 $1mol/L$ 时，高锰酸根离子（MnO_4^-）还原为绿色的锰酸根离子（MnO_4^{2-}）。在弱碱性溶液中，最终产物是二氧化锰，锰原子氧化数变化量为 3，是比较合适的氧化过程。

在中性介质中氧化时，由于生成氢氧根离子而使混合物的 pH 值在反应中发生变化，有时使用镁盐来阻止碱性的增加。在无镁盐存在的情况下，氧化是一种碱性催化反应。

酸性催化反应的最终产物随所用有机物的性质而变化，通常高锰酸根离子转化为二价锰离子。

【主要实验仪器】

磁力搅拌器，250ml 三颈烧瓶，温度计，冷凝管，滴液漏斗，抽滤装置。

【主要实验试剂】

本实验主要实验试剂见表 9−9。

表 9—9　藜芦酸的制备——氧化法主要实验试剂

名称	规格	用量	摩尔数	摩尔比
藜芦醛	自制	2.40g	0.014mol	1.00
高锰酸钾	化学纯	2.10g	0.013mol	0.93
碳酸氢钠	化学纯	2.40g	—	—
6mol/L 盐酸	自制	适量	—	—

【实验操作】

在 250ml 三颈烧瓶中加 10ml 纯化水，油浴加热至 70℃时，加入碳酸氢钠和藜芦醛，继续加热至 80℃，搅拌下滴加高锰酸钾溶液（2.10g 高锰酸钾分次溶于 35ml 热水），滴加过程中反应混合物保持微沸，滴加完毕，回流 0.5h，薄层层析检测反应完全后，冷却，抽滤，少量纯化水洗，滤液中加入约 9ml 6mol/L 盐酸酸化至 pH 值为 1~2，析出沉淀，抽滤，少量纯化水洗，熔点为 177℃~180℃。称量并计算产率。

【注意事项】

1. 藜芦醛在空气中不稳定，必须贮藏在密闭棕色瓶内。
2. 薄层层析采用硅胶 GF$_{254}$ 薄层板，紫外灯下检视，溶剂为 95％乙醇，展开剂为石油醚－丙酮（8：3）。

【思考题】

1. 在本实验中高锰酸钾的还原产物是什么？如何除去？写出反应方程式并配平。
2. 为什么制备藜芦酸时滤液要酸化至 pH 值为 1~2？

（尹红梅）

实验十　埃索美拉唑的制备

【实验目的】

1. 掌握埃索美拉唑的制备方法。
2. 了解不对称催化的原理。

【安全须知】

四异丙氧基钛为无色可燃液体，对空气和水敏感，对眼、皮肤可能引起刺激作用，取用时应特别小心。

【实验原理】

埃索美拉唑是质子泵抑制剂，奥美拉唑的左旋异构体。可用于胃食管返流性疾病（GORD），包括侵蚀性返流性食管炎的治疗。可采用硫醚的不对称催化氧化制备。

5-甲氧基-2-{[(4-甲氧基-3，5-二甲基-2-吡啶基)甲基]硫代}-1H-苯并[d]咪唑 → 埃索美拉唑

【主要实验仪器】

磁力搅拌器，50ml 三颈烧瓶，分液漏斗，旋转蒸发仪，抽滤装置。

【主要实验试剂】

本实验主要实验试剂见表 9-10。

表 9-10 埃索美拉唑的制备主要实验试剂

名称	规格	用量	摩尔数	摩尔比
（S，S）-酒石酸二乙酯	化学纯	2.35g	11.4mmol	0.60
水	纯化水	0.05ml	2.7mmol	0.14
四异丙氧基钛	化学纯	1.60g	5.6mmol	0.30
5-甲氧基-2-{[（4-甲氧基-3，5-二甲基-2-吡啶基）甲基］硫代}-1H-苯并［d］咪唑	自制	6.20g	18.9mmol	1.00
N，N-二异丙基乙胺	化学纯	0.72g	5.6mmol	0.30
84%氢过氧化枯烯	化学纯	3.30g	18.2mmol	0.96
甲苯	化学纯	25.00ml	—	—

【实验操作】

将纯化水（0.05ml）、（S，S）-酒石酸二乙酯和四异丙氧基钛加入 5-甲氧基-2-{［（4-甲氧基-3，5-二甲基-2-吡啶基）甲基］硫代}-1H-苯并［d］咪唑的甲苯（25ml）悬浮液中，并于 54℃搅拌 50min，再将温度设为 30℃，加入 N，N-二异丙基乙胺和氢过氧化枯烯（84%，3.30g，18.2mmol）。1h 后 5-甲氧基-2-{［（4-甲氧基-3，5-二甲基-2-吡啶基）甲基］硫代}-1H-苯并［d］咪唑的转化率为 92%，亚砜：砜为 76：1，亚砜的光学纯度（ee）值＞94%。反应液用 12.5%氨水提取三次

（3×20ml），合并，加入甲基异丁基酮（9ml），用乙酸调节水相 pH 值，再用甲基异丁基酮 9ml 提取，合并有机层，加入 49.6％氢氧化钠溶液（1.07g，13.2mmol）和乙腈（70ml）。浓缩溶剂，使产物逐渐沉淀，得白色固体。称量并计算产率，且测定 *ee* 值。

【注意事项】

1. 水是催化体系重要的组成部分，切记加入。
2. 分液时注意区分水相和有机相。

【思考题】

1. 不对称催化有何特点？
2. N，N−二异丙基乙胺在反应中起什么作用？
3. *ee* 值如何确定？

（齐庆蓉）

实验十一　2−甲基−2−己醇的制备——格氏反应

【实验目的】

1. 掌握通过格氏反应制备 2−甲基−2−己醇的原理和方法。
2. 掌握无水反应的操作要求。
3. 掌握无水乙醚的使用注意事项。

【安全须知】

乙醚具有特殊刺激气味，极易挥发。其蒸气与空气可形成爆炸性混合物，遇明火、高热极易燃烧爆炸。其与氧化剂能发生强烈反应，在空气中久置后能生成有爆炸性的过氧化物。乙醚还具有全身麻醉作用，使用时不能发生泄漏，全面通风，且远离火种、热源。

【实验原理】

卤代烃在无水乙醚或四氢呋喃中与金属镁作用生成烷基卤化镁 RMgX，这种有机镁化合物被称为格氏试剂（Grignard Reagent）。格氏试剂可以与醛、酮等化合物发生加成反应，经水解后生成醇，这类反应称为格氏反应（Grignard Reaction）。格氏试剂是有机合成中应用最为广泛的试剂之一，是由法国化学家格林尼亚（V. Grignard）发现的。2−甲基−2−己醇可通过格氏反应来制备。

$$n\text{-}C_4H_9Br + Mg \xrightarrow{\text{无水乙醚}} n\text{-}C_4H_9MgBr$$

$$n\text{-}C_4H_9MgBr + CH_3COCH_3 \xrightarrow{\text{无水乙醚}} n\text{-}C_4H_9\overset{\displaystyle OMgBr}{\underset{}{C}}(CH_3)_2$$

$$n\text{-}C_4H_9\overset{\displaystyle OMgBr}{\underset{}{C}}(CH_3)_2 + HOH \xrightarrow{H^+} n\text{-}C_4H_9\overset{\displaystyle OH}{\underset{}{C}}(CH_3)_2$$

【主要实验仪器】

磁力搅拌器，250ml 三颈烧瓶，温度计，冷凝管，蒸馏装置，滴液漏斗。

【主要实验试剂】

本实验主要实验试剂见表 9-11。

表 9-11　2-甲基-2-己醇的制备——格氏反应主要实验试剂

名称	规格	用量	摩尔数	摩尔比
镁	化学纯	3.1g	0.13mol	1
正溴丁烷	化学纯	13.5ml	0.13mol	1
无水乙醚	分析纯	65.0ml	—	—
丙酮	化学纯	9.5ml	0.13mol	1

【实验操作】

250ml 三颈烧瓶上装冷凝管和滴液漏斗，在冷凝管的上口装上 $CaCl_2$ 干燥管。瓶内放置 3.1g 镁和 15ml 无水乙醚。在滴液漏斗中加入 13.5ml 正溴丁烷和 15ml 无水乙醚，混合均匀，得到正溴丁烷乙醚溶液。在不搅拌的情况下，先向三颈烧瓶中滴加 80 滴正溴丁烷乙醚溶液，然后局部加热直至溶液出现灰白色沉淀。反应开始比较剧烈，待反应缓和后，从冷凝管上口加入 25ml 无水乙醚，开启搅拌器，并滴入其余的正溴丁烷乙醚溶液。控制滴加速度，维持乙醚溶液呈微沸状态。加完后，用油浴加热回流 15min。然后，在冰水浴冷却下从滴液漏斗滴加 9.5ml 丙酮和 10ml 无水乙醚的混合液，加入速度仍维持乙醚微沸。加完后，在室温条件下继续搅拌 15min。

将反应瓶在冰水浴中冷却，且在搅拌下自滴液漏斗分批加入 100ml 10％ H_2SO_4（开始宜慢，以后可以逐渐加快滴速）。待反应液无固体后，将溶液倒入分液漏斗中，分出醚层，水层每次用 25ml 95％乙醚萃取 2 次。合并醚层，用 5％ Na_2CO_3 溶液洗涤 2 次，每次 15ml，然后再用饱和 NaCl 溶液洗至中性，最后用无水 Na_2SO_4 干燥。

将干燥后的粗产物乙醚溶液滤入干燥的蒸馏装置，回收乙醚后，收集 137℃～141℃的馏分。称重、测量体积，计算密度和收率。

【注意事项】

1. 所有的反应仪器及试剂必须充分干燥（正溴丁烷用无水 $CaCl_2$ 干燥后蒸馏；丙

酮用无水 K_2CO_3 干燥后蒸馏）。

2. 为了使开始反应时正溴丁烷局部浓度较大，易于反应发生，搅拌应在开始反应后进行。

【思考题】

1. 本实验可能有哪些副反应？如何避免或尽量减少这些副反应？

2. 反应若不能立即开始，可采取哪些措施？如反应未真正开始，却加了大量的正溴丁烷，有何影响？

3. 常见干燥剂有哪些？试述它们的应用范围。为什么本实验中得到的粗产物不能用 $CaCl_2$ 干燥？

（齐庆蓉）

实验十二　吉非替尼的合成

【实验目的】

1. 掌握吉非替尼的合成原理。
2. 了解吉非替尼的工艺设计思路。

【安全须知】

氢氧化钠具有强腐蚀性，取用时务必小心。

【实验原理】

吉非替尼（Gefitinib，伊瑞可，易瑞沙）是一种口服表皮生长因子受体酪氨酸激酶（EGFR-TK）抑制剂。对 EGFR-TK 的抑制可阻碍肿瘤的生长、转移和血管生成，并促进肿瘤细胞的凋亡。适用于治疗既往接受过化学治疗的局部晚期或转移性非小细胞肺癌（NSCLC）。

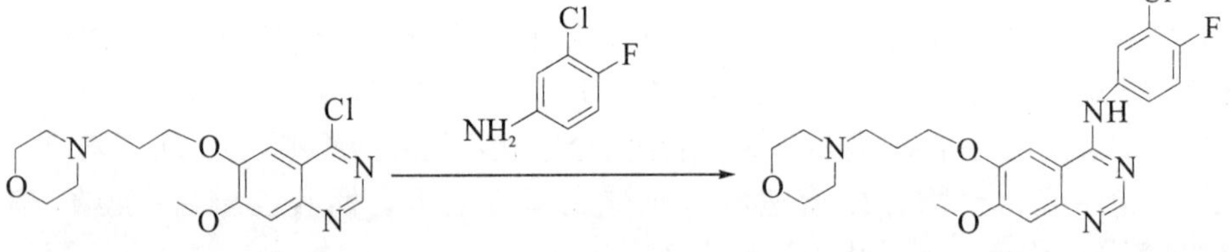

4-氯-7-甲氧基-6-[3-
（4-吗啉基）丙氧基］喹唑啉

【主要实验仪器】

磁力搅拌器，100ml 三颈烧瓶，温度计，冷凝管，抽滤装置。

【主要实验试剂】

本实验主要实验试剂见表 9-12。

表 9-12　吉非替尼的合成主要实验试剂

名称	规格	用量	摩尔数	摩尔比
4-氯-7-甲氧基-6-［3-(4-吗啉基) 丙氧基］喹唑啉	自制	3.37g	0.010mol	1.0
3-氯-4-氟-苯胺	化学纯	1.61g	0.011mol	1.1
异丙醇	化学纯	35.0ml	—	—
20%NaOH	自制	调节 pH 值为 9	—	—

【实验操作】

在 100ml 三颈烧瓶中加入 4-氯-7-甲氧基-6-［3-(4-吗啉基) 丙氧基］喹唑啉和异丙醇，搅拌下分批加入 3-氯-4-氟-苯胺，加毕，加热回流 1h。冷却至约 30℃，抽滤，滤饼减压干燥。向所得固体中加入 100ml 纯化水，加热至 60℃，用 20%NaOH 溶液调节 pH 值为 9，冷却后析晶，抽滤，滤饼用乙酸乙酯重结晶，得白色固体，熔点为 190.0℃～191.2℃。称量并计算产率。

【注意事项】

1. 3-氯-4-氟-苯胺是低熔点固体，请注意保存及称量条件。
2. 调节 pH 值时搅拌尽量均匀。

【思考题】

1. 此反应可以用甲醇作溶剂吗？为什么？
2. 反应后加碱处理的目的是什么？

（齐庆蓉）

参考文献

方文彦，冷志红，肖志音，2008. 熔融法合成盐酸二甲双胍 ［J］. 合成化学，16（5）：617-618.

许同桃，温委委，陶永，等，2010. 盐酸二甲双胍的合成工艺研究 ［J］. 化工时刊，24（9）：17-19.

陈战国，王书欣，刘谦光，等，2001. 盐酸二甲双胍合成过程中最佳条件的选择及提高产品纯度新途径 ［J］. 陕西师范大学学报（自然科学版），29（4）：84-86.

尤启冬，2000. 药物化学实验与指导 ［M］. 北京：中国医药科技出版社.

李公春，田源，李存希，等，2015. 硝苯地平的合成 [J]. 浙江化工，46（3）：26－29.

Cotton H，Elebring T T，Larsson M，et al，2000. Asymmetric synthesis of esomeprazole [J]. Tetrahedron Asymmetry，11（18）：3819－3825.

陈任宏，叶连宝，袁萍，2012. 吉非替尼合成工艺的研究 [J]. 中国药学杂志，47（13）：1084－1087.

徐建康，车大庆，赵宗敏，等，2012. 吉非替尼的合成工艺研究 [J]. 华西药学杂志，27（4）：362－364.

刘筱琴，周琳，高小丽，等，2017. 抗肿瘤药物吉非替尼的合成工艺研究 [J]. 化学研究与应用，29（9）：1398－1401.

吴勇，成丽，2008. 现代药学实验教程 [M]. 成都：四川大学出版社.

第十章　药剂学实验

实验一　溶液型与胶体型液体制剂的制备

【实验目的】

1. 掌握液体制剂制备过程的各项基本操作。
2. 掌握溶液型、胶体型液体制剂配制的特点和质量检查方法。
3. 了解液体制剂中常用附加剂的正确使用。

【实验指导】

溶液型液体制剂是指小分子药物分散在溶剂中制成的均匀分散的供内服或外用的液体制剂。溶液的分散相小于 1nm，均匀、澄明并能通过半透膜。溶剂为水、乙醇、丙二醇、甘油或其混合液等。常见的溶液型液体制剂有：溶液剂、糖浆剂、酊剂、醑剂、酏剂、甘油剂等。溶液剂的常见制备方法有三种：溶解法、稀释法和化学反应法。

增溶与助溶是增加难溶性药物在水中溶解度的有效手段。如用聚山梨酯 80 增加薄荷油的溶解度；利用 KI 与 I_2 形成络合物，制得浓度较高的碘制剂。有机药物常用的络合助溶剂是有机酸及由其羧基衍生物生成的酸或盐，亦可以是酰胺类化合物。

胶体型液体制剂是指某些药物以 1nm～100nm 大小的质点分散于适当分散介质中的制剂。胶体型液体制剂所用的分散介质大多数为水，少数为非水溶剂，如乙醇、丙酮等。本实验中，甲酚皂溶液是钠肥皂形成胶团，使微溶于水的甲酚增溶而制得的稠厚的红棕色胶体溶液。

胶体型液体制剂的配制过程基本上与溶液型液体制剂类同。高分子的溶解是一个缓慢的过程，可分为溶胀和溶解两个阶段。在配制高分子溶液时，宜分次将药物撒布在水面上或将药物黏附于已湿润的器壁上，使之迅速地自然溶胀而胶溶。制备时，通常液体药物量取比称取方便，量取体积单位常用 ml 或 L；固体药物是称重，单位是 g 或 kg。相对密度有显著差异的药物量取或称重时，需要考虑其相对密度。以液滴计数的药物要用标准滴管，且需预先进行测定。在 20℃时，标准滴管 1ml 纯化水相当于 20 滴，其重量误差为 0.90g～1.10g。药物的称量次序通常按处方记载顺序进行，有时亦需变更，特别是麻醉药应最后称取，且需有人核对并登记用量。

量取液体药物后应用少量纯化水荡洗量具，荡洗液合并于容器中。

药物加入的次序，一般先加入潜溶剂、助溶剂、稳定剂等附加剂；固体药物中难溶性药物应先加入溶解；易溶性药物、液体药物及挥发性药物后加入；酊剂特别是含树脂性的药物加到水性混合液中时，速度宜慢，且需随加随搅。为了加速溶解，可将药物研细，以配方溶剂量的 $1/2\sim3/4$ 来溶解，必要时可搅拌或加热，但受热不稳定的药物以及遇热反而难溶解的药物则不应加热。原则上，固体药物应另用容器溶解，以便必要时加以过滤（有异物混入或者为了避免溶液间发生配伍变化），并加溶剂至定量。

胶体溶液配方中遇有电解质时，需制成保护胶体防止凝聚、沉淀。遇有浓醇、糖浆、甘油等具有脱水作用的液体时，需用溶剂稀释后加入。如需过滤时，所选用滤材应与胶体溶液荷电性相适应，最好采用不带电荷滤器，以免凝聚。

成品应进行质量检查，合格后选用适宜的洁净容器包装，并以标签（内服药用白底蓝字或黑字标签；外用药用白底红字标签）标明用法、用量。

【实验仪器与材料】

1. 仪器。

分析天平，量筒，量杯，玻棒，细口瓶等。

2. 材料。

薄荷油，滑石粉，轻质 $MgCO_3$，活性炭，聚山梨酯 80，90％乙醇，纯化水，I_2，KI，甲酚，菜油，NaOH，软肥皂，胃蛋白酶，稀盐酸，甘油等。

【实验内容】

1. 薄荷水的制备。

（1）处方（见表 10−1）。

表 10−1　薄荷水的处方组成

	Ⅰ	Ⅱ	Ⅲ
薄荷油（ml）	0.2	0.2	2.0
滑石粉（g）	1.5	—	—
聚山梨酯 80（g）	—	1.2	2
90％乙醇（ml）	—	—	60
纯化水（ml）	加至 100.0	加至 100.0	加至 100.0

（2）操作。

①处方Ⅰ用分散溶解法：取薄荷油，加滑石粉，在研钵中研匀，移至细口瓶中，加入纯化水，加盖，振摇 10min 后，反复过滤至滤液澄明，再由滤器上加适量纯化水，使总体积为 100ml，即得。

另用轻质 $MgCO_3$、活性炭各 1.5g，分别按上法制备薄荷水。记录不同分散剂制备薄荷水所观察到的结果。

②处方Ⅱ用增溶法：取薄荷油，加聚山梨酯 80 搅匀，加入纯化水充分搅拌溶解，过滤至滤液澄明，再由滤器上加适量纯化水，使总体积为 100ml，即得。

③处方Ⅲ用增溶－潜溶剂法：取薄荷油，加聚山梨酯 80 搅匀，在搅拌下，缓慢加入 90％乙醇及纯化水适量溶解，过滤至滤液澄明，再由滤器上加适量纯化水使总体积为 100ml，即得。

（3）操作注意事项。

①本品为薄荷油的饱和水溶液（约 0.05％，V/V），处方用量为溶解量的 4 倍，配制时不能完全溶解。

②滑石粉等分散剂应与薄荷油充分研匀，以利于发挥其作用，加速薄荷油溶解过程。

③聚山梨酯 80 为增溶剂，应先与薄荷油充分搅匀，再加纯化水溶解，以利于发挥增溶作用，加速薄荷油溶解过程。

2. 复方碘溶液的制备。

（1）处方：I_2 1g，KI 2g，加纯化水至 20ml。

（2）操作：取 KI，加纯化水适量，配成浓溶液，再加 I_2 溶解后，加入适量的纯化水，使总体积为 20ml，即得。

（3）操作注意事项。

①I_2 在水中溶解度小，加入 KI 作助溶剂。

②为使 I_2 迅速溶解，宜先将 KI 加适量纯化水配制成浓溶液，然后加入 I_2 溶解。

③I_2 有腐蚀性，勿使之接触皮肤与黏膜。

3. 甲酚皂溶液的制备。

（1）处方。

①处方Ⅰ：甲酚 25ml，菜油 8.65g，NaOH 1.35g，加纯化水至 50ml。

②处方Ⅱ：甲酚 25ml，软肥皂 25g，加纯化水至 50ml。

（2）操作。

①处方Ⅰ：取 NaOH，加纯化水 5ml，溶解后，加菜油，置水浴上加热（50℃～60℃）搅拌至呈土黄粘状半固体，稍冷后，加甲酚，搅匀，放冷，再加入适量纯化水，使总体积为 50ml，混合均匀，即得。

②处方Ⅱ：将甲酚、软肥皂一起搅拌使溶解，添加适量纯化水至 50ml，搅拌均匀，即得。

分别取经处方Ⅰ与处方Ⅱ制得的成品 1ml，各加纯化水稀释至 100ml，观察并比较其外观。

（3）操作注意事项。

①甲酚与苯酚的性质相似，较苯酚的杀菌力强，较高浓度时对皮肤有刺激性，操作宜慎。

②甲酚在水中溶解度小（1：50），利用软肥皂增溶作用制成 50％甲酚皂溶液。

③处方Ⅰ中皂化程度完全与否与成品质量有密切关系，可加少量 95％乙醇（约为成品总量的 5.5％）而加快皂化速度，待反应完全后再加热除醇。

④甲酚、软肥皂、纯化水三组分形成的溶液是一个复杂的三元体系，因三者比例不同，可分别呈现均相、两相和凝胶状态。上述三组分制得的成品为澄清溶液，且用纯化水稀释后不呈现浑浊现象。

4. 胃蛋白酶合剂的制备。

（1）处方：胃蛋白酶 1.20g，稀盐酸 1.20ml，甘油 12.0ml，加纯化水至 60ml。

（2）操作：取稀盐酸与处方量约 2/3 的纯化水混合后，将胃蛋白酶撒在液面使其膨胀溶解，必要时轻轻搅拌，加甘油混匀，并加适量纯化水至 60ml，即得。

（3）操作注意事项。

①胃蛋白酶极易吸潮，称取操作宜迅速。胃蛋白酶的消化力应为 1∶3000，若用其他规格则用量应按规定折算。

②强力搅拌，以及用棉花、滤纸过滤，对胃蛋白酶的活性和稳定性均有影响，故应注意操作，其活性通过实验可作比较。

【实验结果与讨论】

1. 薄荷水：实验比较 3 个处方不同方法制备的制剂的异同，记录于表 10-2，并说明各自的特点与适用性。

表 10-2　不同方法制得薄荷水的性状

处方	成分	pH 值	澄清度	嗅味
Ⅰ	滑石粉			
	$MgCO_3$（轻质）与活性炭			
Ⅱ	聚山梨酯 80			
Ⅲ	聚山梨酯 80 和 90％乙醇			

2. 复方碘溶液：描述成品外观性状，观察 KI 溶解的水量与加入 I_2 的溶解速度。

3. 甲酚皂溶液：比较阐述按处方Ⅰ与处方Ⅱ所制的成品能否在加任意量纯化水稀释后，得澄明溶液。

4. 胃蛋白酶合剂：记录胃蛋白酶在水中的溶解速度并解释原因。

【思考题】

1. 制备薄荷水时加入滑石粉、轻质 $MgCO_3$、活性炭的作用分别是什么？还可选用哪些具有类似作用的物质？制得澄明液体的关键操作是什么？

2. 薄荷水中加入聚山梨酯 80 的增溶效果与其用量（临界胶束浓度）有关，临界胶束浓度可用哪些方法测定？

3. 复方碘溶液中碘有刺激性，口服时宜做何处理？

4. 复方薄荷脑滴鼻剂若出现浑浊，试说明其原因。

5. 试写出甲酚皂溶液制备过程涉及的皂化反应式。有哪些其他植物油可代替菜油，对成品的杀菌效力有无影响？

6. 简述影响胃蛋白酶活性的因素及预防措施。

（尹宗宁）

实验二 混悬型液体制剂的制备

【实验目的】

1. 掌握混悬型液体制剂的一般制备方法。
2. 熟悉按照药物性质选用合适的稳定剂的方法。
3. 掌握混悬型液体制剂的质量评价方法。

【实验指导】

混悬型液体制剂（简称混悬剂）系指难溶性固体药物分散在液体分散介质中形成的非均相分散体系。

对于优良的混悬型液体制剂，除有一般液体制剂要求外，应有一定的质量要求：药物的化学性质稳定；微粒细腻，分散均匀；微粒沉降较慢，下沉的微粒经振摇能迅速再均匀分散，不应结成饼块；微粒大小及液体的黏度均应符合用药要求，易于倾倒且分剂量准确；外用混悬型液体制剂应易于涂布于皮肤患处，且不易被擦掉或流失。

根据 Stokes 定律 $v=\dfrac{2r^2(\rho_1-\rho_2)g}{9\eta}$ 可知，要制备沉降缓慢的混悬液，首先应考虑减小微粒半径（r），再减小微粒与液体介质密度差（$\rho_1-\rho_2$），或增加介质黏度（η），因此制备混悬型液体制剂应先将药物研细，并加入助悬剂如天然胶类、合成的天然纤维类、糖浆类，以增加黏度，降低沉降速度。

混悬型液体制剂中微粒分散度大，有较大的表面自由能，体系处于不稳定状态，有聚集的趋向，根据公式 $\Delta F=\delta_{SL}\cdot\Delta A$，$\Delta F$ 为微粒总的表面自由能的改变值，决定于固液间界面张力 δ_{SL} 和微粒总表面积的改变值 ΔA，在混悬型液体制剂中可加入表面活性剂以降低 δ_{SL}，降低微粒表面自由能，使体系稳定，表面活性剂又可以作为润湿剂，有效地使疏水性药物被水润湿，从而克服微粒吸附空气而漂浮的现象（如硫磺粉末分散在水中时）；也可以加入适量的絮凝剂（与微粒表面所带电荷相反的电解质），使微粒 ζ电位降低到一定程度，则微粒发生部分絮凝，随之微粒总表面积的改变值 ΔA 减小，表面自由能的改变值 ΔF 下降，混悬型液体制剂相对稳定，且絮凝所形成的网状疏松的聚集体使沉降体积变大，振摇时易再分散。有的产品为了增加混悬型液体制剂的流动性，可以加入适量的与微粒表面电荷相同的电解质（反絮凝剂），使 ζ 电位增大，由于同性电荷相斥而减少了微粒的聚结，使沉降体积变小，混悬液流动性增加，易于倾倒。

混悬型液体制剂一般配制方法有分散法与凝聚法。

分散法：将固体药物粉碎成微粒，再根据主药的性质混悬于分散介质中并加入适宜的稳定剂。亲水性药物可先干研磨至一定细度，加纯化水或高分子溶液。水性溶液加液研磨时通常以药物 1 份，加 0.4～0.6 份液体分散介质为宜。遇水膨胀的药物配制时不采用加液研磨。疏水性药物可加润湿剂或高分子溶液研磨，使药物颗粒润湿，在颗粒表面形成带电的吸附膜，最后加水性分散介质稀释至足量，混匀即得。

凝聚法：将离子或分子状态的药物借物理或化学方法在分散介质中聚集成新相。化学凝聚法是将两种或两种以上的药物分别制成稀溶液，混合并急速搅拌，使之发生化学反应，制成混悬型液体制剂；也可改变溶剂或浓度制成稀混悬型液体制剂。溶剂改变时的速度越剧烈，析出的沉淀越细，所以配制合剂时，常将酊剂、醑剂缓缓加到水中并快速搅拌，使制成的混悬型液体制剂细腻，微粒沉降缓慢。

混悬型液体制剂的成品包装后，在标签上注明"用时摇匀"。为了安全起见，剧毒药或剂量小的药物不应制成混悬型液体制剂。

【实验仪器与材料】

1. 仪器。

分析天平，量筒，研钵，刻度试管，表面皿等。

2. 材料。

ZnO，$BaSO_4$，硫磺，炉甘石，樟脑，液化酚，甘油，西黄蓍胶，羧甲基纤维素钠，聚山梨酯 80，$AlCl_3$，柠檬酸钠，纯化水，95％乙醇，软肥皂等。

【实验内容】

1. 药物亲水与疏水性质的观察。

分别将少许 ZnO、$BaSO_4$、硫磺、炉甘石、樟脑等粉末置于表面皿上，再分别在粉末上滴加 1 滴纯化水，观察粉末与水接触的现象。分辨其亲水性、疏水性，并记录于实验报告上。

2. 炉甘石洗剂的制备。

比较不同稳定剂对炉甘石洗剂的稳定作用。

(1) 处方（见表 10－3）。

表 10－3　炉甘石洗剂处方组成

	处方号					
	1	2	3	4	5	6
炉甘石（g）	3.00	3.00	3.00	3.00	3.00	3.00
ZnO（g）	1.50	1.50	1.50	1.50	1.50	1.50
液化酚（g）	0.15	0.15	0.15	0.15	0.15	0.15
甘油（g）	1.50	1.50	1.50	1.50	1.50	1.50
西黄蓍胶（g）	0.15	—	—	—	—	—
羧甲基纤维素钠（g）	—	0.15	—	—	—	—
聚山梨酯 80（g）	—	—	0.60	—	—	—

续表

	处方号					
	1	2	3	4	5	6
AlCl₃（g）	—	—	—	0.036		—
柠檬酸钠（g）	—	—	—	—	0.15	—
纯化水（ml）	加至 50	加至 50	加至 50	加至 50	加至 50	加至 50

（2）操作。

①稳定剂的制备：a. 称取西黄蓍胶 0.15g，加 95％乙醇数滴，润湿均匀，加纯化水 20ml 于研钵中，研成 0.75％的胶浆。b. 称取羧甲基纤维素钠（CMC－Na）0.15g，加 20ml 纯化水，加热溶解而成胶浆。c. 称取聚山梨酯 80 配成 10％的水溶液备用。d. 称取 AlCl₃ 配成 0.36％水溶液，取用 10ml。e. 称取柠檬酸钠 0.15g，加纯化水 10ml 溶解，备用。

②称取过 100 目筛的炉甘石、ZnO 于研钵中，按各处方加入纯化水或稳定剂溶液研成糊状，再加液化酚、甘油研匀，最后加纯化水至足量，研磨均匀，即得 1～6 号处方洗剂，6 号为对照管。

③将以上 1～6 号处方洗剂分别倒入 6 个有刻度的量筒或试管中，塞住管口，振摇相同次数，分别放置 15min～120min，记录各时间点的沉降体积（H_0 为初始高度，H 为静置一段时间后观察沉降面不再改变时沉降物的最终高度），计算各个放置时间的沉降体积比（F），$F = H/H_0$，记录结果。

④最后，将量筒或试管倒置翻转（即翻转 180°为一次），记录放置 120min 后试管底沉降物分散完全的翻转次数。

（3）操作注意事项。

①按各处方配制时注意同法操作，与第一次加量及研磨力度尽可能一致。

②比较用刻度试管或量筒，尽可能大小、粗细一致，记录高度以"ml"为单位。

3. 复方硫磺洗剂的制备。

（1）处方：硫磺 3.0g，ZnSO₄ 3.0g，樟脑醋 25.0ml，稳定剂（通过筛选得到），加纯化水至 100.0ml。

（2）操作：根据配方主药性质选择稳定剂。

①表面活性剂等润湿剂对疏水性药物硫磺混悬液的作用：称取硫磺置研钵中，按处方（见表 10－4）分别加入纯化水、甘油与 95％乙醇、软肥皂与少量纯化水、聚山梨酯 80 和少量纯化水研磨，再分别缓缓加入纯化水，边加边研磨，直至足量。分别倒入试管中，振摇，静置，观察现象，比较各稳定剂的作用。

表 10－4 稳定剂的筛选

	编号			
	1	2	3	4
硫磺（g）	0.20	0.20	0.20	0.20
95％乙醇（ml）	—	2.00	—	—

续表

	编号			
	1	2	3	4
甘油（g）	—	1.00	—	—
软肥皂（g）	—	—	0.02	—
聚山梨酯80（g）	—	—	—	0.03
纯化水（ml）	加至 10.0	加至 10.0	加至 10.0	加至 10.0

②根据上述实验结果选择稳定剂，拟定配制方法，制成稳定的复方硫磺洗剂。

（3）操作注意事项。

①用同样配制方法，观察疏水性药物中加入润湿剂的现象。

②软肥皂与 $ZnSO_4$ 可生成不溶性的锌皂，故在复方硫磺洗剂中不能选用软肥皂作稳定剂。

③樟脑醑为樟脑的乙醇溶液，应以细流缓缓加入，并急速搅拌，使樟脑不致析出大颗粒。

【实验结果与讨论】

1. 记录亲水性药物与疏水性药物的实验结果。

2. 炉甘石洗剂。

（1）制备炉甘石洗剂，比较不同稳定剂的作用，将实验结果填于表 10-5。

表 10-5　沉降体积比与沉降时间的关系

沉降时间（min）	H（ml）						F					
	处方号						处方号					
	1	2	3	4	5	6	1	2	3	4	5	6
0												
15												
30												
60												
90												
120												

（2）记录各时间点静置一段时间后观察沉降面不再改变时沉降物的最终高度（H），计算沉降体积比（F），$F = H/H_0$。以 F 为纵坐标，时间为横坐标，在坐标纸上绘制炉甘石洗剂各处方的沉降曲线。同时记录 6 个处方中沉降物质再分散所需的翻转次数。得出结论。

3. 记录复方硫磺洗剂各处方样品质量情况，讨论不同稳定剂的作用。制订复方硫磺洗剂的制备工艺并选择稳定剂，制成稳定的复方硫磺洗剂。

【思考题】

1. 实验中判断药物疏水与亲水性质的依据是什么？
2. 比较炉甘石洗剂与复方硫磺洗剂制备方法有何不同。为什么？
3. 观察樟脑醑加到水中有什么现象出现？如何使产品微粒不至于过大？
4. 简述在实验中加入絮凝剂与反絮凝剂的意义。
5. 复方硫磺洗剂中还可加入什么稳定剂？

（尹宗宁）

实验三　乳剂型液体制剂的制备

【实验目的】

1. 掌握乳剂的一般制备方法及常见乳剂的鉴别方法。
2. 了解用乳化法测定乳化鱼肝油所需的 HLB 值。

【实验指导】

乳浊液（或称乳剂）是指两种互不相溶的液体混合，其中一相液体以液滴状态分散于另一相液体中形成的非均相分散体系。制备时常需在乳化剂作用下，通过外力做功，形成水包油（O/W）型或油包水（W/O）型等类型乳剂。乳剂的分散相液滴直径一般为 $0.1\mu m \sim 100\mu m$，由于表面积大，表面自由能大，因而具有热力学不稳定性，常需加入乳化剂才能使其稳定。

乳化剂通常为表面活性剂，其分子中的亲水基团和亲油基团所起作用的相对强弱可以用 HLB 值来表示。HLB 值高者，亲水基团的作用较强，即亲水性较强，反之则亲油性较强。此外，各种油被乳化生成某种类型乳剂所要求的 HLB 值并不相同，乳剂的形成、类型以及体系稳定性，与所选用的乳化剂的 HLB 值、分散相所要求 HLB 值、分散相的粒度大小、分散介质的黏度、乳剂 ζ 电位大小、微生物污染和温度等因素有关。生成的乳剂稳定的关键为乳化剂的 HLB 值和分散相所要求的 HLB 值应一致。然而单一的乳化剂的 HLB 值不一定恰好与被乳化油的要求相适应，所以常常将具有两种不同 HLB 值的乳化剂混合使用，以获得最适宜 HLB 值。混合乳化剂的 HLB 值为各个乳化剂 HLB 值的加权平均值，其计算公式为

$$HLB_{AB} = (HLB_A \cdot W_A + HLB_B \cdot W_B) / (W_A + W_B)$$

式中，HLB_{AB} 为混合乳化剂的 HLB 值；HLB_A 和 HLB_B 分别为乳化剂 A 和 B 的 HLB 值，W_A 和 W_B 分别为乳化剂的重量。

本实验采用乳化法测定鱼肝油（或液体石蜡）被乳化所需的 HLB 值。该法是将两种已知 HLB 值的乳化剂按上述公式以不同重量比例配合，制成一系列具有不同 HLB

值的混合乳化剂，然后分别与油相制成一系列乳剂；在室温或加速实验（如离心法等）条件下，观察分散液滴的分散度、均匀度或分层速度，将稳定性最佳的乳剂所用乳化剂的 HLB 值定为油相所需 HLB 值。在药物制剂的制备中，常用乳化剂的 HLB 值一般为 3~16，其中 HLB 值为3~8的为 W/O 型乳化剂，8~16 的为 O/W 型乳化剂。小量制备乳剂多在研钵中进行或于瓶中振摇制得，大量制备可用搅拌器、乳匀机、胶体磨或超声波乳化器等器械。乳剂制备时如以阿拉伯胶作乳化剂，常采用干胶法或湿胶法，本实验采用干胶法制备。

乳剂类型的鉴别，一般用稀释法或染色镜检法进行。

【实验仪器与材料】

1. 仪器。

分析天平，量筒，量杯，研钵等。

2. 材料。

鱼肝油，阿拉伯胶，西黄蓍胶，尼泊金乙酯，纯化水，菜油，石灰水，液体石蜡，司盘 80，聚山梨酯 80，苏丹红，亚甲蓝等。

【实验内容】

1. 鱼肝油乳的制备。

（1）处方：鱼肝油 6ml，阿拉伯胶 1.5g，西黄蓍胶 0.1g，尼泊金乙酯 0.05g，加纯化水至 25ml。

（2）操作。

①尼泊金乙酯醇溶液的配制：将尼泊金乙酯 0.05g 溶于 1ml 95％乙醇中，即得。

②将阿拉伯胶和西黄蓍胶置于干燥研钵中，研细，加入全量鱼肝油稍加研磨均匀，一次性加入 3ml 纯化水并沿同一方向用力搅拌，直至产生特别的"劈裂"乳化声，即成稠厚的初乳。然后用少量纯化水将初乳分次转移至量杯中，搅拌下滴加尼泊金乙酯醇溶液，最后加纯化水至全量，搅匀即得。

（3）操作注意事项：初乳的形成是乳剂制备的关键，研磨时应朝同一方向用力搅拌均匀。

2. 石灰搽剂的制备。

（1）处方：菜油 10ml，石灰水 10ml。

（2）操作：量取菜油及石灰水各 10ml，置同一试管中，用力振摇至初乳生成。

3. 乳剂类型的鉴别。

（1）稀释法：取试管 2 支，分别加入鱼肝油乳及石灰搽剂约 1ml，再分别加入纯化水约 5ml，振摇或翻倒数次，观察是否能均匀混合。

（2）染色镜检法：将上述乳剂分别涂于载玻片上，加油溶性苏丹红少许，在显微镜下观察外相是否被染色。另用水溶性亚甲蓝少许，同样在显微镜下观察外相染色情况。

4. 乳化鱼肝油（或液体石蜡）所需 HLB 值的测定。

（1）处方：鱼肝油（或液体石蜡）5ml，混合乳化剂 1g，加纯化水至 50ml。

（2）制备。

①用司盘 80（*HLB* 值为 4.3）、聚山梨酯 80（*HLB* 值为 15.0）配成 6 种混合乳化剂各 0.5g，使其 *HLB* 值分别为 4.3、6.0、8.0、10.0、12.0 和 14.0（见表 10-6）。计算各单个乳化剂的用量。

表 10-6　混合乳化剂组成

	编号					
	1	2	3	4	5	6
混合乳化剂 *HLB* 值	4.3	6.0	8.0	10.0	12.0	14.0
司盘 80（g）						
聚山梨酯 80（g）						

②取 6 支具塞刻度试管，各加入鱼肝油（或液体石蜡）5ml，再分别加入上述具有不同 *HLB* 值的混合乳化剂 1g，然后加纯化水至 10ml，加塞，振摇 2min，即成初乳。

（3）稳定性观察：将制成的初乳分别用纯化水稀释成 50ml，混合均匀，各取适量倒入粗细一致的试管中至等高，振摇，观察静置 0min、5min、10min、30min、60min 后油水两相的分离情况（代表乳剂的稳定性），分别记下各时间点各乳剂分层后上层的毫升数并计算沉降体积比（*F*）。

（4）操作注意事项：6 支具塞试管振摇时，振摇的强度应尽量一致。

【实验结果与讨论】

1. 乳剂的类型鉴别。

2. 鱼肝油（或液体石蜡）被乳化所需 *HLB* 值的测定。6 支具塞刻度试管经振摇后放置不同时间，观察并记录各乳剂的上层毫升数，填入表 10-7。根据实验结果，得出结论：鱼肝油（或液体石蜡）所需 *HLB* 值为_____，所制得的乳剂的类型为_____。

表 10-7　各乳剂经放置后上层毫升数

放置时间（min）	混合乳化剂 *HLB* 值					
	4.3	6.0	8.0	10.0	12.0	14.0
0						
5						
10						
30						
60						

【思考题】

1. 石灰搽剂制备的原理是什么？它属于何种类型乳剂？

2. 测定油的乳化所需 *HLB* 值有何实际意义？

（尹宗宁）

实验四　5‰维生素C注射液处方及工艺设计

【实验目的】

1. 熟悉用实验手段考察影响维生素C（抗坏血酸）稳定性的因素及增加其稳定性的方法，从而初步掌握拟订注射剂处方及制备工艺的方法。

2. 拟订5‰维生素C注射液的处方及制备工艺。

【实验指导】

药物的结构及其由此而决定的理化特性是决定药物及其制剂稳定与否的根本原因。其稳定性受多种因素影响，但任何药物都有一个相对稳定的最佳条件。稳定制剂处方的拟订，就是要通过一系列的实验，探索出影响稳定性的主要因素及药物稳定的最佳条件，最终达到制剂的有效性、稳定性和安全性要求。

维生素C不稳定的主要原因是分子中存在烯醇基，溶液状态时易于氧化。影响其氧化反应的主要因素是含氧量、金属离子、光线、温度、pH值等。如维生素C在pH值为5.5～6.0时最稳定，pH值为8.0～9.0时5min可被破坏80%～90%。本实验用比较性实验方法，在煮沸的条件下做加速试验，单独考虑各影响因素在不同条件下影响的程度，从而粗略地筛选出稳定的条件和工艺。

在研制中，对这样得到的处方和工艺尚需做进一步的实验研究，如处方的进一步筛选、加速试验、药理和临床试验、留样观察、质量标准的拟定等，其生产规模亦需由小变大，不断改进，最后才有可能筛选出比较理想的注射液处方和工艺。

【实验仪器与材料】

1. 仪器。

分析天平，量筒，烧杯，容量瓶，安瓿，紫外-可见分光光度计，pH酸度计，安瓿熔封仪等。

2. 材料。

注射用维生素C，$NaHCO_3$，丙酮，稀醋酸，淀粉，碘液，$NaHSO_3$，$Na_2S_2O_5$，Na_2SO_3，半胱氨酸，$CuSO_4$，乙二胺四乙酸二钠（EDTA-Na_2）等。

【实验内容】

1. pH值对维生素C的影响及缓冲剂的作用。

（1）方法：称取注射用维生素C 17.5g，加新鲜煮沸放冷的纯化水350ml使之溶解，将溶液分为7份。按表10-8要求，用$NaHCO_3$调pH值为3.0、4.0、5.0、6.0、7.0、7.6、原液（不调节pH值但需测定其pH值）作对照。分别先取每种pH值的溶液一定量在430nm处测定透光率（T）或含量作为加速试验前的质量标准。剩余溶液灌装于2ml安瓿中，熔封，分别编号，放入沸水中，做加速试验。定时取出2~3支安瓿，于430nm处测定透光率或含量，结果记录于表10-8中。

表10-8　pH值对维生素C溶液稳定性的影响

编号	pH值		不同时间维生素C的含量与透光率（T）				含量下降（%）
	规定	实测	0min	30min	60min	90min	
1	原液						
2	3.0						
3	4.0						
4	5.0						
5	6.0						
6	7.0						
7	7.6						

含量测定：精密量取样品1ml，加纯化水15ml稀释，加丙酮2ml（如无亚硫酸类抗氧剂时可不加），放置5min，加稀醋酸4ml、淀粉指示液1ml，用0.1mol/L碘液滴定至溶液呈蓝色即得。按下式计算维生素C含量。

$$维生素C含量（\%）= \frac{NV \times \dfrac{M}{2000}}{W} \times 100\%$$

式中，N为碘液浓度，V为滴定所用碘液体积，M为维生素C的相对分子质量，W为样品的重量。

（2）结果与讨论。

在直角坐标系上，以煮沸90min时样品的透光率和含量对pH值作图，依次推测维生素C的最适pH值范围、含量与颜色变化的差异。

2. 抗氧剂的选用。

方法：称取注射用维生素C 17.5g，加纯化水适量（约150ml）使其溶解，加NaHCO₃调节pH值为6.0±0.2，加新鲜煮沸放冷的纯化水至350ml，搅匀，过滤，按表10-9将溶液分成7份，每份50ml，加入抗氧剂，使之溶解后，灌封于2ml安瓿，分别编号。结果记录于表10-9中。

表10-9　抗氧剂对维生素C溶液稳定性的影响

编号	抗氧剂及使用浓度	不同时间维生素C的含量与透光率（T）				含量下降（%）
		0min	60min	120min	180min	
1	对照（不加抗氧剂）					
2	0.2%NaHSO₃					
3	0.2%Na₂S₂O₅					

续表

编号	抗氧剂及使用浓度	不同时间维生素 C 的含量与透光率（T）				含量下降（%）
		0min	60min	120min	180min	
4	0.2%Na_2SO_3					
5	0.2%半胱氨酸					
6	0.1%$Na_2S_2O_5$					
7	0.1%半胱氨酸					

3. 金属离子对维生素 C 稳定性的影响及络合剂的使用。

（1）方法：称取注射用维生素 C 25g，加纯化水使之溶解，使总容量为 200ml。精密吸取 20ml，按表 10－10 要求分别加入实验液后，再准确稀释至 50ml，混匀，灌封于 2ml 安瓿中，分别编号，放于沸水中煮沸，按规定时间取出 2～3 支安瓿测透光率及含量，结果记录于表 10－10 中。

表 10－10　金属离子对维生素 C 溶液稳定性的影响及络合剂的使用

编号	实验液		不同时间维生素 C 的含量与透光率（T）					含量下降（%）
	1×10^{-4}mol/L $CuSO_4$（ml）	1%EDTA－Na_2（ml）	0min	30min	60min	90min	120min	
A1	—	—						
A2	—	0.25						
A3	—	5						
B1	5	—						
B2	5	0.25						
B3	5	5						
C1	0.25	—						
C2	0.25	0.25						
C3	0.25	5						

4. 5%维生素 C 注射液的处方及制备工艺条件的拟订。

根据以上三个实验的初步结果，结合参考资料，拟出最佳处方，并写出制备工艺。

【思考题】

1. 此实验是单因素处方筛选，未能反映各因素间的交互影响，若要在此基础上做进一步处方筛选，实验应如何设计？

2. 写出维生素 C 的结构和理化性质。

3. 以不同时间点测得的透光率对煮沸时间作图，此曲线说明了什么问题？此项实验在处方和工艺上可提供什么参考？

4. 表 10－8、表 10－9 的结果说明什么问题？在处方和工艺上可提供什么参考？

5. 筛选抗氧剂时，为何要预先调节维生素 C 溶液的 pH 值？调节 pH 值为 6.0±0.2 的依据是什么？

6. 金属离子对维生素 C 溶液稳定性的影响及络合剂的使用实验结果说明什么问题？为处方和工艺设计提供了哪些依据？

（尹宗宁）

实验五　5‰维生素 C 注射液的制备

【实验目的】

1. 掌握手工生产注射剂的工艺操作过程及各工序操作要点。
2. 熟悉注射剂成品的质量检查内容及方法，了解影响成品质量的因素。

【实验指导】

注射剂系指将药物制成供注入体内的灭菌溶液、乳状液或混悬液，以及供临用前配成溶液或混悬液的无菌粉末或浓溶液。由于具有吸收快、作用迅速的特点，所以产品性质和质量要求都有别于其他制剂。注射剂的质量要求更为严格，以保证用药安全、有效。

合格的注射剂必须是无菌、无热原、澄明度合格，使用安全、无刺激性或刺激性很小，贮存期内稳定、有效。要达到此质量要求就必须在原料的选用，制备环境和设备、制备方法、包装材料以及质量控制等方面，严格遵守在实验基础上为某一制剂拟订的技术操作规程和质量控制标准，并在生产中不断发现问题，总结经验，不断提高。

注射剂生产流程为重蒸馏水→注射用水→配液→过滤→封口→灭菌→检漏→灯检→质检→印字→包装；空安瓿→检验→洗涤→烘干。

【实验仪器与材料】

1. 仪器。

分析天平，安瓿，澄明度检测仪，pH 酸度计，G_3 垂熔漏斗，微孔滤膜，安瓿熔封仪等。

2. 材料。

维生素 C，$NaHCO_3$，焦亚硫酸钠，乙二胺四乙酸二钠（EDTA－Na_2），注射用水，CO_2，氢氧化钠溶液，盐酸等。

【实验内容】

1. 5‰维生素 C 注射液的制备。

（1）处方：维生素 C 10.0g，$NaHCO_3$ 4.66g，焦亚硫酸钠 0.4g，EDTA－Na_2 0.01g，加注射用水至 200ml。

（2）制法。

①容器处理。

安瓿的洗涤、灭菌和干燥：取质量检查合格的 2ml 安瓿（长度应为 68mm～69mm），铺放在小盒上，将安瓿口朝下，用自来水冲洗安瓿外部的污物，再用去离子水洗 3 次，注射用水洗 1 次，放入倒插盘，置烘箱灭菌干燥，备用。

滤器、抽滤器、灌注器等的洗涤：玻璃容器或滤器沥干后，用重铬酸钾洗液清洗或浸泡 15min 以上，用自来水冲洗至近中性，用去离子水冲洗 1～3 次，备用。

新的乳胶管的洗涤：先用自来水冲洗后，用 0.5%～1%氢氧化钠溶液适量煮沸30min，用交换水洗法去碱后，再用 0.5%～1%盐酸如法处理，最后用去离子水冲洗至近中性，备用。

手工药液灌注是将上述处理好的容器，用去离子水抽滤洗涤数次。每次抽滤后，都应反复洗贮液桶内壁，然后将水排尽，至排出液澄明度合格，最后用注射用水抽滤洗涤一次，即可供过滤药液用。

②配液灌封：按处方取配制量 80% 的新鲜注射用水，通入经处理的 CO_2 至饱和，加入 EDTA－Na_2 并使其溶解，加入维生素 C 并使其溶解，再缓缓加入 $NaHCO_3$ 并不断搅拌至无气泡产生，待完全溶解后，加入焦亚硫酸钠并使其溶解，调节药液 pH 值至5.8～6.2，添加经 CO_2 饱和的注射用水至足量。用 G_3 垂熔漏斗预滤，再用 $0.65\mu m$ 微孔滤膜精滤。在考虑了注射剂增加量的基础上，灌注入 2ml 安瓿中，并在安瓿中注入CO_2 后立即熔封。

CO_2 的洗气装置：缓冲瓶→硫酸铜溶液→缓冲瓶→1%高锰酸钾溶液→缓冲瓶→碱式焦性没食子酸溶液→缓冲瓶→纯 CO_2 气体。

③灭菌、检漏：于 100℃流通蒸汽或煮沸灭菌 15min，取出后立即放入 1%亚甲蓝溶液中检漏。

2. 质量检查。

（1）装量检查［见《中国药典（2015 年版）·四部》通则 0102］。

（2）可见异物检查［见《中国药典（2015 年版）·四部》通则 0904］。

结果记录于表 10－11。

表 10－11　可见异物检查结果

检查总数（支）	废品数（支）					成品数（支）	成品率（%）
	玻屑	纤维	白点	焦头	总数		

（3）pH 值应为 5.0～7.0。

（4）热原检查：剂量为 2ml/kg（兔体重），应符合规定［《中国药典（2015 年版）·四部》通则 1142］。

（5）无菌检查：应符合规定［《中国药典（2015 年版）·四部》通则 1101］。

（6）含量测定：应符合规定［《中国药典（2015 年版）·二部》"维生素 C"项下

【含量测定】]。

3. 印写包装。

每支安瓿上印上品名、规格、主药含量及批号，封口，即得。

【实验结果与讨论】

本实验制得的维生素 C 注射液是否符合《中国药典（2015 年版）》的有关规定，成败的原因是什么？

【思考题】

1. 影响注射剂成品率的因素有哪些？如何提高成品率？

2. 注射剂澄明度检查有何意义？

3. 易氧化药物注射剂的生产应注意什么问题？

4. 二氧化碳气体需经过硫酸铜溶液、1％高锰酸钾溶液、碱式焦性没食子酸溶液的原因是什么？

（尹宗宁）

实验六　软膏剂的制备

【实验目的】

1. 掌握不同类型软膏剂的制备方法。

2. 熟悉软膏中药物体外释放的测定方法。

3. 了解软膏剂的质量评价方法。

【实验指导】

软膏剂：系指原料药物与油脂性或水溶性基质混合制成的均匀半固体外用制剂。因原料药物在基质中分散状态不同，软膏剂分为溶液型软膏剂和混悬型软膏剂。溶液型软膏剂为原料药物溶解（或共熔）于基质或基质组分中制成的软膏剂。混悬型软膏剂为原料药物细粉均匀分散于基质中制成的软膏剂。

乳膏剂：系指原料药物溶解或分散于乳液型基质中形成的均匀半固体制剂。乳膏剂由于基质不同，可分为水包油（O/W）型乳膏剂和油包水（W/O）型乳膏剂。

软膏剂和乳膏剂可根据药物与基质的性质不同，采用研和法、熔和法和乳化法制备。

研和法：半固体或液体油脂性基质在常温下通过研磨即能与药物均匀混合，则可直接采用研和法。该法多用于小量制备，适用于不耐热和不溶于基质的药物。制备时，先将药物研细过筛，与部分基质或适量液体研磨成细腻糊状后，等量递加其余基质，研匀至涂于皮肤上无颗粒感为止。小量制备时可采用软膏板与软膏刀研和，当有液体组分时可采用研钵研和。

熔和法：处方中基质熔点较高，常温下不能均匀混合的软膏剂的制备可采用熔和法。制备时先将熔点较高的基质加热熔化，然后按熔点高低顺序加入其余的基质和液体成分（必要时可用筛网滤除杂质），最后加入原料药物，使药物溶解或混悬于其中，并不断搅拌直至冷凝。

乳化法：将油溶性成分加热至 70℃~80℃，使其熔化（必要时可用筛网滤除杂质）；另将水溶性成分溶于水中，加热至油溶性成分相同或略高温度后，与油溶性成分混合搅拌至冷凝。

软膏剂中药物的释放性能影响药物的疗效，不同类型软膏基质的体外释药特性，可通过软膏中药物穿过无屏障性能的半透膜到达接受介质的速度来评定；也可采用某种凝胶介质来模拟皮肤，该介质含有可与软膏中的药物产生变色反应的指示剂，观察并测定一定时间扩散进入该介质模拟皮肤的色层高度来评定（该法又称凝胶扩散法）。软膏剂中药物的释放一般遵循 Higuchi 公式，即药物的累积释放量（扩散距离）M 与时间 t 的平方根成正比，即

$$M = kt^{1/2}$$

药物的理化性质与基质组成会影响 k 的大小。

比较不同基质中药物释放的性能还可以采用微生物法。该方法适用于抑菌药物软膏，即将细菌接种于平板培养基上，在平板上打若干个大小相同的孔，填入软膏，经培养后测定孔周围抑菌区的大小。

软膏剂和乳膏剂的流变学性质，如稠度等，会影响使用时的涂展性及药物扩散进入皮肤的速度。软膏剂和乳膏剂的稠度常用插入度计来测定，即通过在一定温度下金属锥体自由落下插入样品的深度来测定。

【实验仪器与材料】

1. 仪器。

蒸发皿，水浴锅，电炉，温度计，显微镜，插入度计等。

2. 材料。

水杨酸，液体石蜡，凡士林，十八醇，单硬脂酸甘油酯，十二烷基硫酸钠，甘油，羟苯乙酯，司盘 40，乳化剂 OP，羧甲基纤维素钠，苯甲酸钠等。

【实验内容】

1. 油脂性基质的水杨酸软膏。

（1）处方：水杨酸 0.5g，液体石蜡 2.5g，凡士林 10g。

（2）制备：取水杨酸置于研钵中研细，称取 0.5g 备用。另取凡士林与液体石蜡于软膏板上混合均匀，即得油脂性基质，再将研细的水杨酸粉末与上述基质混合均匀，即得。

（3）注意事项。

①处方中的凡士林基质可根据温度以液体石蜡或石蜡调节稠度。

②水杨酸需先粉碎成细粉［见《中国药典（2015 年版）》］，配制过程中避免接触金

属器皿。

2. 水杨酸 O/W 型乳膏。

（1）处方：水杨酸 0.5g，白凡士林 1.2g，十八醇 0.8g，单硬脂酸甘油酯 0.2g，十二烷基硫酸钠 0.1g，甘油 0.7g，羟苯乙酯 0.02g，纯化水 10ml。

（2）制备：将白凡士林、十八醇和单硬脂酸甘油酯置于蒸发皿中，水浴加热至 70℃~80℃使其熔化，将十二烷基硫酸钠、甘油、羟苯乙酯和计算量的纯化水置另一蒸发皿中加热至 70℃~80℃使其溶解，在同温下将水相以细流加到油相中，边加边搅拌至冷凝，即得 O/W 型乳状基质。

（3）将 0.5g 研细的水杨酸置于软膏板上或研钵中，分次加入制得的 O/W 型乳状基质，混匀（或研匀），即得水杨酸 O/W 型乳膏。

3. 水杨酸 W/O 型乳膏。

（1）处方：水杨酸 0.5g，单硬脂酸甘油酯 1.0g，石蜡 1.0g，白凡士林 0.5g，液体石蜡 5.0g，司盘 40 0.05g，乳化剂 OP 0.05g，羟苯乙酯 0.01g，纯化水 2.5ml。

（2）制备：取石蜡、单硬脂酸甘油酯、白凡士林、液体石蜡、司盘 40、乳化剂 OP 和羟苯乙酯置于蒸发皿中，水浴加热使之熔化并保持 80℃，以细流加入同温度的纯化水，边加边搅拌至冷凝，即得 W/O 型乳状基质。以此基质按照"2.（3）研细的水杨酸置于软膏板上，……，即得 O/W 型乳膏"方法制备水杨酸 W/O 型乳膏。

4. 水溶性基质的水杨酸软膏。

（1）处方：水杨酸 0.5g，羧甲基纤维素钠 0.6g，甘油 1.0g，苯甲酸钠 0.05g，纯化水 8.4ml。

（2）制备：取羧甲基纤维素钠置研钵中，加入甘油研匀，然后边研磨边加入溶有苯甲酸钠溶液，待溶胀 15min 后，研匀，即得水溶性基质。以此基质"2.（3）研细的水杨酸置于软膏板上，……，即得 O/W 型乳膏"方法制备水杨酸软膏。

5. 不同类型基质的体外释药试验。

（1）半透膜法。

①操作：取上述水杨酸软膏和乳膏分别填装于 4 支内径约 2cm 的玻璃管内，约高 0.2cm，管口用纯化水浸泡过的玻璃纸包扎，使管口的玻璃纸无皱折并与软膏紧贴且无气泡。取盛有 100ml 纯化水的烧杯，加入磁力搅拌子，置于 32℃恒温水浴中，插入装有软膏或乳膏的玻璃管，玻璃纸端向下。软膏或乳膏的上表面与水面持平。开启磁力搅拌器，定时取出 5ml 释放溶液，同时补加同量纯化水，测定释放溶液中水杨酸的浓度。

②操作注意事项：比较 4 个样品中水杨酸的释放速度，当取样时间至 60min 时，即可明显区分 4 种基质，但如要根据 Higuchi 公式求出 k 值，需将实验持续进行 3h。

（2）凝胶扩散法。

模拟皮肤的制备。

①林格氏液：NaCl 1.70g，KCl 0.06g，CaCl$_2$ 0.066g，溶于适量纯化水，再加纯化水至 200ml。

②配制含 FeCl$_3$ 试液的琼脂基质：称取琼脂 4g，加林格氏液 200ml，沸水浴加热熔化 20min，必要时趁热过滤，然后加入 FeCl$_3$ 试液 5ml，趁热等量分装于 5 支适宜的试

管中，加至约距管口 1.5cm 处，自然冷却后备用。

取上述制备的 4 种基质的水杨酸软膏或乳膏，分别小心、紧密地填充于盛有琼脂基质的试管中，使软膏或乳膏与琼脂基质表面紧贴且无气泡，各管装填一致，记录时间，分别于 5min、10min、20min、30min、45min、60min、90min、120min、150min、180min 测量色区的长度（mm），记录于表中。

6. 软膏稠度的测定。

（1）操作：以凡士林为样品，用插入度计测定插入度，评价样品的稠度。将凡士林熔化后倒入适宜大小的容器中，静置使样品凝固且表面光滑，保持样品内温度为 25℃，放置于已调节水平的插入度计的底座上。降下标准锥，使锥尖恰好接触样品的表面，指针调到零点，按钮放下带有标准锥的联杆，用秒表计时，控制 5s，然后固定联杆，于同刻度盘处读取插入度。依法测定 5 次，如果误差不超过 3%，用其平均值作为稠度，反之则取 10 次实验的平均值。

（2）操作注意事项：为使标准锥恰好接触样品表面，可借助反光镜以求精确地安放。不要将锥尖放到容器的边缘或已经做过试验的部位，以免测得的数据不准确。

【实验结果与讨论】

1. 将制备得到的 4 种基质的水杨酸软膏或乳膏涂布在自己的皮肤上，评价是否均匀、细腻，记录皮肤的感觉，比较 4 种软膏或乳膏的黏稠性与涂布性，讨论 4 种软膏或乳膏中各组分的作用。

2. 记录半透膜法中不同类型基质的体外释药试验结果，将各种基质的制剂的释药时间及释放溶液中水杨酸的浓度记录于表 10−12。根据释放溶液的体积及每次取出样品的量，计算各时间点的累积释放量（M），并记录于表 10−13。分别以 t 和 $t^{1/2}$ 对 M 作图，得释放曲线，由 $M-t^{1/2}$ 曲线计算 k 值。

讨论 4 种基质中药物释放速度的差异。

表 10−12　半透膜法测定不同类型基质的体外释药时间及浓度

体外释放时间（min）	油脂性基质浓度（g/L）	O/W 型乳状基质浓度（g/L）	W/O 型乳状基质浓度（g/L）	水溶性基质浓度（g/L）
5				
10				
20				
30				
45				
60				
90				
120				
150				
180				

表 10－13　半透膜法测定不同类型基质的体外释药时间及累积释放量

体外释放 时间（min）	$t^{1/2}$ （min$^{1/2}$）	累积释放量（mg）			
		油脂性基质	O/W 型乳状基质	W/O 型乳状基质	水溶性基质
5					
10					
20					
30					
45					
60					
90					
120					
150					
180					

3. 记录凝胶扩散法中不同类型基质的体外释放试验结果，将各种基质制剂的释药时间及扩散色区长度 M（mm）填入表 10－14。以时间 $t^{1/2}$ 对扩散色区长度 M 作图，拟合得到一条过原点的直线，其斜率 k 即为扩散系数（mm/min$^{1/2}$），反映了软膏和乳膏的释药能力。

从释药曲线和扩散系数 k 来比较不同类型基质的释药能力，并与半透膜法所得结果比较。

表 10－14　凝胶扩散法测定不同类型基质的体外释药时间及扩散色区长度

体外释放 时间（min）	$t^{1/2}$ （min$^{1/2}$）	扩散色区长度（mm）			
		油脂性基质	O/W 型乳状基质	W/O 型乳状基质	水溶性基质
5					
10					
20					
30					
45					
60					
90					
120					
150					
180					

4. 记录凡士林样品的插入度测定值，计算平均值。

【思考题】

1. 大量制备软膏或乳膏时，如何对凡士林等基质进行预处理？
2. 软膏剂制备过程中加入的药物有哪些？
3. 制备乳膏基质时应注意什么？为什么要将两相均加热至 70℃~80℃？
4. 根据实验结果，结合临床用药需要，如何选用不同类型基质？
5. 用于治疗大面积烧伤的软膏剂在制备时应注意什么？
6. 影响药物从软膏和乳膏中释放的因素有哪些？

(邓黎)

实验七　膜剂的制备

【实验目的】

1. 掌握实验室制备膜剂的方法和操作注意事项。
2. 熟悉常用成膜材料的性质和特点。

【实验指导】

膜剂系指药物与适宜的成膜材料制成的膜状制剂。膜剂可供口服、口含、舌下给药、眼结膜囊内或阴道内等黏膜用，也可用于皮肤和黏膜创伤、烧伤或炎症表面的覆盖。

膜剂成型主要取决于成膜材料。常用的成膜材料有天然高分子物质，如明胶、阿拉伯胶、琼脂、海藻酸及其盐、纤维素衍生物等；合成高分子物质，常用的有丙烯类、乙烯类高分子聚合物，如聚乙烯醇（PVA）、聚乙烯醇缩乙醛、聚乙烯吡咯烷酮（PVP）、乙烯-乙酸乙烯共聚物（EVA）及丙烯酸树脂类等。其中最常用的成膜材料是聚乙烯醇。该材料系白色或淡黄色粉末或颗粒，微有特殊气味。国内应用的多为 PVA（05-88）和 PVA（17-88）两种规格，平均聚合度分别为 500 和 1700。后者聚合度大，分子质量大，因而在水中的溶解度较小而黏度较大。这两种规格醇解度均为 88%，此时水溶性最好，在温水中能很快溶解，4% 水溶液 pH 值约为 6。

膜剂的制备方法有多种，工业大生产可使用涂膜机，采用流涎法来制备。本实验小量制备膜剂可采用刮板法，即选用大小适宜、表面平整的玻璃板，洗净，擦干，撒上少许滑石粉（或涂上少许液体石蜡或其他脱膜剂），用洁净纱布擦去。然后将浆液倒至玻璃板上，用有一定间距的刮刀（或玻棒）将其刮平后置一定温度的烘箱中干燥即可。除用脱膜剂外，尚可用保鲜膜、聚乙烯薄膜作垫材，脱膜效果更佳。以聚乙烯薄膜为垫材制备药膜的具体操作方法如下：玻璃板用 75% 乙醇涂擦一遍，趁湿铺上一张两边宽于玻璃板的聚乙烯薄膜（即一般食品袋之薄膜），驱除残留气泡，使薄膜紧密、平展地贴于玻璃板上，再把两边宽出部分贴在玻璃板反面，使薄膜固定即可用于制备药膜。此法不但易揭膜，且可将聚乙烯薄膜作为药膜的衬料一起剪裁，于临用时揭膜。如采用保鲜膜为垫材，因其本身具有一定的吸附性，则可直接贴于玻璃板上，不用涂擦75%乙醇及驱除残留气泡，操作较以聚乙烯薄膜为垫材更为简便。

膜剂制备中常见问题、产生原因与解决办法见表10-15。

表10-15 膜剂制备中常见问题、产生原因与解决办法

常见问题	产生原因	解决办法
药膜不易剥离	(1) 干燥温度太高 (2) 玻璃板等未洗净、未涂润滑剂	(1) 降低干燥温度 (2) 玻璃板上涂脱膜剂或药膜配方中加少量脱膜剂（润滑油）
药膜表面有不均匀气泡	开始干燥温度太高	(1) 开始干燥温度应在溶剂沸点以下 (2) 通风
药膜"走油"	(1) 油的含量太高 (2) 成膜材料选择不当	(1) 降低含油量 (2) 用填充料吸收油后再制膜 (3) 更换成膜材料
药粉从药膜上"脱落"	固体成分含量太高	(1) 减少粉末含量 (2) 增加增塑剂用量
药膜太脆或太软	(1) 增塑剂太少或太多 (2) 药物与成膜材料发生了化学反应	更换成膜材料
药膜中有粗大颗粒	(1) 未过滤 (2) 溶解的药物从浆液中析出晶体	(1) 制膜前浆液过滤 (2) 采用研磨法
药膜中药物含量不均匀	(1) 浆液久置，药物沉淀 (2) 不溶性成分粒子太大	(1) 浆液不宜久置，混匀后排出气泡即应制膜 (2) 研细

【实验仪器与材料】

1. 仪器。

分析天平，量筒，烧杯，玻璃板，玻棒，水浴锅，烘箱等。

2. 材料。

PVA (05-88)，甘油，纯化水等。

【实验内容】

1. 处方。

空白膜剂：PVA (05-88) 2g，甘油0.05g，纯化水15ml。

2. 制备。

(1) 手工制备。

取PVA (05-88)，用纯化水浸泡溶胀后于80℃~90℃水浴中加热使其溶解，加入甘油，搅匀，置30℃~40℃水浴中保温30min除气泡，必要时用药匙将表面泡沫除去。然后趁热倒在以保鲜膜为垫材的5cm×10cm玻璃板上，用刮板法制膜，厚约0.3mm，

在 80℃干燥 30min～45min。揭膜后，夹入衬纸小薄片中，剪为 1cm×1cm 小膜，分析合格后，以聚乙烯袋封袋即可。

（2）机器制备。

开启自动涂膜机，将待涂布基材平放在涂布底座上，打开真空泵开关至"吸附"位置，使涂布基材被吸附于涂布底座上，然后将横向推杆放置在涂布底座两侧的固定杆上，将湿膜制备器放置在横向推杆的前方，选择适当的涂布速度。在湿膜制备器涂布方向前面倒入适量制备好的待涂布溶液，按下"开始"按钮，开始涂布。待涂布停止后，将剩余涂料刮入废料收集盘，并关闭真空泵，将膜取下并在 80℃干燥 30min～45min。揭膜后，夹入衬纸小薄片中，剪为 1cm×1cm 小膜，分析合格后，以聚乙烯袋封袋即可。

3. 质量检查。

（1）性状：本品应平整、光洁、色泽均匀，无明显气泡。

（2）检查：①厚度，厚度应为 0.065mm±0.015mm。取膜 1 片用千分尺测量膜的四边，取其平均值，应符合规定。四边中任何一边厚度不得低于 0.05mm 或高于 0.08mm。②除另有规定外，取膜 20 片，精密称定总重量，求得平均重量，再分别精密称定各片的重量。每片重量与平均重量相比较，按表 10-16 中的规定，超出重量差异限度的不得多于 2 片，并不得有 1 片超出限度的 1 倍［见《中国药典（2015 年版）·四部》通则 0125］。

表 10-16　膜剂重量差异限度

平均重量	重量差异限度（%）
0.02g 及 0.02g 以下	±15
0.02g 以上至 0.20g	±10
0.20g 以上	±7.5

4. 注意事项。

（1）尽量避免气泡产生。溶解膜材的过程中应注意勿剧烈搅拌，以免产生大量气泡，难以除去；保温时不应搅拌，使气泡受热自然上升。

（2）垫材保鲜膜宜平铺于玻璃板，尽量避免出现皱褶和气泡。揭膜时宜从边角开始，避免膜破裂。

【实验结果与讨论】

1. 观察制备所得膜剂的性状。判断其是否符合质量要求。

2. 测量制备所得膜剂的四边，取其平均值，得其厚度。判断其是否符合质量要求。

3. 按照本实验【实验内容】3.（2）②的方法检查制备所得膜剂是否符合重量差异限度。

【思考题】

1. 本处方中的甘油起什么作用？此外，膜剂中还可使用哪些辅料？它们各起什么作用？

2. 制备膜剂时，如何防止气泡的产生？

（孙逊）

实验八 栓剂的制备及栓剂置换价的测定

【实验目的】

1. 掌握热熔法制备栓剂的工艺。
2. 掌握置换价的测定方法、应用、意义及计算。
3. 了解常用栓剂基质。
4. 了解评价栓剂质量的方法。

【实验指导】

栓剂系指药物与适宜基质制成供腔道给药的固体制剂。栓剂在常温下为固体，塞入人体腔道后能迅速软化、融化或溶解于分泌液中，逐渐释放药物而产生局部或全身作用。

栓剂的基质可分为油溶性基质，如可可豆脂、半合成脂肪酸甘油酯、氢化植物油等；水溶性基质，如甘油明胶、聚乙二醇类、聚氧乙烯单硬脂酸类（S-40）、泊洛沙姆等。某些基质中还可以加入表面活性剂使药物易于释放、吸收。

对于制备栓剂用的固体药物，除另有规定外，应制成细粉。

栓剂的制法有冷压法和热熔法两种。冷压法对基质与混合方法要求高，极少使用。而热熔法既适用于油溶性基质，也适用于水溶性基质，小量生产可手工操作，大量生产用机械进行操作。热熔法制备栓剂的工艺流程：

基质→熔化（50℃～60℃水浴）→混匀→浇模→冷却（完全凝固）→削去溢出部分→脱模→质检→包装

           ↑   ↑

药物粉末   润滑剂涂模

为了使栓剂冷却后易从栓模中推出，栓模内应涂以润滑剂。润滑剂可分为以下两类：

（1）油溶性润滑剂，如液体石蜡或植物油等，可用于水溶性基质栓剂的脱模。

（2）水溶性润滑剂，常用软肥皂、甘油与95％乙醇（1∶1∶5）的混合物等，可用于脂肪性基质栓剂的脱模。

热熔法制备栓剂需要使用栓剂模型，同一模型所制栓剂的容积虽然相同，但其重量则随基质与药物的密度不同而有所差别。为了确定基质的用量，以保证栓剂主药剂量的准确，常需测定药物对基质的置换价，对于主药含量较大的栓剂，尤其具有实际意义。

置换价（displacement value，DV）指栓剂中药物的重量与同体积基质的重量的比

333

值。由此可见，置换价实际是药物的密度与基质密度的比值。因此，固定药物对固定基质的置换价为一个常数，这个常数与栓剂中所含药物与基质的比例无关，即

$$DV=\frac{\text{药物的重量}}{\text{同体积基质的重量}}=\frac{\text{药物密度}}{\text{基质密度}}=\text{常数}$$

当基质和药物的密度未知时，可经下列实验求得药物对基质的置换价，并通过求得的置换价进一步计算出制备这种含药栓（每粒含药物的重量为 y）需要基质的重量 x。

可以用一个栓模先后制备出两个体积和形状都相同的栓剂：一个纯基质栓、一个含药量为 W 的含药栓，并可称定两个栓剂的重量分别为 G 和 M，如图 10-1 所示。

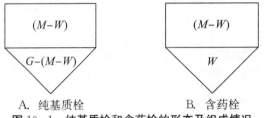

A. 纯基质栓　　　　　　　B. 含药栓
图 10-1　纯基质栓和含药栓的形态及组成情况

药物在整个含药栓中均匀分布。假设药物均沉淀在栓剂的底部，并占有一定的体积，则上部均为基质，如图 10-1B 所示。因为该含药栓的重量 M 和药物的重量 W 均为已知值，故其上部基质的重量应为 $(M-W)$。则图 10-1A 所示纯基质中与图 10-1B 所示基质相同体积的上部基质亦为 $(M-W)$，那么图 10-1A 下部与图 10-1B 药物 W 所占体积相同的基质重量应为 $G-(M-W)$。

根据置换价的定义，得

$$DV=\frac{\text{药物的重量}}{\text{同体积基质的重量}}=\frac{W}{G-(M-W)}$$

根据求得的置换价，计算出每粒栓剂中应加的基质重量 x 为

$$x=M-W=G-\frac{W}{DV}$$

栓剂的质量评定包括如下内容：外形、重量差异、主药含量、熔变时限和体外释放试验等。

【实验仪器与材料】

1. 仪器。
栓剂模型，研钵，蒸发皿，水浴锅，玻棒，刮刀等。
2. 材料。
半合成脂肪酸酯，乙酰水杨酸，润滑剂等。

【实验内容】

1. 处方。
乙酰水杨酸（100 目）4g，半合成脂肪酸酯适量，制成肛门栓 10 粒。

2. 制备。

（1）置换价的测定

以乙酰水杨酸为模型药物，以半合成脂肪酸酯为基质，进行置换价测定。

①纯基质栓的制备：称取半合成脂肪酸酯 7g，置于蒸发皿中，于 50℃~60℃ 水浴加热，使 2/3 基质熔化时停止加热，搅拌使其全熔，倒入涂有润滑剂的栓剂模型中，冷却 15min，凝固后削去溢出部分，脱模，得到完整的纯基质栓数粒。小心擦干表面黏附的润滑剂，称重，求得纯基质栓的平均重量 G（g），回收使用。

②含药栓的制备：取乙酰水杨酸置干燥研钵中研细，称取 3g 备用。另称取半合成脂肪酸酯 6g 置蒸发皿中，于水浴中加热，使 2/3 基质熔化时停止加热，搅拌使其全熔，加入乙酰水杨酸粉末搅匀后，立即倒入涂有润滑剂的栓剂模型中，冷却固化，削去溢出部分，脱模，得完整的含药栓数粒。称重，求得含药栓的平均重量 M（g），含药量为

$$W = M \cdot p$$

式中，p 为含药百分率。

③置换价的计算：将上述得到的 G、M、W 代入公式，可求得乙酰水杨酸对半合成脂肪酸酯的置换价。

（2）乙酰水杨酸栓剂的制备。

①基质用量的计算：根据上述实验得到的乙酰水杨酸对半合成脂肪酸酯的置换价，按公式计算每粒栓剂需加入的基质量（因削去溢出部分，故制备 10 粒需增加 2~3 粒的用量，注意此时药物的量应相应增加）。

②操作：取计算量的乙酰水杨酸和半合成脂肪酸酯，按本实验【实验内容】2.（1）②方法操作，得到栓剂数粒。

3. 质量检查。

（1）外观与药物分散状态：检查栓剂的外观是否完整，表面亮度是否一致，有无斑点和气泡。将栓剂纵向剖开，观察药物分散是否均匀。

（2）重量差异检查：取栓剂 10 粒，精密称定总重量，求得平均粒重后，再分别精密称定各粒的重量，每粒重量与平均重量相比，超出重量差异限度的栓剂不得多于 1 粒，并不得超出限度 1 倍［见《中国药典（2015 年版）·四部》通则 0107］（见表 10－17）。

表 10－17　栓剂重量差异限度

平均粒重或标示粒重	重量差异限度（％）
1.0g 及 1.0g 以下	±10
1.0g 以上至 3.0g	±7.5
3.0g 以上	±5

4. 注意事项。

（1）润滑剂使用量以刚好涂布于模具无多余液体为宜，不宜过多，避免因为润滑剂流动积于模具底部造成栓剂质量偏低。

（2）浇模时应注意混合物的温度，温度太高混合物稠度小，栓剂易出现中空和顶端凹陷现象，故宜在混合物稠度大时浇模，浇至模口稍有溢出为度，且要一次完成。

（3）浇好的模型应置适宜的温度下冷却一定时间，冷却后的温度不够低或时间过短，常发生粘模；相反，冷却温度过低或时间过长，则又可产生栓剂破碎。

【实验结果与讨论】

1. 置换价。将实验结果记录于表 10-18。

表 10-18　置换价的结果

种类	总重	平均值	p	W	G	M	DV
纯基质栓							
含药栓							

2. 栓剂的质量检查：外观与药物分散情况，重量差异检查。

【思考题】

1. 热熔法制备乙酰水杨酸栓剂时应注意什么？

2. 乙酰水杨酸栓剂选用何类基质为好？为什么？

3. 乙酰水杨酸栓剂是起局部作用还是起全身作用？欲制备起全身作用的栓剂，选择药物时应考虑哪些问题？

（孙逊）

实验九　乙酰水杨酸片的制备

【实验目的】

1. 掌握湿法制粒压片的一般工艺。
2. 掌握单冲压片机的使用方法及片剂质量的检查方法。

【实验指导】

片剂系指药物与适宜的辅料均匀混合，通过制剂技术压制而成的圆片状或异形片状的固体制剂，可供内服和外用，是医疗中应用最广泛的剂型之一，具有剂量准确、质量稳定、服用方便、成本低等优点。制片的方法有制颗粒压片、结晶直接压片和粉末直接压片等。制颗粒的方法又分为干法制粒和湿法制粒。常用的湿法制粒压片的工艺流程如图 10-2 所示。

主药+辅料 $\xrightarrow{\text{等量递加}\atop\text{混合均匀}}$ 混合材料 → 软材 → 湿颗粒 → 干颗粒（测定含量、水分）→ 整粒 → 加入润滑剂等 → 压片

图 10-2 常用湿法制粒压片的工艺流程

整个流程中各工序都直接影响片剂的质量。首先，主药和辅料必须符合规格要求，特别是主药为难溶性药物时，必须有足够的细度，以保证和辅料混匀及溶出度符合要求。主药与辅料是否充分混合均匀与操作方法也有关。若药物量小，与辅料量相差悬殊时，用递加稀释法（配研法）混合，一般可混合较均匀，但其含量波动仍然较大；而用溶剂分散法，即将量小的药物先溶于适宜的溶剂中，再与其他成分混合，往往可以混合得很均匀，含量波动也较小。

颗粒的制备是制片的关键。湿法制粒，欲制好颗粒，首先必须根据主药的性质选择适宜的黏合剂或润湿剂，制软材时要控制黏合剂或润湿剂的用量，使之"握之成团，轻压即散"，并以握后掌上不沾粉为度。过筛制得的颗粒一般要求较完整，可有一部分小颗粒。如果颗粒中含细粉过多，说明黏合剂用量太少；若呈条状，则说明黏合剂用量太多。这两种情况下制出的颗粒烘干后往往太软或太硬，都不符合压片的颗粒要求，从而不能制得符合质量要求的片剂。

颗粒大小根据片剂大小由筛网孔径来控制，一般大片（0.3g～0.5g）选用 14～16 目，小片（0.3g 以下）选用 18～20 目筛制粒。颗粒一般宜细而圆整。

干燥、制粒过程中应注意，已制备好的湿颗粒应尽快通风干燥，温度控制在 40℃～60℃，以免干燥时间过长，药物易被破坏。干燥后的颗粒常黏连结团，需再进行过筛整粒。整粒筛孔径与制粒时相同或略小。整粒后加入润滑剂混合均匀，计算片重后压片。

片重的计算：主要以测定颗粒的药物含量计算片重。

$$\text{片重} = \frac{\text{每片应含主药量}}{\text{干颗粒中主药百分含量测得值}}$$

冲模直径的选择：一般片重为 0.5g 左右的片剂，选用直径 12mm 冲模；0.4g 左右，选用直径 10mm 冲模；0.3g 左右，选用直径 8mm 冲模；0.1g～0.2g，选用直径 6mm 冲模；0.1g 以下，选用直径 5mm～5.5mm 冲模。在此基础上，可根据药物密度再进行适当调整。

制成的片剂需要按《中国药典（2015 年版）》规定的片剂质量标准进行检查。检查的项目除片剂的外观应完整光洁、色泽均匀且有适当的硬度外，必须检查重量差异和崩解时限。对部分片剂品种，《中国药典（2015 年版）》还规定检查溶出度和含量均匀度，并明确凡检查溶出度的片剂，不再检查崩解时限；凡检查含量均匀度的片剂，不再检查重量差异。具体检查方法见《中国药典（2015 年版）》。

【实验仪器与材料】

1. 仪器。
筛网，烘箱，单冲压片机，片剂四用测定仪等。

2. 材料。

乙酰水杨酸，淀粉，柠檬酸，滑石粉等。

【实验内容】

1. 处方：乙酰水杨酸 30.0g，淀粉 3.0g，柠檬酸 0.3g，10％淀粉浆适量，滑石粉 1.5g，制成 100 片。

2. 制备。

（1）10％淀粉浆的制备：将 0.3g 柠檬酸溶于纯化水中，再加入适量淀粉分散均匀，加热制成 10％淀粉浆。

（2）制粒压片：取乙酰水杨酸细粉与淀粉混合均匀，加 10％淀粉浆适量制成软材，过14 目筛制粒，将湿粒置于 40℃～60℃干燥 30min，用16 目筛整粒，与滑石粉混匀后，以直径 8mm 冲模压片。

3. 注意事项。

（1）乙酰水杨酸在润湿状态下遇铁器易变色，呈淡红色。因此，宜尽量避免铁器，如过筛时宜用尼龙筛网。宜迅速干燥。

（2）在实验室中配制淀粉浆，若用直火时，需不停搅拌，防止焦化而使压片时片面产生黑点。浆的糊化程度以呈乳白色为宜。制粒干燥后，颗粒不易松散。加浆的温度，以温浆为宜，温度太高不利于药物稳定，并易使崩解剂淀粉糊化而降低崩解作用；温度太低不易分散均匀。

（3）压片过程中应及时检查片重与崩解时间，以便及时调整。

【实验结果与讨论】

1. 外观：观察制得的药片表面是否光滑、平整。

2. 重量差异：取药片 20 片，精密称定重量，求得平均片重，再称定各片的重量。按下式计算片重差异。

$$片剂重量差异（\%）= \frac{单片重 - 平均片重}{平均片重} \times 100\%$$

按表 10−19 中的规定，超过重量差异限度的药片不得多于 2 片，并不得有 1 片超过限度的 1 倍［见《中国药典（2015 年版）·四部》通则 0101］。

表 10−19 片剂重量差异限度

平均片重或标示片重	重量差异（％）
0.30g 以下	±7.5
0.30g 及 0.30g 以上	±5

3. 崩解时限：采用片剂四用测定仪进行测定。取药片 6 片，分别置于吊篮的玻璃管中，每管各加 1 片，吊篮浸入盛有 37℃±1℃纯化水的 1000ml 烧杯中，开启仪器按一定的频率和幅度往复运动（每分钟 30～32 次）。从药片置于玻璃管时开始计时，至药片全部崩解成碎片并全部通过管底筛网为止，该时间即为该药片的崩解时间，应符合规

定崩解时限（普通片崩解时限应≤15min）。如有 1 片崩解不全，应另取 6 片复试，均应符合规定［见《中国药典（2015 年版）·四部》通则 0921］。

4. 硬度：采用片剂四用测定仪进行测定。将药片垂直固定在两横杆之间，其中的活动横杆借助弹簧沿水平方向对片剂径向加压。当药片破碎时，活动横杆的弹簧停止加压。仪器刻度标尺上所指示的压力即为硬度。测 3~6 片，取平均值。

【思考题】

1. 试分析乙酰水杨酸片处方中各辅料的作用。
2. 配制 10％淀粉浆，为何将淀粉加热，稍冷后使用？

（邓黎）

实验十　滴丸的制备

【实验目的】

1. 掌握制备滴丸的一般工艺。
2. 掌握滴丸机的使用方法。
3. 熟悉滴丸的质量检查方法。

【实验指导】

滴丸系指药物与适宜的基质加热熔融混匀，滴入不相混溶、不产生相互作用的冷凝介质中制成的球形或类球形制剂。这种滴丸的制备过程，实际上是将固体分散体制成滴丸。滴丸可供口服，亦可以外用。其主要特点为发挥药效迅速，生物利用度高，副作用小。将液体药物制成固体滴丸，可以增加药物的稳定性，生产工序简单，操作容易。也可以将药物制成缓释、控释等多种类型的滴丸剂。

【实验仪器与材料】

1. 仪器。

滴丸机，溶出度仪，水浴锅等。

2. 材料。

芸香油，硬脂酸钠，石蜡，盐酸氧氟沙星，PEG6000，PEG400 等。

【实验内容】

1. 芸香油滴丸的制备。

（1）处方：芸香油 835g（相当于 948.9ml），硬脂酸钠 100g，石蜡 25g，纯化水 40ml。

（2）制备：将芸香油、硬脂酸钠和石蜡依次加入烧瓶中，摇匀，加入纯化水后再摇匀，将附有回流冷凝管的橡皮塞塞入烧瓶后，不时振摇，加热至约 100℃使之全部熔化，冷却至 77℃，放入滴丸机贮液瓶中。玻璃管滴头内径为 4.9mm、外径为 8.0mm，保温箱温度约为 65℃，以每分钟 120 丸，滴入 1％ H_2SO_4 中。将制得的滴丸取出，置于冷水中冷却1min后取出，倒入垫有滤纸的陶瓷盘上，吸去水后即得。称重，计算得率。

（3）注意事项。

①芸香油滴丸的制备：利用蜡丸制备原理，将芸香油与硬脂酸钠和石蜡受热成熔融油液，滴于 1％ H_2SO_4 冷却液中，由于冷却液界面张力作用而收缩并冷凝成丸。采用 1％ H_2SO_4 作冷却液，是因为硬脂酸钠与酸作用生成硬脂酸，所以在丸的表面是一层硬脂酸与石蜡的膜，在胃液中不能溶解，而进入小肠后，因肠液呈碱性而在肠中溶解，成为肠溶丸，并克服了芸香油片恶心、呕吐等副作用。

②硬脂酸钠的制法：无水 Na_2CO_3 溶于纯化水后，加热，缓缓加入硬脂酸细粉，随加随搅拌，待不再产生气泡时停止。作用完全后，蒸发，干燥，研磨后过 60 目筛。

③由于硬脂酸钠能使芸香油与水形成凝胶，其含油量达 94.9％。

④用酸作冷却液使滴丸表面层的硬脂酸钠变成不溶性的硬脂酸，以避免滴丸在冷凝的水中溶解。

2. 盐酸氧氟沙星滴丸的制备。

（1）处方：盐酸氧氟沙星 10g，PEG6000 62g，PEG400 8g。

（2）制备：取处方量盐酸氧氟沙星，加入已在水浴中熔融的 PEG6000 和 PEG400 中，充分搅拌均匀后转移至保温至 90℃的滴丸机贮液瓶中，控制滴速为每分钟 30 丸，滴入用冰水冷却的二甲基硅烷冷却液中，滴制完毕，静置 0.5h，取出后吸去黏附在滴丸表面的二甲基硅烷，干燥即得。称重，计算得率。

（3）注意事项。

①滴丸时可选用二甲基硅烷或者液体石蜡作为冷却液，二甲基硅烷的相对密度为 0.930~0.975，液体石蜡的相对密度为 0.86~0.89，滴丸在二甲基硅烷中沉降更慢，利于滴丸形成。

②本实验中使用的滴丸机为下行滴丸机。

【实验结果与讨论】

1. 对滴丸外观进行评定，并计算滴丸得率。

2. 重量差异：取滴丸 20 粒，按《中国药典（2015 年版）》进行重量差异检查。

3. 溶出度测定：按《中国药典（2015 年版）》测定滴丸的溶出度。

【思考题】

1. 滴丸制备中应注意哪些问题？怎样进行质量控制？

2. 实验操作中哪些因素可能影响实验结果？

3. 如何选择滴丸制备中所用的冷却液？

（邓黎）

实验十一　微丸的制备

【实验目的】

1. 掌握滚转包衣法制备微丸。
2. 掌握底喷流化床法制备微丸。

【实验指导】

微丸是指由药物和辅料制成的直径小于 2.5mm 的圆球状实体。其制备方法有包衣锅法、旋转颗粒机法、流化床法等，大生产中用旋转颗粒机法较多。本实验采用滚转包衣法和底喷流化床法制备乙酰水杨酸微丸。选用商品化蔗糖丸芯，通过包药、包衣制备微丸。

微丸的特点是制备过程中通过调节包衣层厚度可以制备不同释放速度的微丸，使服用后血药浓度平稳，同时在一定时间内药物逐渐释放，避免胃内局部浓度过高，故可减少药物对胃肠道的刺激。

【实验仪器与材料】

1. 仪器。

小型包衣机，流化床等。

2. 材料。

乙酰水杨酸，淀粉，滑石粉，蔗糖丸芯等。

【实验内容】

1. 滚转包衣法制备微丸。

（1）处方：蔗糖丸芯 10g，乙酰水杨酸 5g，淀粉 2.5g，滑石粉 2.5g，包衣液［胃崩型丙烯酸树脂 E30D：PEG6000（8∶2）］。

（2）制备。

①上药粉料的配制：按处方量称取乙酰水杨酸、淀粉和滑石粉，混合均匀后备用。

②包衣液的配制：由胃崩型丙烯酸树脂 E30D 与 PEG6000 按 8∶2 配制，丙烯酸树脂 E30D 用前过 120 目筛，PEG6000 用少量纯化水溶解，将二者按比例混合即可。

③黏合剂配制：取 10g 蔗糖，加 12ml 水加热溶解，恒温 60℃备用。

④微丸上药：将商品化蔗糖丸芯 10g，放入包衣锅内，喷 60℃左右的糖浆至糖粒滚动不流畅时，加入处方中物料，并随时用毛刷将团块打散，待物料与糖粒充分混匀并滚动流畅后，吹最大热风至干燥。然后重复以上步骤，包至物料用完为止，即得包药微丸。

⑤微丸包衣：取 1/2 包药微丸，称重后放入包衣锅内，滴加包衣液，并随时用毛刷将团块打散，吹风至微丸干燥。然后重复以上步骤，包至丸重增加 20%，即得包衣微丸。

（3）操作注意事项：包衣液在使用过程中均要充分混匀，包衣锅转速约为 40r/min。

2. 底喷流化床法制备微丸。

（1）处方。

①16~18 目空白蔗糖丸芯 150g。

②上药溶液：阿司匹林 6g，4% HPMC E5 4.2g，亚甲蓝 1.5mg，75%乙醇 70ml，纯化水适量，共 105ml。

③包衣材料：乙基纤维素水分散体（固含量 20%）。

（2）制备。

①上药溶液的配制：取 25ml 纯化水置 100ml 烧杯中，加热至 70℃，将 4.2g HPMC E5 均匀撒到水面上制备热水淤浆，然后加 10ml 冷水至淤浆中，搅拌之后冷却即得 4%HPMC E5 溶液。将 6g 阿司匹林原料药加入 70ml 75%乙醇中，超声使溶解，后加入上述 4% HPMC E5 溶液中搅拌均匀，加入 1.5mg 亚甲蓝，搅拌溶解并排出气泡，即得上药溶液。28℃±2℃保温，防止上药过程中析出结晶。

②包衣溶液的配制：取包衣材料 56g（固含量 20%）加入 250ml 烧杯中，加纯化水至 100ml，磁力搅拌 0.5h，使成固含量为 14%的均匀乳状液。包衣过程中应持续搅拌。

③流化床设备调试：喷枪选用直径为 0.5mm 的枪头，导流筒高度为 0.5cm，分布板选用 WBF-1C 型。称取 16~18 目空白蔗糖丸芯 150g 加入流化床物料槽中，开启流化床，设置参数（见表 10-20）。

表 10-20　流化床设备调试设置参数

参数	参数设定值
进风量（$m^3 \cdot h^{-1}$）	50.0
进风温度（℃）	60.0
蠕动泵供液速度（$ml \cdot min^{-1}$）	3.5
雾化压力（MPa）	0.1

④微丸上药、包衣：将物料预热至 35℃±2℃，然后以 3.5ml/min 供液，观察物料温度，每升高约 0.5℃时，将供液速度提高 0.5ml/min，提高至 4.5ml/min 时保持此速度供液至上药结束（包衣供液同法操作，泵液速度升至 4.0ml/min，不再提高速度）。泵液结束后，流化干燥并及时清洗供液系统。按同样方法称取一定量的载药微丸进行包衣。

【实验结果与讨论】

1. 圆整度。

微丸的圆整度是反映微丸质量的重要特征之一。本实验采用平面临界角（φ）法测定微丸圆整度。即取适量微丸置于光滑玻璃板上，将玻璃板一侧抬起，当微丸突然滚落时，测定倾斜平面与平面的夹角（φ），φ 越小表明圆整度越高。

2. 堆密度。

选取一定量的微丸（重量为 M）置于 10ml 量筒中，轻微抖动量筒 20s，测定其体积 V，按堆密度 $=M/V$ 计算。

3. 包衣微丸与未包衣微丸在水中的溶解情况。

【思考题】

1. 微丸在应用中的特点是什么？有哪些制备方法？
2. 制备符合质量要求的微丸的关键是什么？
3. 影响底喷流化床法制备微丸的关键参数有哪些？

（邓黎）

实验十二　中药颗粒剂及胶囊剂的制备

【实验目的】

1. 掌握中药颗粒剂制备的一般工艺，熟悉颗粒剂的质量检查方法。
2. 熟悉胶囊剂的使用方法及胶囊剂质量的检查方法。

【实验指导】

中药颗粒剂系指药材提取物与适宜辅料或药材细粉均匀混合制成的颗粒状制剂。颗粒剂可分为可溶性、混悬性和泡腾性颗粒剂。颗粒剂具有传统汤剂和散剂的特点，又克服了汤剂、散剂的许多缺点，可以冲服、吞服和咀嚼服用，携带方便，病人容易接受。颗粒剂的生物利用度好，生产工艺简单，容易实现机械化生产。其制备过程如下：药材提取、纯化、浓缩至规定相对密度的浸膏，制粒或干燥，加入适量的辅料或药材细粉，混匀，制成颗粒，干燥。颗粒剂中所加辅料量不得超过浸膏量的 5 倍。挥发油应均匀喷入颗粒剂中，密闭一定时间。颗粒应均匀，色泽一致，含水量不超过 5%。

制成的颗粒剂需按《中国药典（2015 年版）·四部》通则 0104 进行粒度、水分、溶化性、装量差异、微生物限度检查。

中药胶囊剂可分为硬胶囊剂和软胶囊剂。硬胶囊剂系由中药材或中药材经提取后制得的粉末或颗粒填充于空胶囊中制成。软胶囊剂系由中药材的液体成分（如挥发油等）经适当的吸收剂吸收后填充于空胶囊中制成。含有浸膏的胶囊剂在生产贮藏过程中应注意防止吸湿使胶囊变形。内容物易结块，应采取严密包装。此外，按照《中国药典（2015 年版）·四部》通则 0103 进行水分、装量差异、崩解时限、微生物限度检查。

【实验仪器与材料】

1. 仪器。

烧杯，胶囊板等。

2. 材料。

桔梗饮片，延胡索饮片，白芷饮片，蔗糖粉等。

【实验内容】

1. 桔梗颗粒的制备。

（1）处方：桔梗 300g。

（2）制法。

①提取：取净桔梗根饮片 300g，煎煮 3 次，每次加纯化水 2400ml，煎煮 2h，滤布过滤，合并 3 次滤液，得总煎煮液。

②精制：将总煎煮液浓缩至稠膏（相对密度为 1.3～1.4）。

③制粒：取蔗糖粉 680g（过 65 目筛），加入稠膏，混合均匀，制成软材，过 10 目筛，制成颗粒。

④干燥：将湿颗粒于 60℃～80℃烘箱中干燥 3h。

⑤整粒：干燥后的颗粒先过 10 目筛，再过 65 目筛，磨去大颗粒，除去小颗粒，得均匀颗粒。

⑥包装。

2. 元胡止痛胶囊的制备。

（1）处方。

延胡索（醋制）445g，白芷 223g。

（2）制法。

取白芷 166g，粉碎成细粉，剩余的白芷与延胡索粉碎成粗粉，用 3 倍量的 60％乙醇浸泡 24h，加热回流 3h，收集提取液，再加 2 倍量的 60％乙醇加热回流 2h，收集提取液，合并两次提取液，过滤，滤液浓缩成稠膏，加入上述细粉，制成颗粒，装入 1 号胶囊，共计 1000 粒，即得。

【实验结果与讨论】

按照《中国药典（2015 年版）》对颗粒剂的性状、粒度、水分、溶化性进行检查。

【思考题】

1. 简述中药胶囊剂及颗粒剂制备过程中需注意的问题。

2. 中药制粒与西药制粒有何异同？

（邓黎）

实验十三　脂质体的制备

【实验目的】

1. 掌握注入法制备脂质体的工艺。
2. 熟悉脂质体的形成原理及作用特点。

【实验指导】

脂质体是一种类似生物膜结构的类脂质双分子层微小囊泡，该类脂质双分子层微小囊泡可以作为药物的载体，运载药物到特定的部位或在一定部位缓慢释放药物。20 世纪 60 年代初，Banghan 等发现磷脂分散在水中可形成多层囊，并证明每层囊均为双分子脂质膜并被水相隔开，这种具有生物膜结构的囊称为脂质体。1971 年，Ryman 等提出将脂质体作为药物载体，即将酶或药物包裹在脂质体中。近年来，脂质体已发展成为一种较成熟的传递药物的载体。

脂质体由磷脂（骨架膜材）及附加剂组成。用于制备脂质体的磷脂有天然磷脂（如豆磷脂、卵磷脂等）和合成磷脂（如二棕榈酰磷脂酰胆碱、二硬脂酰磷脂酰胆碱等）。磷脂在水中能形成脂质体是由其结构决定的。常见的磷脂分子结构中有两条较长的疏水烃链和一个亲水基团。将适量的磷脂加至水或缓冲溶液中，磷脂分子定向排列，其亲水基团面向两侧的水相，疏水的烃链彼此相对缔合为双分子层，构成脂质体（如图 10－3 所示）。常用的附加剂为胆固醇。胆固醇是两亲性物质，与磷脂混合使用，可制备稳定的脂质体。其作用是调节双分子层的流动性，减少脂质体膜的通透性。其他附加剂有十八胺、磷脂酸等，这两种附加剂可改变脂质体表面电荷的性质。

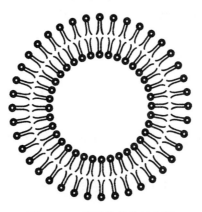

图 10－3　脂质体结构示意图

脂质体可分为小单室脂质体、多室脂质体和大单室脂质体三类。小单室脂质体的粒径为 20nm～80nm，凡经超声波处理的脂质体混悬液，绝大部分为小单室脂质体。多室脂质体的粒径为 1000nm～5000nm。大单室脂质体的粒径为 100nm～1000nm，用乙醚注入法制备的脂质体多属于这一类。

脂质体的包封率是指包入脂质体内的药物量占投入药物量的百分比，可用下式表示，即

$$包封率 = \frac{m_{总} - m_{游离}}{m_{总}} \times 100\%$$

式中，$m_{总}$ 为脂质体混悬液中总的药物量，$m_{游离}$ 为未包入脂质体中的游离药物量。

影响脂质体包封率的因素有很多，如磷脂的种类、组成比例、制备方法及介质的离子强度等。

包封率的测定方法有凝胶过滤法、超速离心法、透析法、超滤膜过滤法等，可根据实验条件加以选择。常用凝胶为 Sephadex G50、G100 或 Sepharose 4B、6B。

脂质体的制备方法有多种，可根据药物性质或需要进行选择。

薄膜分散法是一种经典的制备脂质体的方法，可制备多室脂质体；经超声处理，得到小单室脂质体。此法的特点是操作简便，但包封率较低。

注入法根据所用溶剂，可分为乙醚注入法和乙醇注入法。乙醚注入法是将磷脂与胆固醇等类脂质和脂溶性药物溶于适量的乙醚中，然后把油相匀速注射到温度恒定在有机溶剂沸点的水相（含水溶性药物）中，水相为磷酸盐（PBS）缓冲液；搅拌挥尽有机溶剂，即可形成脂质体。此法适用于实验室小量制备脂质体。本实验采用该法制成脂质体，选择亚甲蓝为模型药物。若采用乙醇注入法制备脂质体，脂质体混悬液一般含有 10%～20%乙醇。

反向蒸发法是制备多室脂质体或大单室脂质体的方法，制得的脂质体包封率高。

冷冻干燥法适用于在水中不稳定的药物制备脂质体。

【实验仪器与材料】

1. 仪器。

恒温磁力搅拌器，注射器（或细滴管），显微镜，离心机，分析天平，烧杯等。

2. 材料。

亚甲蓝，注射用卵磷脂，胆固醇，PBS 缓冲液，乙醚等。

【实验内容】

1. 处方。

亚甲蓝 20mg，注射用卵磷脂 0.9g，胆固醇 0.3g，乙醚 10ml，PBS 缓冲液 50ml。

2. 制备。

（1）亚甲蓝 PBS 溶液的配制：称取亚甲蓝 20mg，加入 30ml PBS 缓冲液，保持 60℃水浴搅拌。

（2）注射用卵磷脂、胆固醇乙醚溶液的配制：称取注射用卵磷脂 0.9g、胆固醇 0.3g 溶于 10ml 乙醚中，即得。

（3）亚甲蓝脂质体的制备：缓慢将上步制得的乙醚溶液滴加至 60℃水浴搅拌的亚

甲蓝 PBS 溶液中，保持水浴温度持续搅拌 20min，再在室温磁力搅拌 1.5h~2h。取样镜检，在显微镜下观察脂质是否形成具有双分子层的脂质体；4000rpm 离心 10min，弃上清，取沉淀与 20ml PBS 缓冲液重新混合，取样镜检。

3. 质量检查。

（1）脂质体的形态和粒度。在光学显微镜下（使用油镜或放大倍数接近的镜头）观察脂质体的形态，并测定最大和最多的脂质体粒径。

（2）异物。在显微镜下观察是否存在色斑块、棒状结晶等。

4. 注意事项。

（1）溶解注射用卵磷脂和胆固醇的乙醚溶液应澄清，否则需过滤除去杂质。

（2）乙醚的注入，可用 1ml 注射器或细滴管滴至 PBS 缓冲液中，每滴加 1 滴须使产生的泡沫消失后再滴加下一滴。

（3）整个实验过程中，温度控制在 60℃；操作中始终伴随搅拌。温度、滴加速度和搅拌时间对脂质体的形成均有影响。

【实验结果与讨论】

1. 绘制脂质体的形态图，说明脂质体的性状与乳滴的性状有何不同？
2. 记录通过显微镜观察测定的脂质体的粒径。

最大粒径（μm）：

最多粒径（μm）：

【思考题】

1. 使用注入法制备脂质体成败的关键是什么？
2. 制备脂质体时加入胆固醇的目的是什么？

（孙逊）

实验十四 微型胶囊的制备

【实验目的】

掌握制备微型胶囊的复凝聚和单凝聚工艺。

【实验指导】

微型胶囊（简称微囊）系利用天然或合成的高分子材料（通称囊材）作为囊膜壁壳，将固体或液体药物（通称囊心物）包裹形成的药库型微型胶囊。药物被制成微囊后，具有缓释作用，能提高药物的稳定性，掩盖不良口味，降低胃肠道的副反应，减少复方的配伍禁忌，改善药物的流动性与可压性，还可将液态药物制成固体制剂等。

微囊的制备方法很多，可归纳为物理化学法、化学法以及物理机械法。可按囊心物、囊材的性质，设备与要求微囊的大小等选用不同的方法。在实验室内常采用物理化学法中的凝聚工艺制备微囊。

本实验采用以水作为介质的复凝聚工艺，操作简易，重现性好，为难溶性药物微囊化的经典方法。以鱼肝油为液态囊心物或以吲哚美辛为固态囊心物，用明胶－阿拉伯胶为囊材，采用复凝聚工艺制备鱼肝油微囊与吲哚美辛微囊。后者可掩盖不良气味，前者可减少胃肠道的副反应。明胶－阿拉伯胶复凝聚成囊工艺的机理是静电作用。明胶为蛋白质，在水溶液中分子链上含有—NH_2与—COOH以及其相应解离基团—NH_3^+与—COO^-，但其含正负离子的多少受介质pH值的影响。当pH值低于等电点时，—NH_3^+数目多于—COO^-；当pH值高于等电点时，—COO^-数目多于—NH_3^+。明胶在pH值为4.0～4.5时，其正电荷达最高量。阿拉伯胶为多聚糖，分子链含有—COOH和—COO^-，具有负电荷。因此，在明胶与阿拉伯胶的混合水溶液中，调节pH值在明胶的等电点以下，即可使明胶与阿拉伯胶因电荷相反而中和形成复合物（即复合囊材），溶解度降低，在搅拌条件下，自体系中凝聚成囊而析出。但是这种凝聚是可逆的，一旦改变形成凝聚的这些条件，就可解凝聚，使形成的囊消失。在实验过程中可利用这种可逆性使凝聚过程多次反复进行直到满意为止。最后应加入固化剂甲醛与明胶进行胺缩醛反应，且介质pH值在8.0～9.0时可使反应完全，明胶分子交联成网状结构，微囊能较长久地保持囊形，不粘连、不凝固，形成不可逆的微囊。若囊心物不宜用碱性介质时，可用25％戊二醛或丙酮醛在中性介质中使明胶交联完全。

单凝聚工艺中，在水溶液中高分子囊材周围形成水合膜，可用凝聚剂（强亲水性的电解质或非电解质）与水合膜的水结合，致使囊材的溶解度降低，在搅拌条件下自体系中凝聚成囊而析出，然后根据囊材性质进行固化。

【实验仪器与材料】

1. 仪器。

研钵，磁力搅拌器，玻棒，量筒，烧杯，水浴锅，显微镜，pH试纸，温度计等。

2. 材料。

鱼肝油，明胶，阿拉伯胶，5％乙酸，36％～37％甲醛，纯化水，20％NaOH溶液等。

【实验内容】

1. 处方。

鱼肝油3g，明胶3g，阿拉伯胶3g，5％乙酸适量，36％～37％甲醛适量，纯化水适量。

2. 制备。

（1）明胶溶液的制备：称取明胶，用适量纯化水浸泡，待膨胀后，加纯化水至60ml，搅拌溶解（必要时可微热助其溶解），即得。

（2）鱼肝油乳的制备：称取阿拉伯胶与鱼肝油，于干燥研钵中混匀，加入纯化水

6ml，迅速朝同一方向研磨至初乳形成，再加纯化水 54ml，混匀，加入上述明胶溶液 60ml，混匀，即得。

（3）微囊的制备：将鱼肝油乳置于 500ml 烧杯中，在约 50℃恒温水浴中搅拌，滴加 5％乙酸约 10ml，于显微镜下观察至微囊形成。pH 值约为 4，加入约 30℃纯化水 240ml 稀释。取出烧杯，不停搅拌、冷却至 10℃以下，观察，加入 3ml 甲醛溶液，搅拌 15min，用 20％ NaOH 溶液调节 pH 值至 8.0～9.0，继续搅拌约 0.5h，静置至微囊沉降完全。倾去上清液，取样置显微镜下观察。

3. 注意事项。

（1）操作过程中使用的水均系纯化水（或去离子水），否则会因有离子存在而干扰凝聚成囊。

（2）制备微囊的搅拌速度应以产生泡沫最少为度，必要时可加入几滴戊醇或辛醇消泡，以提高产率。在固化前切勿停止搅拌，以免微囊粘连成团。

（3）加入 240ml 30℃纯化水的目的：①微囊吸水膨胀，囊形较好；②便于固化剂均匀分散。

【实验结果与讨论】

绘制采用复凝聚工艺制成的微囊的形态图，并讨论制备过程中出现的现象与问题。

【思考题】

1. 采用复凝聚或单凝聚工艺制备微囊的关键是什么？
2. 在加入甲醛前后，所形成的微囊有何区别？

（孙逊）

实验十五 药物制剂实训仿真系统上机实验

【实验目的】

1. 熟悉药品生产质量管理规范（GMP）的概念和基本要求。
2. 熟悉常见药物剂型的单元操作。

【实验指导】

药物制剂实训仿真系统整合了现代药物制剂生产工艺、药品生产质量管理规范（GMP）、药物制剂设备、标准操作程序（SOP）、药品生产过程质量控制以及车间管理等内容，具体包括了 GMP 基础知识、GMP 车间建设、药物制剂生产流程录像、二十多台（套）药物制剂设备三维讲解、药物制剂设备机械基础、GMP 生产管理规范、GMP 质量管理文件等大量多媒体授课素材。

【实验仪器与材料】

微型电子计算机，《药物制剂实训仿真系统》软件。

【实验内容】

1. 选择"学生仿真练习"模块中"流化床制粒"，教师进行演示，并指导学生使用软件。要求学生完成"流化床制粒"的全部操作。

2. 教师安排学生从"学生仿真练习"模块中自选 5 个仿真操作进行练习，并进行指导和讲解。

【思考题】

结合药剂学实验与上机实习进行总结。

（邓黎）

参考文献

国家药典委员会，2015. 中华人民共和国药典（2015 年版）：四部 ［M］. 北京：中国医药科技出版社.

张志荣，2014. 药剂学 ［M］. 2 版. 北京：高等教育出版社.

吴勇，成丽，2008. 现代药学实验教程 ［M］. 成都：四川大学出版社.

何晓明，王晓晖，党云洁，等，2016. 甲酚皂溶液制备因素的考察 ［J］. 高校实验室工作研究，(2)：44－46.

刘彦，王伟，王晓晖，等，2018.《维生素 C 注射液的稳定性影响因素考察》实验方法的优化 ［J］. 海峡药学，30(8)：13－15.

第十一章　生物药剂学与药动学实验

实验一　片剂溶出度的测定

【实验目的】

1. 掌握片剂溶出度测定的方法。
2. 熟悉溶出度测定结果的分析和统计学评价方法。
3. 了解溶出度测定在药物评价中的意义和应用。

【实验原理】

溶出度（dissolution）系指在规定条件下活性药物从片剂、胶囊剂或颗粒剂等固体制剂中溶出的速率和程度，在缓释制剂、控释制剂、肠溶制剂及透皮贴剂等制剂中也称释放度。

口服固体制剂中，药物能否被吸收是药物能否发挥临床效应的关键，而药物从制剂中溶出的速度和程度则是影响吸收的重要因素，这与药物的起效时间、药效强度和持续时间都有密切关系。对一些难溶性的药物和溶出速度较慢的药物而言，药物从固体制剂中溶解、释放速度慢，溶出成为吸收的限速过程。因此，溶出度的测定对口服固体制剂的内在质量的评价具有重要意义。比较同一药物不同处方口服固体制剂溶出度，还可以反映出药物与赋形剂、制剂工艺之间的关系，探索溶出度、生物利用度与临床效应之间的关系，为口服固体制剂处方筛选、工艺优化以及质量控制指标与方法的建立提供有力的依据。

1965 年，《美国药典》首先收载溶出度与释放度的测定方法；20 世纪 70 年代中期，我国开始进行溶出度与释放度研究；《中国药典（2015 年版）》要求进行溶出度与释放度检查的品种已超过 200 个。在新药口服固体制剂的研究中，对药物的溶出与释放行为考察已成为不可缺少的内容。

目前，溶出度测定的方法已经比较成熟，其设备也趋于标准化和自动化，使溶出度实验的科学性、灵敏度、重现性和实用性都大幅度提高。《中国药典（2015 年版）》收载了 5 种"溶出度测定法"，并对仪器装置、测定方法、结果判断都做出了详细规定。

本实验选用常用的、与体内实验有较好相关性的篮法［见《中国药典（2015 年版）·四部》通则 0931］测定甲、乙两厂甲硝唑片在规定时间点的溶出度，通过数学模型拟合求算 T_{50} 等溶出参数，并采用方差分析对实验结果进行统计分析。

【实验仪器与材料】

1. 仪器。

智能溶出仪，分析天平，紫外－可见分光光度计。研钵，容量瓶，移液管，注射器，塑料离心管，具塞刻度试管，微孔滤膜，巴氏滴管，移液枪，烧杯等。

2. 试药及试剂。

（1）试药：不同厂家的甲硝唑片。

（2）试剂：人工胃液的配制，取稀盐酸 16.4ml，加约 800ml 纯化水及 10g 胃蛋白酶，摇匀后加纯化水稀释成 1000ml，即得。

【实验操作】

1. 不同厂家生产的甲硝唑片的含量测定。

分别取甲、乙厂家甲硝唑片 10 片，准确称量，研碎磨细，精密称取相当于 1 片量的细粉（$W_{含}$），加约 500ml 人工胃液搅拌使其溶解，充分溶解后移入 1000ml 容量瓶中，定容。混匀后过滤，精密吸取续滤液 1ml 于 10ml 具塞刻度试管中，加 9ml 人工胃液，混匀，以人工胃液为空白，采用紫外－可见分光光度法测定吸光度（$A_{含}$），检测波长为 277nm，记录结果。

2. 不同厂家生产的甲硝唑片溶出度测定。

（1）溶出度测定仪的调试与使用。

实验前溶出仪已安装完备并经过调试，整机及主要部件如图 11－1 所示。

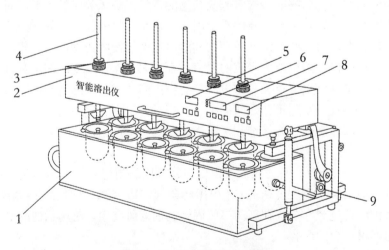

图 11－1　智能溶出仪示意图

1. 水浴箱，2. 机头，3. 离合器，4. 浆杆，5. 转速控制面板，6. 状态指示灯，7. 时间控制面板，8. 恒温控制面板，9. 电源开关

①预热：打开电源开关，在水浴恒温控制面板〔如图 11-2（a）所示〕处，使用△或▽键设定水浴的预置温度为 37℃，随后温度显示窗将显示出水浴的实测温度。按一次"启/停"键，温控状态指示灯亮，水浴开始循环升温，直至达到预置温度，并保持恒定。

②安装转杆，调节转篮高度：仰起机头，将已清洗干净的玻璃溶出杯（1000ml，小杯法为 250ml）放入水浴箱上溶出杯孔中，固定。将转杆由下向上插入机头的转轴孔中，安上转篮，从浆杆上端套入离合器。注意，离合器不要拧紧。将定高环（Φ＝25mm，小杯法为 15mm）放入溶出杯至杯底中心处。放下机头，垂直下压转杆顶端，使转篮底部与定高环顶部轻微接触〔如图 11-2（b）所示〕，旋紧离合器至恰能夹住转杆，向上提起转杆，然后固定离合器下部与转杆的相对位置，顺时针旋紧离合器上部螺母即可。

③加入溶出介质，设定转速：量取经脱气处理的溶出介质（本实验为人工胃液）900ml 注入溶出杯中；在转速控制面板〔如图 11-2（c）所示〕处使用△或▽键设定转速为 50 转/分。

④待溶出介质达到设定温度，将精密称定的待测药物放入转篮，连接转篮与转杆，垂直下压转杆顶端，直至离合器下部压住同步齿轮为止，按转速控制面板处"启/停"键，运动状态指示灯亮，此时时间控制面板〔如图 11-2（d）所示〕处开始计时。

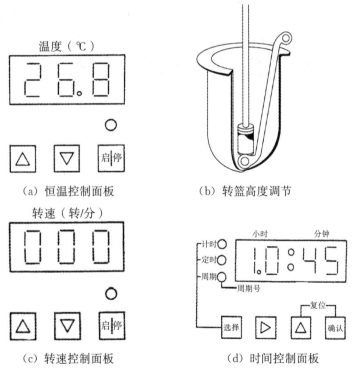

图 11-2　溶出仪局部结构

（2）溶出度测定。

分别将精密称定质量的甲硝唑片 1 片投入干燥转篮内，按上面第④步所述操作，开始测定。分别于 1min、3min、5min、8min、10min、15min、20min（也可根据预实验结果调整取样时间）取样。$W_{释}$ 为精密称定的甲哨唑片的重量。取样时用 5ml 注射器通过取样针从溶出杯中抽取样液 5ml，并迅速补充 5ml 人工胃液至溶出杯中。取出的样液以 $0.8\mu m$ 微孔滤膜过滤，续滤液置于塑料离心管中（取样至过滤应在 30s 内完成），再精密移取 1ml 续滤液于 10ml 具塞刻度试管中，加 9ml 人工胃液，以人工胃液为空白，于 277nm 波长处测定吸光度（$A_{释}$），记录结果。

【实验结果与讨论】

1. 甲硝唑片溶出度实验结果。

实验中溶出度的近似计算公式为

$$F(\%) = \frac{A_{释} \times W_{含}}{A_{含} \times W_{释}} \times 100\% \times \frac{900}{1000}$$

各小组将测定结果记录于表 11-1，计算各个取样点的溶出度，并计算出所有实验组溶出度的均值。以 F（%）值对溶出时间 t 作图，即可得溶出曲线。求算各实验小组数据之间的标准偏差（S）和变异系数（CV），计算公式为

$$S = \sqrt{\frac{\sum\limits_{i=1}^{n} x^2 - \dfrac{\left(\sum\limits_{i=1}^{n} x\right)^2}{n}}{n-1}} = \sqrt{\frac{\sum\limits_{i=1}^{n}(x-\bar{x})^2}{n-1}}$$

$$CV = \frac{S}{\bar{x}} \times 100\%$$

表 11-1　甲、乙两厂生产的甲硝唑片溶出度实验结果

取样时间 (min)		片别											
		甲厂						乙厂					
		1	3	5	8	10	15	20	1	3	5	8	10	15	20
1	$A_{释}$														
	F（%）														
2	$A_{释}$														
	F（%）														
3	$A_{释}$														
	F（%）														
4	$A_{释}$														
	F（%）														
5	$A_{释}$														
	F（%）														
$\bar{F}$（%）															
S															
CV（%）															

2. 不同模型拟合甲硝唑片溶出行为。

T_{50}为口服固体制剂主药累积溶出量为 50％时所需时间，将溶出数据以 F 为纵坐标，t 为横坐标描点后得到 $F-t$ 溶出曲线（如图 11-3 所示），于曲线中 F 值为 50％处向 t 轴做一垂线，与 t 轴交点所对应的时间即为 T_{50}。

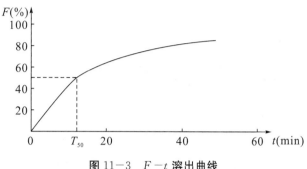

图 11-3　$F-t$ 溶出曲线

从溶出与释放曲线获取参数是一种简单且直接获取药物溶出与释放体外参数的方法。此外，根据固体制剂溶出与释放的规律，还可以采用一些数学模型，如单指数模型、对数正态分布模型、Higuchi 方程、Ritger-Peppas 模型、威布尔（Weibull）分布模型等来模拟药物的溶出行为，进一步探寻药物的溶出规律。

本实验采用 Higuchi 方程、Ritger-Peppas 模型、威布尔（Weibull）分布模型来模拟药物的溶出行为，并得到最适合的模型方程。

3. 实验数据的方差分析。

本实验将不同厂家的处方作为影响甲硝唑片溶出度的主要因素，采用单因素方差分析进行计算，两个厂家的处方作为该因素的不同水平，对每一种片剂 5 组所得的 T_{50} 为同水平下的实验值，以 F 检验考察在检验水准为 0.05 时它们之间是否有统计学差异，数据记录于表 11-2。

表 11-2　甲、乙两厂生产的甲硝唑片溶出度测定所得 T_{50} 值

| | T_{50}（min） | | | | | n_i | $\sum\limits_{j=1}^{N} X_{ij}$ | $\sum\limits_{j=1}^{N} X_{ij}^2$ |
	1	2	3	4	5			
甲厂						5		
乙厂						5		
合计						10		

（1）建立检验假设。

$H_0: \mu_1 = \mu_2$（甲、乙两厂生产的甲硝唑片溶出行为相同）；$H_1: \mu_1 \neq \mu_2$（甲、乙两厂生产的甲硝唑片溶出行为不相同）。确定检验水准 $\alpha = 0.05$。

（2）计算检验统计量。

$$C = \frac{\left(\sum\limits_{i=1}^{N}\sum\limits_{j=1}^{N} X_{ij}\right)^2}{N}$$

$$SS_T = \sum_{i=1}^{N} \sum_{j=1}^{N} X_{ij}^2 - C$$

$$SS_{TR} = \sum_{i=1}^{N} \frac{\left(\sum_{j=1}^{N} X_{ij}\right)^2}{n_i} - C$$

$$SS_e = SS_T - SS_{TR}$$

将计算所得统计量填入表11-3中。

表11-3 单因素方差分析表

变异来源	SS	v	MS	F
总变异	SS_T	$N-1$		
组间（处理）	SS_{TR}	$c-1$	SS_{TR}/v_{TR}	MS_{TR}/MS_e
组内（误差）	SS_e	$N-c$	SS_e/v_e	

（3）确定 P 值做出统计推断。

查 F 界值表，得到对应的 $F_{0.05}$。已知 $P=0.05$ 时，$F_{0.05}(1, 8)=5.32$。若 $F>F_{0.05}$，$P<0.05$，按 $\alpha=0.05$ 水平拒绝 H_0，接受 H_1，可认为甲、乙两厂生产的甲硝唑片溶出行为不同；若 $F<F_{0.05}$，$P>0.05$，按 $\alpha=0.05$ 水平不拒绝 H_0，尚不能认为甲、乙两厂生产的甲硝唑片溶出行为不同。

4. 采用 Spss 软件处理数据，分析甲、乙两厂生产的甲硝唑片溶出行为是否相同，并对比上述单因素方差分析的计算结果进行比较。

5. 列表、作图表示出实验结果，并根据以上数据处理和统计学分析做出实验合理结论。

【思考题】

1. 溶出度的测定在口服固体制剂的质量评价中有何意义？
2. 使用溶出度仪测定片剂溶出度的操作中应注意哪些问题？
3. 在处方设计和制剂工艺中，影响片剂溶出度的因素有哪些？
4. 在溶出度实验中，影响片剂溶出度测定的因素有哪些？
5. 为什么甲硝唑片的溶出度测定中要求取样至过滤应在30s内完成？

（周静）

实验二 尿药法测定口服对乙酰氨基酚片的药动学参数

【实验目的】

1. 掌握尿药法测定药物制剂的药动学参数的原理与方法。

2. 了解尿药法的特点及对乙酰氨基酚的体内代谢过程。

【实验原理】

对乙酰氨基酚在体内以原型（约 5%）、葡萄糖醛酸结合物（55%～75%）及硫酸结合物（20%～40%）形式从尿液中排出体外，因此可采用尿药法测定药动学参数。其测定原理是对乙酰氨基酚及其代谢物水解成对氨基酚，对氨基酚在次溴酸钠存在的情况下能与苯酚产生反应生成靛蓝色染料，此染料在 620nm 处有最大吸收。

靛蓝染料

一室模型口服给药尿药法计算公式为

$$\frac{\mathrm{d}X_u}{\mathrm{d}t} = \frac{k_a k_1 F X_0}{k_a - k}(\mathrm{e}^{-kt} - \mathrm{e}^{-k_a t})$$

一般 $k_a > k$，当 t 充分大时，$\mathrm{e}^{-k_a t} \to 0$，故上式可简化为

$$\frac{\mathrm{d}X_u}{\mathrm{d}t} = \frac{k_a k_1 F X_0}{k_a - k}\mathrm{e}^{-kt}$$

两边取对数并以平均速度 $\Delta X_u / \Delta t$ 代替瞬时速度 $\mathrm{d}X_u / \mathrm{d}t$，以中点时间 $t_{中}$ 代替 t，得

$$\lg \frac{\Delta X_u}{\Delta t} = \lg \frac{k_a k_1 F X_0}{k_a - k} - \frac{k}{2.303}t_{中}$$

式中，ΔX_u 为某段时间 Δt 内排出的尿药量，k_1 为一级肾排泄速度常数，k_a 为一级吸收速度常数，F 为生物利用度，X_0 为给药剂量。以 $\lg (\Delta X_u / \Delta t)$ 对 $t_{中}$ 作图，可得一条曲线，从后段直线的斜率可求出一级消除速度常数（k）。

尿药总排出量计算公式为

$$X_u^{\infty} = X_u^{0 \to t} + X_u^{t \to \infty} = X_u^{0 \to t} + \frac{\left(\dfrac{\Delta X_u}{\Delta t}\right)_t}{k}$$

应用尿药法可直接测定制剂的尿药排泄率，本实验中对乙酰氨基酚片尿药排泄率的计算公式为

$$尿药排泄率 = \frac{X_{u,试}^{\infty}}{X_{u,标}^{\infty}} \times 100\%$$

【实验仪器与材料】

1. 仪器。

容量瓶，移液管，具塞刻度试管，巴氏滴管，移液枪，紫外－可见分光光度计，电炉，烧杯，离心管架，夹子等。

2. 试药及试剂。

（1）试药：对乙酰氨基酚对照品。

（2）试剂。

①1％酚溶液：量取 1ml 液化酚（含量在 99％以上）溶于纯化水，稀释至 100ml。

②饱和溴溶液：取适量液态溴，加入纯化水适量，振摇溶解，放置 24h 后，溶液底层仍有少量液态溴存在即可，备用。

③1mol/L Na_2CO_3－溴溶液：称取 10.6g 无水碳酸钠，溶于纯化水，稀释至 100ml，加入饱和溴水 15ml，混合均匀，备用。

④显色剂：应临用时配制，量取 0.2mol/L NaOH 80ml，加入 1％酚溶液 10ml，振摇混匀后，再加入 1mol/L Na_2CO_3－溴溶液 10ml，混匀即得，备用。

⑤对乙酰氨基酚贮备液：精密称定 105℃ 干燥至恒重的对乙酰氨基酚（重结晶）1g，置于 250ml 容量瓶中，用热纯化水溶解，冷却至室温，定容，得到 4mg/ml 对乙酰氨基酚贮备液，置 4℃ 冰箱冷藏备用。

【实验操作】

1. 制作标准曲线。

（1）配制标准溶液：分别精密吸取对乙酰氨基酚贮备液 0.5ml、1.0ml、2.0ml、4.0ml、5.0ml、7.0ml 于 50ml 容量瓶中，加纯化水定容，得浓度分别为 40μg/ml、80μg/ml、160μg/ml、320μg/ml、400μg/ml、560μg/ml 的标准溶液。

（2）绘制标准曲线：分别精密吸取上述浓度标准溶液 1ml 于 10ml 具塞刻度试管中，分别加入空白尿 1ml、4mol/L HCl 4ml，水浴煮沸 1h，取出冷却至室温，加入纯化水至 10ml，混匀，精密吸取该液 1ml，加显色剂 10ml，混匀，放置 30min 后，于紫外－可见分光光度计在 620nm 处测定吸光度，以空白尿 1ml 加入纯化水按相同方法处理作为对照溶液。测得数据记录于表 11－4。

表 11－4　标准曲线数据

	编号					
	1	2	3	4	5	6
标准溶液浓度（μg/ml）						
吸光度（A）						
回归方程						

2. 收集尿液并测定其浓度。

（1）服药及收集尿样的要求：选择一名自愿受试者，服药前 48h 内不得服用含有对乙酰氨基酚的药物。服药者需禁食早餐，早上起床后排隔夜尿，7：30 喝水 150ml，7：55采集尿样作为空白尿，排尽尿液，8：00 用 150ml 温开水送服对乙酰氨基酚一片（0.3 克/片），然后按服药后的时间收集尿液（见表 11－5）。记下尿液体积，吸取尿液约 10ml 置于编号试管中，加塞置冰箱中冷冻放置，待尿液样品收集完毕进行测定（见表 11－6）。

表 11－5　尿液取样计划

编号	采尿样时间（h）	尿量（ml）
0	空白尿	
1	1	
2	2	
3	4	
4	6	
5	8	
6	10	
7	12	
8	14	
9	24	

表 11－6　尿药浓度数据处理

受试者：　　　　　　　　　　药品：

剂型：　　　　　　　　　　　剂量：

编号	采尿样时间（h）	Δt（h）	$t_{中}$（h）	尿量（ml）	尿药浓度（mg/ml）	ΔX_u（mg）	$\dfrac{\Delta X_u}{\Delta t}$（mg/h）	$\lg\dfrac{\Delta X_u}{\Delta t}$	X_u（mg）
0	0								
1	1								
2	2								
3	4								
4	6								
5	8								
6	10								
7	12								
8	14								
9	24								

X_u^{∞}（mg）：　　　　　　　k（h^{-1}）：　　　　　　　$t_{1/2}$（$h^{1/2}$）：

（2）尿液浓度测定：精密吸取尿液样品 1ml，加纯化水 1ml、4mol/L HCl 4ml，水浴煮沸 1h，取出冷却至室温，其余操作见"1. 制作标准曲线"。

【实验结果与讨论】

1. 根据各浓度样品测得的吸光度绘制标准曲线，求出回归方程并记录于表 11−4。

2. 根据回归方程计算各样品尿药浓度，记录于表 11−6。

3. 以 $\lg(\Delta X_u / \Delta t)$ 对 $t_中$ 作图，对曲线尾部直线进行回归分析，求出 k 和尿排药总量 X_u^∞。

4. 求片剂的尿药排泄率。

5. 讨论实验结果。

【思考题】

1. 使用尿药法测定尿药排泄率时取尿时间应为多长？该方法误差来源有哪些？

2. 使用尿药法能够求得哪些药动学参数？该方法在实际应用中有何优缺点？

（周静）

实验三　血药法测定对乙酰氨基酚片的生物利用度

【实验目的】

1. 掌握血药法测定口服固体制剂生物利用度的原理及方法。

2. 掌握房室模型的判断方法及相关药动学参数的计算方法。

3. 熟悉生物利用度在药物评价中的意义。

4. 了解血浆生物样品的处理方法。

【实验原理】

对乙酰氨基酚是临床上广泛应用的解热镇痛药，通过抑制下丘脑体温调节中枢前列腺素合成酶，减少前列腺素 PGE 1、缓激肽和组胺的合成与释放，从而产生解热镇痛作用。血浆蛋白结合率约为 25％，90％～95％经肝脏代谢。半衰期为 1h～4h（平均为 2h），主要以葡萄糖醛酸结合物和硫酸结合物的形式从肾脏排泄。

$$H_3C-\overset{\overset{\displaystyle O}{\|}}{C}-\underset{\underset{\displaystyle H}{|}}{N}-\!\!\!\!\bigcirc\!\!\!\!-OH$$

对乙酰氨基酚结构式

对乙酰氨基酚含有苯环共轭基团，在 245nm 处有较强紫外吸收。因此，本实验采用紫外分光光度法测定家兔体内对乙酰氨基酚的血药浓度，并求算相应的药动学参数，方法简便快捷。

【实验仪器与材料】

1. 仪器：紫外-可见分光光度计，具塞刻度试管，移液管，5ml肝素化塑料离心管，移液枪及枪头，巴氏滴管，玻璃漏斗，塑料离心管，滤纸，试管架，刀片，塑料夹，酒精棉球，脱脂棉，注射器，注射针头，兔箱等。

2. 试药及试剂。

（1）试药：对乙酰氨基酚对照品。

（2）试剂。

①0.12mol/L氢氧化钡溶液：取氢氧化钡19g，加新鲜煮沸放冷的纯化水溶解并稀释至1000ml，静置过夜，过滤即得。

②2%硫酸锌溶液：取硫酸锌20g，加纯化水溶解并稀释至1000ml。

③对乙酰氨基酚标准溶液的配制：取对乙酰氨基酚对照品约50mg，精密称定，置100ml容量瓶中，以纯化水溶解，并添加至刻度，摇匀，精密吸取10ml于50ml容量瓶中，用纯化水稀释至刻度，摇匀即得100μg/ml的标准溶液。

3. 动物：健康成年家兔，体重为2kg~3kg。

【实验操作】

1. 空白血的采集。

取体重2kg~3kg的健康成年家兔一只，心脏取血约30ml，置于5ml肝素化塑料离心管中，3000rpm离心10min，取空白血浆供标准曲线制备用。

2. 标准曲线的制作。

分别按表11-7中标准溶液的量吸取对乙酰氨基酚标准溶液于20ml具塞刻度试管中，加纯化水使成10ml，然后加上述血浆1ml混匀，再加0.12mol/L氢氧化钡4.5ml，混匀，放置2min，再分别加入2%硫酸锌溶液4.5ml，轻轻上下颠倒两次混匀，即出现明显乳状浑浊，静置2min后用双层滤纸过滤，弃去初滤液，收集续滤液于10ml~15ml干燥具塞刻度试管中，以1号管溶液作空白对照，于245nm处测定吸光度（A），结果记录于表11-7。

表11-7　标准曲线测定结果

	编号							
	1	2	3	4	5	6	7	8
标准溶液（ml）	0.0	0.4	0.8	1.2	1.6	2.0	2.4	2.8
血药浓度（C）（μg/ml）	0	40	80	120	160	200	240	280
加入纯化水（ml）	10.0	9.6	9.2	8.8	8.4	8.0	7.6	7.2
吸光度（A）								

3. 体内血药浓度的测定。

（1）家兔血浆样品的采集。

取体重2kg~3kg的健康成年家兔一只，实验前两天下午开始禁食，实验当日早晨耳静脉取血 4ml，作为空白对照，然后口服给予对乙酰氨基酚片，剂量为每只 300mg，分别于给药后 0.25h、0.50h、1.00h、1.50h、2.00h、2.50h、3.00h、4.00h、5.00h 耳静脉采血 4ml，供测定血药浓度用，给药 4.00h 后可以进食，采血时间见表 11-8。

（2）血药浓度测定。

将采取的血样按照前述空白血的处理方法处理后，得到血浆。精密吸取血浆 1ml，加入纯化水 10ml，余下按"2. 标准曲线制作"中"再各加 0.12mol/L 氢氧化钡溶液 4.5ml"起进行操作，测定结果记录于表 11-8。

表 11-8　血药浓度测定结果

兔重：　　　　　给药量：　　　　　给药时间：

	编号								
	0	1	2	3	4	5	6	7	8	9
采血时间 (t)（h）	空白	0.25	0.50	1.00	1.50	2.00	2.50	3.00	4.00	5.00
吸光度（A）										
血药浓度（C）（μg/ml）										
$\ln C$										

【实验结果与讨论】

1. 标准曲线的绘制。

以表 11-7 中吸光度（A）对标准曲线中血药浓度（C）作图，求得直线回归方程，并计算相关系数。

2. 药-时曲线的绘制。

根据表 11-8 中的实验数据，以血药浓度（C）对采血时间（t）作图，即得血药浓度随时间变化曲线；以对数血药浓度（$\ln C$）对采血时间（t）作图，即得对数血药浓度随时间变化曲线。

3. 消除速率常数（k）的求算。

文献表明，对乙酰氨基酚的体内过程系一室模型，血管外给药一室模型药动学方程为

$$C = A(e^{kt} - e^{k_a t}) \qquad ①$$

其中

$$A = \frac{k_a F X_0}{V(k_a - k)} \qquad ②$$

假设 $k_a > k$，当 t 充分大时，①式中 $e^{k_a t}$ 先趋向于零，可忽略不计，故①式可改写为

$$C = A \cdot e^{kt} \qquad ③$$

③式两端取对数，得

$$\ln C = kt + \ln A \qquad ④$$

将药-时曲线中尾部近似于直线上的 3 点，即尾部数据，代入式④作直线回归，求得系数：$a = \underline{\qquad}$，$b = \underline{\qquad}$，则 $k = -b$，$A = \ln^{-1} a$。

4. 半衰期（$t_{1/2}$）的计算。

$$t_{1/2} = \frac{0.693}{k}$$

5. 药-时曲线下面积（AUC）的计算。

梯形面积法求算 AUC。将表11-8中采血时间（t）和血药浓度（C）代入下式即可求得 AUC。

$$AUC_{0 \to t} = \frac{1}{2} \sum_{i=1}^{a} \left[(C_{a-1} + C_a)(t_a - t_{a-1}) \right]$$

$$AUC_{t \to \infty} = \frac{C_n}{k}$$

$$AUC_{0 \to \infty} = AUC_{0 \to t} + AUC_{t \to \infty}$$

6. 达峰浓度（$C_{\max}$）和达峰时间（$t_{\max}$）的计算。

直接从表11-8中得到最大血药浓度值，即为 $C_{\max} = \underline{\hspace{2cm}} \mu g/ml$；最大血药浓度对应时间，即为 $t_{\max} = \underline{\hspace{2cm}} h$。

7. 生物利用度的计算。

根据 $AUC_{0 \to \infty}/AUC_{0 \to \infty（标准）}$ 计算家兔口服给予对乙酰氨基酚片的生物利用度，某标准对乙酰氨基酚参比制剂的 $AUC_{0 \to \infty（标准）}$ 为 1093（$\mu g \cdot h$）/ml。

8. 房室模型的判断。

结合理论课教材房室模型的判断方法，对本实验数据进行分析，得出本实验家兔口服给予对乙酰氨基酚片后的最佳房室模型。

【思考题】

1. 血药法在生物利用度研究中的意义是什么？

2. 本实验血浆样品处理的特点是什么？加氢氧化钡溶液和硫酸锌溶液的作用分别是什么？

3. 生物利用度在新药评价中的意义是什么？

（周静）

实验四　药动学二室模型模拟实验

【实验目的】

1. 掌握二室模型模拟实验的方法。

2. 掌握应用残数法计算药动学参数的方法。

【实验原理】

静脉注射给药时，若药物在体内按二室模型分布，即首先进入中央室，然后逐渐向周边室转运，则中央室的药物浓度随时间变化规律的药动学表达式为

$$C = \frac{X_0(\alpha - k_{21})}{V_0(\alpha - \beta)} \cdot e^{-\alpha t} + \frac{X_0(k_{21} - \beta)}{V_0(\alpha - \beta)} \cdot e^{-\beta t}$$

或 $$C = Ae^{-\alpha t} + Be^{-\beta t}$$

由上式可见，以血药浓度的对数对时间作图，将得到一条二项指数曲线。因为 $\alpha \gg \beta$，当 t 充分大时，$Ae^{-\alpha t}$ 项趋于 0，此时上式可简化为

$$C = Be^{-\beta t}$$

两边取常用对数，得

$$\lg C = \lg B - \frac{\beta t}{2.303}$$

此时以 $\lg C - t$ 作图为一条直线，由直线的截距可得到 B，由斜率可求出 β，其生物半衰期计算公式如下，即

$$t_{1/2} = \frac{0.693}{\beta}$$

然后将上述二室模型静脉注射给药的公式整理为

$$(C - Be^{-\beta t}) = Ae^{-\alpha t}$$

两边取对数，得

$$\lg(C - Be^{-\beta t}) = \lg A - \frac{\alpha t}{2.303}$$

式中，C 为实测浓度，$Be^{-\beta t}$ 为外推浓度，$(C - Be^{-\beta t})$ 为残数浓度 Cr，在分布相求出各时间的外推浓度，即可算出残数浓度 Cr。以 $\lg Cr$ 对 t 作图，得到残数线，根据残数线的斜率 $-\alpha/2.303$ 和截距 $\lg A$ 可求出 α 和 A。

二室模型模拟装置如图 11-4 所示，装置 A 为中央室，B 为周边室。当将药物（酚红供试液）注入中央室，蠕动泵 1 将水注入中央室，药物不断从支管中消除，同时蠕动泵 2 将中央室的药物分布到周边室，然后药物通过连接管回到中央室。

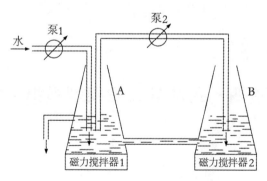

图 11-4　二室模型模拟装置图

【实验仪器与材料】

1. 仪器。

紫外-可见分光光度计，恒流泵，磁力搅拌器。锥烧瓶（带支管，如图 11-4 所示），橡皮管，夹子，搅拌子，容量瓶，烧杯，量筒，刻度试管等。

2. 试剂。

（1）酚红标准溶液的配制：取酚红约 25mg，精密称定，置 25ml 容量瓶中，加 1‰Na_2CO_3 溶液溶解并稀释至刻度，得 1mg/ml 的酚红标准液。

（2）酚红储备液的配制：取酚红约 10mg，精密称定，置 100ml 容量瓶中，加 1‰Na_2CO_3 溶液溶解并稀释至刻度，得 100μg/ml 的酚红储备液。

【实验操作】

1. 标准曲线的制作。

分别量取酚红储备液 0.5ml、1.0ml、1.5ml、2.0ml、2.5ml、3.0ml 于 10ml 容量瓶中，加纯化水至 10ml，得一系列浓度的标准溶液。分别量取 0.5ml 酚红标准溶液，加入 0.2mol/L NaOH 溶液 5ml，以 0.2mol/L NaOH 作为空白对照，在 555nm 处测定吸光度，绘制标准曲线，得到回归方程。

2. 二室模型模拟实验。

将 300ml～400ml 纯化水加入模拟装置（图 11－4）中，开启蠕动泵 1（流速为每分钟 3ml～4ml）。当纯化水注入装置 A 中，开启蠕动泵 2（流速为每分钟约 20ml）和磁力搅拌器 1、2，搅拌数分钟后，使进入装置的水量同由支管排出的水量相等。用移液管自装置 A 中吸出 10ml 纯化水，并将 10ml 酚红供试液加入装置 A 中，开始计时。分别于 1min、3min、6min、10min、15min、20min、30min、50min、60min 自装置 A 中吸取 0.5ml 样液供测定用。测定方法见“1. 标准曲线的制作”。

【实验结果与讨论】

1. 标准曲线的绘制。

以标准曲线制备中吸光度对酚红浓度作图，求得直线回归方程，并计算相关系数。

2. 二室模型模拟实验药动学参数的计算。

将模拟实验的实验数据记录于表 11－9。

表 11－9　模拟实验的实验数据

	取样时间（min）									
	0	1	3	6	10	15	20	30	50	60
吸光度（A）										
实测浓度（μg/ml）										
外推浓度（μg/ml）										
残数浓度（μg/ml）										

应用残数法计算药动学参数 A、B、α、β 及 $t_{1/2}$。

【思考题】

1. 本实验中的模拟装置的生物学意义是什么？

2. 取样时间、取样间隔时间、酚红供试液加入量、恒流泵流速等因素对实验结果有无影响？

3. 如需模拟得到尿药排泄药动学参数，应如何设计实验？

4. 试根据本实验，设计一室模型模拟实验。

（周静）

实验五　家兔灌胃给予对乙酰氨基酚的药动学实验

【实验目的】

1. 掌握家兔灌胃的给药方法。
2. 掌握房室模型的判断及相关药动学参数的计算方法。
3. 熟悉高效液相色谱仪的使用方法。
4. 了解血浆生物样品的处理方法。

【实验原理】

对乙酰氨基酚的含量测定方法有重量滴定法、紫外分光光度法、高效液相色谱法等。高效液相色谱法专属性强，灵敏度高。本实验采用反相高效液相色谱法，以 C_{18} 烷基键合硅胶为固定相，以 0.05mol/L 磷酸二氢钾－甲醇溶液为流动相。根据对乙酰氨基酚含有苯环共轭基团，在 243nm 处有紫外吸收，采用高效液相－紫外检测法测定家兔体内对乙酰氨基酚的血药浓度，并计算相应的药动学参数。

【实验仪器与材料】

1. 仪器。

容量瓶，刻度试管，肝素化塑料离心管，塑料离心管，巴氏滴管，移液枪，高效液相色谱仪，色谱柱，预柱，液相进样针，台式高速离心机，漩涡混合仪，红外烤灯，开口器，导尿管，注射器，刀片，剪刀，烧杯，离心管架，夹子，脱脂棉等。

2. 试药及试剂。

（1）试药：对乙酰氨基酚对照品、对乙酰氨基酚灌胃混悬液（10mg/ml，自配）。

（2）试剂：甲醇（色谱纯）、超纯水。

①0.05mol/L 磷酸二氢钾溶液：称取磷酸二氢钾 6.8g，加超纯水溶解并定容至 1000ml，超声混匀。

②对乙酰氨基酚储备液的配制：取对乙酰氨基酚对照品约 20mg，置于 10ml 容量瓶中，精密称定，用甲醇－水（1：1）溶液溶解并定容，充分摇匀，得浓度约为 2mg/ml 的对乙酰氨基酚储备液，冷藏保存。

③内标溶液的配制：称取间氨基苯酚对照品约 10mg，精密称定，置于 10ml 容量

瓶中，用 10% $HClO_4$（V/V）溶液溶解并定容，充分摇匀，得浓度约为 1mg/ml 的内标储备液，冷藏保存。临用前用 10% $HClO_4$（V/V）溶液稀释成 200μg/ml 的内标工作液。

3. 动物：健康成年家兔，体重 2kg～3kg。

【实验操作】

1. 空白血的采集。

取体重 2kg～3kg 的健康成年家兔一只，耳缘静脉取血约 8ml，于 15ml 肝素化塑料离心管中，以 3000rpm 离心 10min，取空白血浆供标准曲线制备用。

2. 标准曲线的制作。

（1）标准溶液的配制：按表 11-10 量取对乙酰氨基酚储备液适量，用甲醇－水（1∶1）溶液配制成浓度分别为 5μg/ml、10μg/ml、20μg/ml、100μg/ml、500μg/ml、1000μg/ml、2000μg/ml 的对乙酰氨基酚标准溶液，具体配制方法见表 11-10。

表 11-10　标准溶液的配制

	编号							
	0	1	2	3	4	5	6	7
对乙酰氨基酚储备液（μl）	0	5	10	20	100	500	1000	2000
甲醇－水（1∶1）溶液（μl）	2000	1995	1990	1980	1900	1500	1000	0

（2）标准血浆样品的制备：精密量取 45μl 空白血浆于 1ml 塑料离心管中，分别加入上述对乙酰氨基酚标准溶液 5μl，加入 30μl 内标工作液（200μg/ml）、120μl 10% $HClO_4$ 溶液，涡旋 1min，10000rpm 离心 10min，取上清液进样。

（3）标准曲线的绘制：采用内标法，以对乙酰氨基酚与内标峰面积的比值为纵坐标，以浓度为横坐标，绘制标准曲线，并得到回归方程。

3. 高效液相色谱条件。

色谱柱：Hypersil BDS C_{18} 柱，5μm，250mm×4.6mm；预柱：柱芯为 C_{18} 柱；

流动相：0.05mol/L 磷酸二氢钾－甲醇（95∶5）溶液；

流速：1.5ml/min；

检测波长（λ）：243nm。

4. 灌胃给药后血药浓度的测定。

（1）血浆样品的采集。

取体重 2kg～3kg 的健康成年家兔一只，实验前两天下午禁食，实验当日早晨耳静脉取血 1ml，作为空白对照，然后立即灌胃给予对乙酰氨基酚混悬液（10mg/ml，给药剂量为 50mg/kg）。在给药后 0.25h、0.50h、1.00h、1.50h、2.00h、3.00h、4.00h、5.00h、6.00h 耳静脉采血 1ml，3000rpm 离心 10min，得到血浆用于血药浓度测定，给药 4h 后可以进食，采血时间见表 11-11。

表 11-11　血药浓度测定结果

兔重：　　　　　　　给药量：　　　　　　　给药时间：

	编号									
	0	1	2	3	4	5	6	7	8	9
时间（t）（h）	空白	0.25	0.50	1.00	1.50	2.00	3.00	4.00	5.00	6.00
峰面积比值										
血药浓度（C）（μg/ml）										

家兔灌胃给药方法：家兔置于倾斜 50°左右的兔箱中，兔头露出，将开口器横置放入兔口并将兔舌压下固定，将导尿管从开口器中央孔中插入兔口，并慢慢插入食管和胃，深度约为 15cm。插管时需动作轻柔缓慢，感觉顺利，动物无挣扎及呼吸困难现象出现，说明未误入气道。也可将导尿管外端放入水中，若有气泡吹出，表明误入气管，需取出重插。若无气泡吹出，表明已插入胃，即可将药液用注射器从导尿管外端注入，灌注量一般不宜超过 10ml/kg。

（2）血药浓度的测定。

精密量取血浆样品 50μl，其余操作见"2.（2）标准血浆样品的制备"，记录峰面积比值，内标法计算血药浓度，实验结果填入表 11-11。

【实验结果与讨论】

1. 标准曲线的绘制。

以标准曲线中对乙酰氨基酚与内标的峰面积比值（A）对血药浓度（C）作图，求得直线回归方程，并计算相关系数。

以 A 为纵坐标，C 为横坐标，绘制标准曲线。

2. 药-时曲线的绘制。

根据表 11-10 中的实验数据，以 C 对 t 作图，得到血药浓度随时间变化曲线；以 ln$C$ 对 t 作图，得到对数血药浓度随时间变化曲线。

3. 按照本章实验三"实验结果与讨论"中方法计算消除速率常数（k）、半衰期（$t_{1/2}$）、药-时曲线下面积（AUC）、达峰浓度（$C_{\max}$）和达峰时间（$t_{\max}$）。

4. 房室模型的判断。

结合理论课教材房室模型的判断方法，对本实验数据进行分析，得出本实验家兔灌胃给予对乙酰氨基酚后的最佳房室模型。

5. 药动学软件处理血药浓度数据。

采用 DAS 3.0 药动学软件对表 11-11 中的数据进行处理，得到分隔室模型参数和统计矩参数。根据这两个参数，对本药动学实验进行评价。

【注意事项】

1. 本实验流动相中含缓冲盐，进样完成后需用不同梯度的有机相和超纯水将仪器的管路、泵、进样阀、色谱柱及检测器等部位充分冲洗干净。

2. 本实验样品前处理采用高氯酸沉淀蛋白法，离心后取上清进样时需轻柔小心，确保样品溶液中不含固体颗粒及肉眼可见的沉淀物，防止固体颗粒或沉淀物进入管路后引起堵塞。

3. 流动相应临用现配。

【思考题】

1. 血浆样品处理方法有哪些？
2. 流动相中水相加入缓冲盐的作用是什么？
3. 若出现血药浓度过高，超出标准曲线的范围，应如何处理？
4. 药动学研究中，血样采集时间点的设计原则是什么？
5. 生物样本分析中，方法学的验证包括哪些项目？
6. 在药动学实验结果评价方面，隔室模型和统计矩方法分别有何作用？

（周静）

实验六　Franz 扩散池实验——方法建立（一）

【实验目的】

1. 建立对乙酰氨基酚高效液相色谱检测方法并进行方法学验证。
2. 掌握药物透皮吸收的研究方法。

【实验原理】

经皮给药是药物通过皮肤吸收的一种给药方法。药物经皮给药，穿过角质层，通过皮肤扩散，由毛细血管吸收进入体循环的过程称经皮吸收或透皮吸收。

一般认为药物通过皮肤是一个被动扩散的过程，常用 Fick 扩散定律来描述。该定律将皮肤看作一个均质膜，药物通过皮肤很快被毛细血管吸收进入体循环，因此药物在皮肤内表面的浓度很低，即符合扩散的漏槽条件。

本实验采用 Franz 扩散池测定对乙酰氨基酚的透皮速率。采用足量的生理盐水作为接收液，并辅以搅拌，以形成漏槽条件，在不同时间点取适量接收液测定药物浓度，以计算透过皮肤的累积药量，进而计算药物的透皮速率。

【实验仪器与材料】

1. 仪器：高效液相色谱仪，超声振荡仪。移液枪（$200\mu l$、$1000\mu l$），移液管（5ml），容量瓶（10ml、100ml），塑料离心管（0.5ml、2ml、4ml），烧杯（50ml）。
2. 试剂：生理盐水，对乙酰氨基酚（2.00mg/ml），超纯水，甲醇（色谱级）。

【实验操作】

1. 制作标准曲线。

量取 2.00mg/ml 对乙酰氨基酚储备液 2.5ml 置于 100ml 容量瓶中，补加生理盐水定容，得到 50.00μg/ml 的标准曲线储备液。如上操作方法，按表 11-12 使用生理盐水逐级稀释，最终分别得到浓度为 0.04μg/ml、0.08μg/ml、0.40μg/ml、2.00μg/ml、10.00μg/ml、40.00μg/ml、50.00μg/ml 的样品，使用高效液相色谱仪进行分析。

表 11-12　对乙酰氨基酚工作溶液稀释方法

编号	移取体积（ml）	稀释后体积（ml）	稀释后溶液浓度（μg/ml）	稀释后溶液编号
储备液	2.5	100	50.00	⑦
⑦	8.0	10	40.00	⑥
⑦	2.0	10	10.00	⑤
⑤	2.0	10	2.00	④
④	2.0	10	0.40	③
③	2.0	10	0.08	②
②	5.0	10	0.04	①

注：1. 工作溶液①~⑦作为标准曲线系列工作溶液；

2. 工作溶液②④⑥作为方法学建立中的低（L）、中（M）、高（H）浓度工作溶液。

2. 准确度和精密度的考察。

平行制备 L、M 和 H 浓度样品各三份，以高效液相色谱仪进行分析。

高效液相色谱检测的色谱条件：

色谱柱：C_{18}柱，5μm，250mm×4.6mm；

洗脱条件：甲醇：水=30：70，等度洗脱，运行时间 8min；

柱温：45℃；

流速：1.0ml/min；

检测波长：254nm；

进样量：20μl。

【实验数据与处理】

记录实验数据于表 11-13 和表 11-14，计算各质控样品点的偏差和 RSD。准确度以实测浓度与理论浓度的偏差表示，要求三组质控样品偏差为 85%~115%，即低、中、高三组质控样品的准确度都应该为 85%~115%；精密度通过计算平行 3 组样品的 RSD 进行考察，要求三组质控样品浓度的 RSD 应小于 15%。

$$准确度 = \frac{C_{测定}}{C_{实际}} \times 100\%$$

$$精密度：RSD = \frac{SD}{\bar{x}} \times 100\% = \frac{\sqrt{\dfrac{\sum\limits_{i=1}^{n}(C_i - \bar{C})^2}{n-1}}}{\bar{C}} \times 100\%$$

表 11-13　标准曲线

编号	峰面积	保留时间（min）	理论值（μg/ml）	实测值（μg/ml）	准确度（%）
7					
6					
5					
4					
3					
2					
1					

线性方程：$Y=$ 　　　　　　　　　　　　　　$r^2=$

表 11-14　精密度与准确度

样品	峰面积	理论浓度（μg/ml）	实测浓度（μg/ml）	准确度（%）	RSD（%）
L1					
L2					
L3					
M1					
M2					
M3					
H1					
H2					
H3					

【思考题】

1. 试述经皮给药吸收的过程及经皮给药的特点？
2. 本实验中标准曲线线性范围是如何确定的？

（王凌）

实验七　Franz 扩散池实验——扩散实验（二）

【实验目的】

同本章实验六。

【实验原理】

同本章实验六。

【实验仪器与材料】

1. 仪器。

高效液相色谱仪，超声振荡仪，移液枪（200μl、1000μl），移液管（5ml），容量瓶（10ml、100ml），塑料离心管（0.5ml、2ml、4ml），烧杯（50ml），注射器（2ml、10ml），大鼠解剖台，脱毛膏，刮毛器，厚手套，载玻片，游标卡尺，手术器械（手术剪、镊子、止血钳），肝素抗凝管。

2. 试剂。

生理盐水，对乙酰氨基酚（2.0mg/ml），超纯水，甲醇（色谱级），10％水合氯醛，肝素。

3. 实验动物。

SD 雄性大鼠。

【实验操作】

1. 大鼠按 0.4ml/100g 注射 10％水合氯醛麻醉。

2. 用剪刀剃除大鼠大部分的腹部毛，用脱毛膏脱毛，心尖取血，4000rpm 离心10min，用移液枪吸取上层血浆转移至塑料离心管中备用。剪下已去毛皮肤，在载玻片上小心除去皮下脂肪，洗净，切割成比扩散小室口稍大的小块皮肤，使用游标卡尺测得扩散池面积后，立即进行实验。

3. 将离体皮肤固定于样品池与接收池之间，角质层面向样品池。

4. 在接收池中注满生理盐水作为接收液，使得皮肤背面与接收液紧密接触（不得有气泡）。

5. 在皮肤的角质层一面给药，即在样品池中加入 3ml 2.0mg/ml 对乙酰氨基酚工作溶液。

6. 将接收池置于 37℃ 恒温水浴中，180r/min 电磁搅拌，并开始计时，分别于1.0h、1.5h、2.0h 用注射器取接收液 0.2ml，并补充相同体积的生理盐水。

7. 采用高效液相色谱仪测定 1h、1.5h、2h 所取样品中对乙酰氨基酚的浓度。

【实验数据与处理】

药物渗透累积量 M 的计算公式为

$$M = C_n V_{总} + \sum_{i=1}^{n-1} C_i V_{取样} \qquad ①$$

式中，C_n 为第 n 个取样点的药物浓度，C_i 为第 i 个取样点的药物浓度。

$$单位面积累积透过量(\%) = \frac{M}{A} \times 100\% \qquad ②$$

$$累积透过率(\%) = \frac{M}{C_{样} \times V_{样}} \times 100\% \qquad ③$$

式中，$C_{样}$ 为给药浓度，$V_{样}$ 为给药体积。

记录测得药物浓度，按照式①计算药物渗透累积量，并将计算结果记录于表11-15。

表 11-15　药物渗透累积量计算结果

扩散小室接收池介质总体积（$V_{总}$）（ml）		7.0	
单次取样体积（$V_{取样}$）（ml）		0.2	
透皮扩散面积（A）（cm²）		实际测得	
时间（t）（h）	1.0	1.5	2.0
浓度（C）（μg/ml）			
药物渗透累积量（M）（μg）			

【思考题】

1. 影响药物经皮通透性的因素有哪些？如何促进药物经皮吸收？
2. 结合实验结果，讨论对乙酰氨基酚是否适合经皮给药？

（王凌）

实验八　血浆蛋白结合实验——透析法实验

【实验目的】

1. 掌握平衡透析法测定血浆蛋白结合率。
2. 熟悉血浆蛋白结合率的测定结果的分析。

【实验原理】

血浆蛋白结合率是药物与血浆蛋白结合的量占药物总量的百分率，是药物代谢动力学的重要参数之一。它影响药物在体内的分布、代谢与排泄，从而影响其作用强度和时间，并往往与药物的相互作用及作用机制等密切相关。研究药物血浆蛋白结合率的方法包括平衡透析法、超滤法、超速离心法、凝胶过滤法、分配平衡法、稳定同位素 GC−MS 法、光谱技术等。本实验采用平衡透析法对药物血浆蛋白结合率进行测定，对于新药研究开发和临床合理用药指导都具有重要意义。

平衡透析法的基本原理是将蛋白置于一个隔室内，用半透膜将此隔室与另一隔室隔开。蛋白等大分子不能通过此半透膜，但系统中游离配基可自由通过。当达到平衡时，半透膜两侧自由配基的浓度相等。若系统中自由配基的总量已知，测定不含蛋白隔室中自由配基的浓度，即可推算出与蛋白结合的配基量。

【实验仪器与材料】

1. 仪器。

高效液相色谱仪，超声振荡仪，控温磁力搅拌器，移液枪（200μl、1000μl），移液管（5ml），容量瓶（10ml、100ml），塑料离心管（0.5ml、2ml、4ml），烧杯（50ml），大鼠解剖台，厚手套，手术器械（手术剪、镊子、止血钳），注射器（2ml、10ml），肝素抗凝管，24mm 管状半透膜（分子量为 12000～14000），广口瓶（75ml）。

2. 试剂。

生理盐水，对乙酰氨基酚工作溶液（2.00mg/ml、1.20mg/ml），超纯水，甲醇（色谱级），10％水合氯醛，肝素，咖啡因溶液（1.0mg/ml）。

3. 动物。

SD 雄性大鼠。

【实验操作】

1. 大鼠按 0.4ml/100g 腹腔注射 10％水合氯醛麻醉，心尖取血，肝素抗凝，4000rpm 离心 10min，上清液即为血浆。

2. 将管状半透膜一端折叠，用纱线扎紧，保留结扎线段 5cm 左右，以调节袋内外液面在同一水平，加血浆样品 1.0ml 于上述半透膜袋内，并扎紧口袋另一端。袋口不得被血浆污染。

3. 在两个 75ml 的广口瓶中分别加入 0.9ml 2.00mg/ml 和 1.20 mg/ml 对乙酰氨基酚工作溶液，加入生理盐水补足至 30ml，即为透析外液。

4. 取 1.0ml 透析外液，作为袋外初浓度样品。

5. 将两端扎紧的半透膜置于盛有透析液的 75ml 广口瓶中，同时在瓶中放入一枚搅拌子，用袋两端线调节袋内外液面，使内外液面保持在同一水平，并避免贴瓶壁，封闭瓶口。

6. 将 75ml 广口瓶置于磁力搅拌器上，搅拌 2h，取 1ml 透析外液，作为袋外终浓度样品。

7. 制作透析外液的标准曲线。分别量取 0.05mg/ml、0.10mg/ml、0.20mg/ml、0.40mg/ml、0.80mg/ml、1.00mg/ml 对乙酰氨基酚工作溶液 0.1ml 加入 0.9ml 生理盐水中，得到浓度为 5μg/ml、10μg/ml、20μg/ml、40μg/ml、80μg/ml、100μg/ml 标

准曲线系列样品。

（1）标准曲线系列样品需要前处理，前处理方法如下：

①取 1ml 样品，向其中加入 0.1ml 1.0mg/ml 的咖啡因溶液（内标）；

②涡旋 30s；

③向其中加入 3ml 甲醇；

④涡旋 1min，12000rpm 离心 3min；

⑤取上清液转移至另一塑料离心管中；

⑥取上清液 20μl 进样。

（2）色谱条件：

①色谱柱：C_{18}柱；

②洗脱条件：甲醇：水＝30：70，等度洗脱，检测时间 8min；

③柱温：45℃；

④检测波长：254nm。

8. 采用高效液相色谱仪测定透析袋外溶液中对乙酰氨基酚的浓度，透析液处理方法同上。

【实验数据与处理】

血浆蛋白结合率计算公式为

$$血浆蛋白结合率（\%）= \frac{C_{0h} - C_{2h}}{C_{0h}} \times 100\%$$

式中，C_{0h}为袋外初浓度，C_{2h}为袋外终浓度。文献报道，对乙酰氨基酚的血浆蛋白结合约为 20％。袋内总浓度为透析袋内对乙酰氨基酚测定的浓度，即游离对乙酰氨基酚浓度和结合对乙酰氨基酚浓度之和，袋外浓度为透析袋外的对乙酰氨基酚测定的浓度，即游离对乙酰氨基酚的浓度。

将血浆蛋白结合实验数据填入表 11-16。

表 11-16 血浆蛋白结合实验数据

	组别	
	高浓度	低浓度
C_{0h}（μg/ml）		
C_{2h}（μg/ml）		
血浆蛋白结合率（％）		
标准曲线方程	$Y=$	$r^2=$

【思考题】

1. 试述药物与血浆蛋白结合对药物体内分布及药效的影响？

2. 本实验采用内标法进行定量分析，简述内标法的优点。

3. 本实验中为何要保持半透膜袋内外液面持平？

（王凌）

实验九　药物组织分布实验

【实验目的】

掌握研究药物组织分布的实验方法。

【实验原理】

药物的分布是指药物经给药部位吸收进入血液后，由循环系统运送至体内各脏器、组织、体液和细胞的现象。药物的分布特征不同，会使得药物的作用强弱、作用速度、作用持续时间以及药物产生的毒副作用等有所差异。

通过给药后不同时间点处死实验动物，获得各部分组织，并测定组织中所含药物浓度，可确定药物在体内的分布特征。

【实验仪器与材料】

1. 仪器。

高效液相色谱仪，超声振荡仪，玻璃匀浆器，分析天平，移液枪（200μl、1000μl），移液管（5ml），容量瓶（10ml、100ml），塑料离心管（0.5ml、2ml、4ml、10ml），烧杯（50ml），大鼠解剖台，厚手套，手术器械（手术剪、镊子、止血钳），注射器（2ml、5ml、10ml、50ml），肝素抗凝管，灌胃针。

2. 试剂。

生理盐水，对乙酰氨基酚（20mg/ml），超纯水，甲醇（色谱级），10％水合氯醛，肝素，咖啡因（1mg/ml）。

3. 实验动物。

SD雄性大鼠。

【实验操作】

1. 以剂量120mg/kg灌胃给予大鼠对乙酰氨基酚溶液。

2. 1.5h后大鼠按0.4ml/100g腹腔注射10％水合氯醛麻醉，剖开大鼠胸腔，以肝素润湿的注射器于心脏取血（或将大鼠股动脉剪开，采血），肝素抗凝，以4000rpm离心10min，上清液即为血浆。

3. 心尖灌注生理盐水（约100ml）至各脏器发白后，将心、肝、脾、肺、肾取出，用生理盐水洗净，以滤纸吸干水分后，称重。

4. 将组织剪碎，置玻璃匀浆器中，以每克组织加入3ml生理盐水的比例加入生理盐水，充分匀浆，得空白组织匀浆液样品。

5. 制作血浆标准曲线。分别量取 0.025mg/ml、0.050mg/ml、0.100mg/ml、0.200mg/ml、0.400mg/ml、1.000mg/ml 对乙酰氨基酚工作溶液 0.1ml 加入 1.0ml 血浆中，得到浓度为 2.5μg/ml、5.0μg/ml、10.0μg/ml、20.0μg/ml、40.0μg/ml、100.0μg/ml 标准曲线系列样品。

（1）血浆样品需要前处理，前处理方法如下：

①取 1.0ml 含药大鼠血浆（或组织匀浆），向其中加入 0.1ml 20% 空白甲醇，0.1ml 1.0mg/ml 咖啡因溶液（内标）；

②涡旋 30s；

③加入 3ml 甲醇；

④涡旋 3min，12000rpm 离心 5min；

⑤取上清液 20μl 进样。

（2）色谱条件：

①色谱柱：C_{18} 柱；

②洗脱条件：甲醇：水＝30：70，等度洗脱，检测时间 8min；

③柱温：45℃；

④检测波长：254nm。

6. 采用高效液相色谱仪测定血浆中对乙酰氨基酚浓度，并计算各组织中对乙酰氨基酚的量。

【实验数据与处理】

将组织中对乙酰氨基酚的量填写于表 11-17。

表 11-17　组织中对乙酰氨基酚的量

	样品类型					
	血浆	心脏	肝脏	脾脏	肺	肾脏
实测浓度（μg/ml）						
换算浓度（μg/g）						
总药量（μg）	—					

将表 11-17 中数据绘制成柱状图，并进行描述。

备注：组织分布试验中各个器官的药物浓度，原则上应该通过相应组织器官的空白匀浆液配制标准曲线进行计算，但是鉴于试验时长，只能用血浆中的标准曲线来代替。

【思考题】

1. 试述影响药物组织分布的因素？

2. 基于对乙酰氨基酚的组织分布特征，讨论可能影响其药效的因素？

（王凌）

实验十 肝匀浆代谢实验

【实验目的】

通过建立大鼠肝匀浆体外孵育体系及黄芩苷在大鼠肝匀浆孵育体系的高效液相色谱检测方法，研究黄芩苷在肝匀浆中的代谢情况，并考察其在体外孵育体系中的酶动力学及其参数。

【实验原理】

药物代谢研究对于人们认识药物体内作用规律，指导临床合理用药以及设计新药具有重要的意义。肝脏是生物体内药物代谢的主要场所，富含一个庞大的依赖细胞色素P450的混合功能氧化酶系统。大多数药物的Ⅰ相和Ⅱ相代谢反应都是在肝药酶系统的参与下发生的。其中，Ⅰ相代谢反应主要包括水解、氧化和还原反应，Ⅱ相代谢反应主要是指结合反应。目前，肝脏代谢常用的体外研究模型包括肝匀浆、肝脏S9、微粒体及转基因细胞株等。研究药物的肝脏代谢对于药物体内代谢途径研究有着重要的指导意义。

黄芩苷为黄芩素的 $7-O-$ 葡萄糖结合物，属于黄酮类化合物，是中药黄芩的主要有效成分，在临床上主要用于抗菌消炎和抗感染。黄芩苷可通过水解产生苷元黄芩素，其亦具有抗炎和抗变态反应等多方面的作用。对黄芩苷在大鼠体内的药动学研究表明，黄芩苷在大鼠体内主要经历了葡萄糖结合、葡萄糖醛酸结合、甲基化及水解等代谢途径。

本实验通过加入不同浓度的黄芩苷进行肝匀浆体外孵育，使用高效液相色谱仪检测孵育后黄芩苷的剩余量，并通过不同底物浓度计算酶促反应参数米氏常数（K_m）及最大反应速度（V_{max}）。

【实验仪器与材料】

1. 仪器。

高效液相色谱仪，超声振荡仪，玻璃匀浆器，分析天平，恒温水浴锅，离心机，移液枪（$200\mu l$、$1000\mu l$），移液管（5ml），容量瓶（10ml、100ml），塑料离心管（0.5ml、2ml、4ml、10ml），烧杯（50ml），大鼠解剖台，厚手套，手术器械（手术剪、镊子、止血钳），注射器（2ml、5ml、10ml、50ml），肝素抗凝管。

2. 试剂。

生理盐水，对乙酰氨基酚，超纯水，甲醇（色谱级），10%水合氯醛，肝素，咖啡因（1.0mg/ml），黄芩苷（1.0mg/ml），PBS缓冲液。

3. 动物。

SD雄性大鼠。

【实验操作】

1. 肝匀浆制备。

大鼠按 0.4ml/100g 腹腔注射 10％水合氯醛麻醉，剖开大鼠胸腔，以注射器心脏取血后，使用冰 PBS 缓冲液进行心脏灌流，直至肝脏发白，取出肝脏，去除肝脏上的筋膜，用冰 PBS 缓冲液洗净，以滤纸吸干水分后，将组织剪碎，置玻璃匀浆器中，以每克组织加入 3ml PBS 缓冲液的比例加入 PBS 缓冲液，于冰上充分匀浆，得空白肝匀浆。

2. 制备标准曲线。

将 1.0mg/ml 的黄芩苷储备液（用 DMSO 溶解并定容）按表 11-18 使用 PBS 缓冲液进行稀释，最终分别得到浓度为 3.6μg/ml、7.2μg/ml、36.0μg/ml、100.0μg/ml、180.0μg/ml、360.0μg/ml 的标准曲线系列工作溶液。

表 11-18　黄芩苷工作溶液稀释方法

溶液编号	量取体积（μl）	加入 PBS 缓冲液的体积（μl）	稀释后溶液浓度（μg/ml）	稀释后溶液编号
储备液	360	640	360.0	⑥
储备液	180	820	180.0	⑤
储备液	100	900	100.0	④
⑥	100	900	36.0	③
③	200	800	7.2	②
③	100	900	3.6	①

分别精密量取已制备好的①②③④⑤⑥标准曲线工作溶液 20μl，按照以下流程操作，最终得到浓度分别为 0.18μg/ml、0.36μg/ml、1.80μg/ml、5.00μg/ml、9.00μg/ml、18.00μg/ml 的标准曲线样品。采用高效液相色谱仪进行分析。

流程图如图 11-5 所示。

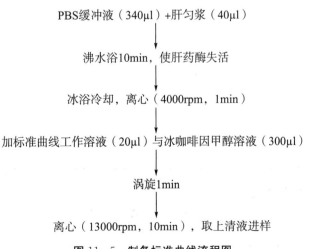

PBS缓冲液（340μl）+肝匀浆（40μl）

↓

沸水浴10min，使肝药酶失活

↓

冰浴冷却，离心（4000rpm，1min）

↓

加标准曲线工作溶液（20μl）与冰咖啡因甲醇溶液（300μl）

↓

涡旋1min

↓

离心（13000rpm，10min），取上清液进样

图 11-5　制备标准曲线流程图

3. 制备样品。

分别精密量取已制备好的②③④⑤⑥标准曲线工作溶液 $20\mu l$，加入图 11−6 所示的孵育体系中，作为不同浓度的底物，最终得到浓度分别为 $0.36\mu g/ml$、$1.80\mu g/ml$、$5.00\mu g/ml$、$9.00\mu g/ml$、$18.00\mu g/ml$ 的样品。采用高效液相色谱仪进行分析。

$400\mu l$ 孵育体系如图 11−6 所示。

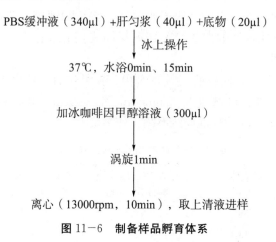

PBS缓冲液（340μl）+肝匀浆（40μl）+底物（20μl）

冰上操作

37℃，水浴0min、15min

加冰咖啡因甲醇溶液（300μl）

涡旋1min

离心（13000rpm，10min），取上清液进样

图 11−6　制备样品孵育体系

【实验数据与处理】

1. 用于初速度计算的实验数据填入表 11−19。

表 11−19　用于初速度计算的实验数据

溶液编号	时间（min）	黄芩苷峰面积	咖啡因峰面积	黄芩苷浓度（μg/ml）	初速度 [μg/（ml·min）]
②	0				
	3				
③	0				
	3				
④	0				
	3				
⑤	0				
	3				
⑥	0				
	3				

黄芩苷浓度计算公式为

$$C = \frac{A_{黄芩苷} \div A_{内标} - b}{k}$$

式中，$A_{黄芩苷}$ 为黄芩苷峰面积，$A_{内标}$ 为咖啡因峰面积，b 为黄芩苷线性方程纵截距，k

为黄芩苷线性方程斜率。

以不同浓度底物 3min 时黄芩苷单位时间减少量作为反应的初速度（V），计算公式为

$$V = \frac{C_{0min} - C_{3min}}{3}$$

2. K_m 及 V_{max} 的计算。

由 Lineweaver—Burk 方程式，得

$$\frac{1}{V} = \frac{K_m}{V_{max} \times [S]} + \frac{1}{V_{max}}$$

式中，K_m 为米氏常数，即反应速度达到最大反应速度一半时的底物浓度。V_{max} 为最大反应速度。以上述公式中 $1/[S] - 1/V$ 进行线性回归，即可计算得到 K_m 及 V_{max}。

【思考题】

1. 研究药物体外代谢的模型除了本实验运用的肝匀浆外，还有其他模型如肝微粒体、S9、肝细胞等，试述不同模型的特点与应用条件。

2. 黄芩苷在肝脏中经历葡萄糖醛酸结合、甲基化及水解等反应，在本实验的孵育体系中，除了发生水解，是否能发生其他反应？

（王凌）

实验十一 大鼠在体肠吸收实验

【实验目的】

1. 掌握大鼠在体肠循环灌流实验的原理和操作。
2. 熟悉在体肠吸收实验数据处理方法参数的意义。
3. 了解对乙酰氨基酚在十二指肠的吸收动力学特征。

【实验原理】

被动扩散是药物经胃肠道被吸收的重要方式之一。药物分子通过胃肠屏障从高浓度区（吸收部位）向低浓度区（血液）扩散，或从高电动势区向低电动势区移动。该过程不耗能，药物扩散速度与膜两侧的浓度差成正比，采用 Fick 方程可以描述这一吸收过程，即

$$-\frac{dC}{dt} = DS\frac{C - C_0}{h} \qquad ①$$

式中，$\frac{dC}{dt}$ 为药物扩散速率，S 为药物表面积，D 为膜内扩散系数，C 为胃肠液中药物浓度（外部浓度），C_0 为在血液中药物浓度（内部浓度），h 为膜厚度。

一般药物进入循环系统后，立即转运至全身，故药物在吸收部位血液中浓度较低，可忽略不计。因此，转运的扩散速率与消化液中的药物浓度成正比。设 $DS/h=K_a$，则①式可以简化为

$$-\frac{dC}{dt} = \frac{DS}{h}C = CK_a \qquad ②$$

由②式可看出，药物的扩散属于一级速率过程。若以 $\frac{dX}{dt}$ 表示药物的扩散速率，则

$$-\frac{dX}{dt} = K_aX \qquad ③$$

将③式积分，得

$$\ln X = \ln X_0 - K_a t \qquad ④$$

以时间 t 对肠内残存的 $\ln X$ 作图，通过斜率可求算 K_a，即药物在体肠实验的吸收速率常数。

吸收半衰期计算公式为

$$t_{1/2} = \frac{0.693}{K_a} \qquad ⑤$$

$$单位时间吸收百分率（\%） = \frac{C_0V_0 - C_tV_t}{C_0V_0t} \times 100\% \qquad ⑥$$

式中，C_0 为肠灌流液药物初始浓度，V_0 为肠灌流液药物初始体积，C_t 为 t 时刻肠灌流液药物浓度，V_t 为 t 时刻肠灌流液体积，t 为肠灌流液循环灌流时间。

由于小肠能吸收肠灌流液中的水和对乙酰氨基酚，而酚红不能被小肠吸收，通过测定不同时间酚红浓度来计算不同时间供试液的体积，从而校正肠灌流液的体积。

【实验仪器与材料】

1. 仪器。

恒流泵，乳胶管，玻璃插管，恒温水浴锅，红外烤灯，台式高速离心机，高效液相色谱仪，紫外-可见分光光度计，容量瓶，具塞刻度试管，刻度吸管，移液枪，大鼠固定装置，手术剪，眼科剪，止血钳，镊子，结扎线等。

2. 试剂。

对乙酰氨基酚储备液（1000μg/ml），酚红储备液（200μg/ml），2%戊巴比妥钠，1mol/L NaOH，生理盐水，Krebs-Ringer's磷酸盐缓冲液（简称K-R液，每1000ml含 NaCl 7.8g、KCl 0.35g、NaHCO₃ 1.37g、NaH₂PO₄ 0.32g、MgCl₂ 0.02g、CaCl₂ 0.37g、葡萄糖1.40g）。

3. 动物。

健康雄性 SD 大鼠，体重约为250g。

【实验操作】

1. 溶液的配制。

（1）含酚红的K-R液：精密吸取酚红储备液10ml置100ml容量瓶中，用K-R

液稀释至刻度，混匀，得含酚红（浓度为 $20\mu g/ml$）的 K–R 液。

（2）空白肠灌流液：将大鼠十二指肠段两端分别插管固定，先用 37℃ 生理盐水将肠内容物冲洗干净，用 K–R 液快速充满肠段后，再以 0.2ml/min 的速度持续泵入肠段，在出口处收集流出液，作为空白肠灌流液。

（3）肠灌流液：精密吸取对乙酰氨基酚储备液 5ml 和酚红储备液 10ml 置 100ml 容量瓶中，用 K–R 液稀释至刻度，混匀，得到含 $50\mu g/ml$ 对乙酰氨基酚和 $20\mu g/ml$ 酚红的肠灌流液。

2. 样品浓度的测定。

（1）酚红浓度的测定。

精密吸取样品溶液 1ml 于 2ml 塑料离心管中，10000rpm 离心 5min，取上清液 0.5ml 置 10ml 具塞刻度试管中，加入 1mol/L NaOH 5ml，摇匀，以 1mol/L NaOH 做空白对照，采用紫外–可见分光光度计测定吸光度值，检测波长为 558nm。

（2）对乙酰氨基酚浓度的测定。

精密吸取样品溶液 1ml 置 2ml 塑料离心管中，10000rpm 离心 5min，取上清液 $20\mu l$，按照以下色谱条件进样分析。

色谱条件：C_{18} 柱（$5\mu m$，250mm×4.6mm），流动相为甲醇：水＝20：80，检测波长为 254nm，柱温为 35℃，进样体积为 $20\mu l$。

3. 标准曲线的制备（Ⅰ）。

（1）酚红的标准曲线。

分别精密吸取 $200\mu g/ml$ 的酚红储备液 0.5ml、1.0ml、2.0ml、3.0ml、4.0ml 置于 10ml 容量瓶中，用 K – R 液稀释至刻度，混匀，得浓度分别为 $10.0\mu g/ml$、$20.0\mu g/ml$、$40.0\mu g/ml$、$60.0\mu g/ml$、$80.0\mu g/ml$ 的系列标准溶液。再分别精密吸取该系列标准溶液 0.5ml 于 10ml 具塞刻度试管中，加入 1mol/L NaOH 5ml，摇匀显色后，在 558nm 处测定吸光度（D），以 D 为纵坐标、浓度（C）为横坐标进行线性回归，即得酚红的标准曲线方程，并记录结果。

（2）对乙酰氨基酚的标准曲线。

分别精密吸取 $1000\mu g/ml$ 对乙酰氨基酚储备液 0.5ml、1.0ml、2.5ml、4.0ml、5.0ml 置于 50ml 容量瓶中，用 K–R 液稀释至刻度，混匀，得浓度分别为 $10.0\mu g/ml$、$20.0\mu g/ml$、$50.0\mu g/ml$、$80.0\mu g/ml$、$100.0\mu g/ml$ 的系列标准溶液，采用高效液相色谱法进样测定，以峰面积（A）为纵坐标、浓度（C）为横坐标进行线性回归，即得对乙酰氨基酚的标准曲线方程，并记录结果。

4. 对乙酰氨基酚在肠灌流液中的稳定性考察（Ⅱ）。

取 $1000\mu g/ml$ 对乙酰氨基酚储备液 2.5ml 置 50ml 容量瓶中，加空白肠灌流液稀释至刻度，混匀，得到 $50\mu g/ml$ 对乙酰氨基酚肠灌流液 50ml。将该溶液置 37℃±1℃ 水浴中孵育，分别于 0.0h、0.5h、1.0h 和 2.0h 取样 1ml，按"2.（2）对乙酰氨基酚浓度的测定"方法，考察 37℃±1℃ 条件下对乙酰氨基酚在肠灌流液中的稳定性，并记录结果。

5. 大鼠肠壁对对乙酰氨基酚的物理吸附、代谢或摄取考察（Ⅱ）。

取 1000μg/ml 对乙酰氨基酚储备液 2.5ml 置 50ml 容量瓶中，加 K−R 液稀释至刻度，混匀，得到 50μg/ml 对乙酰氨基酚供试液 50ml。

取大鼠十二指肠 10cm，用玻棒翻转后结扎两端，洗净肠内容物，将肠段置 100ml 烧杯中，加入对乙酰氨基酚供试液 50ml，37℃±1℃水浴中孵育 1.5h，按"2. 样品浓度的测定"方法测定孵育前后对乙酰氨基酚的浓度，计算孵育后对乙酰氨基酚相较于 0 时刻的偏差，并记录结果。

6. 大鼠在体肠吸收（Ⅲ）。

（1）大鼠十二指肠循环灌流。

按"1. 溶液的配制"方法配制肠灌流液 100ml，备用。所用生理盐水、含酚红 K−R 液和肠灌流液均预先置于 37℃水浴中保温，备用。

取禁食 12h 的健康雄性 SD 大鼠，腹腔注射 2%戊巴比妥钠溶液（浓度为 20mg/ml，剂量为 40mg/kg）麻醉，将大鼠背位固定于操作台上，用红外烤灯照射保持体温。沿腹部正中线剖开腹腔约 3cm，暴露胃及十二指肠，从胃幽门下端 1cm 处开始，向下量取十二指肠适宜长度，两端各剪一小口，插入肠玻璃插管，使肠玻璃插管管尖间距（有效灌流长度）为 10cm，用线扎紧固定，插管另一端分别接乳胶管，乳胶管安装于恒流泵，按如图 11−7 所示装置进行在体肠循环灌流实验。首先用 37℃生理盐水冲洗肠内容物，待流出液澄清后，排尽管道内的生理盐水，换 37℃含酚红 K−R 液以 5ml/min 的流速平衡 10min。然后取 37℃的肠灌流液 50ml，以 5ml/min 流速循环灌流，10min 后将流速调至 2.5ml/min，立即取肠灌流液 1ml，同时补加同温等量的含酚红 K−R 液，并开始计时，其后分别于 0min、15min、30min、45min、60min、75min 和 90min 同法取样，按"2. 样品浓度的测定"方法测定灌流样品中酚红和对乙酰氨基酚的浓度，并记录结果。

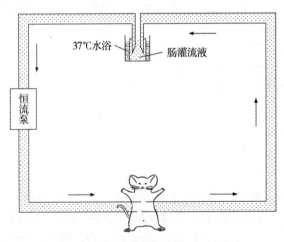

图 11−7　大鼠在体肠实验示意图

（2）肠吸收面积计算。

实验结束后，从两插管结扎处剪下小肠，冲洗后剖开，摊于平面上，测量其有效宽度和长度，计算肠吸收面积。

7. 胆管结扎后的在体肠吸收（Ⅳ）。

取已禁食 12h 的健康雄性 SD 大鼠，腹腔注射 2％戊巴比妥钠溶液（浓度为 20mg/ml，剂量为 40mg/kg）麻醉，将大鼠背位固定于操作台上，用红外烤灯照射保持体温。酒精擦拭手术部位以消毒，于上腹部做一横形切口，沿腹部正中线剖开腹腔约 3cm（上端靠近胸骨），暴露胃及十二指肠，将十二指肠肠系膜展开，暴露胆管，双线结扎胆管。

取胆管结扎后的大鼠，按照"6. 大鼠在体肠吸收（Ⅲ）"相应方法操作。

【实验结果与讨论】

1. 标准曲线。

按"实验操作 3.（1）酚红的标准曲线"方法测定后，以酚红的吸光度（D）为纵坐标、浓度（C）为横坐标进行线性回归，即得酚红的标准曲线方程，结果填于表 11-20。按"实验操作 3.（2）对乙酰氨基酚的标准曲线"方法测定后，以对乙酰氨基酚的峰面积（A）为纵坐标、浓度（C）为横坐标进行线性回归，即得对乙酰氨基酚的标准曲线方程，结果填于表 11-21。

表 11-20 酚红标准曲线数据及方程

C（μg/ml）	10.0	20.0	40.0	60.0	80.0
D					
标准曲线方程		$A=\underline{\quad}C+\underline{\quad}$，$r=\underline{\quad}$			

注：r，相关系数。

表 11-21 对乙酰氨基酚标准曲线及方程

C（μg/ml）	10.0	20.0	50.0	80.0	100.0
A					
标准曲线方程		$A=\underline{\quad}C+\underline{\quad}$，$r=\underline{\quad}$			

2. 稳定性及肠吸附考察。

按"实验操作 4. 对乙酰氨基酚在肠灌流液中的稳定性考察（Ⅱ）"方法操作后，记录峰面积 A，代入标准曲线方程计算对乙酰氨基酚浓度，结果填于表 11-22。按"实验操作 5. 大鼠肠壁对对乙酰氨基酚的物理吸附、代谢或摄取考察（Ⅱ）"方法操作后，计算对乙酰氨基酚的剩余百分率（$Bias$）。

$$Bias = \frac{C_t - C_0}{C_0} \times 100\%$$

表 11-22 对乙酰氨基酚在肠灌流液中的稳定性及肠壁吸附结果

t（h）	0.0	0.5	1.0	2.0
A				
C（μg/ml）				
$Bias$（%）				

3. 在体肠吸收实验。

取肠灌流样品，分别按"实验操作 2.（1）酚红浓度的测定"和"实验操作 2.（2）对乙酰氨基酚浓度的测定"方法测定并计算酚红及对乙酰氨基酚的浓度，结果填于表 11-23 和表11-24。

表 11-23 在不同时刻酚红的测定数据及结果

t（min）	0	15	30	45	60	75	90
A							
C（μg/ml）							

表 11-24 在不同时刻对乙酰氨基酚的测定数据及结果

t（min）	0	15	30	45	60	75	90
A							
C（μg/ml）							

将实验数据按以下公式进行计算，即

$$单位时间吸收百分率（\%）=\frac{0\min 剩余药量-60\min 剩余药量}{0\min 剩余药量}\times100\%$$

以剩余药量的对数 $\ln X$ 对取样时间 t 作图，按"实验原理"中的公式及表 11-25，求算吸收速率常数、吸收半衰期和单位时间吸收百分率，并填入表 11-26。

表 11-25 大鼠在体小肠吸收量计算式

取样时间（h）	对乙酰氨基酚		酚红		供试液体积（ml）	剩余药量（μg）
	吸收度	浓度	吸收度	浓度		
循环前	A_0	C_0	A'_0	C'_0	$V_0=50$ ml	$X_0=50\times C_0$
0.00	A_1	C_1	A'_1	C'_1	$V_1=\dfrac{C'_0 V_0}{C'_1}$	$X_1=C_1 V_1$
0.25	A_2	C_2	A'_2	C'_2	$V_2=\dfrac{(V_1-1)C'_1+20}{C'_2}$	$X_2=C_2 V_2+1\times C_1$
0.50	A_3	C_3	A'_3	C'_3	$V_3=\dfrac{(V_2-1)C'_2+20}{C'_3}$	$X_3=C_3 V_3+1\times(C_1+C_2)$
$\vdots$	$\vdots$	$\vdots$	$\vdots$	$\vdots$	$\vdots$	$\vdots$
t_n	A_n	C_n	A'_n	C'_n	$V_n=\dfrac{(V_{n-1}-1)C'_{n-1}+20}{C'_n}$	$X_n=C_n V_n+1\times\sum\limits_{i=1}^{n=1}C_{n-1}$

表 11-26 **在体肠吸收数据处理结果**

取样时间（min）	循环前	0	15	30	45	60	75	90
供试液体积（V）（ml）								
剩余药量（X）（μg）								
$\ln X$								
K_a（h^{-1}）								
$t_{1/2}$（$h^{1/2}$）								

根据小肠面积计算单位面积（cm^2 或 $100cm^2$）和单位时间的吸收率（％）。

【思考题】

1. 酚红在本实验中的作用是什么？本方法可否应用于其他药物小肠吸收的研究？

2. 根据实验结果，试推测对乙酰氨基酚在肠道的吸收机制。影响其吸收的因素有哪些？

（杨俊毅）

实验十二 大鼠口服给药药动学实验

【实验目的】

1. 掌握药动学实验设计、操作及数据处理方法。

2. 熟悉高效液相色谱法测定血药浓度方法的建立及初步评价。

3. 了解血浆样品的处理方法。

【实验原理】

药动学是采用数学处理的方法，定量研究药物（包括外来化学物质）在生物体内的吸收、分布、代谢和排泄（简称体内过程）动态变化规律的一门学科。在实验基础上，建立数学模型，求算相应的药动学参数后，可以了解药物在体内随时间变化的规律，从而对药物在体内的过程进行预测，应用于新药的成药性评价、制剂优选和临床药物治疗方案设计及合理用药。

血药法的原理是基于药物进入机体后，主要通过血液循环系统进行转运，通常血液中药物浓度的水平与药物效应呈正相关。因此，探究血药浓度变化规律可间接地反映药物的有效性和安全性。实验方法是选择适当的给药途径，将药物给予受试者或受试动物，于规定时间采集血样，采用合适的分析方法测定血样中的药物浓度，得到一系列经时血药浓度数据。运用药动学方法计算出药动学参数，如药-时曲线下面积（AUC）、药峰浓度（C_{max}）、达峰时间（t_{max}）、速度常数（k）、半衰期（$t_{1/2}$）、表观分布容积（V）等，从而了解药物的吸收、分布和消除规律。

对乙酰氨基酚能溶于乙醇、丙酮和热水，难溶于水，不溶于石油醚和苯；无气味，味苦；口服吸收迅速、完全，在体内分布均匀，大部分经肝脏代谢，中间代谢产物对肝脏有毒，主要以葡萄糖醛酸结合物形式经肾脏排泄。

【实验仪器与材料】

1. 仪器。

高效液相色谱仪，容量瓶，刻度吸管，肝素化塑料离心管，塑料离心管，巴氏滴管，移液枪，高效液相色谱仪，色谱柱，预柱，液相进样针，台式高速离心机，漩涡混合仪，红外烤灯，灌胃针，2ml注射器，剪刀，烧杯，离心管架，夹子等。

2. 试药及试剂。

对乙酰氨基酚（含量按100％计），甲醇（色谱纯），超纯水等。

3. 动物。

健康雄性SD大鼠，体重约为250g。

【实验操作】

1. 空白血的采集。

取250g左右健康雄性SD大鼠1只，于股动脉取空白血，置5ml肝素化塑料离心管中，轻轻翻转混匀，8000rpm离心5min，取上层血浆，备用。

2. 血浆样品处理。

取血浆样品100μl于2ml塑料离心管中，加10μl超纯水和300μl甲醇，涡旋混合3min，12000rpm离心5min，取上清液于新的2ml塑料离心管中，12000rpm离心1min，取上清液20μl进行分析。

3. 高效液相色谱条件。

色谱柱：C_{18}柱，5μm，250mm×4.6mm；

预柱：柱芯为C_{18}柱；

流动相：甲醇：水＝20：80；

检测波长（λ）：254nm。

4. 标准曲线的制备。

（1）标准溶液的配制。

配制浓度分别为1000μg/ml、500μg/ml、100μg/ml、50μg/ml和10μg/ml的对乙酰氨基酚系列标准溶液。

（2）标准血浆样品的制备。

分别精密吸取100μl空白血浆于5支2ml塑料离心管中，分别加入上述对乙酰氨基酚标准溶液10μl，涡旋30s，得到浓度分别为100μg/ml、50μg/ml、10μg/ml、5μg/ml和1μg/ml的标准血浆样品。分别加入300μl甲醇，按"2. 血浆样品处理"中"涡旋混合3min"起同法操作。结果记录于表11－27。以峰面积（A）对血药浓度（C）作标准曲线，计算回归方程：$A = b \cdot C + a$ 和相关系数 r。

表 11-27　标准曲线结果

	样品编号				
	S1	S2	S3	S4	S5
C （μg/ml）	100	50	10	5	1
A					
标准曲线方程	$A=$＿＿＿$C+$＿＿＿ , $r=$＿＿＿				

5. 精密度和准确度的考察。

配制浓度分别为 800μg/ml、100μg/ml 和 20μg/ml 的对乙酰氨基酚标准溶液。

按 "4.（2）标准血浆样品的制备" 方法，取上述标准溶液，配制高、中、低浓度分别为 80μg/ml、10μg/ml 和 2μg/ml 的标准血浆样品各 3 份，同法处理后，用高效液相色谱仪进行测定，记录峰面积 A，代入标准曲线方程计算测得浓度 C'，结果填于表 11-28；合并 2 组（本组和邻组）C' 数据，使得 $n \geqslant 5$，以 C' 计算高、中、低浓度组 RSD 和回收率，结果填于表 11-29。

表 11-28　样品浓度测定结果

	C （μg/ml）								
	80				10			2	
编号	C1	C2	C3	C4	C5	C6	C7	C8	C9
A									
C' （μg/ml）									

表 11-29　精密度和准确度评价结果 （$n \geqslant 5$）

C （μg/ml）	C' （μg/ml）	回收率（%）	$\bar{x} \pm SD$	RSD （%）
80				
80				
80				
80 *				
80 *				
80 *				
10				
10				
10				
10 *				
10 *				
10 *				

续表

C （μg/ml）	C' （μg/ml）	回收率（％）	$\bar{x}\pm SD$	RSD（％）
2				
2				
2				
2 *				
2 *				
2 *				

＊：邻组数据。本组为第_____组，邻组为第_____组。

6. 大鼠体内血药浓度的测定。

（1）血样的采集：取体重约为 250g 的健康雄性 SD 大鼠一只，实验前至少禁食 12h，可自由饮水，给药前称重，然后灌胃给予大鼠对乙酰氨基酚溶液（浓度为 20mg/ml，给药剂量为 80mg/kg），于给药后 0.25h、0.50h、1.00h、2.00h、3.00h、4.00h 和 5.00h 尾静脉采血 0.3ml，置 2ml 肝素化塑料离心管中，轻轻翻转混匀，8000rpm 离心 5min，分离上层血浆样品，备用。给药 4h 后可以喂食。

（2）血药浓度测定：精密吸取血浆样品 100μl，按"2. 血浆样品处理"方法操作，记录峰面积，外标法计算血药浓度，结果填于表 11-30。

表 11-30　血药浓度测定结果

鼠重：　　　　　　　给药体积：　　　　　　　给药时间：

	编号						
	1	2	3	4	5	6	7
采血时间（t）(h)	0.25	0.50	1.00	2.00	3.00	4.00	5.00
峰面积（A）							
血药浓度（C）(μg/ml)							
lnC							

【实验结果与讨论】

1. 标准曲线的回归分析及绘制。

以表 11-27 中峰面积（A）对标准曲线中血药浓度（C）作图，求得直线回归方程 $A=b\cdot C+a$，并计算相关系数 r。

以 A 为纵坐标、C 为横坐标，绘制标准曲线。

2. 药-时曲线的绘制。

表 11-28 中的实验数据，以 C 对 t 作图，得药物浓度随时间变化曲线；以 lnC 对 t 作图，得到对数药物浓度随时间变化曲线。

3. 按照本章实验三"实验结果与讨论"中方法计算消除速率常数（k）、半衰期（$t_{1/2}$）、药-时曲线下面积（AUC）、达峰浓度（C_{max}）和达峰时间（t_{max}）。

4. 药动学软件处理血药浓度数据。

采用 DAS 3.0 药动学软件对表 11-30 中的数据进行处理,得到分隔室模型参数和统计矩参数。根据这两类参数,对本药动学实验结果进行评价。

【思考题】

1. 简述血药法在药动学研究中的意义。
2. 血浆样品处理方法有哪些?
3. 建立和验证生物样品分析方法包括哪些内容?
4. 隔室模型和统计矩方法在药动学实验结果评价方面的作用分别是什么?

(杨俊毅)

参考文献

吴勇,成丽,2008. 现代药学实验教程 [M]. 成都:四川大学出版社.

蒋新国,2009. 生物药剂学与药物动力学 [M]. 北京:高等教育出版社.

钟国平,2017. 药代动力学实验教程 [M]. 广州:中山大学出版社.

鲁应军,朱涛,2012. 经皮给药系统应用的研究进展 [J]. 医学综述,18 (8):1219-1221.

王红,包家立,王会平,2004. 物质经皮转运的唯象理论 [J]. 生物物理学报,20 (1):66-72.

蔡雅琴,冯军,侯延辉,等,2018. 3 种丹皮酚凝胶经皮渗透性能的比较 [J]. 中成药,40 (1):66-70.

郭宾,李川,2005. 药物与血浆蛋白结合的药理学基础及其研究进展 [J]. 中国临床药理学与治疗学,10 (3):241-253.

刘睿,谢跃生,潘桂湘,等,2007. 药物血浆蛋白结合率测定方法的研究进展 [J]. 天津中医药,24 (6):526-528.

杨海艳,王公轲,陈得军,等,2008. 平衡透析法用于有机小分子和蛋白质相互作用研究进展 [J]. 河南师范大学学报(自然科学版),36 (4):93-97.

Lanao J M, Fraile M A, 2005. Drug tissue distribution: study methods and therapeutic implications [J]. Current Pharmaceutical Design,11 (29):3829-3845.

Sergeeva S A, Gulyaeva I L, 2008. Distribution of ethomerzol in organ and tissue of rats after single and course treatment [J]. Bulletin of Experimental Biology & Medicine,145 (1):41-43.

周江泉,2006. 细胞色素 P450 酶和抗癌药物代谢研究 [D]. 北京:中国协和医科大学.

陈涵,王琳,张伟,2009. 药物体外肝代谢研究进展 [J]. 卫生职业教育,27 (21):138-140.

卢文颖,2017. 黄芩苷药理作用研究进展 [J]. 科学技术创新,(22):66-67.

付莉娜,2014. 难溶性药物体外溶出评价及溶出度方法的建立 [D]. 杭州:浙江工业大学.

万波,林万青,2008. 银杏叶片溶出度研究 [J]. 中国药师,11 (04):385-387.

Fagerholm U, Johansson M, Lennernäs H, 1996. Comparison between permeability coefficients in rat and human jejunum [J]. Pharmaceutical Research,13 (9):1336-1342.

第十二章　高等药物化学实验

【课程介绍】

高等药物化学实验是药物化学专业课程的重要组成部分。这是一门交叉学科创新课程，将药物设计、化学合成、药物分析、分子药理学等学科的知识进行融合、运用，以完成药物化学研究课题，实现真正的多学科交叉融合，培养学生对于药物研发的全局观和基于学科交叉的创新观念。基于药物靶标的研发思路进行课程设计，通过教师引导，学生自主探索、查阅资料、设计实验方案、完成实验，使学生了解药物化学研究内容，激发学生对药物化学的兴趣，培养学生严谨的科学态度、良好的工作作风以及创新能力。

为此，本课程大致安排为：由教师指定研究课题，讲述研究课题的背景和理论知识，指导和引导学生查阅资料，由教师和学生共同设计具有潜在活性的目标化合物，由教师安排学生设计合成路线。待教师予以肯定之后，学生实施目标化合物合成，而后鉴定目标化合物的结构和纯度。教师指导训练学生，测试目标化合物对既定靶标的生物活性，并初步研究化合物对靶标的作用机制。

由于高等药物化学实验是一门创新课程，每学年研究课题都可能不一样，从而真正培养学生的创新意识。本实验教材以靶向金属 $\beta-$内酰胺酶（metallo$-\beta-$lactamase，MBL）的新型抑制剂的设计、合成及活性研究课题为例，介绍高等药物化学课程的研究内容，供学生参考学习。本课程具体的研究内容由指导教师视情况而定。

【课程目的】

1. 熟悉药物设计的理念。
2. 掌握目标化合物的合成及实验操作流程。
3. 掌握目标化合物酶水平活性测试原理及实验操作流程。

【实验原理】

1. 目标化合物设计原理。

药物研究的主要目标是发现与治疗疾病相关的药物分子，而探索先导化合物是实现这一目标的主要途径。随着药物化学及相关学科如分子生物学、药理学、计算机辅助药物设计等学科的发展，药物先导化合物的发现方法得到了极大的丰富，包括：高通量筛选（high-throughput screening，HTS）、计算机辅助药物设计（computer-aided drug design，CADD）、基于结构的药物设计（structure-based drug design，SBDD）、基于分子片段的药物设计（fragment-based drug design，FBDD）等。本课程拟采用基于分子片段的药物设计方法，引导学生掌握药物设计的基本原理和思路，提高学生整体的创新研究水平。

　　基于分子片段的药物发现方法的主要内容是设计并建立由片段分子组成的化合物库，对化合物库中的分子进行生物活性的筛选从而找到苗头分子片段。再利用 X 射线晶体学、核磁共振以及质谱技术对这些分子片段与靶蛋白的结合模式与结合强度进行分析，根据这些结构信息对片段分子进行结构优化得到先导化合物。

　　基于分子片段的药物发现方法首先是进行分子片段化合物库的建立、苗头分子片段的发现及其生物活性的筛选。对于金属 β－内酰胺酶这一特殊靶点，分子片段显然就是金属螯合基团（metal-binding group，MBP）。结合文献报道，可以建立一个针对金属 β－内酰胺酶的分子片段化合物库，选择有潜力的片段进行生物活性测试，找到进一步研究的苗头分子片段以及候选分子片段（如图 12－1 所示）。

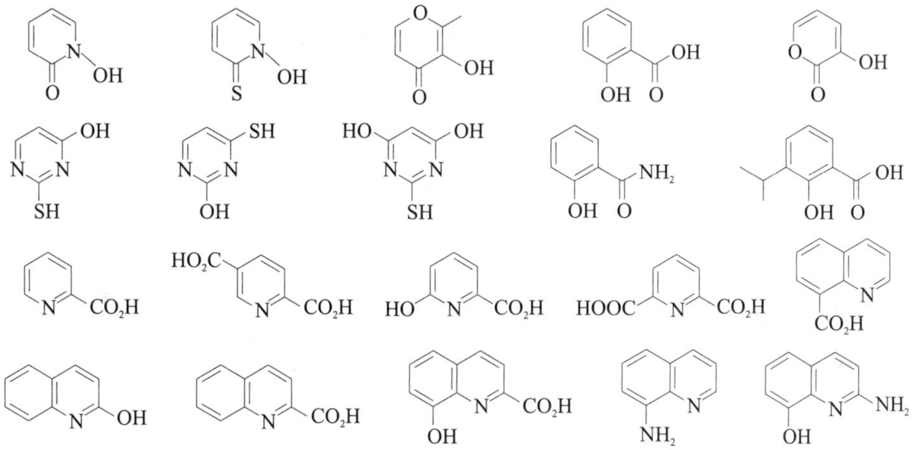

图 12－1　代表性的金属螯合基团

　　在得到苗头片段分子之后，便可以开展片段分子的结构优化工作。本实验课题主要采用片段分子的连接方法来优化获得先导化合物。由于金属螯合基团大多数极性较大，为了增加先导化合物的成药性，在药物分子另一端引入新型结构的极性较小基团，增加分子的脂溶性，然后通过合适的方式进行连接，发现先导化合物（如图 12－2 所示）。

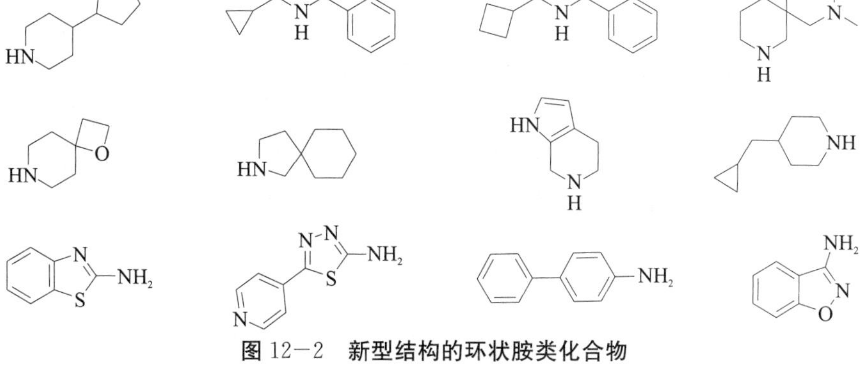

图 12－2　新型结构的环状胺类化合物

2. 目标化合物的设计路线。

然后需要合成金属 β－内酰胺酶活性测试底物。本课题选取了目前广泛应用的 β－内酰胺酶荧光探针 5 作为底物，其具有对临床相关的大多数金属 β－内酰胺酶高度敏感性和高活性的特点（如图 12－3 所示）。在先导化合物的合成路线中，本实验以吡啶二羧酸衍生的 β－内酰胺酶抑制剂为例，首先原料 6 在碱性条件下，与各种氨基亲核试剂偶联，然后酯水解就可以获得具有潜在活性的功能小分子化合物（如图 12－4 所示）。

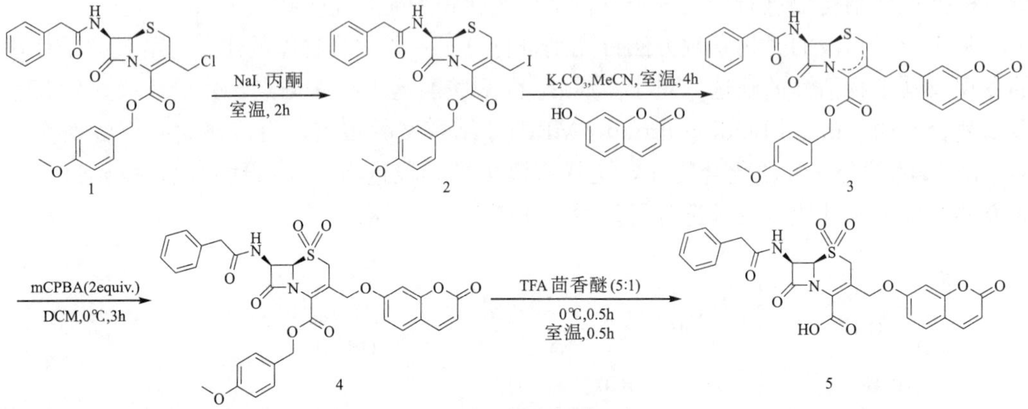

图 12－3 酶底物合成路线

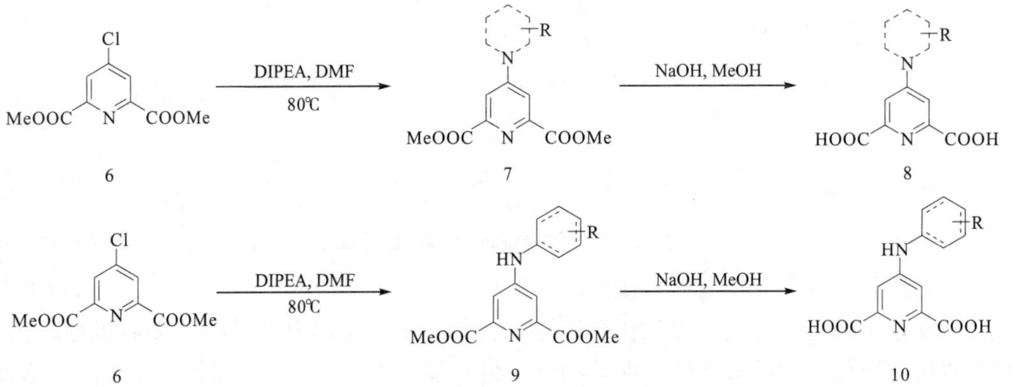

图 12－4 代表性先导化合物合成路线

3. 目标化合物的活性测试原理。

本实验采用荧光探针 5 为底物检测金属 β－内酰胺酶的活性，其原理是在金属 β－内酰胺酶作用下，底物被水解释放荧光物质 7－羟基香豆素，在 390nm 激发光下，7－羟基香豆素会产生 460nm 的发射光，从而通过检测 460nm 的荧光强度，测定 7－羟基香豆素的量，以追踪酶的活性。若待测化合物对酶有强抑制活性，检测到的荧光弱；若化合物对酶无抑制活性，检测到的荧光强（如图 12－5 所示）。

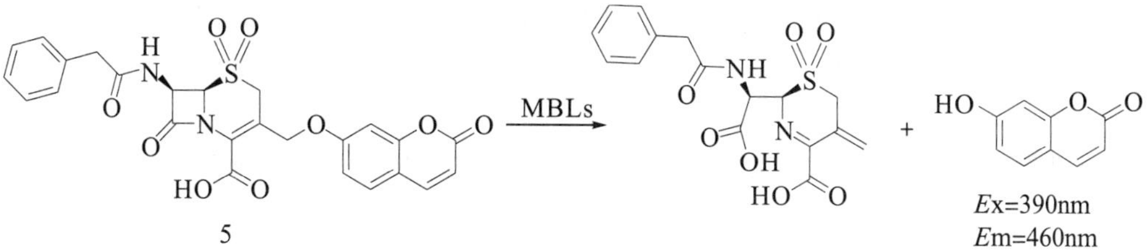

图 12-5　金属 β-内酰胺酶水解荧光探针 5 的原理

【仪器与试剂】

1. 仪器：研钵，烧杯，渗滤筒，铁架台，铁三环，十字夹，抽滤装置，烘箱，试管，分析天平，移液枪，酶标仪等。

2. 试剂：丙酮，碘化钠，乙酸乙酯，$Na_2S_2O_3$，乙腈，碳酸钾，二氯甲烷，间氯过氧苯甲酸，三氟乙酸，乙醚，N，N-二甲基甲酰胺，N，N-二异丙基乙胺，甲醇，氢氧化钠，稀盐酸等。

【实验操作】

1. 化学合成。

（1）酶底物的合成。

将原料 1（1g，2.06mmol，1.0 当量）用 15ml 丙酮分散均匀，出现乳白色浑浊。然后向其中缓慢加入碘化钠（3.08g，20.6mmol，10.0 当量）。加毕，室温搅拌 2h，将反应液直接旋干，得到红色固体粗品 1。加入乙酸乙酯及水分液，水相用乙酸乙酯萃取 3 次，每次 15ml。合并有机相，分别用 5‰ $Na_2S_2O_3$ 及饱和食盐水各洗 2 次，每次 15ml。有机相经无水硫酸钠干燥后旋干，得到黄色固体粗品 2。

将原料 2（1.15g，1.99mmol，1.0 当量）溶于 22ml 乙腈中，待全溶后加入7-羟基香豆素（645mg，3.98mmol，2.0 当量）以及无水碳酸钾（1.10g，7.96mmol，4.0 当量）。然后室温搅拌 4h，将反应液直接旋干除去乙腈。向其中加入 15ml 纯化水及 15ml 乙酸乙酯分液，水相用乙酸乙酯萃取 3 次，每次 15ml，合并有机相。分别用 5‰ $Na_2S_2O_3$ 及饱和食盐水洗 1 次，每次 15ml。有机相经无水硫酸钠干燥后旋干，得到棕红色固体粗品。粗品经快速硅胶柱纯化得到橙黄色固体 3。

将原料 3（458mg，0.75mmol，1.0 当量）用干燥的二氯甲烷 30ml 溶解后，置于 0℃预冷 20min。于氩气保护下，向其中缓慢滴入间氯过氧苯甲酸（mCPBA，774mg，4.5mmol，6.0 当量）的二氯甲烷（15ml）溶液。滴毕，继续于 0℃搅拌 30min，然后将反应液室温搅拌过夜。反应液分别用 5‰ $Na_2S_2O_3$、饱和 $NaHCO_3$ 及饱和食盐水洗 1 次。有机相经无水硫酸钠干燥后旋干，得到黄白色固体粗品。粗品经快速硅胶柱纯化得到白色固体 4。

将原料 4（100mg，0.16mmol，1.0 当量）置于 0℃下，缓慢加入三氟乙酸-苯甲醚（5ml：1ml）的混合溶剂，于 0℃搅拌 30min 后，室温搅拌 15min～30min，向反应液内加入约 14ml 冰乙醚，析出大量浅绿色固体，于 0℃冰箱静置析晶 1h～2h。趁冷抽滤，滤饼用冰乙醚洗涤 3 次，得到浅绿色固体粗品。向粗品中加入少量甲醇以及少量二氯甲烷洗涤，粗品不完全溶解，不溶物为类白色固体，抽滤得到类白色固体 5。

（2）代表性先导化合物的合成。

原料 6 溶于 N，N-二甲基甲酰胺（DMF）中，加入 2 倍当量的 N，N-二异丙基乙胺（DIPEA），然后加入 2 倍当量商业可得的化合物 4-环戊基哌啶，80℃搅拌约 5h，加入纯化水以及乙酸乙酯萃取反应液，有机层干燥浓缩，柱层析得白色固体 7。

原料 7 溶于甲醇中，加入 10 倍当量 10%氢氧化钠溶液，室温搅拌约 5h，浓缩甲醇，加入稀盐酸将反应 pH 值调至 3~5，若析出固体，直接过滤洗涤即得产品；若未有固体析出，加入乙酸乙酯萃取，浓缩，重结晶得到白色固体 8。

2. 活性测试。

（1）化合物、底物及酶溶液配制。

待测化合物溶液配制：①称量待测化合物（例如，化合物 8）1mg～2mg；②根据其分子量计算配成浓度为 100mmol/L 溶液所需二甲基亚砜（DMSO）体积（根据化合物溶解性选择溶剂，也可用超纯水，或者超纯水与 DMSO 按一定比例混合溶解）；③加入通过计算得到的溶剂体积，涡旋使化合物全部溶解；④如需进行单浓度抑制活性测定，可将 100mmol/L 化合物溶液用 DMSO 分别配成 10mmol/L 与 1mmol/L 溶液，如配制 10mmol/L 溶液时，9μl DMSO 中加入 1μl 100mmol/L 化合物溶液。

荧光底物配制：①称量适量固体于包有锡箔纸的离心管中；②如称量荧光底物（化合物 5）2mg，则加入 19μl DMSO，1886μl 超纯水，按此比例配制浓度为 2mmol/L 的溶液，分装于棕色小瓶中储存备用；③活性测定时，根据所需底物溶液体积，用 MBL buffer 配成浓度为 30μmol/L 的溶液，测试时底物终浓度为 5μmol/L。（注：取用底物时需要先摇匀再吸取。）

金属 β-内酰胺酶的配制：根据所需溶液体积及酶浓度，用酶对应的 buffer 配制。①VIM-2 酶及 NDM-1 酶初始浓度为 10μmol/L，于冰上融化后，先用 MBL buffer 配成 1μmol/L，如 9μl MBL buffer 中加酶（10μmol/L）1μl；②根据所需要的酶溶液体积，用 MBL buffer 配成浓度为 1.2nmol/L 的溶液，测试时酶终浓度为 0.2nmol/L。（注：配制时手尽量不要接触离心管酶所在部位，且酶需要置于冰上以保持活性。）

（2）单浓度抑制活性测定。

测定化合物浓度为 100μmol/L 或 10μmol/L 时对酶的抑制活性，反应体系总体积为 60μl，设定黑色 96 孔板中一列测一个化合物，A、B、C 三排化合物浓度为 100μmol/L，D、E、F 三排为 10μmol/L，G 排与 H 排分别测定化合物浓度为 100μmol/L、10μmol/L 时的荧光，即 G 排与 H 排只加化合物与 buffer，每个 96 孔板所测化合物不超过 10 个，化合物列随后两列分别为不加化合物的阳性与阴性对照，如第 1~10 列为加化合物列，依次加入化合物、buffer、酶、底物，第 11 列为阳性对照，依次加入 buffer、酶，第 12 列为阴性对照，依次加入 buffer、底物。

具体操作可参考如下：

①配制待测化合物、底物以及酶；②A、B、C 三排以及 G 排中加入 10mmol/L 化合物溶液 0.6μl（化合物终浓度为 100μmol/L），D、E、F 排以及 H 排加入 1mmol/L

化合物溶液 $0.6\mu l$（化合物终浓度为 $10\mu mol/L$），每列为不同化合物；③A～F 排化合物列每孔加入 buffer $39.4\mu l$，G～H 排化合物列每孔加入 buffer $59.4\mu l$，阳性与阴性列加入 buffer $40\mu l$；④A～F 排化合物列及阳性列每孔加入 $1.2nmol/L$ 酶 $10\mu l$，金属 β-内酰胺酶与化合物孵育 10min；⑤设置酶标仪运行参数，包括：总时间 8min，间隔 45s，间隔 5s 振摇，振摇速率为 60r/min，再设荧光波长，激发光 380nm，发射光 460nm，温度为 25℃，保存；⑥A～F 排每列每孔快速加入 $30nmol/L$ 底物 $10\mu l$，立即测定；⑦测定后，将数据导出为 Excel，计算抑制率。

（3）量效关系 IC_{50} 值测定与计算。

通过设置一系列化合物浓度梯度，测定各浓度抑制率，计算 IC_{50} 值。具体操作可参考如下步骤：①根据单浓度测得的抑制活性设置化合物最大终浓度，例如设置化合物最大终浓度为 $600\mu mol/L$，则可用 buffer 配制 $3.6mmol/L$ 溶液；利用梯度稀释法进行 3 倍浓度稀释，共设置 10 个浓度梯度。②在各稀释好的化合物溶液中取 $10\mu l$ 至黑色 96 孔板，每个浓度三个复孔。③加化合物列每孔加入 buffer $30\mu l$，阳性列每孔加入 buffer $40\mu l$，阴性列每孔加入 buffer $50\mu l$。④加酶，除阴性列，每孔 $10\mu l$。⑤每孔快速加入底物 $10\mu l$，从化合物低浓度列开始加，加入时枪尖伸进液体里，加完立即测定。⑥将数据导出为 Excel，计算各浓度抑制率，利用 GraphPad Prism 软件计算 IC_{50}。

（4）可逆性实验。

本实验拟通过快速稀释法测定化合物的可逆性。具体实验过程将按照文献报道的方法进行，简述如下：①参考受试化合物与酶活性测定的浓度，配制化合物浓度为所测得 IC_{50} 的 10 倍，配制酶浓度为受试化合物活性测定时所用浓度的 100 倍。②受试化合物和酶在一定温度下孵育 10min～30min。③取 $1\mu l$ 混合物于 $99\mu l$ 底物溶液中（底物浓度与化合物活性测定浓度一致）快速稀释 100 倍。④迅速使用多功能酶标仪测定酶动力学反应结果。

如图 12-6（a）所示，稀释后，酶的浓度与活性测定时相同，受试化合物浓度从 $10\times IC_{50}$ 降为 $0.1\times IC_{50}$。如图 12-6（b）所示，若受试化合物为完全可逆化合物，结果应为直线，且斜率（反应速率）为对照样品斜率的 91%；若受试化合物为不可逆化合物，结果应为直线，且斜率（反应速率）为对照样品斜率的 9%；若受试化合物为慢可逆化合物，结果应为曲线，且斜率（反应速率）会随着时间变化从对照样品斜率的 9%变为 91%。

（5）锌离子依赖实验。

锌离子依赖实验测定方法：分别配制 $0\mu mol/L$、$1\mu mol/L$、$100\mu mol/L$ $ZnSO_4$ 缓冲液，并用不同锌离子浓度的缓冲液配制酶与化合物的工作液，使用酶动力学方法测定化合物在不同锌离子浓度下的 IC_{50} 值。

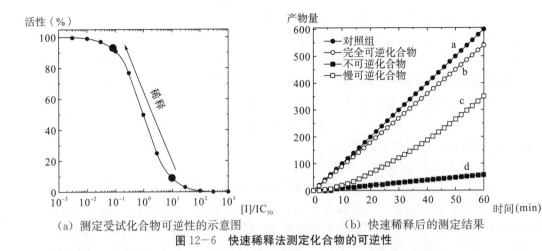

（a）测定受试化合物可逆性的示意图 （b）快速稀释后的测定结果

图 12-6 快速稀释法测定化合物的可逆性

【思考题】

1. 实验室产生爆炸的原因有哪些？

2. 表征化合物结构的方法有哪些？

3. 列举三种以上的 TLC 显色方法？

4. 如何进行重结晶？

5. 先导化合物的成药性包含哪些内容？

6. β-内酰胺抗生素的耐药机制主要有哪些？

7. 金属 β-内酰胺酶具有底物选择性吗？

8. 如何根据 IC_{50} 曲线分析化合物的特征？

9. 如何根据快速稀释法判断化合物抑制活性的可逆性？

10. 如何判断化合物为竞争性抑制剂？

（李国菠 肖友财）

参考文献

Kuntz I D，1992. Structure-based strategies for drug design and discovery ［J］. Science，257 （5073）：1078-1082.

Cohen S M，2017. A bioinorganic approach to fragment-based drug discovery targeting metalloenzymes ［J］. Accounts of Chemical Research，50 （8）：2007-2016.

Berkel S S V，Brem J，Rydzik A M，et al，2013. Assay platform for clinically relevant metallo-β-lactamases ［J］. Journal of Medicinal Chemistry，56 （17）：6945-6953.

Chen A Y，Thomas P W，Stewart A C，et al，2017. Dipicolinic acid derivatives as inhibitors of new delhi metallo-β-lactamase-1 ［J］. Journal of Medicinal Chemistry，60 （17）：7267-7283.

第十三章　高等天然药物化学实验

实验一　青蒿素的提取、分离及鉴定

【实验目的】

1. 了解青蒿的化学成分及药理作用。
2. 熟悉青蒿素提取的原理及操作。
3. 掌握青蒿素的薄层色谱鉴定的原理及操作。

【实验指导】

1. 药用植物概述。

青蒿为菊科植物黄花蒿（*Artemisia annua* Linn.）的干燥地上部分。原植物为一年生草本。茎呈圆柱形，上部多分枝，长 30cm～80cm，直径 0.2cm～0.6cm。表面黄绿色或棕黄色，具纵棱线。质略硬，易折断，折断面黄白色，中部有白色髓。叶互生，暗绿色或棕绿色，卷缩易碎，完整者展平后为三回羽状深裂，裂片及小裂片矩圆形或长椭圆形，两面被短毛，气香特异。味微苦，有清凉感。全国各地均产，主产于浙江、江苏、湖北、安徽等地。青蒿性寒，味苦、辛。清暑解热，抗疟。

2. 主要有效成分及性质。

黄花蒿中含有多种倍半萜成分，如青蒿素（artemisinin, qinghaosu），青蒿甲素、乙素、丙素、丁素、戊素（arteannuin A，B，C，D，E），青蒿酸（artemisic acid），青蒿内酯（artemisilactone），青蒿醇（artemisinol）等。

青蒿素是从中药青蒿中分离得到的用于抗恶性疟原虫（*Plasmodium falciparum* Welch）所致疟疾的有效成分，具有含过氧桥环的倍半萜内酯结构，该过氧桥环是青蒿素发挥药理活性的必需结构单元。青蒿素为无色晶体，味苦，熔点 153℃～154℃，比重 1.2g/cm³，旋光度 $[\alpha]_D^{17} = +66.3$（$c=1.64$），易溶于甲苯、氯仿、乙酸乙酯、丙酮和冰醋酸，溶于乙醇、甲醇、乙醚和热石油醚，不溶于水。由于具有过氧桥环和缩醛结构，青蒿素对酸、碱不稳定，对热不稳定，易受潮、热和还原性物质的影响而分解。

青蒿素的发现是我国科学家通力协作的结果，在此过程中，天然药物学家屠呦呦做出了突出贡献。1969 年，屠呦呦教授接受了一项抗疟药研究任务，该项目旨在从植物中寻找一种能够治疗疟疾的药物。屠呦呦领导课题组从系统收集和整理我国历代医籍、本草、民间方药入手，受东晋时期葛洪的中医方剂著作《肘后备急方》中治疗寒热诸疟方的"青蒿一握，以水二升渍，绞取汁，尽服之"的启发，发现用低沸点有机溶剂代替水，用低温萃取的方法，从青蒿叶中分离得到一种抗疟单体物质，并将其命名为青蒿素。1986 年，"青蒿素"获得了国家一类新药证书，该药物可以有效降低疟疾患者的死亡率。自问世以来，青蒿素挽救了全球特别是发展中国家数百万人的生命。2015 年，屠呦呦教授因发现青蒿素治疗疟疾的新疗法获诺贝尔生理学或医学奖。

青蒿素　　　　　　　　青蒿琥酯　　　　　　　　蒿甲醚

青蒿素尽管对恶性疟原虫相关感染有效，但因其生物利用度低、药动学性质差等缺点，药物学家们又研发了一系列青蒿素衍生物，如青蒿琥酯（artesunate）、蒿甲醚（artemether）、双氢青蒿素（dihydroartemisinin）等。国际卫生组织明确禁止青蒿素单独用药，因为有迹象表明疟原虫对该药形成耐药性。当前，基于青蒿素的联合疗法（artemisinin-based combination therapies，ACT）在全世界已经成为治疗恶性疟原虫所致疟疾的标准疗法。

除倍半萜外，黄花蒿中还含有黄酮类成分，主要为猫眼草黄素（chrysosplenetin），泽兰黄素（eupatorin），鼠李黄素（rhamnetin）。此外，黄花蒿中还含有苯丙素类成分，如香豆素（coumarin），东莨菪内酯（scopoletin）等。黄花蒿全草含挥发油 0.3％～0.5％，油中主要含莰烯（camphene）、异蒿酮（isoartemisia ketone）、樟脑（camphor）、蒎烯（pinene）、丁香烯（caryophyllene）等。

3. 实验原理。

本实验利用青蒿素溶解于热石油醚的性质，采用有机溶剂提取法使青蒿素与非脂溶性杂质分离得到青蒿素粗品，再经活性炭吸附处理，除去叶绿素等色素杂质得到青蒿脱色提取液。活性炭脱色可能导致部分青蒿素被吸附而造成损失，故应适当控制活性炭用量；经实验测定，使用 1％活性炭脱色可使青蒿素损失较小。

青蒿脱色提取液经浓缩得到青蒿浸膏。浸膏是指药材用适宜的溶剂浸出有效成分并除去大部分或全部溶剂浓缩而成的膏状物质。浸膏中含有大量植物蜡，需进行进一步脱蜡处理。利用青蒿素溶解于甲醇的性质，采用甲醇洗浸膏使青蒿素与高级脂肪酸等脂溶性杂质分离，得到青蒿脱色脱蜡提取液。但甲醇浓度过高可能会溶解大量杂质；经实验测定，使用 80％甲醇洗浸膏可使所提取青蒿素的纯度达到最高。

【仪器及材料】

1. 仪器：分析天平，250ml 圆底烧瓶，100ml 圆底烧瓶，100ml 量筒，电热套，冷凝管，布氏漏斗，抽滤瓶，滤纸，旋转蒸发仪，50ml 容量瓶，50ml 锥形瓶，水浴锅，试管，硅胶 G 薄层板，毛细管，展开缸，电吹风，烘箱。

2. 材料：青蒿粉末（60 目），石油醚（30℃~60℃），活性炭，80％甲醇，二氯甲烷，正己烷，乙酸乙酯，5％香兰醛－浓硫酸。

【实验操作】

1. 青蒿素粗品的提取。

称取干燥青蒿粉末（60 目）5g 于 250ml 圆底烧瓶中，向圆底烧瓶中加入 100ml 石油醚（30℃~60℃）。将圆底烧瓶置于电热套加热回流 48h。将圆底烧瓶中的药渣滤出，收集滤液，用旋转蒸发仪浓缩滤液，然后将浓缩滤液置于 50ml 容量瓶中并定容，得到青蒿提取液。

2. 青蒿素粗品的纯化。

量取上述青蒿提取液 25ml 于 50ml 锥形瓶，并加入 1％活性炭，再将锥形瓶于 45℃水浴锅振摇 30min。将锥形瓶中混合物抽滤，收集滤液，用旋转蒸发仪浓缩滤液，然后将浓缩滤液置于 50ml 容量瓶中并定容，得到青蒿脱色提取液。

取上述青蒿脱色提取液，用旋转蒸发仪浓缩至干，得到浸膏。用 50ml 80％甲醇洗涤浸膏后过滤，收集滤液。重复洗涤浸膏多次，合并滤液。用旋转蒸发仪浓缩滤液，浓缩至约 10ml，得到青蒿脱色脱蜡提取液。

取上述青蒿脱色脱蜡提取液，用旋转蒸发仪浓缩。将浓缩液于冰柜中静置过夜，得青蒿素白色晶体。

3. 青蒿素纯品的鉴定。

称取青蒿素纯品 0.1g 于试管中，加入 1ml 二氯甲烷使其溶解，作为样品。取硅胶 G 薄层板，在距底端 0.5cm 处等间距地标记 3 个点，从左至右分别点样青蒿素标准品、青蒿素标准品与青蒿素样品的混合液、青蒿素样品。向展开缸中加入适量正己烷－乙酸乙酯（4∶1）展开剂，然后放入薄层板开始展开。展开至溶剂前沿距薄层板顶端 0.5cm 处时取出薄层板，标记溶剂前沿，用电吹风吹干。将薄层板快速地用 5％香兰醛－浓硫酸显色剂浸湿后提起，用电吹风吹干，然后置于烘箱中于 105℃烘烤 5min~10min，观察现象并计算 R_f 值。

【思考题】

如果用光谱法鉴定青蒿素，可采用何种方法？请简述该方法原理和使用该方法鉴定青蒿素的依据。

（杨劲松）

实验二　穿心莲内酯的提取、分离、鉴定及亚硫酸氢钠加成物的制备

【实验目的】

1. 掌握穿心莲内酯的提取分离方法。

2. 了解穿心莲内酯类化合物结构，掌握利用其极性和溶解度的差异进行分离的原理。

3. 掌握活性炭脱叶绿素的方法。

【实验指导】

1. 药用植物概述。

穿心莲为爵床科植物穿心莲 ［*Andrographis paniculata*（Burm. f.）Nees］的全草或叶。味苦，性寒。归心、肺、大肠、膀胱经。清热解毒、凉血、消肿、燥湿。用于治疗感冒发热、咽喉肿痛、顿咳劳嗽、泄泻痢疾、热淋涩痛、痈肿疮疡、毒蛇咬伤等症。

穿心莲中含有多种类型的化合物，主要为二萜内酯类化合物，包括脱氧穿心莲内酯（穿心莲甲素，deoxyandrographolide）、穿心莲内酯（穿心莲乙素，andrographolide）、新穿心莲内酯（穿心莲丙素，neo-andrographolide）、高穿心莲内酯（homoandrographolide）、潘尼内酯（panicolide）、穿心莲烷（andrographan）、穿心莲酮（andrographon）、穿心莲甾醇（andrographosterin）等。其中，穿心莲内酯和新穿心莲内酯是穿心莲抗菌、消炎的主要有效成分。穿心莲中还含有 β-谷甾醇-D-葡萄糖苷及 5-羟基-7，8，2'，3'-四甲氧基黄酮、5-羟基-7，8，2'-三甲氧基黄酮、5，2'-二羟基-7，8-二甲氧基黄酮、芹菜素-7，4'-二甲醚、2-谷甾醇和碳酸二氢钾等，除此之外，还有 14-去氧-11-氧化穿心莲内酯、14-去氧-11，12-二去氢穿心莲内酯、甾体皂苷、糖类、缩合鞣质、叶绿素、无机盐等。

穿心莲内酯　　　　　　　脱氧穿心莲内酯　　　　　　　新穿心莲内酯

2. 主要有效成分的结构特点及其性质。

（1）穿心莲内酯，$C_{20}H_{30}O_6$，又称穿心莲乙素，为无色方形或长方形结晶，熔点为230℃～232℃，$[\alpha]_D^{20}=-126°$。味极苦，可溶于甲醇、乙醇、丙醇、吡啶，微溶于氯仿、乙醚，难溶于水及石油醚。UV_{max}（nm）：223。IR_{max}（KBr）（cm^{-1}）：3390、1760、1724、900。ESI—MS（positive）（m/z）：373［$M+Na$］$^+$、389［$M+K$］$^+$、723［$2M+Na$］$^+$；ESI—MS（negative）（m/z）：349［$M-H$］$^-$、331［$M-H-H_2O$］$^-$。^{1}H—NMR（C_5H_5N）：0.70（3H，s，CH_3—20）、1.51（3H，s，CH_3—18）、1.9（signal overlapped）（H—9）、2.73（brt，J=7.0Hz，H—11）、3.60—3.64（signal overlapped）（2H，brm，H—19_a，H—3）、4.43（1H，d，J=10.5Hz，H—19_b）、4.50（1H，dd，J=2.5，1.5 Hz，H—15_a）、4.60（1H，dd，J=10.0，6.0Hz，H—15_b）、4.85（1H，brd，J=1.0 Hz，H—17_a）、4.88（1H，brd，J=1.0 Hz，H—17_b）、5.37（brm，H—14）、7.18（1H，dt，J=7.0，1.5 Hz，H—12）。^{13}C—NMR（C_5H_5N）：37.4、29.1、80.0、43.3、55.5、24.5、38.3，148.0、56.5、39.3、25.1、147.0、130.3、66.1、75.4、170.7、108.8、23.8、64.2、15.3。

（2）脱氧穿心莲内酯，$C_{20}H_{30}O_4$，又称穿心莲甲素，为无色片状或长方形结晶，熔点为175℃～176.5℃，$[\alpha]_D^{20}=20°～26°$（溶剂为1％氯仿）。味稍苦，可溶于甲醇、乙醇、丙醇、吡啶、氯仿、乙醚、苯，微溶于水。

（3）新穿心莲内酯，$C_{26}H_{40}O_8$，又称穿心莲丙素、穿心莲苷。为无色柱状结晶，熔点为167℃～168℃，$[\alpha]_D^{20}=22.5°～45°$（溶剂为无水乙醇）。无苦味，可溶于甲醇、乙醇、丙醇、吡啶，微溶于氯仿和水，不溶于乙醚和石油醚。

3. 实验原理。

穿心莲中的内酯类化合物易溶于甲醇、乙醇、丙酮等溶剂，故利用此性质用乙醇进行提取。利用穿心莲内酯与脱氧穿心莲内酯在氯仿中溶解度不同，将两者初步分离；再利用穿心莲内酯与脱氧穿心莲内酯结构上的差异，用氧化铝柱将两者进一步分离。最终，将穿心莲内酯制成亚硫酸氢钠加成物以增加其在水中的溶解性。

【仪器及材料】

1. 仪器：50ml圆底烧瓶，旋转蒸发仪，循环水泵，色谱柱，温度计，层析缸，硅胶G薄层板，抽滤装置。

2. 材料：穿心莲叶粉末100g，95％乙醇，活性炭，二氯甲烷，氯仿，甲醇，氢氧化钾，浓硫酸，盐酸，正丁醇，中性氧化铝，氨水，丙酮，乙酸乙酯。

【实验操作】

1. 内酯类成分的提取。

（1）提取。

①冷浸法：称取穿心莲粗粉100g，加95％乙醇800ml冷浸24h，过滤，药渣加400ml 95％乙醇，同法冷浸1次，合并浸出液，浓缩至适量，即为内酯类成分总提取物。

②回流提取法：称取穿心莲粗粉 100g，置圆底烧瓶中，加 95％乙醇 400ml，回流 1h，过滤，药渣再加 300ml 95％乙醇回流 2 次，每次 1h，过滤，合并 3 次滤液，回收乙醇至总体积的 1/5 量，放冷，即为内酯类成分总提取物。

（2）脱色。

①活性炭法：将上述内酯类成分总提取物中加入原料量的 15％～20％活性炭，加热回流 30min，脱色后的溶液再浓缩至 15ml～20ml，放置析晶。

②稀醇法：将上述内酯类成分总提取物调整为含醇量为 30％，放置 12h～24h，析出叶绿素和部分内酯，倾出上清液，用砂布滤除叶绿素，并用少量 30％乙醇洗涤 2 次，洗涤液与滤液合并，得浅棕色液体，回收乙醇至无醇味，冷后析出膏状物，分离膏状物。

2. 分离、精制。

（1）穿心莲内酯的分离。

①结晶法：将活性炭脱色后的浓缩液放置析晶，滤取结晶，并用少量纯化水洗涤即得穿心莲内酯粗品（含少量脱氧穿心莲内酯）。母液为待分离脱氧穿心内酯。

②萃取法：由稀醇法脱色得到的膏状物，加 100ml 二氯甲烷，加热回流使其溶解，冷却后倒入一分液漏斗中，加入一定量的纯化水振摇，放置 24h 以上，分为三层，上层为水层，中层为不溶物层，下层为二氯甲烷层，分取中间一层，用少量丙酮洗涤黏稠物，即为穿心莲内酯部分。干燥即为穿心莲内酯粗品。

（2）穿心莲内酯的精制。

①乙酸乙酯法：向粗品穿心莲内酯结晶中加 60 倍量乙酸乙酯（V/W）、加热回流 30min，过滤不溶物，再加 40 倍量乙酸乙酯，加热回流 30min，过滤，合并 2 次滤液，回收乙酸乙酯至 1/4 量，室温放置析晶，滤取白色颗粒状结晶，即为穿心莲内酯精品，进行薄层鉴定。

②丙酮法：向粗品穿心莲内酯结晶中加 40 倍量丙酮，加热回流 10min，过滤，不溶物再加 20 倍量丙酮，加热回流 10min，过滤，合并 2 次丙酮液，回收丙酮至 1/3 量，放置析晶，滤取白色颗粒状结晶，即为穿心莲内酯精品，做薄层鉴定。

③二氯甲烷法：向粗品穿心莲内酯结晶中加入 3 倍量二氯甲烷回流 2h，过滤，不溶物用 15 倍量 95％乙醇重结晶（必要时再用 1％活性炭脱色 30min）即得穿心莲内酯精品，做薄层鉴定。

（3）脱氧穿心莲内酯分离：将结晶法析出的穿心莲内酯母液或萃取法的下层二氯甲烷及二氯甲烷法精制穿心莲内酯时的二氯甲烷回流液，水浴蒸发至稠膏状，再加二氯甲烷 70ml，尽力搅拌后滤出二氯甲烷层，残渣再加二氯甲烷 10ml 同法处理，合并 2 次滤液，水浴回收至 5ml，将此浓缩液过氧化铝柱（2cm×30cm）。用中性氧化铝 30g～35g，氯仿湿法装柱，用氯仿洗脱，控制流速为 2ml/min～3ml/min，每份 10ml，收 12～15 份。各流份浓缩后进行薄层鉴定，合并相同流份，蒸干氯仿，用丙酮结晶 2 次，得白色结晶，即为脱氧穿莲内酯，做薄层鉴定。

3. 穿心莲内酯亚硫酸氢钠加成物的制备。

取穿心莲内酯精品 0.5g，置 50ml 圆底烧瓶中，加入 95％乙醇 5ml 及计算量的 4％亚硫酸氢钠水溶液，加热回流 30min，转入蒸发皿中蒸发至无醇味，再加 5ml 纯化水溶解，冷却后过滤，滤液用少量氯仿洗涤 3 次，水层减压蒸发至近干。加 95％乙醇 10ml～20ml 溶解，滤除不溶物，乙醇溶液浓缩放置或抽干，得白色粉末。测熔点（226℃～227℃）。

穿心莲内酯　　　　　　　　　穿心莲内酯亚硫酸氢钠加成物

4. 鉴定。

（1）穿心莲内酯的鉴定。

①物理常数：熔点为 230℃～232℃。

②薄层色谱。

吸附剂：硅胶 G 薄层板。

展开剂：氯仿－无水乙醇（20∶1）。

显色剂：碘缸。

结果：产品与穿心莲内酯标准品对照 R_f 值相同。

③显色反应。

a. 亚硝酰铁氰化钠碱液反应（Legal Reagent）：取穿心莲内酯结晶少许放在比色板上，加 95％乙醇 0.2ml 溶解，加 0.3％亚硝酰铁氰化钠溶液 2 滴和 10％氢氧化钠溶液 2 滴。

b. 3，5－二硝基苯甲酸碱液反应（Kedde Reagent）：取穿心莲内酯结晶少许，放置于比色板上，加 95％乙醇 0.2ml 溶解，加 3，5－二硝基苯甲酸碱液 2 滴，呈紫色。

c. 60％氢氧化钾甲醇试剂反应：穿心莲内酯结晶遇氢氧化钾甲醇溶液呈紫色。

d. 浓硫酸反应：穿心莲内酯遇浓硫酸呈橙红色。

（2）脱氧穿心莲内酯的鉴定。

a. 测熔点：175℃～176.5℃。

b. 薄层鉴定：条件同"4.（1）穿心莲内酯的鉴定"。

（3）穿心莲内酯亚硫酸氢钠加成物的鉴定。

a. 测熔点：226℃～227℃。

b. 薄层鉴定。

吸附剂：硅胶 G 薄层板。

展开剂：氯仿－甲醇（9∶1）；氯仿－正丁醇－甲醇（2∶1∶3）。

显色剂：3，5－二硝基苯甲酸碱性溶液。

样品：穿心莲内酯乙醇液；穿心莲内酯亚硫酸氢钠加成物。

结果：用展开剂氯仿－甲醇（9∶1），穿心莲内酯留在原点；用展开剂氯仿－正丁醇－甲醇（2：1：3），穿心莲内酯移至前沿，穿心莲内酯亚硫酸氢钠加成物的 R_f 值在 0.5 左右。

【注意事项】

1. 穿心莲内酯类化合物为二萜内酯，性质不稳定，易于氧化、聚合而树脂化。因此，提取用的穿心莲原料应是当年产品，在保存运输过程中应注意防潮，否则内酯含量会明显下降。

2. 提取时，如用热乙醇温浸或加热回流提取，能同时提出大量叶绿素、树脂以及无机盐等杂质，而导致析晶和精制较为困难。因此，本实验可采用冷浸法提取。

3. 穿心莲内酯与亚硫酸氢钠加成反应摩尔比为 1：1，但亚硫酸氢钠溶液不稳定，故在临用前新鲜配制，且用量稍大于理论计算量为宜。

【思考题】

1. 当穿心莲药材中的数种穿心莲内酯类成分共存时可采用什么方法将它们分离？
2. 如何用化学法确定所得的二萜内酯化合物是苷还是苷元？
3. 穿心莲内酯为水难溶性成分，用什么方法可制备水溶性的穿心莲内酯衍生物？

（陈东林）

实验三　穿山龙中薯蓣皂苷元的提取、分离和鉴定

【实验目的】

1. 掌握甾体皂苷元的提取、分离方法。
2. 熟悉薯蓣皂苷元的主要理化性质和一般鉴别方法。

【实验指导】

1. 药用植物概述。

穿山龙为穿龙薯蓣（*Dioscorea nipponica* Makino）的干燥根茎。穿山龙又名穿地龙、金刚骨、鸡骨头等，属于薯蓣科（Dioscoreaceae）薯蓣属（Dioscorea）植物。其药用部位为其根茎，有舒筋活络、祛风止痛之功效。

穿山龙中主要含有多种薯蓣皂苷类成分，如薯蓣皂苷（dioscin）、纤细薯蓣皂苷（gracillin）、穗菝葜甾苷（asperin）、25－D－螺甾－3，5－二烯（25－D－spirosta－3，5－diene），以及对羟基苄基酒石酸（piscidic acid）等。其中，薯蓣皂苷的含量最高。薯蓣皂苷的苷元，即薯蓣皂苷元（diosgenin），是制造多种甾体药物如口服避孕药（Ⅰ号，Ⅱ号避孕药）和甾体激素，如氢化可的松（hydrocortisone）和地塞米松（dexamethasone）等皮质激素类药物等的重要原料。

2. 主要有效成分及性质。

薯蓣皂苷，分子式为 $C_{45}H_{72}O_{16}$，分子量为 869.05，熔点为 275℃~277℃，白色结晶。旋光度 $[\alpha]^{20}=-115°$（$c=0.373$，溶剂为乙醇）。可溶于甲醇、乙醇、乙酸，微溶于丙酮、戊醇，不溶于水、石油醚、苯。有止咳、祛痰、脱敏、消炎的作用。可用于气管炎的治疗。亦有杀昆虫和抗须癣毛菌等真菌的作用。

薯蓣皂苷元，分子式为 $C_{27}H_{42}O_3$，分子量为 414.61，熔点为 204℃~206℃，白色结晶。易溶于一般有机溶剂和乙酸，不溶于水。

3. 实验原理。

薯蓣皂苷元在植物体内通常是以与糖结合成的苷（薯蓣皂苷）的形式存在，因此需要在提取前采用酶法或者酸水解法将薯蓣皂苷水解成苷元（薯蓣皂苷元）和单糖。由于薯蓣皂苷元不溶于水，故常以不溶物形式与药材残渣混在一起。利用薯蓣皂苷元易溶于低极性有机溶剂的特点，用石油醚直接从药材残渣中进行提取。

薯蓣皂苷　　　　　　　　　　　　薯蓣皂苷元

【仪器及材料】

1. 仪器：水环真空泵，电热恒温水浴锅，全自动熔点仪，紫外仪，电热恒温干燥箱，烧杯，乳钵，电炉，移液管，冷凝管，锥形瓶，索氏提取器。

2. 材料：穿山龙粗粉，硫酸铵，碳酸钠，石油醚（60℃~90℃），浓硫酸，活性炭，乙酸乙酯，磷钼酸，硅胶 G 薄层板，氯仿，三氯化锑或五氯化锑，苯，甲醇。

【实验操作】

1. 皂苷的预实验。

（1）泡沫试验：取穿山龙粗粉 1g，加纯化水 10ml，浸泡 10min。取水浸出液 2ml 于试管内，用拇指盖住试管口，用力振摇 1min，静置，观察试管内产生泡沫的情况，并记录泡沫明显消退的时间。

（2）溶血试验：取洁净试管 2 支，其中 1 支试管中加入纯化水 0.5ml，另 1 支试管中加入穿山龙的水浸出液 0.5ml。然后向 2 支试管中分别加入 0.8%氯化钠溶液 0.5ml，摇匀，再分别加入 2%红血球悬浮液 1ml，充分摇匀，观察是否产生溶血现象。

2. 薯蓣皂苷的水解。

取穿山龙粗粉 50g，加到 1000ml 锥形瓶中，加入 1mol/L 硫酸 500ml，安装空气回流管后，置电炉上加热回流 4h（隔石棉网，以回流开始计时）。停止加热，冷却至室温，过滤，滤渣用水洗涤 2 次后，加入碳酸钠调节滤液至中性，布氏漏斗抽滤，再次用水洗涤至滤液呈中性，置于磁盘中，60℃干燥（注意将残渣分散），即得水解物（薯蓣皂苷元＋植物残渣）。

3. 薯蓣皂苷元的提取。

将"2. 薯蓣皂苷的水解"中获得的干燥水解物，置于索氏提取器中，加入石油醚（60℃～90℃）100ml，水浴加热提取至薯蓣皂苷元提取完全，并以 Liebermann-Burchard 反应检查是否提取完全。回收石油醚至圆底烧瓶内的溶液体积为 10ml～15ml，停止加热，快速将圆底烧瓶内的溶液倾倒入 50ml 锥形瓶内，密塞，静置析晶，抽滤，晶体用少量石油醚快速洗涤 2 次，即得薯蓣皂苷元粗品。薯蓣皂苷元粗品用 95％乙醇重结晶，干燥，即得薯蓣皂苷元精品，称重并计算收率。

注意：得到薯蓣皂苷元粗品时，即可测定熔点，如熔点合格，可不进行重结晶；重结晶过程中，必要时可加入少量活性炭脱色。

4. 薯蓣皂苷元的鉴别。

（1）熔点测定。

用全自动熔点仪测定熔点（参考值：204℃～206℃）。

（2）化学鉴别试验。

①Liebermann-Burchard 反应：取"3. 薯蓣皂苷元的提取"得到的薯蓣皂苷元母液 1ml 于试管中，加入乙酸酐 2～3 滴，摇匀，沿试管内壁加入浓硫酸 0.5ml，观察两层液面交界处的颜色变化。

②氯仿－浓硫酸试验：取"3. 薯蓣皂苷元的提取"得到的薯蓣皂苷元精品少许于试管中，加入氯仿 1ml 使其溶解，沿试管内壁加入浓硫酸 0.5ml，观察两层液面交界处的颜色变化。

③三氯化锑（五氯化锑）试验：取"3. 薯蓣皂苷元的提取"得到的薯蓣皂苷元母液点于滤纸上，喷以 20％三氯化锑（或五氯化锑）的氯仿溶液（不得含乙醇和水），干燥后，于 60℃～70℃加热，观察斑点的颜色变化（黄色、灰蓝色、灰紫色），可进一步在紫外灯下观察，斑点应显黄色荧光。

注意：五氯化锑腐蚀性很强，应临用前少量配制，用后倒入废液桶。

④薄层色谱鉴别试验。

吸附剂：羧甲基纤维素钠为黏合剂的硅胶 G 薄层板。

展开剂：石油醚－乙酸乙酯（7∶3）。

显色剂：10％磷钼酸乙醇液。

具体操作：将"3. 薯蓣皂苷元的提取"得到的重结晶母液和薯蓣皂苷元对照品溶液分别点样于硅胶 G 薄层板上，展开剂展开后，挥去溶剂，喷 10％磷钼酸乙醇液，加热 10min～15min，观察斑点的颜色和位置，并计算 R_f 值。

5. 乙酰化薯蓣皂苷元的制备。

取"3. 薯蓣皂苷元的提取"得到的薯蓣皂苷元精品 100mg 于锥形瓶内，加入冰醋酸 3ml 和乙酸酐 20ml，煮沸 30min 后，将反应液倒入凉水中，析晶，抽滤，晶体用丙酮重结晶后，干燥，即得乙酰化薯蓣皂苷元，称重并计算收率。测定所得乙酰化薯蓣皂苷元熔点。

【思考题】

1. 皂苷元的提取、分离的原理是什么？
2. 皂苷和皂苷元化学鉴别的方法分别是什么？

（黄静）

实验四　苦丁茶原植物中总皂苷的提取、分离和初步鉴定

【实验目的】

1. 了解苦丁茶的化学成分及药理作用。
2. 掌握皂苷类成分的提取、分离及鉴定原理。
3. 掌握大孔吸附树脂的分离原理及操作。

【实验指导】

1. 药用植物概述。

苦丁茶来源于冬青科冬青属苦丁茶（*Ilex kudingcha* C. J. Tseng）、冬青科冬青属大叶冬青（*Ilex latifolia* Thunb.）和木樨科女贞属紫茎女贞（*Ligustrum purpurascens* Y. C. Yang）。原产于我国，主要分布于广东、广西、海南、贵州、浙江、江苏、安徽、湖南、湖北等地的山谷和山坡疏林中。具有清热解毒、杀菌消炎、健胃消积、止咳化痰、生津止渴、提神醒脑、明目益智、抗辐射、抗衰老、活血脉、调节血脂等功效。

苦丁茶中的三萜皂苷是其主要活性成分之一，该类化合物具有较强的抗氧化能力，在抗衰老、增强机体免疫力、降血糖、降血脂等方面也有一定的药效活性。目前，从苦丁茶中分离鉴定的三萜皂苷的苷元几乎均为五环三萜，结构类型主要分为苦丁内酯型、齐墩果烷型、乌苏烷型和羽扇豆烷型。此外，苦丁茶还含有酚酸、多糖、生物碱、氨基酸、维生素以及多种微量元素等对人体有益的成分。

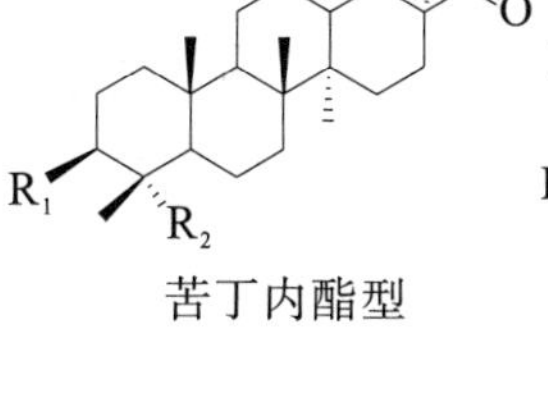

苦丁内酯型 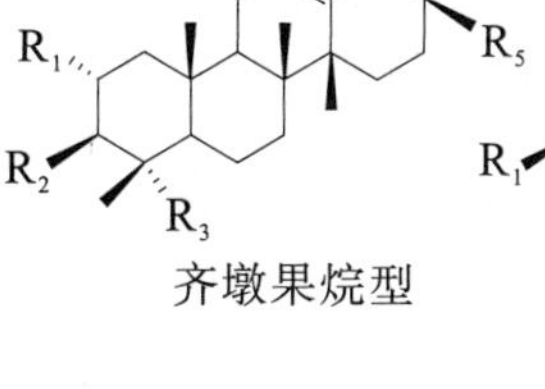　　　　齐墩果烷型 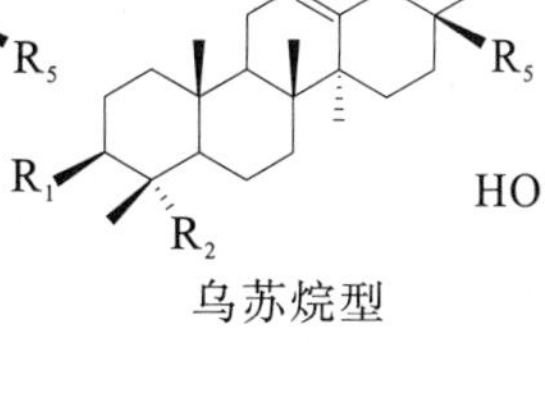　　　　乌苏烷型 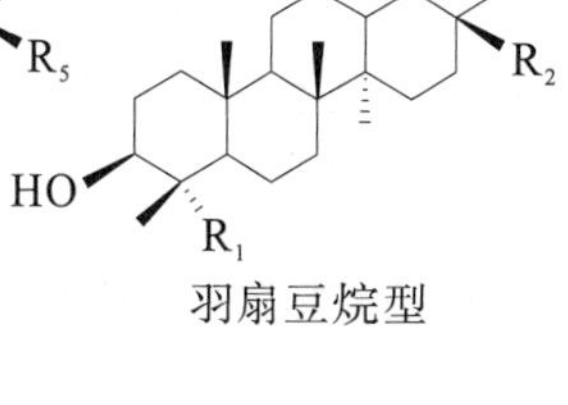　　　　羽扇豆烷型

2. 主要有效成分及性质。

皂苷（saponins）是苷元为三萜或螺旋甾烷类化合物的一类糖苷，依据苷元可分为甾体皂苷元（中性皂苷）和三萜皂苷元（酸性皂苷）。苷元为三萜类的皂苷称为三萜皂苷，主要存在于五加科、豆科、远志科及葫芦科等，其种类比甾体皂苷多，分布也更为广泛。目前，从苦丁茶中分离、并用核磁共振技术鉴定的皂苷类成分有 57 个，其苷元结构主要为五环三萜类，侧链上的糖基主要包括葡萄糖、鼠李糖、阿拉伯糖、葡萄糖醛酸四种。其中苦丁茶皂苷 A、C、D、F 等已建立了相关的含量测定方法，为苦丁茶的进一步研究和发展提供了良好基础和科学依据。

3. 实验原理。

（1）大孔吸附树脂分离纯化原理。

大孔吸附吸附树脂是一种不含交换基团的、具有大孔结构的高分子吸附剂，也是一种亲脂性物质。它可以通过范德华力从很低浓度的溶液中吸附有机物，并且对于不同化学性质的各种类型化合物都可有效吸附。通常大孔吸附树脂的比表面积可达 $100m^2/g\sim600m^2/g$，因此它又具有吸附容量大的特点。大孔吸附树脂具有选择性好、机械强度高、再生处理方便、吸附速度快等优点，因此适用于从水溶液中分离低极性或非极性化合物，组分间极性差别越大，分离效果越好。

大孔吸附树脂的选择性吸附特点，使它在天然药物有效成分分离方面应用前景广阔。目前主要被用于植物活性成分如黄酮、生物碱、皂苷、酚酸、多糖、蒽醌等的分离纯化，尤其对于苷类成分的富集有着独特的优势。近年来，大孔吸附树脂在皂苷成分的分离纯化方面得到广泛的应用，利用弱极性的大孔吸附树脂吸附后，很容易用水将糖类等亲水性杂质成分洗脱下来，再用不同浓度的乙醇梯度洗脱，即可达到富集皂苷成分的目的。

市售大孔吸附树脂一般含有未被聚合的单体、致孔剂、防腐剂等，使用前需以甲醇连续洗涤，直至洗涤液加适量纯化水无白色混浊为止。再用纯化水洗至水液澄清，泡在甲醇或乙醇中备用，使用前用纯化水洗涤除尽醇即可应用。

（2）皂苷的化学鉴定原理。

皂苷类成分可以降低水溶液表面张力，其水溶液经强烈振摇能产生持久性的泡沫，且不因加热而消失，因此可作为清洁剂、乳化剂应用。

皂苷的水溶液大多能破坏红细胞而具有溶血作用。由于皂苷可与红细胞壁上的胆甾醇相结合形成分子复合物沉淀，导致红细胞不能正常渗透，细胞内渗透压增加使红细胞发生溶解从而产生溶血现象。然而，并非所有皂苷都产生溶血现象。

三萜类化合物在无水条件下，与强酸（硫酸、磷酸、高氯酸）、中等强酸（三氯乙酸）或 Lewis 酸（氯化锌、三氯化铝、三氯化锑）作用，会产生颜色变化或荧光。具体作用过程主要是使羟基脱水、增加双键结构，再经双键移位、双分子缩合等反应生成共轭双烯系统，又在酸的作用下形成阳碳离子盐而呈色。因此，全饱和的、3 位又无羟基或羰基的化合物呈阴性反应；而本来就有共轭双键的化合物呈色很快，孤立双键的化合物则呈色较慢。

【仪器及材料】

1. 仪器：烧杯，玻棒，电热套，回流冷凝管，布氏漏头，抽滤瓶，旋转蒸发仪，蒸发皿，层析柱，纱布，试管等。

2. 材料：苦丁茶粗粉，70%乙醇，20%乙醇，活性炭，纯化水，D_{101B}大孔吸附树脂，5%盐酸，0.1mol/L氢氧化钠溶液，0.1mol/L盐酸溶液，0.8%氯化钠溶液，2%红细胞悬浮液，三氯乙酸试剂，硫酸－醋酐试剂等。

【实验操作】

1. 苦丁茶总皂苷的提取。

称取苦丁茶粗粉10g，装入250ml圆底烧瓶中，加入120ml 70%乙醇浸泡1h，加热回流30min，倾出提取液，纱布过滤，所得药渣再用70%乙醇回流提取两次，每次加入70%乙醇120ml、回流30min，倾出提取液并用纱布过滤。合并三次提取液，加入1%～2%活性炭脱色，抽滤，滤液减压浓缩至干，得到浸膏。

称取已处理好的D_{101B}大孔吸附树脂10g，用纯化水充分溶胀，装入层析柱。浸膏加适量纯化水溶解，用5%盐酸调节pH值至6～7。上样，先以纯化水冲洗至洗脱液无色，再用大约5个柱体积的20%乙醇洗脱部分异绿原酸的残余液，最后以70%乙醇洗脱至振摇无泡沫为止。收集70%乙醇洗脱液，取5ml作鉴别用，其余的减压回收乙醇，水浴上蒸发浓缩至干，60℃烘干，即得苦丁茶总皂苷。

2. 皂苷的化学检识。

（1）泡沫试验。

取前述70%乙醇洗脱液2ml置于小试管中，用力振摇1min，如产生大量泡沫，静置10min，泡沫没有显著消失，即表明含有皂苷。另取两支洁净试管，各加入70%乙醇洗脱液1ml，一支试管内加入2ml 0.1mol/L氢氧化钠溶液，另一支试管内加入2ml 0.1mol/L盐酸溶液，将两支试管用塞子塞紧，用力振摇1min，观察两支试管出现泡沫的情况，如两支试管的泡沫高度相近，表明为三萜皂苷，如含碱液的试管比含酸液的试管的泡沫高过数倍，表明含有甾体皂苷。

（2）溶血试验。

取洁净试管两支，一支加入纯化水0.5ml，另一支加入70%乙醇洗脱液0.5ml，然后分别加入0.5ml 0.8%氯化钠溶液，摇匀，再加入1ml 2%红细胞悬浮液，充分摇匀，观察溶血现象。

根据以下标准判断实验结果：

全溶——试管中溶液透明，为鲜红色，管底无红色沉淀物。

不溶——试管中溶液透明，为无色，管底沉着大量红细胞，振摇立即发生浑浊。

（3）皂苷的颜色反应。

①三氯乙酸试剂（Rosen－Heimer反应）：取苦丁茶皂苷少许置于干燥试管中，加等量固体三氯乙酸于60℃～70℃恒温水浴中加热。若数分钟后由红色→紫色，则为甾体皂苷；若加热至100℃变色，由红色→紫色，则为三萜皂苷。

②硫酸－醋酐试剂（Liebermann－Burchard反应）：取苦丁茶皂苷少许，分别置于白瓷板上，加硫酸－醋酐试剂2～3滴，观察颜色由红色→紫色→蓝色，最后出现绿色为甾体皂苷，最后褪色则为三萜皂苷。

【思考题】

1. 上样时为什么要调节样液呈弱酸性？
2. 为什么泡沫实验可以区分三萜皂苷与甾体皂苷？
3. 还有哪些提取皂苷类化合物的方法？试绘出这些方法提取皂苷类化合物流程图。

（张丹）

实验五　三颗针中盐酸小檗碱的提取、分离及鉴定

【实验目的】

1. 掌握生物碱的一般提取方法。
2. 熟悉生物碱鉴别的原理及常用试剂。
3. 掌握渗漉法提取天然化学成分的实验操作。

【实验指导】

1. 药用植物概述。

三颗针为小檗科植物拟豪猪刺（*Berberis soulieana* Schneid.）、小黄连刺（*Berberis wilsonae* Hemsl.）、细叶小檗（*Berberis poiretii* Schneid.）或匙叶小檗（*Berberis vernae* Schneid.）等同属数种植物的干燥根。原植物为常绿有刺灌木，多分枝。叶常 5 片，丛生于刺腋节上，叶片革质，坚硬光滑无毛，卵形至披针形，或为倒披针形。花黄白色。浆果椭圆形，熟时蓝黑色，表面被淡蓝色粉，种子椭圆形，通常 1 粒。多生于阔叶树林中，全国皆有分布。药材呈类圆柱形，稍扭曲，有少数分枝。根头粗大，向下渐细。外皮灰棕色，有细皱纹，易剥落。质坚硬，不易折断，切面不平坦，鲜黄色，切片近圆形或长圆形，稍显放射状纹理，髓部棕黄色。气微，性味苦、寒。清热燥湿，泻火解毒。

小檗碱　　　　　小檗胺　　　　　药根碱　　　　　巴马汀

2. 主要有效成分及性质。

三颗针含多种异喹啉类生物碱，主要有小檗碱、小檗胺、药根碱、巴马汀等。其

中，小檗碱及其盐酸盐有较好的抗菌作用，是临床上一种常用的广谱抗菌药，主要用于菌痢、胃肠炎、痈肿等细菌性感染。现代研究证明，小檗碱有抗肿瘤、抗心率失常、降压、降血糖等作用，在临床上有越来越广泛的应用，需求量日益增加。此外，三颗针中还有一定量的黄酮、三萜及其苷、糖类等成分的存在。

小檗碱又名黄连素，是最先由毛茛科黄连和芸香科黄柏等植物中提取出来的一种黄色生物碱，后发现毛茛科唐松草属、小檗科的小檗属、十大功劳属及防己科的天仙藤属等也可作为提取小檗碱的资源植物。小檗碱是黄色针状结晶，表现为季铵型、醇型3种互变异构体，其中以季铵碱型最稳定。小檗碱能缓慢溶解于冷水（1∶20）或冷乙醇（1∶100），在热水或热乙醇中溶解度比较大，难溶于丙醇、氯仿或苯，几乎不溶于石油醚。其盐类的溶解度都比较小，硫酸盐在冷水中的溶解度约为1∶30，盐酸盐微溶于冷水（1∶500）。此外，小檗碱与氯仿、丙酮、苯在碱性条件下均能形成加成物。

3. 实验原理。

本实验主要涉及生物碱（碱性）类天然产物的提取、分离和鉴定。学生通过从三颗针中提取小檗碱，掌握提取生物碱常用的"酸提取、碱沉淀"的方法；此后，通过与生物碱沉淀试剂、显色剂等发生反应，使学生掌握生物碱类天然产物鉴别的原理及常用试剂。

【仪器及材料】

1. 仪器：研钵，烧杯，渗漉筒，铁架台，铁三环，十字夹，布氏漏斗，抽滤瓶，烘箱，试管等。

2. 材料：三颗针的干燥根，0.5%硫酸，石灰乳，10%盐酸，浓盐酸，氯化钠，漂白粉，10%氢氧化钠溶液，丙酮，碘化汞钾，碘化铋钾，碘-碘化钾，硅钨酸。

【实验操作】

1. 盐酸小檗碱粗品的制备。

将三颗针的干燥根用研钵研成粗粉，称取粗粉30g，以0.5%硫酸20ml浸润15min后装入渗漉筒，压紧，再加入0.5%硫酸480ml浸泡，放置10h后开始渗漉，控制流速为3ml/min，收集渗漉液约450ml。渗漉液中加入石灰乳调节pH值至10，滤除沉淀，滤液浓缩并用10%盐酸调节pH值至2~3，加入固体氯化钠使溶液的含盐量达到10%左右，搅拌至氯化钠全部溶解并出现微浊现象，静置30min，待黄色结晶析出完全，抽滤，沉淀用少量纯化水洗至中性，干燥即得盐酸小檗碱粗品。

2. 盐酸小檗碱的精制。

取上述粗品，加适量热水溶解后（水量约为干品的30倍或湿品的10倍），继续加热30min，趁热抽滤。滤液中滴加一滴浓盐酸，静置析晶，过滤得到结晶，纯化水洗涤数次，60℃以下干燥，即得盐酸小檗碱精制品，称重并计算收率。

3. 盐酸小檗碱的鉴定。

（1）生物碱沉淀试剂。

取制得的盐酸小檗碱少许，加入0.5%硫酸8ml溶解后即为供试液。取4支试管，各取供试液 2ml，分别加入碘化铋钾、碘化汞钾、碘化碘钾、硅钨酸（见表 6-4），观察各试管颜色反应。

（2）漂白粉的显色反应。

此为小檗碱的专属性检识反应。取制得的盐酸小檗碱少许，加入 0.5％硫酸 2ml 溶解后即为供试液，加漂白粉少许，观察颜色反应。

（3）丙酮的加成反应。

此为小檗碱的特殊反应，可生产丙酮加成产物。取制得的盐酸小檗碱少许，加纯化水后加热溶解，滴加 10％氢氧化钠溶液 2~3 滴使呈碱性，再加入丙酮数滴，静置，观察实验现象。

【实验现象与结果】

盐酸小檗碱的检识试剂与检识反应见表 13-1。

表 13-1　盐酸小檗碱的检识试剂与检识反应

检识试剂	小檗碱检识反应
碘化铋钾试剂	橘红色沉淀
碘化汞钾试剂	类白色沉淀
碘化碘钾试剂	褐色沉淀
硅钨酸试剂	白色沉淀
漂白粉	樱红色
丙酮	黄色沉淀

【思考题】

1. 在提取过程中为什么用稀硫酸冷浸而不用稀盐酸冷浸？加入食盐的目的是什么？
2. 提取过程中为什么要用石灰乳调节 pH 值至 10？
3. 查阅文献，提出该实验的优化方案。

（张丹）

参考文献

石俊英，2006. 中药鉴定学［M］. 北京：中国医药科技出版社.

饶毅，张大庆，黎润红，2015. 呦呦有蒿：屠呦呦与青蒿素［M］. 北京：中国科学技术出版社.

邓素兰，余继宏，毛丽梅，2007. 青蒿中青蒿素的提取分离研究［J］. 安徽农学通报，13（5）：31-34.

张玲，尚立霞，单卫华，等，2003. 穿心莲的提取工艺研究［J］. 时珍国医国药，14（8）：458-460.

吴爱群，张国强，2009. 穿心莲内酯提取工艺研究［J］. 河池学院学报，29（5）：66-68.

裴月湖，2016. 天然药物化学实验指导［M］. 4 版. 北京：人民卫生出版社.

黄静，袁叶飞，2018. 天然药物化学［M］. 北京：科学出版社.

汤兴利，徐增莱，夏冰，等，2004. 用盾叶薯蓣生产薯蓣皂苷元预发酵与水解条件优化 [J]. 植物资源与环境学报，13（3）：35－37.

王玄源，2018. 苦丁茶皂苷的提取、分离纯化及 kudinoside A 的降血脂作用研究 [D]. 武汉：湖北中医药大学.

王存琴，王宏婷，陈娟，等，2016. 苦丁茶三萜类成分及药理作用研究进展 [J]. 中国临床药理学与治疗学，21（6）：703－709.

胡婷，2013. 苦丁茶中有效成分的分离纯化、鉴定及其活性研究 [D]. 广州：华南理工大学.

秦勇，2002. 苦丁茶总皂苷提取纯化工艺研究 [D]. 长沙：湖南中医学院.

国家药典委员会，2015. 中华人民共和国药典（2015 版）：二部 [M]. 北京：中国医药科技出版社.

肖道安，罗小凤，2016. 三颗针中盐酸小檗碱的提取分离工艺研究 [J]. 宜春学院学报，38（12）：22－24.

胡聪，王超英，王立民，2012. 从三颗针与黄连中提取盐酸小檗碱的实验研究 [J]. 临床误诊误治，25（4）：81－83.

王志东，2009. 贵州中草药三颗针和鸦胆子化学成分研究 [D]. 贵阳：贵州大学.

杨志学，陈百双，黄爱华，2004. 正交试验优选三颗针中盐酸小檗碱的提取工艺 [J]. 中国民族医药杂志，（S1）：184－185.

第十四章　高等药物分析实验

实验一　毛细管气相色谱法对冰片中樟脑的检查和龙脑的含量测定

【实验目的】

1. 了解气相色谱在中药检查和定量中的应用特点。
2. 掌握气相色谱用于冰片中有关物质的检查方法。
3. 掌握冰片中龙脑异构体的含量测定方法。

【仪器与试药】

气相色谱仪，分析天平，氢气发生器，氮气瓶和空气瓶（或空气压缩机），顶空进样器等。

樟脑、龙脑和异龙脑对照品，乙酸乙酯（分析纯），超纯水。

【实验内容】

1. 供试品溶液的制备。

取本品细粉约50mg，精密称定，置10ml容量瓶中，加乙酸乙酯溶解并稀释至刻度，摇匀，即得。

2. 对照品溶液的制备。

（1）樟脑对照品溶液的制备。取樟脑对照品适量，精密称定，加乙酸乙酯制成每1ml含0.3mg的溶液，作为对照品溶液。

（2）龙脑和异龙脑对照品溶液的制备。分别取龙脑对照品和异龙脑对照品适量，精密称定，加乙酸乙酯制成每1ml含5mg的混合对照品溶液，即得。

3. 色谱条件及系统适用性试验。

以聚乙二醇20000（PEG-20M）为固定相（30m×0.53mm×1μm）；柱温为70℃，进样器和检测器温度为200℃；载气（N_2）线速度：20cm/min；尾吹：70ml/min；氢气（H_2）：50ml/min；空气：600ml/min。理论塔板数按龙脑峰计算应不低于10000。

4. 含量测定。

取本品细粉约 0.15g，精密称定，置 10ml 容量瓶中，加乙酸乙酯溶解并稀释至刻度，摇匀，过滤，取续滤液作为供试品溶液。照气相色谱法 [《中国药典（2015 年版）·四部》通则 0521] 测定。分别精密吸取对照品溶液与供试品溶液 1μl，注入气相色谱仪，记录色谱图，以外标法计算，即得。本品含龙脑（$C_{10}H_{18}O$）不得少于 55.0%。

樟脑的结构式　　　　　　龙脑的结构式

5. 有关物质樟脑的检查。

照"4. 含量测定"方法测定，计算，即得。本品含樟脑（$C_{10}H_{16}O$）不得超过 0.50%。

【说明】

利用毛细管气相色谱高效分离的特点，一次性分离检测冰片中的有关物质樟脑和主成分龙脑和异龙脑。

【注意事项】

1. 采用气相色谱法高温操作时加强烫伤防护。

2. 采用气相色谱法使用氢气时注意空气流通，避免氢气爆炸。

3. 聚乙二醇类色谱柱的最高使用温度一般为 200℃～250℃，使用时注意控制柱温的适用范围，避免色谱柱固定液流失。

【思考题】

1. 根据龙脑的结构和 PEG-20M 的特点，分析为什么采用 PEG-20M 色谱柱有利于冰片的分离。

2. 根据气相色谱柱固定相的分类，简述气相色谱法的原理与分离组分性质的关系。

（徐小平）

实验二　毛细管气相色谱法对维生素 E 的含量测定和残留溶剂的检查

【实验目的】

1. 了解气相色谱仪及毛细管柱的构成、原理和操作。
2. 掌握应用气相色谱法检测维生素 E 中残留溶剂的检查方法。
3. 掌握维生素 E 的含量测定方法。

【仪器与试药】

岛津 GC－20A 型气相色谱仪（包括主机，色谱工作站等），色谱柱：以 100％二甲基聚硅氧烷（OV－1）为固定液的毛细管柱（30m×0.53mm×1μm），分析天平（精度≤0.01mg），SPGN－2A 氢气发生器，氮气瓶和空气瓶（或空气压缩机），顶空进样器，气密顶空针等。

维生素 E 对照品，正己烷（色谱级），维生素 E 原料药。N，N－二甲基甲酰胺（DMF，色谱级），超纯水。

【实验内容】

1. 供试品溶液的制备。

（1）含量测定用供试品溶液：取本品约 20mg，精密称定，置 10ml 棕色具塞容量瓶中，精密加入内标溶液至刻度，密塞，振摇使溶解，作为含量测定用供试品溶液。

（2）残留溶剂检查用供试品溶液：取本品适量，精密称定，加 DMF 溶解并定量稀释制成每 1ml 中约含 50mg 的溶液，作为残留溶剂检查用供试品溶液。

2. 对照品溶液的制备。

（1）正己烷对照品溶液的制备。取正己烷对照品约 25mg，精密称定，置于 25ml 容量瓶中，用 DMF 稀释至刻度，摇匀，精密量取 1ml，置 10ml 容量瓶中，加 DMF 稀释至刻度，摇匀，精密量取该稀释液 1ml，置于 10ml 容量瓶中，加 DMF 稀释至刻度，摇匀，制备得到 10μg/ml 的正己烷对照品溶液。

（2）内标溶液的制备。取正三十二烷 25mg，精密称定，置于 25ml 容量瓶中，加正己烷溶解并稀释至刻度，制成 1mg/ml 的内标溶液。

（3）维生素 E 对照品溶液的制备。取维生素 E 对照品约 20mg，精密称定，置棕色具塞瓶中，精密加入内标溶液 10ml，密塞，振摇使溶解，作为对照品溶液。

3. 色谱条件及系统适用性试验。

（1）残留溶剂的检查。以 5％苯基－95％甲基聚硅氧烷为固定液的毛细管柱（SE－52 或 SE－54），（15m～30m×0.53mm×1.0μm），载气（高纯氮）流速为 1.2ml/min，程序升温，起始柱温为 50℃，维持 8min，然后以每分钟 45℃ 的速率升温至 260℃，维持 15min，进样器和检测器温度为 290℃～300℃，无分流进样 1μl。

（2）含量测定。以 100％二甲基聚硅氧烷（OV－1）为固定液的毛细管柱（30m×0.53mm×1.0μm）；载气（高纯氮）流速为 1.2ml/min；柱温为 260℃～290℃，进样器和检测器温度为 290℃～300℃，无分流进样 1μl。理论塔板数按维生素 E 峰计算不得低于 5000，维生素 E 峰与内标物质峰的分离度应符合要求。

4. 测定。

（1）正己烷的残留溶剂检查。分别精密量取供试品溶液和对照品溶液 1μl。照残留溶剂测定法［《中国药典（2015 年版）·四部》通则 0861］试验，正己烷的残留量应符合规定（0.029％）（天然型）。

（2）维生素 E 的含量测定。分别精密量取维生素 E 对照品溶液和供试品溶液 1μl～3μl，注入气相色谱仪，记录色谱图，以外标法计算维生素 E 的含量。本品所含 $C_{29}H_{50}O_2$ 应为 96.0％～102.0％。

【说明】

本实验利用毛细管气相色谱仪对气体组分或加热后能够产生气体的物质具有的高效分离作用，实现对维生素 E 及有关物质的完全分离，准确测定出维生素 E 原料药中维生素 E 的含量和有关物质的含量或限度。

【注意事项】

1. 开机步骤。
1）打开氮气、打开氢气、打开空气；
2）打开仪器电源、打开电脑电源；
3）调气流至指定条件；
4）调节检测参数至指定条件；
5）进入检测状态；
6）关机时，倒序进行，最后关闭气源。
2. 注意安全。

【思考题】

1. 简述气相色谱的原理及适应范围。
2. 为什么残留溶剂检查与维生素 E 含量测定的色谱条件不同？
3. 系统适应性试验的目的是什么？

（徐小平）

实验三 维生素 C 中铁、铜离子的检查

【实验目的】

1. 掌握原子吸收分光光度法的基本原理。
2. 了解原子吸收分光光度计的基本结构及使用方法。
3. 掌握使用标准加入法控制金属杂质的限量。

【仪器与试药】

原子吸收分光光度计，铁及铜空心阴极灯，分析天平。

硫酸铁铵（优级纯），硫酸铜（优级纯），浓盐酸（优级纯），硝酸（优级纯），维生素 C，去离子水。

【实验内容】

1. 溶液的配制。

（1）标准铁溶液的配制。精密称取硫酸铁铵 863mg，置 1000ml 容量瓶中，加 1mol/L 硫酸溶液 25ml，用去离子水稀释至刻度，摇匀，精密量取 10ml，置 100ml 容量瓶中，用去离子水稀释至刻度，摇匀，即得。

（2）标准铜溶液的配制。精密称取硫酸铜 393mg，置 1000ml 容量瓶中，加去离子水溶解并稀释至刻度，摇匀，精密量取 10ml，置 100ml 容量瓶中，用去离子水稀释至刻度，摇匀，即得。

2. 测定。

（1）铁离子。取本品 5.0g 两份，分别置于 25ml 容量瓶中，一份中加 0.1mol/L 硝酸溶液溶解并稀释至刻度，摇匀，作为供试品溶液 B；另一份中加标准铁溶液 1.0ml，加 0.1mol/L 硝酸溶液溶解并稀释至刻度，摇匀，作为对照溶液 A。照原子吸收分光光度法 [《中国药典（2015 年版）·四部》通则 0406]，在 248.3nm 处分别测定，应符合规定。

（2）铜离子。取本品 2.0g 两份，分别置 25ml 容量瓶中，一份中加 0.1mol/L 硝酸溶液溶解并稀释至刻度，摇匀，作为供试品溶液 B；另一份中加标准铜溶液 1.0ml，加 0.1mol/L 硝酸溶液溶解并稀释至刻度，摇匀，作为对照溶液 A。照原子吸收分光光度法 [《中国药典（2015 年版）·四部》通则 0406]，在 324.8nm 处分别测定，应符合规定。

【说明】

在杂质检查中，原子吸收分光光度法主要用于药物中金属杂质的检查，通常采用标

准加入法控制金属杂质的限量：取供试品，按各品种项下的规定，制备供试品溶液；另取等量的供试品，加入限度量的待测元素溶液，制成对照溶液。设对照溶液的读数为 a，供试品溶液的读数为 b，若 $b < (a-b)$，则供试品中金属限量合格。

【思考题】

1. 原子吸收分光光度法中如何选择分析线？为什么？
2. 简述标准加入法的原理和优点。

（付春梅）

实验四　液相色谱－质谱联用仪检查千里光中阿多尼弗林碱

【实验目的】

1. 掌握液相色谱－质谱联用技术的基本原理。
2. 了解液相色谱－质谱联用仪的基本结构及操作方法。

【仪器与试药】

液相色谱－质谱联用仪，C_{18} 色谱柱，粉碎机，分析天平，超声波清洗机，纯水机。乙腈，甲酸，野百合碱对照品，阿多尼弗林碱对照品，千里光药材，超纯水。

【实验内容】

1. 色谱、质谱条件与系统适用性试验：以十八烷基硅烷键合硅胶为填充剂；以乙腈－0.5％甲酸溶液（7:93）为流动相；采用单级四极杆质谱检测器，电喷雾离子化（ESI）正离子模式下选择质荷比（m/z）为 366 离子进行检测。理论塔板数按阿多尼弗林碱峰计算应不低于 8000。

2. 校正因子测定：取野百合碱对照品适量，精密称定，加 0.5％甲酸溶液制成每 1ml 含 0.2μg 的溶液，作为内标溶液。取阿多尼弗林碱对照品适量，精密称定，加 0.5％甲酸溶液制成每 1ml 含 0.1μg 的溶液，作为对照品溶液。精密量取对照品溶液 2ml，置 5ml 容量瓶中，精密加入内标溶液 1ml，加 0.5％甲酸溶液至刻度，摇匀，吸取 2μl，注入液相色谱－质谱联用仪，计算校正因子。

3. 测定法：取本品粉末（过 50 目筛）约 0.2g，精密称定，置具塞锥形瓶中，精密加入 0.5％甲酸溶液 50ml，称定重量，超声处理（功率 250W，频率 40kHz）40min，放冷，再称定重量，用 0.5％甲酸溶液补足减失的重量，摇匀，过滤，精密量取续滤液 2ml，置 5ml 容量瓶中，精密加内标溶液 1ml，加 0.5％甲酸溶液至刻度，摇匀，吸取 2μl，注入液相色谱－质谱联用仪，测定，即得。

本品按干燥品计算，含阿多尼弗林碱（$C_{18}H_{23}NO_7$）不得超过 0.004％。

【说明】

阿多尼弗林碱为千里光中的特征性成分，具有强烈的肝毒性，因此需对其进行控制，以保障用药安全。由于千里光中阿多尼弗林碱含量低，且无紫外吸收，高效液相色谱法等常规方法无法检测，因此采用高灵敏度的液相色谱－质谱联用技术，以结构类似物野百合碱为内标进行测定。

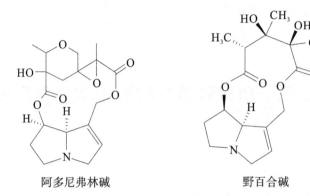

阿多尼弗林碱　　　　　　　　　　野百合碱

【思考题】

1. 简述液相色谱－质谱联用分析方法的特点。
2. 液相色谱－质谱联用技术对色谱条件有哪些要求？

（付春梅）

参考文献

国家药典委员会，2015. 中华人民共和国药典（2015 年版）：一部［M］. 北京：中国医药科技出版社.

国家药典委员会，2015. 中华人民共和国药典（2015 年版）：二部［M］. 北京：中国医药科技出版社.

第十五章 高等药理学实验

实验一 防治老年痴呆药物的神经保护作用系列实验

【实验目的】

1. 学习阿尔茨海默病（Alzheimer Disease，AD）动物模型的建立方法，动物学习记忆行为、神经元细胞指标和常规核酸、蛋白的检测方法。

2. 观察神经保护剂对动物神经行为能力的改善，加深对此类药物作用的理解。

【实验动物】

ICR 小鼠，雄性，体重 $28g\sim32g$，36 只。

【试剂与仪器】

淀粉肽 $A\beta_{25-35}$ 片段，学习记忆功能相关分子抗体，免疫组化检测试剂盒，RNA 抽提试剂 Trizol，戊巴比妥钠，牛血清白蛋白（BSA），多聚甲醛，4',6-二脒基-2-苯基吲哚（DAPI），PBS/PBST 缓冲液、二甲苯、无水乙醇、Triton X-100（聚乙二醇辛基苯基醚）、冰冻切片 OCT 包埋剂等常规试剂。

小鼠脑立体定位仪，微量注射器，电动牙科钻，气体麻醉机，动物行为测试系统（水迷宫，Y 迷宫，新物体识别实验等），电泳仪，转膜仪，冰冻组织切片机，图像分析采集系统，酶标仪，ELISA 自动洗板机。

【实验操作】

1. $A\beta_{25-35}$ 溶液配制。

$A\beta_{25-35}$ 片段溶解在灭菌的生理盐水中，在 37℃ 孵育 7 天"老化"，使之成为 $A\beta$ 寡聚体。

2. AD 痴呆动物模型建立。

参照小鼠脑标准图谱，采用脑立体定位注射 $A\beta_{25-35}$ 片段的方法建立 AD 小鼠动物模型。具体方法：采用气体将小鼠麻醉后固定于脑立体定位仪上，无菌操作，分别于小

鼠左右侧脑室注射 $1\mu l$ Aβ_{25-35}溶液（$2\mu g/\mu l$）或生理盐水，缝合头部皮肤，手术当天及术后两天肌肉注射青霉素以预防感染。手术过程中注意动物保暖。动物随机分为三组，即假手术组（注射生理盐水）、模型对照组和药物治疗组，每组 12 只。

3. 学习记忆功能检测。

采用 Morris 水迷宫、Y 迷宫、新物体识别实验等方法对动物学习记忆行为进行检测。手术后第 7 天开始进行水迷宫的测验（7 天），分为隐匿平台（5 天）、探索平台（2 天）实验。Y 迷宫实验（1 天），新物体识别实验（4 天）。从手术的当天即开始给药，直至行为学实验结束，对照组给予相同剂量的溶剂。在行为学实验中，均在实验前 1h 给药。

（1）Morris 水迷宫实验。

Morris 水迷宫（如图 15－1 所示）主要由一金属柱形水池（池高 60cm，直径 120cm）及安全岛（高 20cm，直径 10cm 的平台）组成。预先在水池中注入清水，然后加入食用白色素使池水呈不透明的乳白色。水池液面高出平台 15cm，使动物不能通过听、视和嗅觉到达平台，以便检测动物对空间位置的敏锐性。水温保持在 23℃±1℃，水池分为 4 个象限（东、南、西、北），平台置于西南象限的中心。手术后第 7 天进行水迷宫隐匿平台实验。具体方法：每只小鼠每天接受 2 次寻找平台训练，两次分别从东北和西北象限的中点，头朝向池壁轻放入水。两次训练间隔为 10min。记录小鼠找到平台的时间（记录为潜伏期），并计算两次实验结果的平均值。如果小鼠在 60s 内未找到平台，则潜伏期按 60s 计算。无论小鼠在 60s 内是否找到平台，均将小鼠放置于平台上停留 10s。第一次实验开始前需先将小鼠置于平台上适应 10s。手术后水迷宫隐匿平台实验连续进行 5 天。第 6～7 天为探索平台实验，具体方法：分别在第 6 天隐匿平台实验结束后的 2h、48h 撤去平台，将小鼠从平台所在象限的对侧象限入水，计时 60s。记录小鼠在靶象限（即原平台所处象限）内的活动时间、穿越次数，分别作为小鼠短、长时程的记忆成绩，以此评价小鼠的空间记忆能力。

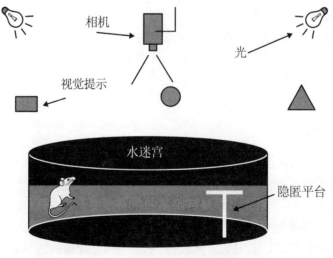

图 15－1　Morris 水迷宫示意图

（2）Y迷宫实验。

Y迷宫（如图15-2所示）由等长的三个臂呈"Y"形分布。在测试中，小鼠需要对其已经进入的臂进行短期记忆，由于小鼠具有对新环境进行探究的自然习性，而此处的新环境是其在进入当前臂之前还未进过的臂，因此短时程记忆好的小鼠会依次进入三个不同臂进行探索，如此循环表现出高交替率，从而以交替率作为反映其短时程记忆能力的指标。具体操作：将Y迷宫三个臂分别编号为A、B、C，将待测小鼠放在A臂的末端，记录5min内进入各个臂的顺序。交替次数为连续进入三个不同臂的次数，如（A→B→C,B→C→A 或 C→A→B），最大交替次数为进臂次数的总和减2。

$$交替率（\%）= \frac{交替次数}{最大交替次数} \times 100\%$$

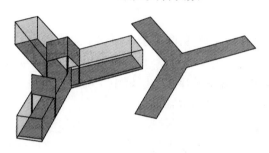

图 15-2　Y迷宫示意图

（3）新物体识别实验。

用于检测小鼠的非空间学习记忆能力，根据小鼠对环境中已见过的物体和未见过的物体的探究时间来评价被测试小鼠的记忆能力。该实验可分为三个阶段：第一阶段为适应期（第1~2天）：将小鼠放入空的测试箱中自行适应10min，减少小鼠紧张感。第二阶段为熟悉期（第3天）：即在测试箱中放入A、B两个相同的物体，让小鼠自由探索10min。第三阶段为识别期（第4天）：即将测试箱中的B物体换成不同于A、B的C物体，同样让小鼠自由探索10min。实验分析小鼠在熟悉期和识别期对各个物体的探索实践，并计算分辨指数。

$$分辨指数 = \frac{新物体探索时间 - 熟悉物体探索时间}{新物体探索时间 + 熟悉物体探索时间}$$

4. 标本采集及切片制备。

动物行为学测试结束后，一部分小鼠腹腔注射40mg/kg戊巴比妥钠后（$n=8$），迅速剖开胸腔，剪破左心耳，从左心室灌入预冷的生理盐水约300ml，然后取下大脑，用液氮急冻，置于$-80℃$保存，用于生化测定；另一部分小鼠腹腔注射戊巴比妥钠后先用预冷的生理盐水200ml快速灌流至全身血液冲洗干净且右心耳流出液澄清时，再用4%多聚甲醛溶液灌流至大鼠全身僵硬为止（$n=4$）。然后迅速剪开颅骨，取出大脑，OCT包埋后液氮速冻，制作厚度约为$5\mu m$的脑部冠状切片，用于免疫组化染色。

5. 免疫组化染色。

本实验采用链霉亲和素-生物素复合物（strept avidin-biotin complex，SABC）法进行免疫组化染色。冰冻组织切片免疫组化染色操作步骤如下。

①固定：取出切片，室温放置 5min。用 4％多聚甲醛 PBS 溶液室温固定 15min，PBS 缓冲液冲洗三次（冲洗可以采用侧斜淋洗，也可于平皿中摇晃）。

②打孔：用 TritonX－100 打孔。组织样品浸于 0.25％ TritonX－100 的 PBS 溶液中 10min，再用 PBS 缓冲液洗 3 次，每次 5min。

③封闭：将组织置于 1％BSA 的 PBST 溶液中 30min，封闭非特异性黏合的抗体。对于多聚甲醛固定并进行免疫荧光的样本，在封闭缓冲液中加入 0.3mol/L 甘氨酸。

④孵化：组织样本浸于一抗（用 1％BSA 的 PBST 溶液稀释），放于湿盒中，室温孵育 1h 或 4℃孵育过夜。用 PBS 缓冲液洗 3 次，每次 5min。浸入二抗（用 1％BSA 的 PBST 溶液稀释），室温孵育 1h。PBS 缓冲液洗 3 次，每次 5min。

⑤染色：浸入 0.1μg/ml～1μg/ml 的 DAPI 或 Hoechst 中，染色 1min，PBS 缓冲液淋洗 3 次。

⑥封片：用盖玻片封片，中性树胶固定，保存于 4℃或－20℃冰箱中。

用显微图像采集系统进行图像采集，并采用图像处理与分析系统对阳性表达进行累积光密度值（IOD）分析，每张切片同一区域中，随机选取 3 个视野，检测面积相同，取其平均值作为该切片目标区域的 IOD 值。

6. 蛋白质免疫印迹法实验。

常规方法提取小鼠脑组织中的总蛋白，采用蛋白质免疫印迹法方法检测与学习记忆相关基因的蛋白水平，比较各组别间的差异。

7. 总 RNA 提取及荧光实时定量 PCR。

用 Trizol 方法提取小鼠脑组织中的总 RNA，再逆转录为 cDNA。以 cDNA 为模板，采用 RT－PCR 检测与学习记忆相关基因的 mRNA 表达水平，比较各组别间差异。

8. ELISA 实验。

常规方法制备各组别动物的脑组织匀浆，采用 ELSIA 法检测与学习记忆相关分子的含量，并比较各组别间的差异。

【注意事项】

本实验中的行为学和信号通路检测方法的具体目标分子及药物选用可酌情调整。

【报告要点】

分析各组间动物行为学、神经病变、主要信号通路变化及药物的干预作用及机制探讨。

（旷喜　杜俊蓉）

实验二　抗脑缺血药物有效性及机制研究

【实验目的】

学习脑缺血动物模型的建立方法，脑血流量的测定、TTC 染色测定脑梗死体积、常规核酸、蛋白检测的方法。观察神经保护剂对动物缺血性脑损伤的保护作用及机制。

【实验动物】

ICR 小鼠，雄性，体重 28g～32g，36 只，随机分成假手术组、模型组、给药组。

【试剂与仪器】

红四氮唑（TTC），戊巴比妥钠，无水乙醇，盖玻片，载玻片等。

气体麻醉机，脑立体定位仪，激光多普勒血流仪，电泳仪，转膜仪，酶标仪，ELISA 自动洗板机等。

【实验操作】

1. 小鼠暂时性全脑缺血模型。

腹腔注射 3.5％戊巴比妥钠（40mg/kg）麻醉小鼠，将其仰卧位固定于恒温手术台上。于颈正中切开皮肤，小心分离两侧颈总动脉，于双侧动脉下分别置 4 号手术丝线，以阻断血流。用丝线提拉血管，用微型动脉夹夹闭血管，造成大脑缺血状态。30min 后松开动脉夹，恢复血流，形成再灌注，缝合切口。手术后注意保持小鼠体温，自由饮水进食。

假手术组：分离两侧颈总动脉，但均不结扎；模型组：结扎两侧颈总动脉，缺血 30min 后，松开两侧颈总动脉形成再灌注；给药组：手术方法同模型组，松开两侧颈总动脉，同时按剂量腹腔给药。

2. 脑血流量的测定。

按照激光多普勒频移效应的原理，当一束激光照射到正在运动的血细胞表面时，反射光的频率产生改变，会出现一个"频移量"，频移量的大小与运动的血细胞的流动速度和数目成正比。把血细胞表面的频移量检测出来并转换成输出电压 PU，就可以代表局部组织的相对血流量。该方法能够进行连续测定，并且操作简便。

在手术进行前及小鼠处死前，分别采用激光多普勒血流仪对小鼠进行脑血流量（CBF）的测定。腹腔注射戊巴比妥钠（40mg/kg）麻醉小鼠，将其固定于脑立体定位仪，剪开颅顶皮肤，暴露前卤。根据小鼠脑立体定位图谱，在其前卤后 1mm，侧 6mm 处钻孔，将一个直径为 0.5mm 的微型光纤激光多普勒探针固定，监测脑皮质区血流量。先测定 5min 时脑血流量的基线值，连续测定 20min，记录输出信号，计算手术前及处死前各组动物脑血流量的平均值，比较给药组与模型组之间的差异。

3. 脑组织的处理。

小鼠再灌注 24h 后，相同剂量麻醉，生理盐水灌注后，取脑组织用于后续检测。

4. 脑缺血梗死面积的测定。

小鼠经戊巴比妥钠（40mg/kg）麻醉，在术后 24h 快速开胸，用 100ml 生理盐水经心脏灌注，洗去脑部血液，至眼球发白即可。断头取脑，放入 −20℃ 冷冻 5h 后，从额叶到枕叶依次冠状切成 6 片，然后迅速将脑片置于 10ml 0.05％TTC 的 PBS 溶液中，避光，37℃温孵 30min，其间 15min 左右翻动一次。经 TTC 染色后，正常脑组织呈玫瑰红色，而梗死组织呈白色，且界限清楚。温孵完毕后，冷冻 PBS 缓冲液冲洗，固定于用 4％PBS 缓冲液配制的甲醛中。24h 后取出。将每组脑片排列整齐后，用扫描仪将每片脑片图像采入计算机（Nikon eclipse E600，图像采集分析系统），然后采用计算机图像分析系统（Pro−plus4.5 图像分析软件）对每张脑片图像进行分析。梗死面积叠加计算梗死体积，即

$$脑梗死体积（\%）=\frac{手术对侧半球的体积-手术侧未梗死部分的体积}{手术对侧半球的体积}$$

5. 蛋白质免疫印迹法实验。

常规方法提取小鼠脑组织中的总蛋白，采用蛋白质免疫印迹法方法检测与缺血损伤相关分子的蛋白水平，比较各组别间的差异。

6. 总 RNA 提取及荧光实时定量 PCR。

用 Trizol 方法提取小鼠脑组织中的总 RNA，再逆转录为 cDNA，以 cDNA 为模板，采用 RT−PCR 检测与缺血损伤相关基因的 mRNA 表达水平，比较各组别间差异。

7. ELISA 实验。

常规方法制备脑组织匀浆，采用 ELSIA 方法检测与缺血损伤相关分子的水平，并比较各组别间的差异。

【报告要点】

分析各组间脑缺血后梗死体积、神经病变、主要信号通路变化及药物的干预作用及机制探讨。

（旷喜　杜俊蓉）

实验三　细胞体外药物敏感性实验

【实验目的】

细胞体外药物敏感性实验的主要目的是检测培养细胞的生长和增殖以评价化学物质的细胞毒性及恶性肿瘤的体外药敏试验。

【实验原理】

四唑盐（MTT）检测方法由 Mosmann 于 1983 年首创，在检测细胞增殖能力、细胞活性方面得以广泛应用。其原理是活细胞（特别是增殖期细胞）中的琥珀酸脱氢酶通过线粒体能量代谢将 MTT 还原成不溶于水的蓝紫色甲臜（foemazan）结晶，而死细胞和红细胞则无这种能力。此结晶的形成量与细胞活力成正比，因此药物对细胞的生长抑制程度可通过测定其吸光度（OD）值以反映细胞的数量及活性。目前，MTT 法已被用于各种肿瘤体外药物敏感性的研究。

【实验细胞】

HeLa 细胞。

【试剂与仪器】

喜树碱（或依托泊苷），DMSO，MTT。

DMEM 培养基，胎牛血清，抗菌素（双抗青霉素、链霉素）溶液，0.25％胰蛋白酶溶液，75％乙醇。

超净工作台，CO_2 孵箱，CO_2 钢瓶，倒置显微镜，酶标仪，高温高压灭菌器，$0.22\mu m$ 过滤器，培养皿，多孔培养板，细胞计数板，离心管，移液枪及枪头。

【实验操作】

1. 选用对数生长期的贴壁细胞，用胰酶消化后，用含 10％胎牛血清的培养基配成每毫升含 1×10^5 个细胞的悬液，接种在 96 孔培养板中，每孔接种 $200\mu l$，37℃、5％ CO_2 及饱和湿度条件下培养 16h~24h。

2. 实验组更换新的含不同浓度待测样品的培养基，对照组则更换含等体积溶剂的培养基，每组设 3~5 个平行孔，37℃、5％CO_2 及饱和湿度条件下培养 2~3 天。

3. 每孔加入 $20\mu l$ 5mg/ml MTT 溶液。37℃继续培养 4h。小心弃去上清，并加入 $150\mu l$ DMSO，振荡 15min，混匀，用酶标仪测定 570nm 处 OD 值。

4. 结果评定。

按下式计算药物对细胞生长的抑制率，即

$$细胞生长抑制率＝（1-\frac{OD_{实验}}{OD_{对照}}）\times100％$$

式中，$OD_{实验}$、$OD_{对照}$ 分别为实验组、对照组样品用酶标仪测得的 570mm 处 OD 值。

以不同浓度待测样品对肿瘤细胞生长抑制率作图可得到剂量反应曲线，根据该曲线求出样品的半数抑制浓度（IC_{50}）。

【注意事项】

1. 细胞培养必须按无菌操作要求进行。
2. 按实验要求进行废液回收。

【报告要点】

比较不同浓度待测样品的细胞生长抑制率并计算待测样品的 IC_{50}。

（卿勇　杜俊蓉）

实验四　拓扑异构酶抑制剂诱导 DNA 损伤试验

【实验目的】

1. 观察拓扑异构酶抑制剂诱导 γ－H2AX 焦点（γ－H2AX foci）的形成过程。
2. 了解拓扑异构酶抑制剂诱导 DNA 损伤作用的分子机制。

【实验原理】

拓扑异构酶抑制剂通过抑制 DNA 拓扑异构酶的活性，从而诱导细胞 DNA 双链断裂。在 DNA 双链断裂的早期应答反应中，ATM 蛋白能快速磷酸化组蛋白 H2AX 的 Ser139 位点，使 H2AX 转变成 γ－H2AX。因此细胞核中的 γ－H2AX 水平成了 DNA 双链断裂的早期标志。通过观察药物处理前后细胞核中 γ－H2AX foci 的数目变化可以判断药物所造成的 DNA 损伤程度。γ－H2AX foci 可以显示单个细胞核中的单个双链断裂，较其他 DNA 双链断裂分析方法更加灵敏，并且可用于研究 γ－H2AX 分子与其他修复因子的作用机制。

【实验细胞】

小鼠外周血淋巴细胞或人类淋巴母细胞（TK6）。

【试剂与仪器】

喜树碱（或依托泊苷），DMSO，NP－40，BSA，鼠抗人 γ－H2AX（Ser139）单克隆抗体，488 标记山羊抗小鼠抗体，DAPI，抗荧光淬灭封片剂。1640 培养基，胎牛血清，马血清，抗菌素（双抗青霉素、链霉素）溶液，医用酒精。

超净工作台，CO_2 孵箱，CO_2 钢瓶，倒置显微镜，荧光显微镜，高温高压灭菌器，离心机，掌上离心机，涡旋混合器，电热恒温水槽，细胞涂片离心机，电热鼓风干燥箱，液氮生物罐，冰箱，$-80\,℃$ 超低温冰箱，分析天平，$0.22\,\mu m$ 过滤器，培养皿，多孔培养板，细胞计数板，离心管，移液枪及枪头。

【实验操作】

1. 小鼠外周血淋巴细胞的分离培养。

每组随机取 6 只小鼠，每只小鼠取血液 0.5ml～1.0ml，加入外周血液淋巴细胞分离液中，将淋巴细胞层移至另一离心管中，加细胞洗涤液，离心，弃上清液，加入细胞稀释液，制成每毫升（0.5～1.0）×10⁶个的淋巴细胞悬液备用。

2. TK6 细胞的培养。

1640 培养基中加入 10％ 56℃热灭活的马血清和 1‰ Penicillin－Streptomycin 配制得到的复合培养基培养 TK6 细胞。置于 37℃、5％CO_2、饱和湿度培养箱中培养。

3. 药物预处理。

调整小鼠外周血淋巴细胞或 TK6 细胞浓度为每毫升（0.5～1.0）×10⁶个，将细胞分为两组：对照组（只加入等量 DMSO 溶剂）和加药组（加入拓扑异构酶抑制剂分别处理 3h、6h、9h）。

4. γ－H2AX 免疫荧光分析。

具体操作如下：

①取 100μl 细胞液涂片，500rpm 离心 3min。

②取出涂片，4％多聚甲醛室温固定 10min，PBS 缓冲液清洗 3 次，每次 5min。

③0.1％ NP－40 室温处理 20min，PBS 缓冲液清洗 3 次，每次 5min。

④3％ BSA 室温封闭 30min。

⑤一抗孵育，鼠抗人 γ－H2AX（Ser139）单克隆抗体（1∶500）37℃孵育，PBS 缓冲液清洗 3 次，每次 5min。

⑥二抗孵育，488 标记山羊抗小鼠抗体（1∶1000）37℃孵育 1h，PBS 缓冲液清洗 3 次，每次 5min。

⑦DAPI 染色 10min，PBS 缓冲液清洗 3 次，每次 5min。

⑧抗荧光淬灭封片剂封片。

⑨荧光显微镜下观察计数 100 个细胞核中 γ－H2AX foci 数目。分别计算对照组和药物组平均每个细胞 γ－H2AX foci 数量。

【注意事项】

1. 细胞培养必须按无菌操作要求进行。
2. 免疫荧光分析实验中加入二抗后注意避光操作。

【报告要点】

统计对照组和加药组的 γ－H2AX foci 数量并进行统计学分析。

（卿勇　杜俊蓉）

参考文献

Blivet G, Meunier J, Roman F J, et al, 2018. Neuroprotective effect of a new photobiomodulation technique against Aβ 25－35 peptide-induced toxicity in mice: Novel hypothesis for therapeutic approach of Alzheimer's disease suggested [J]. Alzheimer's & Dementia: Translational Research & Clinical Interventions, 4: 54－63.

Liu Y C, Gao X X, Chen L, et al, 2017. Rapamycin suppresses Aβ 25－35－or LPS-induced neuronal inflammation via modulation of NF—κB signaling [J]. Neuroscience, 355: 188—199.

Zhou H J, Li H, Shi M Q, et al, 2018. Protective effect of klotho against ischemic brain injury is associated with inhibition of RIG—I/NF—κB signaling [J]. Frontiers in Pharmacology, 8: 950.

Gupta S, Singh P, Sharma B, 2016. Neuroprotective effects of nicorandil in chronic cerebral hypoperfusion-induced vascular dementia [J]. Journal of Stroke and Cerebrovascular Diseases, 25 (11): 2717—2728.

Mosmann T, 1983. Rapid colorimetric assay for cellular growth and survival: application to proliferation and cytotoxicity assays [J]. Journal of Immunological Methods, 65 (1—2): 55—63.

Carmichael J, DeGraff W G, Gazdar A F, et al, 1987. Evaluation of a tetrazolium-based semiautomated colorimetric assay: assessment of chemosensitivity testing [J]. Cancer Research, 47 (4): 936—942.

Rogakou E P, Pilch D R, Orr A H, et al, 1998. DNA double-stranded breaks induce histone H2AX phosphorylation on serine 139 [J]. Journal of Biological Chemistry, 273 (10): 5858—5868.

Celeste A, Fernandezcapetillo O, Kruhlak M J, et al, 2003. Histone H2AX phosphorylation is dispensable for the initial recognition of DNA breaks [J]. Nature Cell Biology, 5 (7): 675—679.

Didenko V V, 2011. DNA damage detection in situ, ex vivo, and in vivo [M]. New York: Humana Press.

第十六章 分子生物学实验

实验一 总 RNA 提取

【实验目的】

1. 明确 RNA 研究在分子生物学相关研究中的地位及重要意义。
2. 了解 RNA 相关操作细节及其注意事项。
3. 掌握 TRIzol 一步分离法提取 RNA 的基本原理和实验方法。

【实验原理】

RNA 是遗传信息表达的关键载体，研究 RNA 是分析基因表达和构建表达系统的重要内容。进行 RNA 研究的前提是能够将 RNA 从复杂的组织细胞中提取、分离、纯化出来。

RNA 提取的原则包括：①保证 RNA 一级结构的完整性；②提取的 RNA 样品中不存在对酶有抑制作用的有机溶剂及过高浓度的金属离子；③其他生物大分子（如蛋白质、多糖和脂类分子）的污染应降低到最低程度；④排除其他核酸分子（如 DNA）的污染。提取 RNA 的方法很多，可根据标本来源和最终用途选择合适的方法。TRIzol 一步分离法具有简便快速，提取的 RNA 产率高、纯度高、完整性好等优点，可用于逆转录建库和表达分析。

TRIzol 是主要成分为苯酚和异硫氰酸胍的复合试剂。苯酚可裂解细胞，使蛋白质变性与核酸解聚，从而释放 RNA。异硫氰酸胍也是强有力的蛋白质变性剂，能迅速溶解蛋白质，导致细胞结构破碎，释放 RNA。此外，异硫氰酸胍对核糖核酸酶（ribonuclease，RNase）的变性作用可保护 RNA 不被降解。组织细胞在 TRIzol 中匀浆后加氯仿分相，此时 DNA 优先分配于比重大的酚/氯仿有机相，RNA 溶解于上层水相，组织蛋白以及部分核蛋白则以沉淀形成中间相。

【仪器与材料】

台式低温高速离心机，超净工作台，旋涡振荡仪，匀浆器。

TRIzol，无 RNase 无菌水，氯仿，异丙醇，75％乙醇（用无 RNase 水配制），TE 缓冲液，无 RNase 离心管及架子，移液枪，无 RNase 枪头。

无 RNase 无菌水的配制：去离子水中加入焦碳酸二乙酯（diethy pyrocarbonate，DEPC）至终浓度为 0.1％，37℃放置 12h～16h，再高压灭菌 30min 以去除残留的 DEPC。

100×TE 缓冲液的配制：称取三羟甲基氨基甲烷（Tris）121.1g、乙二胺四乙酸二钠（EDTA－Na_2）237.23g，加入约 800ml 双蒸水（ddH_2O），加热搅拌溶解后，再用浓盐酸调节 pH 值至 8.0，然后定容至 1000ml。用时稀释 100 倍。

【实验操作】

1. 样品同质化。

（1）细胞样品：获取细胞 $1×10^7$～$5×10^7$ 个，按如下方法进行变性裂解后转移至 1.5ml 无 RNase 离心管，室温静置 5min。

①贴壁细胞：弃培养液，用 PBS 缓冲液洗涤细胞表面 3 次，吸净 PBS 缓冲液后加入 1ml TRIzol（每 $10cm^2$ 加入 1ml），轻轻摇动培养瓶（皿）后吸打至细胞裂解，液体粘稠。

②悬浮细胞：800g 离心 5min，收集细胞，加入 1ml TRIzol（1ml TRIzol 适用于 $5×10^6$～$10×10^6$ 个的动物、植物或酵母细胞，或 $1×10^7$ 个细菌细胞）轻轻吸打至细胞裂解，液体粘稠。一些酵母和细菌细胞的裂解可能需要使用均质器。

（2）组织样品：取 100mg 新鲜组织，加入液氮迅速冷冻后用研钵磨碎；或加入适量 TRIzol，用剪刀剪碎。加入 TRIzol 至 1ml，移入匀浆器，冰浴条件下缓慢充分匀浆（15～20 次），室温静置 5min。

可选步骤：对于蛋白质、脂肪、多糖和细胞外基质含量高的肌肉、脂肪组织等，同质化后需要于 4℃、12000g 离心 10min 以除去不溶物。

2. 相分离。

向上述同质化的组织（或细胞）样品中加入 0.2ml 氯仿，用手大力摇管 15s，静置 2min 后，于 4℃、12000g 离心 15min。离心后，混合物分离为下层红色的酚/氯仿相、中间相以及上层无色的水相。RNA 存在于水相。吸取上层无色水相至另一干净无 RNase 离心管中，得 RNA 粗品。

3. RNA 沉淀。

向上述 RNA 粗品中加入 0.5ml 异丙醇，将管中液体轻轻混匀，室温静置 10min 后于 4℃、12000g 离心 10min。离心后在管侧面和底部形成凝胶样沉淀，弃去上清液。

4. RNA 洗涤。

向上述 RNA 沉淀中加入至少 1ml 75％乙醇，涡旋混合后于 4℃、7500g 离心 5min，弃去上清液。

5. 重新溶解获得 RNA 样品。

晾干（勿使 RNA 沉淀完全干燥），然后加入适量无 RNase 无菌水，于 65℃促溶 10min～15min，即得总 RNA。

6. 上述总 RNA 分装后于 -80℃ 保存备用。

【注意事项】

1. TRIzol 与皮肤接触及吞咽后会对人体造成伤害，可导致烧伤。操作时应戴手套，同时保护眼睛，避免试剂与皮肤或衣物接触；使用化学通风橱，避免吸入蒸气。与皮肤接触后，应立即用洗涤剂和大量水冲洗。如感到身体不适，应立即就医（如需要，应出示产品标签）。

2. TRIzol 在室温下可稳定保存 12 个月，但宜储存于 2℃~8℃，以保证最佳性能。

3. 样品和 TRIzol 的加入量一定要按"实验操作 1. 样品同质化"比例进行调整，不得随意增加样品量或减少 TRIzol 量，否则无法完全抑制内源性 RNase，导致 RNA 降解。

4. 实验过程必须严格防止 RNase 污染。全程戴手套和口罩，在洁净区严格遵循无菌操作规范，使用无菌无 RNase 用具（包括离心管及枪头等）。

5. RNA 可以用无 RNase 无菌水或 0.5% SDS 溶液溶解。若 RNA 将用于酶反应，则不能使用 SDS。

6. 同质化后加入氯仿前，样品可以于 -80℃ 存储一个月以上；RNA 沉淀在洗涤后可以在 2℃~8℃ 存储一周以上，或在 -20℃ 存储一年以上。

【思考题】

1. 如何提取 mRNA？
2. 为什么 mRNA 的逆转录可以直接以总 RNA 为模板？

（李晓红）

实验二　RNA 的鉴定

【实验目的】

1. 明确 RNA 样品的质量对于 RNA 相关研究的意义及重要性。
2. 掌握总 RNA 鉴定的常用实验方法和基本原理。

【实验原理】

RNA 样品质量的鉴定主要包括定量、纯度鉴定和完整性分析。

RNA 的定量与纯度鉴定常采用紫外分光光度法。波长 260nm、280nm 和 230nm 处的吸光度值分别代表了核酸、蛋白质和残余盐的存在，260nm 处的吸光度可用于 RNA 定量（OD 值为 1 相当于大约 40μg/ml 单链 RNA），OD_{260}/OD_{280} 值可用于估计 RNA 样品的纯度，OD_{260}/OD_{230} 值可提示残余盐的量。RNA 纯品的 OD_{260}/OD_{280} 值接近 2.0

（可以接受的纯度范围为 1.8~2.0）。若 OD_{260}/OD_{280} 小于 1.8，提示有蛋白质和其他有机物的存在（可以增加酚抽提）；大于 2.0，则提示 RNA 有降解。RNA 样品的 OD_{260}/OD_{230} 应大于 2.0，若比值较小，则提示有残余异硫氰酸胍，可重复异丙醇沉淀的操作。

RNA 完整性分析的经典方法是变性琼脂糖凝胶电泳法（快速检测通常采用普通琼脂糖凝胶电泳），电泳分离后可通过分析 28S rRNA 和 18S rRNA 的条带及浓度比值确定 RNA 样品的降解情况。若 28S rRNA 和 18S rRNA 的条带清晰明亮且前者的浓度为后者的 2 倍及以上时，提示 RNA 样品完整无降解。

【仪器与材料】

核酸定量仪 NanoDrop，电泳仪，水平电泳槽，分析天平，电炉或微波炉，凝胶成像仪。

无 RNase 水，TE 缓冲液，琼脂糖，GoldView II 型核酸染料，核酸分子量标准，6×Loading Buffer，10×3−（N−吗啉代）丙烷磺酸(3−N−morpholine propane sulphonic acid，MOPS) 缓冲液 [含 0.4mol/L MOPS（pH 7.0），0.1mol/L 乙酸钠和 10mol/L EDTA]，甲醛，甲酰胺（去离子），过氧化氢，DEPC，无 RNase 离心管及架子，移液枪与无 RNase 枪头。

【实验操作】

1. RNA 定量与纯度鉴定。

取 2μl RNA 样品于核酸定量仪 NanoDrop 上用微滴法进行测量，记录数据。

2. RNA 完整性鉴定——非变性琼脂糖凝胶电泳法。

（1）琼脂糖凝胶的制备。

①将制胶用具洗净，晾干，放入制胶槽，插上样品梳。

②称取琼脂糖 0.2g 于干净锥形瓶中，加入 1×TE 缓冲液 20ml，置微波炉中或电炉上，小火加热至琼脂糖完全溶化（注意避免液体沸腾溢出），取出摇匀（若用电炉加热应边加热边搅拌）。

③向冷却至 60℃左右的琼脂糖溶液中加入 2μl 核酸染料，混匀后轻轻倒入制胶水平板上（注意避免气泡产生）。

④室温静置约 30min 后，琼脂糖凝固，垂直向上轻轻拔出样品梳。将制胶水平板从制胶槽取出放入已有 1×TE 缓冲液的水平电泳槽内。

（2）加样。

将 5μl RNA 样品与 1μl 6×Loading Buffer 混合后，用微量移液枪加到样品孔中。同时选择另一孔加入核酸分子量标准。

（3）电泳。

安装好电极导线（点样孔一端接负极），打开电源，调节电压至 10V/cm，短时电泳约 10min 即停止。

（4）观察。

取出凝胶，置于凝胶成像仪，分析 28S rRNA 和 18S rRNA 条带情况，拍照记录电泳图谱。若 28S rRNA、18S rRNA 和 5S rRNA 三条带清楚可见，28S rRNA 条带亮度接近 18S rRNA 的 2 倍，且在加样孔附近无条带，提示无 DNA 污染、RNA 无明显降解。

3. RNA 完整性鉴定——变性琼脂糖凝胶电泳法。

（1）琼脂糖凝胶的制备。

①将干净的制胶用具用 70％乙醇冲洗一遍，晾干备用。

②称取琼脂糖 0.2g 于干净锥形瓶中，加入 20ml 无 RNase 水，置微波炉中或电炉上，小火加热至琼脂糖完全溶化（注意避免液体沸腾溢出），取出摇匀（若用电炉加热，应边加热边搅拌）。

③向冷却至 60℃～70℃的琼脂糖溶液中依次加入 4.5ml 甲醛、一定量 1×MOPS 缓冲液，2μl～3μl 核酸染料，混匀后轻轻倒入制胶槽水平板上（注意避免气泡产生）。

④室温静置大约 30min 后，琼脂糖凝固，垂直向上轻轻拔出样品梳。将制胶水平板从制胶槽取出，放入已加有 1×MOPS 缓冲液的电泳槽内。

（2）样品准备及加样。

取无 RNase 离心管，加入 10×MOPS 缓冲液 2.0μl、甲醛 3.5μl、甲酰胺（去离子）10μl 和 RNA 样品 4.5μl，混匀后置于 60℃水浴 10min，再冰浴 2min 后，加入上样缓冲液，混匀后，用微量移液枪加入样品孔。

（3）电泳。

安装好电极导线（点样孔一端接负极），打开电源，调节电压至 7.5V/cm。当溴酚蓝移到距凝胶前沿 1cm～2cm 时，停止电泳。

（4）观察。

取出凝胶，置于凝胶成像仪，分析 28S rRNA 和 18S rRNA 的条带情况，拍照记录电泳图谱。

【注意事项】

1. 变性琼脂糖凝胶电泳的电泳槽清洗：去污剂浸泡过夜后依次用水、乙醇冲洗，干燥，再灌满 3％过氧化氢，室温放置 10min 后，用无 RNase 水冲洗。

2. 非变性电泳在 1.0％～1.4％琼脂糖浓度下能有效分离 RNA，可快速检测总 RNA 样品的完整性；但由于分离受构型影响，因此无法准确判断其分子量。若要准确分析 RNA 的分子量，必须使用变性凝胶，使得 RNA 充分变性后可依据分子大小的不同进行电泳分离。

【思考题】

琼脂糖凝胶电泳中，影响核酸分子迁移率的因素有哪些？

（李晓红）

实验三　逆转录 PCR

【实验目的】

1. 掌握逆转录 PCR 的基本原理和实验方法。
2. 了解目的基因制备的常用方法及各种方法的应用。

【实验原理】

逆转录 PCR，或称反转录 PCR（reverse transcription polymerase chain reaction，RT−PCR），是 PCR 的一种变形。在 RT−PCR 中，RNA 链被逆转录成为互补 DNA（complementary DNA，cDNA），再通过 PCR 进行扩增。RT−PCR灵敏度高，可检测低拷贝数 RNA，常用于研究基因转录、获取目的基因、合成 cDNA 探针以及建立 cDNA 文库等。

【仪器与材料】

PCR 仪，电泳仪，水平电泳槽，凝胶成像仪，高压灭菌锅，超净工作台，超纯水系统，冰箱（−80℃，−20℃和 4℃），分析天平，旋涡振荡仪，电炉或微波炉，水浴锅。

逆转录试剂（RevertAid™ First Strand cDNA Synthesis 试剂盒），Taq DNA 聚合酶或 PCR Mix（包含 Taq DNA 聚合酶、dNTP Mix，以及 PCR 所需的除了 DNA 模板和引物的所有组分），无 RNase 水，TE 缓冲液，琼脂糖，GoldViewⅡ型核酸染料，核酸分子量标准，6×Loading Buffer，胶回收试剂盒，离心管及架子，移液枪与枪头，刀片，PCR 管及管架。

【实验操作】

1. 逆转录体系的配制。

（1）在 PCR 管中加入总 RNA 2μg，0.5μg/μl oligo（dT）$_{18}$ 1μl 和一定量的无 RNase 水，使体系总体积为 12μl，缓慢吸打混匀。

（2）65℃孵育 5min 后冰浴激冷，瞬时离心使所有溶液集中到管底。

（3）分别加入 5×First Strand Reaction Buffer 4μl，20U/μl RNase 抑制剂 1μl，10mmol/L dNTPs Mix 2μl，200U/μl 逆转录酶 1μl，缓慢吸打混匀。

2. 逆转录成 cDNA 第一链。

（1）在 PCR 仪上设置程序使逆转录体系依次经历 42℃ 60min 和 72℃ 10min。

（2）取出 PCR 管，冰上冷却，瞬时离心将所有溶液集中到管底。

（3）所得溶液用于 PCR 扩增或−20℃保存备用。

3. PCR 扩增 cDNA。

（1）反应体系（30μl）：

cDNA	2.0μl
10×PCR Buffer	3.0μl
25mmol/L MgCl₂	3.0μl
2.5mmol/L dNTPs Mix	3.0μl
10pmol/μl 正向引物	0.9μl
10pmol/μl 反向引物	0.9μl
5U/μl Taq DNA 聚合酶	0.3μl
无 RNase 水	16.9μl

（2）轻弹管底将溶液混合，6000rpm 瞬时离心将所有溶液集中到管底。

（3）在 PCR 仪上设定如下扩增条件，进行扩增反应：

95℃	3min	预变性
95℃	10s	变性
退火温度	30s	复性
72℃	30s	延伸
72℃	10min	延伸
4℃	短时保温	

（中间三行 35 个循环）

4. DNA 琼脂糖凝胶电泳。

用 DNA 琼脂糖凝胶电泳分析扩增产物。方法参照"第四章 生物化学实验 实验十七 DNA 琼脂糖凝胶电泳"中相关内容，调节电压至 5V/cm，电泳至溴酚蓝离凝胶前端 2cm～3cm 即停止。取出凝胶，置于凝胶成像仪观察，拍照记录。若扩增产物有杂带，则调整扩增条件继续扩增，使通过 PCR 扩增能获得明亮单带。扩增产物于−20℃保存备用。

5. 胶回收。

（1）取 1.5ml 离心管，称其重量。

（2）在凝胶成像仪的紫外灯下观察目标条带并将其用刀片切下，放入离心管。

（3）再次称重，计算凝胶重量。

（4）按凝胶重量计算溶胶液的体积（计算方法参照胶回收试剂盒说明书）。加入溶胶液，在一定水浴温度（参照胶回收试剂盒说明书）下，间断振摇至凝胶完全融化。

（5）恢复至室温后，将上述混合液转移至 DNA 胶回收纯化柱中，按胶回收试剂盒说明书进行胶回收操作。

（6）用 DNA 琼脂糖凝胶电泳观察产物回收情况。胶回收产物供酶切用，可于 4℃短期保存，−20℃或−80℃长期冻存。

【注意事项】

1. Taq DNA 聚合酶、dNTPs Mix 和逆转录试剂盒等于−20℃保存，勿反复冻融。置于冰上操作。

2. RT-PCR 的关键步骤是 RNA 逆转录，要求 RNA 模板完整且不含 DNA 和蛋白质等杂质。

3. PCR 引物的设计与选择。引物可使用 primer 软件进行设计。避免同源多聚体结构，无形成二级结构的明显趋势，不会自身互补，与基因组中其他序列无显著同源性。两条引物 G+C 含量相似且在 40%～60%，引物间无明显互补性（避免引物上出现三个连续碱基与另一条引物互补）。引物的 3′末端碱基最好为 G 或 C。

4. PCR 复性温度至关重要。复性温度太高会导致引物不能与模板复性，扩增效率降低。复性温度太低则会导致引物非特异性复性，出现非特异性扩增。合适的复性温度一般比理论计算的引物和模板的溶解温度低 3℃～5℃。

5. 胶回收实验中切胶时，要在保证切下全部目标条带的同时尽量切除多余凝胶，以减少凝胶体积，提高回收率。尽量减少凝胶在紫外灯下的暴露时间，以防出现基因突变和 DNA 损伤。

【思考题】

1. 构建真核基因的原核表达系统时，应该用什么方法制备目的基因？为什么？

2. RT-PCR 在用于表达水平分析或表达载体构建时，扩增引物有什么差异？为什么？

3. 若要将 RT-PCR 的产物用于表达载体的构建，在重组实验前必须先确定什么？为什么？

4. 为什么 RT-PCR 产物需要做胶回收纯化？哪些情况下可以不做？

（李晓红）

实验四　质粒载体介导的 DNA 重组技术——重组质粒的构建、筛选及鉴定

【实验目的】

1. 了解限制性内切酶的概念及其在现代分子生物学技术中的应用。
2. 掌握限制性内切酶酶切 DNA 分子的基本原理和实验方法。
3. 掌握重组质粒构建的基本原理和实验方法。

【实验原理】

DNA 重组技术是现代分子生物技术的基础与核心，支撑着基因治疗、基因工程药物以及疾病与药物机制等重要领域的研究，其主要目的是通过在细胞内获得某一基因或 DNA 片段的大量拷贝，改变基因的表达模式和细胞行为，从而研究基因的结构与功能或人为改变组织细胞及个体基因型。DNA 重组技术依次经过酶切、连接、转化和筛选

鉴定等步骤，将待研究（克隆或表达）的目的基因插入载体后导入受体细胞。载体是携带目的基因进入受体细胞进行扩增或诱导目的基因表达的工具，主要有质粒载体和病毒载体。本实验着重介绍质粒载体介导的 DNA 重组技术。

质粒是细菌染色体外能独立复制的环状 DNA 分子，可作为载体携带外源基因进入受体细胞。质粒载体上均携带有复制起点、选择标记和多克隆位点，质粒表达载体上还有启动子序列。

将目的基因插入质粒载体前，需要将目的基因和载体分别用相同限制性内切酶进行切割。限制性内切酶是原核生物中一类能识别和切割双链 DNA 分子内特定碱基序列的核酸内切酶，是体外剪切 DNA 片段的主要工具。在 DNA 重组技术中常用的是以双链 DNA 为底物的 II 型酶，具有高度特异的识别序列和切割位点。目前，大量商品化的限制性内切酶为 DNA 重组技术提供了便利，可识别切割各种不同的 DNA 片段，如 *Eco* R I 的识别切割位点是 G↓AATTC，*Hind* III 的识别切割位点是 A↓AGCTT，而 *Sca* I 的识别切割位点则是 AGT↓ACT。酶切反应需要 Mg^{2+} 和一定盐浓度。二硫苏糖醇（dithiothreitol，DTT）可通过防止酶氧化而保持限制性内切酶活力。酶切反应的终止可通过加入 EDTA 螯合 Mg^{2+} 或加入 0.1%SDS 溶液使酶变性。

在质粒载体介导的 DNA 重组技术中，重组体筛选鉴定的常用方法是蓝白斑筛选。在含有抗生素、5－溴－4－氯－3－吲哚－β－D－半乳糖苷（5－bromo－4－chloro－3－indolyl β－D－galactoside，X－gal）和异丙基－β－D－硫代吡喃半乳糖苷（isopropyl β－D－1－thiogalactopyranoside，IPTG）的培养基上，未转化细菌不能生长，转化了含有 lacz 基因质粒载体的细菌，会在 IPTG 诱导下表达 β－半乳糖苷酶，从而使无色的 X－gal 水解产生蓝色，导致菌落呈现蓝色，而重组体由于外源基因的插入破坏了 lacz 基因，无法表达 β－半乳糖苷酶，菌落呈白色。

【仪器与材料】

超净工作台，台式高速离心机，高压灭菌锅，恒温振荡摇床，培养箱，电泳仪，水平电泳槽，凝胶成像仪，超纯水系统，冰箱（－80℃，－20℃和4℃），分析天平，旋涡振荡仪，电炉或微波炉，水浴锅。

限制性内切酶，连接酶试剂盒，*E. coli* 感受态细胞 DH5α，LB（Luria－Bertani）固体培养基和培养液，抗生素，X－gal，IPTG，胶回收试剂盒，甘油（保存菌种用），TE 缓冲液，GoldView II 型核酸染料，琼脂糖，核酸分子量标准，6×Loading Buffer，培养皿（直径 10cm），酒精灯，消毒酒精棉球，玻璃涂棒，离心管及架子，移液枪与枪头，刀片。

X－gal 储备液的配制及储存：用二甲基甲酰胺溶解 X－gal 并配制成 20mg/ml 的储备液，－20℃避光保存。X－gal 溶液无须过滤除菌。

【实验操作】

1. PCR 获得的目的基因片段通过胶回收纯化后和载体同时酶切。酶切体系（20μl）：

DNA	$6.0\mu l$
限制性内切酶 1	$0.5\mu l \sim 1.0\mu l$
限制性内切酶 2	$0.5\mu l \sim 1.0\mu l$
酶切缓冲液	$2.0\mu l$
无菌水	加至体系总体积为 $20\mu l$

37℃水浴 2h～4h。

2. DNA琼脂糖凝胶电泳观察酶切效果。方法参照"第四章 生物化学实验"中相关内容，根据酶切片段大小判断酶切效果。

3. 将目的基因和质粒的酶切片段分别进行胶回收。方法参照本章"实验三 逆转录PCR"中"实验操作 5. 胶回收"。

4. 将酶切片段进行连接反应。连接反应体系（10μl）：

目的基因片段	$6\mu l$
质粒载体	$2\mu l$
T4 DNA Ligase	$1\mu l$
Ligase Buffer	$1\mu l$

同时做连接反应的对照组。16℃连接过夜。

5. 将连接产物转化至感受态细胞 DH5α。

（1）冰浴解冻一支感受态细胞 DH5α（100μl）。

（2）将连接产物加入感受态细胞 DH5α后轻轻吸打混匀，冰浴 30min 后，42℃热激 90s，再冰浴 120s。

（3）加入 800μl LB液体培养基，倾斜放置于恒温振荡摇床中，于 37℃、250r/min 条件下预培养 1h。

（4）预制含有相应抗生素（载体筛选标记）的 LB 抗性平板。

（5）将预培养菌液 4000g 离心 1min，弃掉大部分上清，留大约 170μl 上清用作悬浮菌体。

（6）加入 25μl X-gal 储备液和 4μl IPTG（0.2g/ml），混匀后，用玻璃涂棒做圆周运动将菌液均匀涂布于预制的 LB 抗性平板。

（7）将平板正向放置于室温（5min～10min）至培养液被吸收。倒置平板，于 37℃ 培养 12h～16h。

（8）挑取白色单菌落，接种到盛有 5ml LB 抗性培养液的离心管中，置于恒温振荡摇床中，于 37℃、220r/min 条件下培养 12h～16h。

（9）保留菌种。短期保存，可将平板菌落或菌液保存于 4℃。长期保存则需要将菌液与 50% 甘油 1:1 混合后，-80℃冻存。

6. 重组体的鉴定。

（1）琼脂糖凝胶电泳法：取上述菌液 1.5ml，抽提质粒（方法参照"第四章 生物化实验"中"实验十五 细菌DNA提取"），然后进行 DNA 琼脂糖凝胶电泳，分析条带大小是否与理论相符。电泳方法参照本章"实验三 逆转录PCR"中"实验操作 4. DNA 琼脂糖凝胶电泳"。

（2）测序法：直接取约 $800\mu l$ 菌液，用载体上的通用引物进行测序。比对测序结果，分析序列插入情况及突变情况。

（3）PCR 法：PCR 管中加入 $10\mu l$ 无菌水，向其中挑入 LB 抗性平板上白色单菌落。置于 PCR 仪中，95℃处理 6min。取适量（如 $1.5\mu l$）作模板进行 PCR。PCR 引物及条件和方法参照本章"实验三　逆转录 PCR"中"实验操作 3. PCR 扩增 cDNA"。PCR 产物用 DNA 琼脂糖凝胶电泳的方法进行鉴定，分析条带大小是否与理论相符。

【注意事项】

1. 连接反应中目的基因量应多于载体量，以提高目的基因和载体碰撞的几率，避免载体自身连接，提高连接效率。

2. 连接反应产物可于 4℃保存数天，−80℃保存 2 个月。保存的连接产物应避免反复冻融，以免降低转化效率。

3. 42℃热激对于转化非常关键，必须准确达到热激所需温度。

4. 转化和克隆的培养时间不得超过 16h。

5. 玻璃涂棒在酒精灯上加热灭菌后，必须冷却后方可接触菌液。

6. 抗性平板在 4℃冰箱存放不得超过 1 个月，否则抗生素效价会降低。

【思考题】

1. 为了保证通过 RT−PCR 制备的目的基因能够完整、准确地插入载体，PCR 引物设计时酶切位点的添加应遵循哪些原则？

2. 选择载体的依据是什么？

（李晓红）

实验五　蛋白质免疫印迹法分析蛋白质表达水平

【实验目的】

掌握蛋白质免疫印迹法分析蛋白质表达水平的基本原理和实验方法。

【实验原理】

蛋白质免疫印迹法是根据抗原和抗体特异性结合的原理，用于定性或定量分析蛋白质的印迹杂交技术，是研究基因表达水平的重要技术手段。将蛋白质样品通过十二烷基硫酸钠－聚丙烯酰胺凝胶电泳（sodium dodecyl sulfate-polyacrylamide gel electropheresis，SDS−PAGE）分离后转移至固相支持物［如聚偏氟乙烯（polyvinylidene fluoride，PVDF）膜或硝酸纤维素膜］上，与靶蛋白的非标记抗体（一抗）杂交后，再与辣根过氧化物酶（horseradish peroxidase，HRP）标记的 IgG（二抗）

结合，最后通过 HRP 使底物显色的方法特异检测目标蛋白质。

目前，蛋白质免疫印迹法常用增强化学发光（enhanced chemiluminescence，ECL）试剂作为显色底物。ECL 试剂包括溶液 A 和溶液 B，其中溶液 A 主要成分为鲁米诺（luminol，即 3-氨基苯二甲酰肼，又叫发光氨）及特制发光增强剂，溶液 B 主要成分为 H_2O_2 及特殊稳定剂。HRP 发挥催化作用使 H_2O_2 变成水和单氧，单氧使鲁米诺发生氧化降解，并发射波长为 428nm 的蓝光，这种蓝光可使 X 光胶片曝光显影或被荧光电荷耦合器件（charge coupled device，CCD）扫描成像。

【仪器与材料】

细胞超声破碎机，稳压稳流电泳仪，小型垂直电泳转印系统，凝胶成像仪，超纯水系统，冰箱（$-80℃$，$-20℃$ 和 $4℃$），旋涡振荡仪，脱色摇床，恒温培养箱，电炉（或其他蛋白变性用加热仪器）等。

PBS 缓冲液，ddH_2O，放射免疫沉淀分析（radioimmunoprecipitation assay，RIPA）缓冲液，二辛可宁酸（bicinchoninic acid，BCA）蛋白浓度测定试剂盒，丙烯酰胺（acrylamide，Acr），甲叉双丙烯酰胺（bisacrylamide，Bis），SDS，Tris，β-巯基乙醇，过硫酸铵，四甲基乙二胺（tetramethylethylenediamine，TEMED），甘氨酸，SDS-PAGE 蛋白上样缓冲液（5×），预染蛋白质分子量标准，甲醇，乙酸，脱脂奶粉，丽春红染色液，考马斯亮蓝快速染色液，目标蛋白抗体（一抗），肌动蛋白（actin）抗体，HRP 标记二抗，ECL 化学发光试剂盒，离心管及架子，移液枪与枪头，PVDF 膜，冰浴等。

试剂配制方法：

（1）聚丙烯酰胺凝胶单体母液（30％Acr-Bis）：分别称取 30g Acr 和 0.8g Bis，溶于 60ml ddH_2O 中（可以加热至 $37℃$ 左右助溶），冷却后用 ddH_2O 定容至 100ml。用滤纸过滤，置于棕色瓶中 $4℃$ 保存。

（2）分离胶缓冲液：称取 Tris（分子量为 121.14）12.11g，溶于约 80ml ddH_2O 中，用 1mol/L HCl 调节 pH 值至 8.8 后，用 ddH_2O 定容至 100ml。

（3）浓缩胶缓冲液：称取 Tris 12.11g，溶于约 80ml ddH_2O 中，用 1mol/L HCl 调节 pH 值至 6.8 后，用 ddH_2O 定容至 100ml。

（4）电极缓冲液：分别称取 Tris 3.03g、甘氨酸（分子量为 75.07）14.4g 和 SDS 1g，用 ddH_2O 溶解并定容至 1000ml。

（5）10％过硫酸铵：称取过硫酸铵 1g，溶于 10ml ddH_2O 中，$4℃$ 保存（隔周新鲜配制）。

（6）转移缓冲液（pH 8.3~8.4）：分别称取 Tris 3.03g、甘氨酸 14.4g，加入一定量 ddH_2O 溶解后，加入一定量甲醇［200ml（100kDa 以上蛋白）/150ml（100kDa 以下蛋白）］，最后用 ddH_2O 定容至 1000ml。

（7）10×TBS 缓冲液：分别称取 Tris 24.2g 和 NaCl 80g，溶于约 800ml ddH_2O 中，用 1mol/L HCl 调节 pH 值至 7.6 后，用 ddH_2O 定容至 1000ml。

（8）1×TBST 缓冲液：量取 10×TBS 缓冲液 100ml，加入 Tween-20 1ml，用

ddH$_2$O 定容至 1000ml，混匀备用。

（9）封闭液：称取脱脂奶粉 2.5g，加入 1×TBST 缓冲液 50ml，混匀备用。

【实验操作】

1. 细胞总蛋白的制备。

离心收集细胞后，用 PBS 缓冲液离心洗涤 3 次，加入 RIPA 缓冲液（每 10^{7}个细胞加入500μl），冰浴裂解 30min 后进一步用超声波破碎；4℃、12000g 离心 10min 后收集上清液。分装，−80℃保存备用。

2. 蛋白含量测定。

按照试剂盒说明书操作流程，用 BCA 蛋白浓度测定试剂盒测定细胞总蛋白含量。标准曲线的制作也采用试剂盒提供的方法和蛋白标准。

3. SDS−PAGE。

参照表 16−1，根据目标蛋白的分子量，选择合适的分离胶浓度。并参照表 16−2 配制不连续梯度凝胶。具体方法参照"第四章　生物化学实验"中"实验八　蛋白质电泳分析——SDS−PAGE 电泳法分离大肠杆菌蛋白质"。

表 16−1　SDS−PAGE 凝胶的有效分离范围

Acr 浓度（%）	线性分离范围（kDa）
15.0	10～43
12.0	12～60
10.0	20～80
7.5	36～94
5.0	57～212

表 16−2　配制 SDS−PAGE 不同浓度凝胶所需试剂的体积

试剂	分离胶（15ml）					浓缩胶（8ml）
胶浓度	5%	8%	10%	12%	15%	5%
ddH$_2$O（ml）	6.5	5.0	4.0	3.0	1.5	5.5
30%Acr−Bis（ml）	2.5	4.0	5.0	6.0	7.5	1.3
分离胶缓冲液（ml）	5.7	5.7	5.7	5.7	5.7	—
浓缩胶缓冲液（ml）	—	—	—	—	—	1.0
10%SDS（ml）	0.15	0.15	0.15	0.15	0.15	0.08
10%过硫酸铵（ml）	0.15	0.15	0.15	0.15	0.15	0.08
TEMED（ml）	0.012	0.009	0.006	0.006	0.006	0.008

将细胞总蛋白（约 100μg）与蛋白上样缓冲液按比例混合，沸水浴 3min，冷却后按"第四章　生物化学实验"中"实验八　蛋白质电泳分析——SDS−PAGE 电泳法分离大肠杆菌蛋白质"的方法进行蛋白质的电泳分离。应将各样品的上样量调成一致。

4. 转膜。

参照"第四章　生物化学实验"中"实验十　蛋白质的鉴定——蛋白质免疫印迹法"的方法进行，应分别切取目标蛋白和内参肌动蛋白进行转膜操作。

转膜结束后，可根据预染蛋白质分子量标准的转印情况分析转膜情况，也可用 $1\times$ 丽春红染色液进行染色，分析膜上蛋白的情况。

5. 封闭及抗体孵育。

参照"第四章　生物化学实验"中"实验十　蛋白质的鉴定——蛋白质免疫印迹法"的方法进行，注意在孵育一抗时将目标蛋白和肌动蛋白分别进行操作。

6. 显影成像。

将 ECL 试剂的 A 液和 B 液 1：1 混合后，均匀滴在 PVDF 膜上，直接用凝胶成像仪显像观察。设置软件，分析条带的灰度值，计算出目标蛋白相对于肌动蛋白的相对表达水平。

【注意事项】

1. 样品缓冲液中煮沸的样品可在 $-20℃$ 存放数月，但应避免反复冻融。

2. 电泳结束，取出凝胶后应注意分清上下，可用刀片切去凝胶的一角作为标记；转膜时也应对 PVDF 膜做标记以分清正反面。

3. 转膜前 1h~2h 于 $-20℃$ 预冷转移缓冲液，同时在冰浴或冷库中进行转膜操作，可减少转膜时产生的热量。

4. 抗体的稀释度、作用时间和温度需要对不同的蛋白做预实验以确定最佳条件。

5. ECL 试剂必须临用时新鲜配制。

【思考题】

1. 蛋白质免疫印迹法的结果能反映基因表达水平吗？为什么？

2. 如果药物未影响某个基因对应的 mRNA 表达水平，但蛋白质免疫印迹法的结果提示蛋白水平有改变。请问出现这种现象的原因可能是什么？

3. 除了蛋白质免疫印迹法，还有哪些方法能分析细胞蛋白水平？分别简述其应用。

（李晓红）

实验六　定量 PCR

【实验目的】

1. 了解 mRNA 定量分析的常用方法及其应用。

2. 掌握实时荧光定量 PCR 的基本原理和实验方法。

【实验原理】

定量 PCR，即实时荧光定量 PCR（real-time quantitative polymerase chain reaction，qPCR），是指在 PCR 反应体系中加入荧光基团，利用荧光信号的积累实时监测 PCR 进程，最后通过标准曲线对未知模板进行定量分析的方法。目前，qPCR 使用的荧光物质有荧光染料和荧光探针。常用荧光染料包括 SYBRGreen 和 EVAGreen 等，它们能选择性地掺入 DNA 双链而发射荧光，而游离的染料分子不发射荧光。PCR 扩增时，随着循环次数的增加，被扩增的目的基因片段呈指数规律增长，荧光信号强度也呈指数增长。通过实时检测随扩增而变化的荧光信号强度，求得循环阈值（cycle threshold，即 Ct 值，指反应管内的荧光信号到达设定荧光阈值时所经历的循环数）。荧光阈值（threshold）一般默认设定为 PCR 反应的第 3~15 个循环荧光信号的标准偏差的 10 倍，即 $threshold = 10 \times SD_{cycle\ 3~15}$。

模板 Ct 值与起始拷贝数的对数存在线性关系，起始拷贝数越大，Ct 值越小。利用 5~6 个已知模板浓度的标准品作对照，即可得到待测标本目的基因的拷贝数。

【仪器与材料】

超净工作台，离心机，台式高速离心机，高压灭菌锅，梯度 PCR 仪，定量 PCR 仪，电泳仪，水平电泳槽，凝胶成像仪，超纯水系统，冰箱（$-80℃$，$-20℃$ 和 $4℃$），分析天平，旋涡振荡仪，电炉或微波炉。

TRIzol 试剂、氯仿、异丙醇、75％乙醇（用无 RNase 水配制）、TE 缓冲液、无 RNase 水，逆转录试剂（RevertAid™ First Strand cDNA Synthesis 试剂盒），Taq DNA 聚合酶或 PCR Mix（包含 Taq DNA 聚合酶、dNTP，以及 PCR 所需的除了 DNA 模板和引物的所有组分）、定量 PCR 试剂（盒）（SsoFast™ EVAGreen supermixes），GoldViewⅡ型核酸染料、琼脂糖、6×Loading Buffer、核酸分子量标准，离心管及架子，移液枪与枪头，PCR 管及管架。

【实验操作】

1. 总 RNA 的提取及鉴定。参照本章"实验一　总 RNA 提取"的实验方法，将各个细胞样品（包括药物处理后的细胞样品和对照品）分别提取总 RNA，并参照本章"实验二　RNA 的鉴定"的实验方法分析 RNA 样品的浓度、纯度和完整性。

2. RNA 逆转录成第一条 cDNA 链。参照本章"实验三　逆转录 PCR"的实验方法。

3. 制备用于绘制标准曲线的 DNA 模板标准品。

（1）针对每一需要测量的基因（包括管家基因 actin 或 GAPDH），选择一确定表达该基因的组织细胞，将 mRNA 逆转录得到的 cDNA 模板进行 PCR 扩增。具体方法参照本章"实验三　逆转录 PCR"中"实验操作 3. PCR 扩增 cDNA"。

（2）PCR 产物进行 1％琼脂糖凝胶电泳，检测 PCR 产物是否为单一特异性扩增条带。

（3）将上述特异性扩增得到的 PCR 产物进行 10 倍梯度稀释：设定 PCR 产物浓度为 1×10^{10}，依次稀释浓度至 10^9、10^8、10^7、10^6、10^5、10^4、10^3、10^2，用于制作标准曲线。

4. 将梯度稀释的标准品及待测样品进行 qPCR。

（1）所有 cDNA 样品（包括标准品）qPCR 反应体系 $20\mu l$：

$2\times$ SsoFast™ EVAGreen supermixes	$10\mu l$
cDNA	$2\mu l$
10pmol/μl 正向引物	$1\mu l$
10pmol/μl 反向引物	$1\mu l$
无菌水	$6\mu l$

注意：实验中各 cDNA 样品分别做 3 个平行，同时设置 3 个 cDNA 阴性对照。

（2）轻弹管底将溶液混合，6000rpm 瞬时离心将液体全部集中到管底。

（3）按如下条件设定 qPCR 仪，进行扩增反应并绘制熔点曲线。

扩增：　　95℃　　　　　　30s

　　　　　95℃　　　　　　5s　　⎫
　　　　　退火温度　　　　10s　　⎬ 40 个循环
　　　　　　　　　　　　　　　　⎭

熔点曲线：　65℃～95℃　　　　每个温度 10s，共 61 个循环

5. 数据处理：用 iQ™5 分析软件绘制标准曲线，计算扩增效率（efficiency of amplification，E）。通过扩增效率 E 和管家基因（actin 或 GAPDH）计算出各样品的相对 mRNA 表达水平。

【注意事项】

1. 为了避免假阳性扩增，必须进行无菌操作，同时避免模板的交叉污染。

2. qPCR 反应体系的配制方法及扩增条件的设置应根据所用试剂的说明书进行调整。

3. qPCR 扩增的特异性是实验结果是否可用的决定性因素。

4. 为了防止 DNA 干扰，应采用跨外显子的方法进行引物设计，扩增片段尽量靠近 3' 端，G、C 分布均匀，含量为 45%～55%（T_m 值为 55℃～65℃），避免引物内部和引物之间有多个连续的互补碱基。

5. 引物开盖前应短暂离心，加入无菌水稀释至浓度为 10pmol/μl，−20℃ 储存备用。

【思考题】

1. 蛋白基因 mRNA 表达水平的改变意味着蛋白质水平的相同改变吗？为什么？

2. 决定 qPCR 扩增产物特异性的因素有哪些？

3. 如何避免假基因的扩增？

（李晓红）

实验七　电泳迁移率实验

【实验目的】

1. 掌握蛋白与核酸之间的互作方式及生物学意义。
2. 掌握电泳迁移率实验方法分析蛋白与核酸相互作用的基本原理和实验方法。

【实验原理】

电泳迁移率实验（electrophoretic mobility shift assay，EMSA），又称凝胶迁移实验或凝胶阻滞实验，是一种用于研究蛋白与核酸相互作用的实验技术，常用于研究转录因子与 DNA 上顺式作用元件之间的相互作用。EMSA 是基于蛋白－特异性探针复合物在 PAGE 中的迁移率较游离探针低的原理而设计的。生物素末端标记的双链探针 DNA 与细胞核提取物或纯化因子共同孵育，之后进行非变性 PAGE。然后将 DNA 快速（30min）转印至尼龙膜上进行紫外交联，用 HRP 标记的链霉亲和素和 ECL 试剂进行显色。

【仪器与材料】

细胞超声破碎机，垂直电泳槽，稳压稳流电泳仪，小型垂直电泳转印系统，凝胶成像仪，PCR 仪，超纯水系统，冰箱（-80℃，-20℃和 4℃），旋涡振荡仪，脱色摇床，培养箱等。

核蛋白抽提试剂盒，尼龙膜，冰浴，PBS 缓冲液，BCA 蛋白浓度测定试剂盒，EMSA 试剂盒，Acr，Bis，Tris，甘油，过硫酸铵，TEMED，TBE Buffer，甘氨酸，10×EMSA 上样缓冲液，封闭液，洗涤缓冲液，ECL 试剂盒，离心管及架子，移液枪与枪头。

【实验操作】

1. 探针的制备。

根据研究目的合理设计特异性探针和非特异性探针，在末端加上生物素标记，交由生物公司合成。

2. 样品的制备。

用核蛋白抽提试剂盒提取细胞核蛋白后，对蛋白进行定量。

（1）贴壁细胞吸去培养基后，用冷 PBS 缓冲液洗涤 2 次。悬浮细胞离心收集后，用冷 PBS 缓冲液离心洗涤 2 次。

（2）用冷 Hypotonic Buffer 配制含有磷酸酶抑制剂（5μl/ml），PMSF（10μl/ml）和 DTT（1μl/ml）的混合液。冰上保存数分钟待用。

（3）向上述贴壁或悬浮细胞中，加入上述配制好的冷 Hypotonic Buffer（按 5×10^6 个细胞或 60mm 培养板/75cm² 培养瓶加入 0.30ml～0.45ml）。

（4）冷室或冰上操作，轻轻吸打细胞，混匀，连同 Hypotonic Buffer 一起转移至新的预冷离心管中。

（5）手指弹管壁使沉淀悬起，冰浴 10min，震荡 10s，混匀。

（6）4℃、800g 离心 5min，立即弃去上清；加入 0.4ml 冷 Hypotonic Buffer 震荡洗涤沉淀 30s，4℃、2500g 离心 5min，弃去上清。

（7）沉淀中加入 0.2ml Lysis Buffer（每 1ml 冷 Lysis Buffer 中加入 5μl 磷酸酶抑制剂，10μl PMSF 和 1μl DTT），震荡悬起沉淀，冰浴 20min，4℃、20000g 离心 10min，弃去沉淀。上清即为核蛋白提取物，分装后−80℃保存。

（8）按照试剂盒说明书操作流程，用 BCA 蛋白浓度测定试剂盒测定抽提的细胞核总蛋白含量。标准曲线的制作也采用试剂盒提供的方法和蛋白标准。

3. 蛋白−特异性探针复合物的制备（EMSA 结合反应）。

（1）于 0.5ml 离心管中依次加入一定量核蛋白样品（2μg～5μg），聚肌胞苷酸 1μl，结合缓冲液 2μl 和一定量无核酸酶的 ddH₂O，使体系总体积为 9μl。加入时依次混匀。注意将各样品的蛋白量调成一致，同时设置实验管和对照管。

（2）冰浴 5min 后，实验管加入 1μl 特异性标记探针，对照管加 1μl 非特异对照探针。

（3）置于 PCR 仪中，室温（20℃～25℃）孵育 30min。

4. 凝胶电泳。

（1）准备制胶模具，可以使用较大的灌制蛋白电泳薄胶的模具。

（2）配制 20ml 6.5%非变性聚丙烯酰胺凝胶聚合液：

10×TBE	2.00ml
30%Acr−Bis（29∶1）	4.40ml
ddH₂O	13.24ml
80%甘油	160μl
10%过硫酸铵	180μl
TEMED	20μl

按照上述次序加入各个溶液，并混匀。

（3）加入 TEMED 后，立即将上述聚合液加入制胶模具中，加上样品梳，避免气泡的产生。

（4）在预冷的 0.5×TBE Buffer 中 120V 预电泳 60min，并冲洗加样孔。换上新缓冲液准备进行正式电泳。

（5）向实验操作"3. 蛋白−特异性探针复合物的制备（EMSA 结合反应）"所得 EMSA 结合反应产物中加入 10×EMSA 上样缓冲液（无色）1μl，混匀后立即上样。另选择单样品孔，加入 1×EMSA 上样缓冲液（蓝色）10μl，用于观察电泳情况。

（6）将电泳槽置于冰上或者 4℃环境中，恒压 100V 进行电泳，直至溴酚蓝指示剂距离凝胶底部 2cm～3cm。

5. 转膜。

（1）在预冷的 0.5×TBE 中浸泡凝胶、尼龙膜、滤纸和纤维垫。

（2）按如下顺序组装"三明治"：纤维垫，滤纸，凝胶，尼龙膜，滤纸，纤维垫。注意电极，确保凝胶位于阴极、膜位于阳极。

（3）转膜装置置于冰上或者低温室中，在预冷的 0.5×TBE 中，380mA（约 100V）转膜 30min～40min。

6. 紫外交联。

用紫外交联仪的自动交联功能进行交联操作或在无菌操作台的紫外灯下 10cm 处交联 10min。

7. 检测。

（1）将交联处理过的尼龙膜放入盛有洗涤缓冲液的容器中，冲洗。整个检测过程应避免膜干燥。

（2）去掉洗涤缓冲液，加入封闭液后轻微震荡，室温封闭 20min。

（3）向封闭液中加入适量 HRP 标记的链霉亲和素（streptavidin－HRP conjugate，参照试剂要求的倍数稀释），室温震荡孵育 45min。

（4）去掉封闭液及其中的链霉亲和素，用洗涤缓冲液洗膜 3 次，每次室温轻微震荡 10min。

（5）配制 ECL 反应底物，均匀加至膜上，室温孵育 5min。

（6）化学发光成像系统曝光成像，观察结果。

【注意事项】

1. 核蛋白提取时，所有接触样品的用具及试剂均需预冷，避免蛋白质的降解与失活。

2. EMSA 结合反应所用的蛋白量需优化。一般纯化蛋白的用量为 20ng～2000ng，粗制核蛋白液需要 $2\mu g～10\mu g$。蛋白样品保存于－80℃，探针保存于－20℃以防止降解，均应避免反复冻融。

3. 当曝光结果提示带型不紧密，出现拖尾时，表明复合物存在解离，但也有可能是因为凝胶聚合不完全。若蛋白－探针复合物不进入凝胶，则提示所用的蛋白、探针或盐过量。

4. 核蛋白的抽提应使用专门试剂盒，核蛋白浓度应达到 1mg/ml，否则影响结合效果。

5. 电泳必须使用非变性聚丙烯酰胺凝胶，一般控制在 5min 左右凝固。

【思考题】

蛋白与核酸之间的相互作用方式有哪些？它们对基因表达的调控机制是什么？

（李晓红）

实验八　染色质免疫共沉淀

【实验目的】

掌握染色质免疫共沉淀分析蛋白与核酸相互作用的基本原理和实验方法。

【实验原理】

染色质免疫共沉淀（chromatin immunoprecipitation，ChIP）是基于体内分析发展起来的用于研究体内 DNA 与蛋白相互作用的方法，也称结合位点分析法。在活细胞状态下，用甲醛固定蛋白质-DNA 复合物，通过超声或酶处理将其随机切割为一定长度的染色质片段后，加入特异性抗体沉淀富集目标蛋白结合的 DNA 片段，然后通过对目的片段的纯化和检测，获得与目标蛋白相互作用的 DNA 信息。

ChIP 不仅可检测蛋白因子与 DNA 的动态作用，还可研究组蛋白的共价修饰与基因表达的关系，广泛应用于转录调控分析和药物开发研究等领域。ChIP 与其他研究方法的结合，进一步扩大了其应用范围，如 ChIP 与基因芯片（gene chip）相结合建立的 ChIP-on-chip 方法已广泛应用于特定蛋白因子靶基因的高通量筛选，ChIP 与 RNA 分析技术相结合建立的 RNA-ChIP 也广泛用于研究 RNA 在基因表达调控中的作用。

【仪器与材料】

细胞超声破碎机，台式低温高速离心机，高压灭菌锅，梯度 PCR 仪，电泳仪，水平电泳槽，凝胶成像仪，超纯水系统，冰箱（-80℃，-20℃和4℃），分析天平，旋涡振荡仪，电炉或微波炉，脱色摇床，培养箱等。

甲醛（37%），1.25mol/L 甘氨酸（10×），PBS 缓冲液，SDS 裂解缓冲液，特异性抗体，Protein A-agarose，洗涤液，洗脱液，蛋白酶抑制剂 Cocktail Ⅱ，RNase A，蛋白酶 K，DNA 抽提试剂盒（或相关试剂），Upstate ChIP 试剂盒，Omega 胶回收试剂盒，Taq DNA 聚合酶或 PCR Mix，TE 缓冲液，GoldView Ⅱ型核酸染料，琼脂糖，核酸分子量标准，6×Loading Buffer，离心管及架子，移液枪与枪头，细胞刮刀等。

【实验操作】

1. 预准备。

（1）1 培养皿（直径 10cm）生长密度为 80%～90% 的细胞，细胞数量至少为$1×10^7$个；

（2）预冷的 PBS 缓冲液；

（3）将 SDS 裂解缓冲液平衡至室温（确保 SDS 全部溶解）；

（4）将蛋白酶抑制剂 Cocktail Ⅱ恢复至室温。

2. 甲醛交联及细胞裂解。

（1）取出 1 培养皿直径（10cm）细胞，加入甲醛使其终浓度为 1％，37℃ 孵育 10min。

（2）培养皿中加入 10×甘氨酸至终浓度为 1×，混匀后室温放置 5min 以终止交联。

（3）吸尽培养皿中的培养基（冰上操作），分别用大约 10ml 预冷 PBS 缓冲液洗涤细胞 2 次。

（4）同时取一个 15ml 离心管，加入 2ml 预冷 PBS 缓冲液和 5μl Cocktail Ⅱ。

（5）培养皿中加入 2ml PBS 缓冲液，用细胞刮刀收集细胞于上述离心管。

（6）将离心管于 4℃、700rpm 离心 5min 以收集细胞。

（7）离心后，弃去上清，加入 1ml SDS 裂解缓冲液（含 5μl Cocktail Ⅱ）重悬细胞。

（8）取细胞悬液分装约 330μl 至离心管备用。

3. 超声断裂 DNA。

（1）将 1 支装有上述细胞悬液的离心管置于碎冰上，设置超声仪为最大输出功率的 20％，1mm~2mm 探头，4.5s 冲击超声，9.0s 间隙，反复 14 次。

（2）4℃、12000rpm 离心 10min，收集上清，得到全细胞抽提物。

4. 免疫共沉淀蛋白质/DNA。

（1）将全细胞抽提物分为 3 份，100μl 作实验组（后期加特异性抗体）；100μl 作对照组（后期不加特异性抗体）；100μl 加入 4μl 5mol/L NaCl（NaCl 终浓度为 0.2mol/L），65℃处理 3h，解交联后取出一半用酚/氯仿抽提，用 DNA 琼脂糖凝胶电泳检测超声破碎效果。

（2）实验组和对照组各加入 900μl ChIP 稀释缓冲液（含 4.5μl Cocktail Ⅱ）和 2μl 50× PIC，60μl Protein A－agarose，4℃ 颠转混匀 1h，静置 10min 后，700rpm 离心 1min。

（3）离心后，取上清。各留取 20μl 作为背景对照。实验组中加入 1μl 抗体（对照管不加抗体），4℃ 颠转过夜。

（4）每组管中加入 60μl Protein A－agarose，4℃ 颠转 2h，再静置 10min 后，700rpm 离心 1min，弃去上清。

（5）依次用 1ml 低盐洗涤缓冲液，高盐洗涤缓冲液和 LiCl 洗涤缓冲液洗涤沉淀复合物各 1 次。洗涤方法：加入洗涤液，4℃ 颠转 10min 后，静置 10min，700rpm 离心 1min，弃去上清。最后用 1ml TE 缓冲液洗涤 2 次。

（6）洗涤完毕后，用洗脱缓冲液（含 100μl 10％SDS、100μl 1mol/L NaHCO₃ 和 800μl ddH₂O）进行洗脱。洗脱方法：每管加入 250μl 洗脱缓冲液，室温下颠转 15min，700rpm 离心 1min，收集上清至另一离心管；再洗涤沉淀一次，合并上清（每管约 500μl）。

（7）每管加入 20μl 5mol/L NaCl（NaCl 终浓度为 0.2mol/L），混匀，65℃解交联过夜。

5. DNA 样品回收。

（1）解交联结束后，每管加入 $1\mu l$ RNase A（10g/L），37℃孵育 1h。

（2）每管加入 $10\mu l$ 0.5mol/L EDTA、$20\mu l$ 1mol/L Tris－HCl（pH 6.5）和 $2\mu l$ 10mg/ml 蛋白酶 K，45℃处理 2h。

（3）DNA 片段用 Omega 胶回收试剂盒回收，溶于 $100\mu l$ ddH$_2$O 中，用于下一步实验操作或冻存于－20℃。

6. PCR 扩增。

参照本章"实验三 逆转录 PCR"中"实验操作 3. PCR 扩增 cDNA"的方法将回收 DNA 片段进行扩增。

7. DNA 琼脂糖凝胶电泳。

扩增产物用 1.5％琼脂糖凝胶进行电泳，加样量为 $10\mu l$，电压为 120V。

8. 凝胶图片采集与平均光密度值计算。

阳性条带用软件进行分析，测其积分光密度（integrated optical density，IOD）值，再计算平均光密度（mean optical density，MOD）值，$MOD=IOD/$图片面积。

【注意事项】

1. 实验操作中设置阳性对照和阴性对照可确保分析结果的可靠性。

阳性对照：Rpb1（RNA 聚合酶 Ⅱ 大亚基）的抗体可作为活性位点的阳性对照抗体，组蛋白 H$_3$抗体可作为 ChIP 实验的通用阳性对照抗体。

阴性对照：阴性对照抗体（如正常兔 IgG）不能识别特异抗原表位，用于检测非特异性结合。如果阴性对照的产物量等于实验组中产物量，提示特异靶标抗体出现非特异结合。

2. 染色质的制备对实验的成功至关重要。

超声处理断裂 DNA 的效果不错，但超声处理会将染色质暴露于容易导致蛋白变性的恶劣条件中（如高热和去污剂），这些条件可能会同时破坏抗原表位和基因组 DNA，导致低频率、较不稳定的相互作用低于检测阈值。

酶消化方法使用微球菌核酸酶切断染色质核小体之间的连接区域，无需高热或去污剂，柔和地将染色质剪切成均一片段，从而避免抗原表位和 DNA 被剪切或变性。如果使用与细胞数量成比例的酶用量，能得到一致性可重复的结果。酶消化的具体方法需参照试剂盒（如 SimpleChIP© Plus Enzymatic Chromatin IP Kit）说明书。

3. 抗体特异性对实验成败至关重要。非特异靶标抗体会导致不可预见的非特异性结合并增加背景信号，从而增加低丰度、低稳定性相互作用的检测难度。

4. DNA 免疫沉淀后可进行纯化以便进行后续结果的分析。目前，有若干种方法可用于分析与特定蛋白质靶标一起免疫沉淀的纯化 DNA，常用的包括 qPCR 和二代测序。

【思考题】

1. ChIP 是否可以确定蛋白因子与 DNA 之间直接结合的关系？为什么？

2. 完整的转录调控机制研究应该包括哪些内容？

（李晓红）

实验九　CRISPR/Cas9 系统介导的基因组编辑

【实验目的】

掌握 CRISPR/Cas9 系统对目标基因进行插入和敲除突变的基本原理和实验方法。

【实验原理】

CRISPR/Cas 系统（clustered regularly interspaced short palindromic repeats-associated protein systems，成簇规律间隔性短回文重复序列相关的蛋白系统）是原核生物抵御病毒、质粒和外源 DNA 入侵的一种免疫系统，通过序列特异性 RNA 的介导，能切割降解外源 DNA。目前，该系统已被开发成一种高效的基因编辑工具。在Ⅱ型 CRISPR/Cas 系统，即 CRISPR/Cas9 系统中，CRISPR RNA（crRNA）与反式激活 crRNA（trans-activating crRNA，tracrRNA）退火形成识别复合体，能特异识别带有 PAM 基序（$5'-NGG-3'$）的与 crRNA 同源的基因组序列，引导并激活 Cas9 蛋白，切割靶序列产生 DNA 双链断裂（double-strand breaks，DSBs）。

在基因编辑操作中，识别复合体可通过融合 crRNA 与 tracrRNA 序列形成 sgRNA（single guide RNA，单导向 RNA）的方式进行简化，基因组靶序列中有大约 20bp 的片段与 crRNA 或 sgRNA 互补配对。若将多个 sgRNA 克隆与一个 Cas9 克隆共转染，则可同时靶向多个基因组位点。

CRISPR/Cas9 系统介导的特异位点 DSBs 可被非同源末端连接（non-homologous end joining，NHEJ）机制修复，该修复机制常会在 DSBs 位点引入插入缺失突变。通过对靶位点序列进行 PCR 扩增，产物经过解链和退火后，形成带有错配的杂合双链 DNA，其包括野生型/插入缺失突变型错配以及不同突变型的错配。T7 核酸内切酶Ⅰ（T7 endonuclease Ⅰ，T7EⅠ）能识别和剪切错配区域。因此，若 T7EⅠ酶切产物在 DNA 琼脂糖凝胶电泳中出现两条预期长度的较短条带，则意味着基因组靶点上引入了插入或缺失突变。

【仪器与材料】

台式低温高速离心机，高压灭菌锅，梯度 PCR 仪，电泳仪，水平电泳槽，凝胶成像仪，Celetrix 细胞电转仪（CTX－1500A），培养箱，超纯水系统，冰箱（－80℃，－20℃和4℃），分析天平，旋涡振荡仪，电炉或微波炉等。

无核酸酶水，Opti-MEM© 培养基，胰蛋白酶，Alt－R S. p. Cas9 Expression Plasmid（1μg，IDT，cat♯1072566），GFP 质粒，*E. coli* 感受态细胞 DH5α，质粒抽提试剂盒，TransIT－X2© Dynamic Delivery System（Mirus，cat♯MIR 603 或 MIR 604），培养皿（直径 10cm），Alt－R CRISPR－Cas9 sgRNA（IDT），无核酸酶 1×TE

缓冲液（pH 7.5），Lipofectamine© RNAiMAX Transfection Reagent（Thermo Fisher Scientific，cat ♯ 13778100），PBS 缓冲液，96 孔板，T7E Ⅰ 检测试剂盒（GeneCopoeia），靶点 PCR 试剂盒（GeneCopoeia），靶点特异 PCR 引物，100bp Plus DNA Ladder，GoldView Ⅱ型核酸染料，琼脂糖，核酸分子量标准，6×Loading Buffer。

【实验操作】

方案一 Cas9 载体与 sgRNA 载体共转染。

1. Alt-R S. p. Cas9 Expression Plasmid 转染。

（1）转染前 1 天，接种细胞至培养皿（直径 10cm），37℃、5%CO$_2$ 条件下培养 24h，使细胞生长至 70%~80% 融合度。

（2）制备 Alt-R S. p. Cas9 Expression Plasmid 储备液：向 20μg Alt-R S. p. Cas9 Expression Plasmid 中加入 20μl 无核酸酶水（终浓度为 1μg/μl），混匀，瞬时离心集中液体至管底。

（3）转染体系（1.5ml）：

1μg/μl Alt-R S. p. Cas9 Expression Plasmid	15μl（15μg）
Opti-MEM© 培养基	1440μl
TransIT-X2© Dynamic Delivery System	45μl

室温（20℃~25℃）孵育 20min。

（4）在转染体系孵育期间，将细胞培养基更换为 15.5ml 不含抗生素的新鲜培养基。

（5）将上述转染体系加入细胞培养基。

（6）6h 后将培养基更换为 20ml 新鲜完全培养基，37℃、5%CO$_2$ 条件下继续培养 24h。

2. Alt-R CRISPR-Cas9 sgRNA 转染。

（1）预先准备：将 Alt-R CRISPR-Cas9 sgRNA 用无核酸酶 1×TE 缓冲液重悬为浓度为 100μmol/L 的储备液。储备液可用无核酸酶 1×TE 缓冲液稀释为浓度为 3μmol/L的工作液。储备液和工作液均可保存于-20℃。

（2）转染体系（50μl）：

3μmol/L sgRNA	1.50μl
Lipofectamine© RNAiMAX Transfection Reagent	0.75μl
Opti-MEM© 培养基	47.75μl

室温（20℃~25℃）孵育 20min。

（3）在转染体系孵育期间，处理已转染 Alt-R S. p. Cas9 Expression Plasmid 的细胞：PBS 缓冲液洗涤，胰酶消化，离心收集细胞后，用一定量不含抗生素的新鲜完全培养基稀释（保证接种至 96 孔板中使细胞融合度为 75%）。

（4）将上述 sgRNA 转染体系 50μl 和 100μl 稀释细胞依次加入 96 孔板（sgRNA 终浓度为 30nmol/L）。

（5）37℃，5％ CO_2 条件下培养 48h。

3. 错配酶切方法验证 CRISPR。

（1）引物设计：要求靶点 PCR 引物的 T_m 值不低于 62℃，扩增产物大小控制在 500bp～800bp。

（2）样品准备。

①收集上述被编辑细胞至离心管中，用 300μl PBS 缓冲液悬浮洗涤细胞 2 次（洗涤时应尽可能除去上清）。第 2 次洗涤离心前进行细胞计数，按 $5×10^5$ 细胞每管分装再离心。取 1 管细胞进行后续实验，其余细胞储存于 −80℃ 或继续培养。

②上述细胞加入 25μl Lysis Buffer（$5×10^4$～$5×10^5$ 个细胞），65℃ 孵育 15min，95℃ 灭活 10min 后迅速置于冰上。

③12000rpm 冷冻离心 1min，收集上清得到细胞裂解物。若离心后出现大量絮状物，说明裂解不完全，可将上清转移至另一离心管，向沉淀中继续加入 25μl Lysis Buffer 进行再次裂解。细胞裂解物可于 4℃ 储存 1 周，−20℃ 储存数月。

（3）靶点 PCR。

实验管反应体系为

细胞裂解物	1.00μl
靶点 PCR 引物（5μmol/L）	1.25μl
2×SuperHeRo PCR Mix	12.50μl
无菌 ddH_2O	调节体系至总体积 25.00μl

阳性对照反应体系为

Control template & primer mix	4.0μl
2 × SuperHeRo PCR Mix	12.5μl
无菌 ddH_2O	8.5μl

PCR 程序：

94℃	5min	
94℃	30s	
58℃	30s	35 个循环
72℃	1min	
72℃	5min	

（4）DNA 琼脂糖凝胶电泳分析 PCR 扩增产物。若为单一条带，直接进行后续实验；若有非特异扩增条带，则可以用胶回收纯化目标产物条带。

（5）解链和退火。

反应体系：

扩增产物 DNA（>25ng/μl）	200ng～500ng
10×T7EN Buffer	2μl
无核酸酶水	加至总体积 19μl

若使用 GeneCopoeia 靶点 PCR 试剂盒进行扩增得到单一目标产物，则可直接使用反应体系未经纯化的 PCR 产物 200ng～500ng（5μl～19μl），再加入无核酸酶水调节总

体积至 $19\mu l$。

混匀并瞬时离心数秒将液体集中至管底，95℃ 加热 5min 后，冷却至室温，退火。

（6）T7EⅠ酶切检测：上述每个解链退火反应体系加入 $1\mu l$ 2U/μl T7EⅠ，37℃酶切 20min~60min。

（7）DNA 琼脂糖凝胶电泳分析：每个酶切反应体系加入 Loading Buffer（含 0.1%SDS）并混匀，取一半进行电泳（2%琼脂糖凝胶）；同时取 100bp Plus DNA Ladder 一起电泳。

方案二　集合 Cas9 与 sgRNA 的单一敲除载体。

该方案基于 Genloci pGK1.2 线性化载体和 Genloci CRISPR/Cas9 kit with EGFP+Puror 试剂盒说明书。pGK1.2 线性化载体包含了 Cas9 表达框和 sgRNA 克隆框，其中 sgRNA 克隆框能克隆编码靶标特异性 crRNA 的 DNA 片段。载体结构示意图如图 16-1 所示。

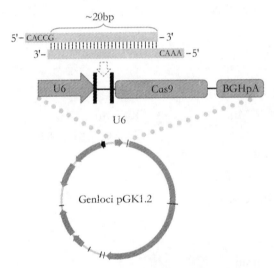

图 16-1　Genloci pGK1.2 线性化载体结构示意图

1. 设计 crRNA DNA 序列。

（1）借助麻省理工学院的 CRISPR Design 在线工具（http://crispr.mit.edu/），设计靶 DNA 区域中一对 20bp 左右的 oligo DNA 作为 Guide 序列，一次输入一个外显子大小为 23bp~250bp 的基因片段以避免 Guide 序列跨内含子。根据评分的高低选取合适的 Guide 序列，若选取的 Guide 序列第一个碱基不是 G，应添加一个 G。最后在选定的 Guide 序列 5′端添加与 *Bbs*Ⅰ酶切后的载体相互补的部分。例如，针对 *Fut*8 基因，在线筛选出评分最高的序列为 AATGAGCATAATCCAACGCC，则设计的 2 条单链 crRNA DNA 序列为

*Fut*8-F：caccGAATGAGCATAATCCAACGCC

*Fut*8-R：aaacGGCGTTGGATTATGCTCATTC

（2）在靶位点上下游各设计一条引物，用于后续 PCR 或测序检测阳性克隆。引物能引导扩增 300bp~500bp 的 DNA 片段，上下游引物距突变位点 100bp~400bp。

（3）将设计的序列送到生物公司合成，要求纯化级别为 PAGE。

2. crRNA DNA 与载体连接。

（1）将 2 条单链 crRNA DNA 退火形成 dsDNA。

退火反应体系（40μl）：

正链 oligo（10μmol/L）	10μl
负链 oligo（10μmol/L）	10μl
Annealing Buffer（10×）	4μl
ddH$_2$O	16μl

混匀后，瞬时离心将液体集中至管底。置于 PCR 仪 95℃ 孵育 3min 后，室温放置 20min。

（2）连接反应。

取 1μl dsDNA 进行连接反应，反应体系（10μl）：

pGK1.2 线性化载体	2.0μl
dsDNA	1.0μl
T4 DNA Ligase	0.5μl
10×T4 DNA Ligase Buffer	1.0μl
ddH$_2$O	5.5μl

混匀后，瞬时离心将液体集中至管底。置于 PCR 仪 16℃ 孵育 30min。

3. 转化感受态细胞 DH5α，利用 pGK1.2 线性化载体携带的氨苄青霉素抗性筛选阳性克隆。

挑选阳性克隆，使用试剂盒提供的上游 VSP primer（T_m 为 56.7℃）与下游负链 oligo 引物进行菌落 PCR 鉴定（阳性克隆 PCR 产物大小应为 100bp）。最后，阳性克隆需测序验证序列的正确性。具体实验步骤见考本章"实验四 质粒载体介导的 DNA 重组技术——重组质粒的构建、筛选及鉴定"。

4. 质粒抽提。

挑取阳性克隆于 20ml LB 抗性培养液中，37℃、220r/min 培养 16h，用无内毒素质粒大提试剂盒抽提质粒（确保质粒浓度不小于 1μg/μl）。具体实验步骤见"第四章 生物化学实验"中相关内容及试剂盒说明书。抽提的质粒需测定含量并进行 DNA 琼脂糖凝胶电泳鉴定。

5. 电转染靶细胞。

使用 Celetrix 细胞电转仪（CTX－1500A）进行电转操作。贴壁细胞需每毫升 $3×10^6～5×10^6$ 个，悬浮细胞需每毫升 $5×10^6～8×10^6$ 个，质粒 6μg～8μg，转染体积 120μl。

6. Cruiser® 筛选并鉴定阳性克隆。

将上述电转后的靶细胞梯度稀释，接种于 96 孔板中进行单克隆培养（悬浮细胞推荐使用 Cell Plaza©），待细胞克隆长至 10 倍镜下视野 1/4 面积时，转移至 48 孔板扩大培养。待 48 孔板长满后，取孔板一半细胞抽提基因组 DNA 进行靶点 PCR，然后通过 Cruiser® 核酸内切酶（能特异识别异源双链 DNA 的突变位点，并从突变位点 3'－端切割异源双链 DNA）初步筛选鉴定阳性克隆和突变率，最后对 Cruiser® 筛选的阳性克隆进行测序分析。具体操作步骤参考 Genloci Cruiser® 基因敲除检测试剂盒说明书。

（1）提取基因组 DNA。

（2）靶点 PCR。

①靶位点上下游各设计一条特异性引物（能扩增 200bp～500bp 的 DNA 片段），用于靶点 PCR 或后续测序检测阳性克隆。引物纯化级别为 PAGE。

②PCR 扩增。

灭菌 PCR 管中反应体系：

DNA	100ng
10×G－Taq Buffer	3.0μl
DMSO	1.8μl
dNTPs（10mmol/L）	0.6μl
Primer－F	1.2μl
Primer－R	1.2μl
G－Taq DNA polymerase	0.3μl
ddH$_2$O	将体系总体积调至 30.0μl

PCR 程序：

95℃	1min
95℃	10s
55℃～62℃（退火温度）	10s
72℃	20s
72℃	5min

35 个循环（95℃ 10s、55℃～62℃ 10s、72℃ 20s）

取 2μl～3μl PCR 产物进行 DNA 琼脂糖凝胶电泳检测。若为单一条带，直接进行后续实验；若有非特异扩增条带，则应优化扩增条件重新进行 PCR。

（3）杂交。

将 PCR 产物反应管置于 PCR 仪中 98℃孵育 3min，再放置 20min 以上（PCR 仪勿打开），自然冷却（待管中液体温度下降至 40℃以下），获得杂交 DNA。

（4）Cruiser® Enzyme 酶切验证。

①设置阳性对照管（100ng/μl 阳性对照取 2μl），阴性对照管（未突变基因组 PCR 产物）和实验管。

②在灭菌 PCR 管中反应体系（注意冰上操作，操作时间不超过 10min）：

PCR 产物（或阳性对照）	1μg～2μg（或阳性对照 200ng）
Cruiser® Enzyme	1μl
5×Cruiser® Buffer	2μl
ddH$_2$O	将体系总体积调至 10μl

③反应管置于 PCR 仪中，45℃孵育 20min 后，立刻降温至 4℃。

④PCR 仪温度降至 4℃后，立刻向上述 10μl 反应体系内加入 2μl 6×Stop Buffer（溴乙锭染色）或 6×Loadig Buffer（其他 DNA 染料）。

（5）用 2‰ DNA 琼脂糖凝胶电泳检测酶切产物。酶切产物可于−20℃保存。

【注意事项】

1. 目前市售 CRISPR/Cas9 试剂盒种类较多，实验方案应根据不同公司的试剂盒说明书进行调整。

2. 除了麻省理工学院的 CRISPR Design 在线工具，设计 crRNA DNA 序列的在线工具还有德国癌症研究中心的 E−Crisp（http://www. e-crisp. org/E-CRISP/designcrispr. html）。

3. 靶点特异 PCR 引物的 T_m 值最好不低于 60℃；引物应设计在 sgRNA 靶点的两侧，扩增一段 500bp~600bp 的片段，并使 sgRNA 的剪切位点位于偏离扩增片段中心约 100bp 的位置。设计时应尽可能确保引物对于靶点的特异性，避免扩增到潜在的 SNP 位点或等位基因存在序列差异的位点。

4. Lysis Buffer 的用量需要根据细胞数量进行调整。裂解 1 个 96 孔板孔内的细胞，可加入 50μl~100μl Lysis Buffer；裂解 1 个 6 孔板孔内的细胞，则需加入 200μl~600μl Lysis Buffer。当需要扩增大于 1kb 的片段时，需延长裂解时间至 40min。

5. 为避免靶点特异 PCR 扩增效率不足，要根据细胞数调整加入的细胞裂解物体积，保证每个反应体系至少含有 200 拷贝的模板。对于二倍体细胞，每个 PCR 反应体系需要至少 1000 裂解细胞；若要在琼脂糖凝胶上获得清晰明亮的条带，则需要约 10000 裂解细胞进行反应。

【思考题】

1. CRISPR/Cas9 系统除了可以编辑目标基因，还有哪些用途？
2. 如何避免 CRISPR/Cas9 系统的脱靶效应？
3. 除了 CRISPR/Cas9 系统介导的基因敲除，还有哪些基因敲除技术？它们各自的特点是什么？

（李晓红）

参考文献

李燕，张健，2011. 分子生物学实用实验技术 [M]. 西安：第四军医大学出版社.

王彦芹，罗晓霞，张锐，2017. 现代分子生物学实验指导 [M]. 西安：西安交通大学出版社.

赵亚力，马学斌，韩为东，2006. 分子生物学基本实验技术 [M]. 北京：清华大学出版社.

第十七章　药学创新实验

【课程介绍】

新药研发水平的高低严重影响我国制药工业国际化进程。因此，具有自主知识产权的原始创新，对我国医药工业的发展具有重要意义。同时，近年来为缓解就业压力，国家大力支持大学生自主创业，这就对药学领域的学生在新药研发方面提出了更高的要求，大学生自主实践能力的培养也亟待重视。药物研发包括原料药的制备及其质量标准的建立、药物制剂及其性质研究、药理毒理及药效学研究、临床研究等内容，是一门涉及化学、药学、药理毒理学、临床医学等多学科、多技能的交叉科学。因此，学科之间的相互衔接、相互交叉对于药物研发具有重要意义。

本课程是在有机化学实验、化学分析及仪器分析实验、药物化学实验、天然药物化学实验、生药学、药物分析学、药剂学实验及药理学实验等单元实验课程的基础上开设的，对培养药学本科生的基本动手能力非常重要。

本课程是将药物化学、药物分析、药物制剂、药理学这四个基础实验模块进行科学的整合，以实现多学科交叉融合，培养学生对于药物研发的全局观和基于学科交叉的创新观念。同时，本课程作为本科生由基础课程向专业课程过渡阶段的专门训练课程，力求使学生充分认识到药品作为一种特殊的商品，与人类的生命和健康息息相关，药物研究和开发的最终目的是使药物安全有效地应用到临床，从而提高学生的学习热情和责任感。实验内容既涉及药学学科的基础知识，也涉及目前研究的前沿性内容，旨在使本科学生尽早了解所学专业、提高实践创新能力。

【课程要求】

本课程旨在培养学生对于药物研发的全局观和基于学科交叉的创新观念，以及培养学生药物研发的基本科研思路。

本课程按照药物研发的程序进行课程设计，在教师引导的基础上，要求学生主动探索、查阅资料、设计实验方案、自主完成实验，使学生体验药物研发的全过程，了解药物研发并不仅仅涉及某一门课程，一个药物从设计、研发到上市需经过多个系统性的实验，涉及多个学科。

【课程内容】

在本课程中，教师引导学生独立查阅文献，设计实验方案。然后从药物研发的起点——药物合成出发，经过合成、质量分析、制剂研究，最后进行药效学实验，完成药学研究的全过程。在此过程中，学生是课程的主体，通过分工合作、小组讨论的形式，自行设计方案，再和指导老师进行沟通交流。

具体通过以下环节进行实验研究：

资料的查阅与整理——→实验方案的设计与讨论——→有效成分的制备——→有效成分的鉴别及性质考察——→制剂的制备——→制剂性质研究——→药效学研究——→数据处理与总结——→撰写实验报告。

根据课程学时、难易程度等，本课程以布洛芬、格列美脲、阿司匹林和槲皮素四个药物为依托，完成课程内容。

【课程设计要点】

本课程分为四个部分，每部分的课程内容不同，其设计要点分述如下。

1. 药物化学部分。

药物化学部分主要完成药物合成路线的设计，并按此路线制备出合格的化合物，为药物分析、制剂研究和药理毒理评价等提供合格的原料药。这部分需重点关注以下内容：

路线选择：本实验所选药物均为已报道的化合物，故应根据文献报道的路线来制备，无需自行设计合成方法；并且在设计路线时，尽量选择原料和化学试剂易得、步骤少、操作便捷且无苛刻条件（如超高温、超低温或反应时间过长等反应条件）的合成路线；同时要求所选路线的收率尽量高。

明确关键性质：通过查阅资料，明确路线中涉及的原料及试剂的安全性，理化性质（如性状、溶解性、稳定性等），保障实验安全、顺利进行。

反应过程监控方法的设计：应采用合理的检测手段（如薄层色谱法、高效液相色谱法等）监控反应过程，有助于判断反应的进程。

精制条件的选择：本部分涉及的溶剂，尤其是最后一步反应和产品精制所选溶剂的毒性应尽量小且易除去，进而可降低药物中的溶剂残留。

产物纯度的初步鉴定：根据目标物的性状和文献报道，可采用熔点测定、薄层色谱法等手段初步判断所得化合物的纯度是否达到后续操作的要求。

2. 药物分析部分。

药物的质量受到其结构、性质和内在稳定性，以及其生产工艺过程、贮运条件等的影响。所以，药物的质量控制应在充分了解其理化与生物学特性的基础上，对其来源、生产工艺、贮运条件等影响其纯度的因素进行考察，从而确定药物的质量指标，并为其质量控制提供合理的分析方法，以保障药品质量达到用药要求。

原料药的质量研究在确证化学结构或组分的基础上进行，注重自身理化与生物学特性、稳定性、杂质与纯度控制。

结构确证：准备样品、制定方案、测定并解析结构；

药物的性状研究：外观性状、溶解度、物理常数；

鉴别：鉴别方法应专属性好、简便易行；

检查：根据生产工艺确定需要控制的杂质，依据药物与杂质在理化性质上的差异进行杂质检查；

含量测定：根据药物的结构和存在形式选择合适的分析方法，要求含量测定采用的分析方法操作简便，结果准确、重现性好。

3. 药物制剂部分。

本部分主要完成药物制剂的处方工艺研究，并按照该处方工艺制备与临床用药目的、给药途径相适应的合格药品，为接下来的药理毒理评价提供药物制剂。这一部分需要重点关注以下内容：

剂型选择：通过查阅资料，根据药物理化性质、生物学性质以及临床用药目的，确定给药途径，选择合适的剂型。

处方设计与制备工艺的选择：根据主药性质、用药目的、主药和辅料的配伍研究选择适宜辅料和用量，设计合理的制备工艺。

处方筛选和工艺优化：通过适当的预试验选择一定的辅料用量和制备工艺，采用优化技术对处方和工艺进行优化设计。注意药物与辅料的加入顺序以及其他工艺参数对于最终产品质量的影响，要求能够制备出工艺简便、质量合格的产品。

质量控制：通过查阅资料，了解该类剂型的相关质量评价指标。在此基础上选择合适的检测指标，以评价药物制剂的质量是否合格。

4. 药理学部分。

本部分实验要求在查阅文献资料的基础上建立准确、可靠的实验方法系统，用以评价药物制剂的药效以及初步探讨药物作用的机制。其设计思路要点如下：

（1）查阅文献资料，确定建立实验动物模型方案：依据现有实验设备条件，通过比较各方法的可行性，确定目前公认可行的实验动物模型建立方案。

（2）动物分组：采用平行实验的原则，建立各实验组别。注意各组别设立的意义。原则上应最大限度排除实验过程中非药物因素对实验结果造成的误差。

（3）实验指标的选择：通过查阅文献，了解研究该类药物作用常用的药效学指标，各指标的生理学、病理学意义，以及指标间的相互关系。在此基础上选择合适的检测指标。

（4）实验数据统计：实验结果按照统计学原理选择合适的分析模型，数据统计后根据结果对实验进行分析。

（黄园　齐庆蓉　旷喜　付春梅）

参考文献

尤启冬，2000. 药物化学实验与指导［M］. 北京：中国医药科技出版社.

国家药典委员会，2015. 中华人民共和国药典（2015 年版）：二部［M］. 北京：中国医药科技出版社.

魏伟，2010. 药理实验方法学［M］. 4 版. 北京：人民卫生出版社.

张志荣，2014. 药剂学［M］. 2 版. 北京：高等教育出版社.

张志荣，2005. 靶向治疗分子基础与靶向药物设计［M］. 北京：科学出版社.

附录二 化学试剂的规格及
危险化学药品的使用和贮藏

一、化学试剂的规格

常用化学试剂根据其纯度不同分成不同的规格。我国生产的试剂一般分为四种级别，见附表1。

附表1 常用化学试剂的规格

试剂级别	中文名称	代号	瓶签颜色	使用要求
一级品	保证试剂或"优级纯"	GR	绿色	用于基准物质的相关实验，主要用于精密的科学研究和分析鉴定
二级品	分析试剂或"分析纯"	AR	红色	主要用于一般科学研究和分析鉴定
三级品	化学纯试剂或"化学纯"	CP	蓝色	用于要求较高的有机和无机化学实验，也用于要求较低的分析实验
四级品	实验试剂	LR	棕色，黄色或其他颜色	主要用于普通的实验和科学研究，也可用于要求较高的工业生产

注：GR 是 Guarantee Reagent 的缩写，AR 是 Analytical Reagent 的缩写，CP 是 Chemically Pure 的缩写，LR 是 Laboratory Reagent 的缩写。

二、危险化学药品的使用及贮藏

在化学试验过程中，常使用易燃、易爆或有毒药品，为防止事故的发生，必须正确使用和贮藏，并建立严格的管理制度。

贮藏化学试剂，应注意安全，要防火，防水，防挥发，防曝光，防变质。

有机试剂和无机试剂分开存放。危险性试剂要分类分别存放，严格管理。

（一）易燃化学药品

1. 可燃气体。

乙胺、氯乙烷、乙烯、甲烷、氯甲烷、煤气、硫化氢、氢、氨、二氧化硫等。

2. 易燃液体。

一级易燃液体：丙酮、乙醚、环氧丙烷、环氧乙烷、汽油。

二级易燃液体：甲醇、乙醇、吡啶、甲苯、二甲苯等。

三级易燃液体：柴油、煤油、松节油。

这类物品主要是有机溶剂，使用及贮藏时都需注意。

（1）实验室内不能存放大量易燃溶剂。少量保管也应密塞，放在阴凉且通风处，并远离火源。

（2）可燃性溶剂均不能明火加热，必须用水浴、油浴或可调节电压的电热帽。

（3）回流、蒸馏时，应注意冷凝水是否流畅，干燥管是否阻塞不通，仪器连接是否紧密，避免泄露。

（4）用过的试剂尽量回收。

3. 易燃固体。

红磷、硫碘、镁粉、硝化纤维、樟脑、萘及胶卷等物质着火点都很低，遇火易燃烧，应贮藏在阴凉、干燥通风的地方。

4. 自燃物质。

白磷露置空气中，不需明火就能自燃，必须保存在盛水的玻璃瓶中并放置于避光阴凉处。从水中取出后应立即使用，不得在空气中露置过久，用后应仔细检查，收集散失在桌面或地面上的残渣。

5. 遇水燃烧的物质。

金属钠、钾、锌粉、电石等与水反应剧烈，放出可燃烧气体。金属钠、钾保存在煤油或液体石蜡中，并应经常检查，添加贮藏用的液体，不能露置在空气中。如遇着火，可用石棉布扑灭，不能用四氯化碳灭火器或二氧化碳泡沫灭火器，前者与钠、钾易发生爆炸反应，后者会加强钠、钾的火势。

（二）易爆化学药品

一般说来，易爆炸物质的组成中大多含有以下基团：

—O—O—	臭氧、过氧化物	—ClO_x	氯酸盐、高氯酸盐
═N—Cl	氮的氯化物	—N═O	亚硝基化合物
—N═N—	重氮或叠氮化合物	—CNO	雷酸盐
—NO_2	硝基化合物	—C≡C—	乙炔化合物（乙炔金属盐）

爆炸品：三硝基甲苯、硝化纤维和苦味酸等，均需特别注意，不能和其他试剂一起贮藏。

氯酸钾、过氧化钠、高氯酸与有机物或水作用易引起爆炸。

金属钠、钾遇水引起爆炸。

高锰酸钾、硝酸铅遇高温或与酸作用，能产生氧气助燃与引起爆炸。

存储这类物质，绝不能和还原性物质或可燃性物质放在一起，应贮存在阴凉、通风处。

氢气与空气或氧气混合达一定比例时，遇火焰就会发生爆炸。

乙炔与空气亦可形成爆炸混合物。

汽油、二硫化碳、乙醚的蒸气与空气相混，也可因为火花或电火花引起爆炸。

乙醚因受光或氧的影响，易被氧化成过氧化物，其沸点比乙醚高。在蒸馏乙醚时，其浓度逐渐增高，最后发生爆炸。故使用乙醚时，应注意检查和除去过氧化物。蒸馏时不能蒸干。此外，二氧六环、四氢呋喃等亦可生成过氧化物而引起爆炸。

（三）强腐蚀性化学药品

浓酸、液溴、苯酚和甲酸等，应盛放在具塞的玻璃瓶中密塞保存。

碱性物质如氢氧化钠、氢氧化钾、碳酸钠、碳酸钾和氢氧化钡等的溶液应盛放在具橡皮塞的玻璃瓶中。

强酸和强碱均刺激皮肤，有腐蚀作用，会造成化学灼伤。

配制碱液时，应在烧杯中溶解，不要在量筒中进行，以防容器受热破裂造成事故。

稀释硫酸时，必须将浓硫酸慢慢倒入水中，并搅拌。不要在不耐热的厚玻璃皿中进行，以防容器炸裂伤人。

（四）有毒化学药品

1. 有毒气体。

氯、氟、氰化氢、氟化氢、溴化氢、氯化氢、二氧化硫、硫化氢、光气、氨、一氧化碳均为窒息性或刺激性气体，使用时应在通风橱中进行。反应中如有上述气体生成，应安装气体吸收装置。

2. 无机药品。

（1）氰化物及氢氰酸：毒性极强，致毒作用极快，空气中氰化氢含量达 1/10000，即可在数分钟内致人死亡。氰化物必须密封保存，因为它有如下反应，均可产生剧毒的氢氰酸。

空气中 $\qquad KCN+H_2O+CO_2 \longrightarrow KHCO_3+HCN$

　　或 $\qquad 2KCN+H_2O+CO_2 \longrightarrow K_2CO_3+2HCN$

潮湿 $\qquad KCN+H_2O \longrightarrow KOH+HCN$

酸 $\qquad KCN+HCl \longrightarrow KCl+HCN$

使用、保管有严格制度。取用时必须戴口罩和手套。使用过的仪器、桌面必须收拾干净。氰化物的销毁方法是使其与亚铁盐在碱性介质中作用生成亚铁氰酸盐。

$$2NaOH+FeSO_4 \longrightarrow Fe(OH)_2+Na_2SO_4$$

$$Fe(OH)_2+6NaCN \longrightarrow 2NaOH+Na_4Fe(CN)_6$$

（2）汞：能在室温下慢慢蒸发，导致急性和慢性中毒。处理和提纯应在通风橱中进行。如汞撒落，可用水泵减压收集。分散小粒，可用硫粉、锌粉、三氯化铁溶液消除。

（3）溴：溴液可烧伤皮肤，蒸气严重刺激黏膜，甚至可导致眼睛失明。应在通风橱中取用。若有撒落，应用砂掩埋。皮肤烧伤，可用稀乙醇或甘油按摩，再涂硼酸凡士林。

（4）黄磷：极毒。切忌用手直接取用，否则会引起严重持久性烫伤。

3. 有机药品。

绝大部分有机溶剂均为脂溶性液体，对皮肤、黏膜有刺激作用，有的毒性很强，如甲醇损害视神经；苯对造血系统和中枢神经系统有损害。条件允许时，最好用毒性较低的石油醚、丙酮、二甲苯等代替二硫化碳、苯和卤代烷。

（1）硫酸二甲酯：吸入及皮肤接触均可引起中毒，且有潜伏期。中毒后呼吸道灼痛。滴在皮肤上引起皮肤坏死、溃疡，恢复慢。

（2）苯胺及苯胺衍生物：吸入及皮肤接触均可引起中毒，慢性中毒引起贫血。

（3）芳香硝基化合物：化合物中硝基越多，毒性越大；在硝基化合物中增加氯原子，毒性增加。能迅速被皮肤吸收引起顽固性贫血及黄疸，刺激皮肤引起湿疹。

（4）苯酚：能灼伤皮肤，引起坏死或皮炎。

（5）生物碱：大多数具有强烈毒性，皮肤亦可吸收，少量即可导致中毒，甚至死亡。

（6）致癌物：很多烷化剂长期摄入体内有致癌作用，应予注意。

若使用的有毒气体或有毒药品极易由呼吸道侵入人体，经血液循环至全身，造成急性或慢性全身性中毒，则这类有毒实验必须在通风橱中进行，并保持室内空气流通。若有毒药品可由皮肤、黏膜入侵，则应特别注意对眼睛的保护，必要时戴防护眼镜。一般说来，药品不易透过完整的皮肤，但长期接触或皮肤有伤口时就容易入侵。在实验操作过程中，应注意勿使药品直接接触皮肤，必要时戴手套。任何药品均不得尝味，不在实验室用餐，不用实验室用具煮食，实验完毕应洗手，以防有毒药品入侵消化道。

（五）气体钢瓶

常用气体钢瓶中贮存的易燃易爆气体有氢气、乙炔等，贮存的有毒气体有氯气、二氧化硫、氨气及光气等。故必须标记清楚，存放于阴凉处，竖立，防止撞击，最好不放在实验室内。不用时装上帽盖，搬运时应用推车，切忌在地上滚动。

有毒气体应在通风橱内使用，并保持室内空气流通。氧及乙炔瓶阀上必须保持无油脂性物质。氢气表和氧气表不能混用。

（齐庆蓉　刘秀秀）

附录三　常用试剂的配制方法

1. 碘化汞钾试剂（Mayer's TS）。

$HgCl_2$ 1.35g 与 KI 5g，分别溶于 60ml 及 10ml 纯化水中，将两液混合，加纯化水稀释至 100ml。如有未溶沉淀可酌加 KI 至溶解为止。

2. 碘化铋钾试剂（Dragendorff's TS）。

BiI_3 16g、KI 30g 及 HCl 3ml 共溶于 100ml 纯化水中，用棕色瓶保存。

3. 改良碘化铋钾试剂（Improved Dragendorff's TS）。

溶液甲：次硝酸铋 0.85g，加入冰醋酸 10ml 和纯化水 40ml，充分搅匀使其混溶。

溶液乙：KI 8g 溶于 20ml 纯化水。如溶解缓慢可于水浴中微热。

两种液体分别置棕色瓶中避光保存。临用时取甲、乙两液各 0.5ml，加冰醋酸 2ml 及纯化水 10ml 混合。

4. 硅钨酸试剂（Bertrand's TS）。

硅钨酸 5g 溶于 100ml 纯化水中，加浓盐酸少量至 pH 值为 2 左右。

5. 碘-碘化钾试剂（Wagner's TS）。

1g I_2 及 10g KI，溶于 50ml 纯化水中（可加热助溶），加 2ml 冰醋酸，再用纯化水稀释至 100ml。

6. 茚三酮试剂［Ninhydrin TS（EtOH）］。

茚三酮 0.2g 溶于 100ml 乙醇中。

7. 1% 三氯化铁试剂（Ferric Chloride TS）。

1g $FeCl_3$ 溶于 100ml 纯化水中。

8. 1% 三氯化铁乙醇液［Ferric Chloride Solut（EtOH）］。

1g $FeCl_3$ 溶于 100ml 乙醇中。

9. 香草醛-硫酸试剂（Vanillin-Sulfuric acid TS）。

0.5g 香草醛溶于 100ml 硫酸-乙醇（4∶1）的混合液中，用前临时配制。

10. 三氯化铁-铁氰化钾试剂（Ferric Chloride-Potassium Ferricyanide TS）。

溶液甲：1% $FeCl_3$。

溶液乙：1% $K_3Fe(CN)_6$。

临用时甲、乙两液等体积混合。

11. 斐林试剂（Fehling's TS）。

溶液甲：6.93g $CuSO_4$ 溶于 100ml 纯化水中。

溶液乙：34.6g 酒石酸钾钠及 10g NaOH 溶于 100ml 纯化水中。

临用前甲、乙两液等体积混合，如试剂不澄明，可先过滤后再混合。

12. 硝酸银氢氧化铵试剂（Tollen's TS）。

溶液甲：10% $AgNO_3$。

溶液乙：10% NaOH。

临用前甲、乙两液等体积混合，滴加浓氨水至生成的白色 Ag_2O 沉淀刚溶解即可。

13. 乙酸铅试剂（Lead acetate TS）。

10%乙酸铅的水溶液。

14. 碱式乙酸铅试剂（Basic lead acetate TS）。

取 PbO 14g，置乳钵内，加纯化水 10ml，研磨成糊状后，倾入玻璃瓶中；乳钵用纯化水 10ml 洗净，洗液并入瓶中；加 70ml 乙酸铅溶液（取乙酸铅 22g，加纯化水 70ml 制成），用力振摇 5min 后，放置 7 天；过滤，并自滤器上添加适量新煮沸过的冷纯化水使成 100ml，即得。

15. 重氮化试剂（Diazotizating TS）。

溶液甲：对硝基苯胺 3.5g 溶于 45ml 浓盐酸中，如溶解缓慢，可于水浴中加热，冷却，用纯化水稀释至 500ml。

溶液乙：$NaNO_2$ 10g 溶于 100ml 纯化水中。

临用时甲、乙两液等体积混合，贮存于冰水中备用。

16. 碱性 3，5-二硝基苯甲酸试剂（Kedde TS）。

溶液甲：2% 3，5-二硝基苯甲酸甲醇液。

溶液乙：1mol/L KOH。

临用时甲、乙两液等体积混合，用棕色瓶装。

17. 碱性苦味酸试剂（Baljet TS）。

溶液甲：1%苦味酸水溶液。

溶液乙：10% NaOH。

临用时取溶液甲 9ml 与溶液乙 1ml 混合。

18. 乙酐-浓硫酸试剂（Liebermann-Burchard TS）。

溶液甲：乙酐。

溶液乙：浓硫酸。

溶液甲与溶液乙按体积比 19：1 混合。

19. 三氯化铝试剂［Alumium Chloride TS（EtOH）］。

1% $AlCl_3$ 乙醇液。取 $AlCl_3$ 1g，加无水乙醇使溶解成 100ml，即得。

20. 锆-柠檬酸试剂（Zirconium-Lemenic acid TS）。

溶液甲：1%氯氧化锆甲醇溶液。

溶液乙：2%柠檬酸甲醇溶液。

使用时分别加入。

21. 氢氧化钾醇液［Potassium hydroxide solut（EtOH or MeOH）］。

10%KOH 乙醇液或甲醇液，本品须用无醛醇配制。

22.　乙酸镁试剂［Magnesium acetate TS（EtOH）]。

0.5％乙酸镁乙醇液。取乙酸镁 0.5g，加无水乙醇使溶解成 100ml，即得。

23.　明胶溶液（Gelatin Solut）。

白明胶 1g 溶于 50ml 纯化水中（在 60℃水浴中加热助溶），加入 NaCl 10g，使其完全溶解后，用纯化水稀释至 100ml。临用前新鲜配制。

24.　磷钼酸试剂［Phosphomolybdic acid TS（EtOH）]。

10％磷钼酸乙醇液。取磷钼酸 10g，加无水乙醇使溶解成 100ml，即得。临用前新鲜配制。

25.　α-萘酚试剂［Molish TS（EtOH）]。

溶液甲：10％α-萘酚乙醇液。

溶液乙：浓硫酸。

使用时分别加入。

26.　荧光素-溴试剂（Fluorescein Bromine TS）。

溶液甲：0.1％荧光素乙醇液。

溶液乙：5％溴的四氯化碳溶液。

使用时用甲液喷雾，再以乙液熏。

27.　溴酚蓝乙醇液［Bromophenol blue Solut（EtOH）]。

0.05％溴酚蓝的乙醇溶液。取溴酚蓝 0.05g，加无水乙醇使溶解成 100ml，即得。

28.　芦卡试剂（Lucas TS）。

芦卡试剂是 $HCl-ZnCl_2$ 溶液，将 34g 新熔化的无水 $ZnCl_2$ 溶于 23ml 浓盐酸中，随加随搅，用冰浴冷却，防止盐酸损失，试剂总体积为 35ml，应使用前新配制。

29.　钒-8-羟基喹啉试剂（Vanadium-8-hydroxyl quinoline TS）

取 1ml 0.3％ NH_4VO_3 与 1ml 2.5％的 8-羟基喹啉，溶于 6％乙酸中，再用 30ml 苯振荡提取，所得的苯提取液即为钒-8-羟基喹啉试剂。此溶液能保存 1 天。

30.　硝酸铈试剂（Cerium Ammonium Nitrate TS）。

将 90g 硝酸铈铵［$Ce(NH_4)_2(NO_3)_6$］溶于 225ml 温热的 2mol/L HNO_3 中。

31.　2,4-二硝基苯肼试剂（2,4-Dinitrophenyl hydrazine TS）。

将 3g 2,4-二硝基苯肼溶于 15ml 浓硫酸中，加入 70ml 95％无醛乙醇，用纯化水稀释至 100ml，搅拌使其混合均匀，过滤，滤液保存在棕色瓶中。

32.　席夫试剂（Schiff's TS）（可用以下两种方法配制）。

（1）0.5g 品红盐酸盐溶于 100ml 热水中，冷却后通 SO_2 饱和，红色消失，加入 0.5g 活性炭，振荡后过滤，再用纯化水稀释至 500ml。

（2）0.2g 品红盐酸盐溶于 100ml 热水中，冷却后加入 2g Na_2SO_3 和 2ml 浓盐酸，最后用纯化水稀释至 200ml。

33.　蒽酮试剂（Anthrone TS）。

0.2g 蒽酮溶于 100g 浓硫酸中。此试剂每隔几天需要重新配制。

34.　苯肼试剂（Phenylhydrazine TS）。

将 4g 盐酸苯肼和 6g 结晶乙酸钠溶解于 36ml 纯化水中，加冰醋酸 1 滴，如溶液浑浊，过滤，滤液应澄清。苯肼试剂易变质，应临时配制。

35. 西利瓦诺夫试剂（Seliwanoff TS）。

将 0.01g 间苯二酚溶于 10ml 纯化水和 10ml 浓盐酸的混合液中。此试剂应临时配制。

36. 苯胺－邻苯二甲酸试液（Aniline－o－Phthalic acid TS）。

苯胺 0.93g 和邻苯二甲酸 1.6g 溶于 100ml 水饱和的正丁醇中。

37. 血细胞试液（Blood Cell TS）。

取动物血一份，用棉签搅拌除去凝集的白蛋白，加 0.1mol/L pH7.4 PBS 缓冲液稀释至原浓度的 1/10 即得。

（齐庆蓉　刘秀秀）

附录四　常见的共沸混合物

一、常见溶剂间的共沸混合物

常见溶剂间的共沸混合物见附表 2。

附表 2　常见溶剂间的共沸混合物

共沸混合物	组分的沸点（℃）	共沸物的组成（质量）（%）	共沸物的沸点（℃）
乙醇－乙酸乙酯	78.3，77.2	30∶70	72.0
乙醇－苯	78.3，80.1	32∶68	68.2
乙醇－氯仿	78.3，61.3	7∶93	59.4
乙醇－四氯化碳	78.3，76.7	16∶84	64.9
乙酸乙酯－四氯化碳	77.2，76.7	43∶57	75.0
甲醇－四氯化碳	64.7，76.7	21∶79	55.7
甲醇－苯	64.7，80.1	39∶61	48.3
氯仿－丙酮	61.3，56.5	80∶20	64.7
甲苯－乙酸	110.6，118.0	72∶28	105.4
乙醇－苯－水	78.3，80.1，100.0	19∶74∶7	64.9

二、常见溶剂与水形成的二元共沸混合物

常见溶剂与水形成的二元共沸物见附表 3。

附表 3　常见溶剂与水形成的二元共沸混合物

溶剂	沸点（℃）	共沸点（℃）	含水量（%）	溶剂	沸点（℃）	共沸点（℃）	含水量（%）
氯仿	61.3	56.1	2.5	甲苯	110.6	85.0	20.0
四氯化碳	76.7	66.0	4.0	正丙醇	97.1	87.7	28.8
苯	80.1	69.2	8.8	异丁醇	108.4	89.9	88.2
丙烯腈	77.3	70.0	13.0	二甲苯	137.0～140.5	92.0	37.5
二氯乙烷	83.5	72.0	19.5	正丁醇	117.3	92.2	37.5
乙腈	82.0	76.0	16.0	吡啶	115.2	94.0	42.0

续表

溶剂	沸点（℃）	共沸点（℃）	含水量（%）	溶剂	沸点（℃）	共沸点（℃）	含水量（%）
乙醇	78.3	78.1	4.4	异戊醇	131.0	95.1	49.6
乙酸乙酯	77.2	70.4	8.0	正戊醇	138.3	95.4	44.7
异丙醇	82.4	80.4	12.1	氯乙醇	128.6	97.8	59.0
乙醚	34.6	34.0	1.0	二硫化碳	46.5	44.0	2.0
甲酸	100.5	107.0	23.0				

（齐庆蓉　刘秀秀）

附录五 常用酸碱溶液的密度及百分组成表

常用酸碱溶液的密度及百分组成表见附表 4~附表 13。

附表 4 盐酸溶液的密度及百分组成表

HCl 质量百分数（%）	相对密度 d_4^{20}	100ml 水溶液含 HCl 量（g）	HCl 质量百分数（%）	相对密度 d_4^{20}	100ml 水溶液含 HCl 量（g）
1	1.0032	1.003	22	1.1083	24.380
2	1.0082	2.006	24	1.1087	26.850
4	1.0181	4.007	26	1.1290	29.350
6	1.0279	6.167	28	1.1392	31.900
8	1.0376	8.301	30	1.1492	34.480
10	1.0474	10.470	32	1.1593	37.100
12	1.0574	12.690	34	1.1691	39.750
14	1.0675	14.950	36	1.1789	42.440
16	1.0776	17.240	38	1.1885	45.160
18	1.0878	19.580	40	1.1980	47.920
20	1.0980	21.960			

附表 5 硫酸溶液的密度及百分组成表

H_2SO_4 质量百分数（%）	相对密度 d_4^{20}	100ml 水溶液含 H_2SO_4 量（g）	H_2SO_4 质量百分数（%）	相对密度 d_4^{20}	100ml 水溶液含 H_2SO_4 量（g）
1	1.0051	1.005	20	1.1394	22.790
2	1.0118	2.024	25	1.1783	29.460
3	1.0184	3.055	30	1.2185	36.560
4	1.0250	4.100	35	1.2599	44.100
5	1.0317	5.159	40	1.3028	52.110
10	1.0661	10.660	45	1.3476	60.640
15	1.1020	16.530	50	1.3951	69.760

H_2SO_4 质量 百分数（%）	相对密度 d_4^{20}	100ml 水溶液 含 H_2SO_4 量（g）	H_2SO_4 质量 百分数（%）	相对密度 d_4^{20}	100ml 水溶液 含 H_2SO_4 量（g）
55	1.4453	79.490	92	1.8240	167.800
60	1.4983	89.900	93	1.8279	170.200
65	1.5533	101.000	94	1.8312	172.100
70	1.6105	112.700	95	1.8337	174.200
75	1.6692	125.200	96	1.8355	176.200
80	1.7272	138.200	97	1.8364	178.100
85	1.7786	151.200	98	1.8361	179.900
90	1.8144	163.300	99	1.8342	181.600
91	1.8195	165.600	100	1.8305	183.100

附表 6　硝酸溶液的密度及百分组成表

HNO_3 质量 百分数（%）	相对密度 d_4^{20}	100ml 水溶液 含 HNO_3 量（g）	HNO_3 质量 百分数（%）	相对密度 d_4^{20}	100ml 水溶液 含 HNO_3 量（g）
1	1.0036	1.004	65	1.3913	90.430
2	1.0091	2.018	70	1.4134	98.940
3	1.0146	3.044	75	1.4337	107.500
4	1.0201	4.080	80	1.4521	116.200
5	1.0256	5.128	85	1.4686	124.800
10	1.0543	10.540	90	1.4826	133.400
15	1.0842	16.260	91	1.4850	135.100
20	1.1150	22.300	92	1.4873	136.800
25	1.1469	28.670	93	1.4892	138.500
30	1.1800	35.400	94	1.4912	140.200
35	1.2140	42.490	95	1.4932	141.900
40	1.2463	49.850	96	1.4952	143.500
45	1.2783	57.520	97	1.4974	145.200
50	1.3100	65.500	98	1.5008	147.100
55	1.3393	73.660	99	1.5056	149.100
60	1.3667	82.000	100	1.5129	151.300

附表 7　蜡酸溶液的密度及百分组成表

CH₃COOH 质量百分数（%）	相对密度 d_4^{20}	100ml 水溶液含 CH₃COOH 量（g）	CH₃COOH 质量百分数（%）	相对密度 d_4^{20}	100ml 水溶液含 CH₃COOH 量（g）
1	0.9996	0.9996	65	1.0666	69.3300
2	1.0012	2.0020	70	1.0685	74.8000
3	1.0025	3.0080	75	1.0696	80.2200
4	1.0040	4.0160	80	1.0700	85.6000
5	1.0055	5.0280	85	1.0689	90.8600
10	1.0125	10.1300	90	1.0661	95.9500
15	1.0195	15.2900	91	1.0652	96.9300
20	1.0263	20.5300	92	1.0643	97.9200
25	1.0326	25.8200	93	1.0632	98.8800
30	1.0384	31.1500	94	1.0619	99.8200
35	1.0438	36.5300	95	1.0605	100.7000
40	1.0488	41.9500	96	1.0588	101.6000
45	1.0534	47.4000	97	1.0570	102.5000
50	1.0575	52.8800	98	1.0549	103.4000
55	1.0611	58.3600	99	1.0524	104.2000
60	1.0642	63.8500	100	1.0498	150.0000

附表 8　发烟硫酸溶液的密度及百分组成表

游离 SO₃ 质量百分数（%）	相对密度 d_4^{20}	100ml 中游离 SO₃ 量（g）	游离 SO₃ 质量百分数（%）	相对密度 d_4^{20}	100ml 中游离 SO₃ 量（g）
1.54	1.860	2.8	10.07	1.900	19.1
2.66	1.865	5.0	10.56	1.905	20.1
4.28	1.870	8.0	11.43	1.910	21.8
5.44	1.875	10.2	13.33	1.915	25.5
6.42	1.880	12.1	15.95	1.920	30.6
7.29	1.885	13.7	18.67	1.925	35.9
8.16	1.890	15.4	21.34	1.930	41.2
9.43	1.895	17.7	25.65	1.935	49.6

附表 9　氢溴酸溶液的密度及百分组成表

HBr 质量 百分数（％）	相对密度 d_4^{20}	100ml 水溶液 含 HBr 量（g）	HBr 质量 百分数（％）	相对密度 d_4^{20}	100ml 水溶液 含 HBr 量（g）
10	1.0723	10.7	45	1.4446	65.0
20	1.1579	23.2	50	1.5173	75.8
30	1.2580	37.7	55	1.5953	87.7
35	1.3150	46.0	60	1.6787	100.7
40	1.3772	56.1	65	1.7675	114.9

附表 10　碳酸钠溶液的密度及百分组成表

Na_2CO_3 质量 百分数（％）	相对密度 d_4^{20}	100ml 水溶液 含 Na_2CO_3 量（g）	Na_2CO_3 质量 百分数（％）	相对密度 d_4^{20}	100ml 水溶液 含 Na_2CO_3 量（g）
1	1.0086	1.009	12	1.1244	13.490
2	1.0190	2.038	14	1.1463	16.050
4	1.0398	4.159	16	1.1682	18.500
6	1.0606	6.364	18	1.1905	21.330
8	1.0816	8.653	20	1.2132	24.260
10	1.1029	11.030			

附表 11　氢氧化铵溶液的密度及百分组成表

NH_3 质量 百分数（％）	相对密度 d_4^{20}	100ml 水溶液 含 NH_3 量（g）	NH_3 质量 百分数（％）	相对密度 d_4^{20}	100ml 水溶液 含 NH_3 量（g）
1	0.9939	9.94	16	0.9362	149.80
2	0.9895	19.79	18	0.9295	167.30
4	0.9811	39.24	20	0.9229	184.60
6	0.9730	58.38	22	0.9164	201.60
8	0.9651	77.21	24	0.9101	218.40
10	0.9575	95.75	26	0.9040	235.00
12	0.9501	114.00	28	0.8980	251.40
14	0.9430	132.00	30	0.8920	267.60

附表 12　氢氧化钾溶液的密度及百分组成表

KOH 质量百分数（%）	相对密度 d_4^{20}	100ml 水溶液含 KOH 量（g）	KOH 质量百分数（%）	相对密度 d_4^{20}	100ml 水溶液含 KOH 量（g）
1	1.0083	1.008	28	1.2695	35.550
2	1.0175	2.035	30	1.2905	38.720
4	1.0359	4.144	32	1.3117	41.970
6	1.0544	6.326	34	1.3331	45.330
8	1.0730	8.584	36	1.3549	48.780
10	1.0918	10.920	38	1.3765	52.320
12	1.1108	13.330	40	1.3991	55.960
14	1.1299	15.820	42	1.4215	59.700
16	1.1493	19.700	44	1.4443	63.550
18	1.1688	21.040	46	1.4673	67.500
20	1.1884	23.770	48	1.4907	71.550
22	1.2083	26.580	50	1.5143	75.720
24	1.2285	29.480	52	1.5382	79.990
26	1.2489	32.470			

附表 13　氢氧化钠溶液的密度及百分组成表

NaOH 质量百分数（%）	相对密度 d_4^{20}	100ml 水溶液含 NaOH 量（g）	NaOH 质量百分数（%）	相对密度 d_4^{20}	100ml 水溶液含 NaOH 量（g）
1	1.0095	1.010	26	1.2848	33.400
2	1.0207	2.041	28	1.3064	36.580
4	1.0428	4.171	30	1.3279	39.840
6	1.0648	6.389	32	1.3490	43.170
8	1.0869	8.695	34	1.3696	46.570
10	1.1089	11.090	36	1.3900	50.040
12	1.1309	13.570	38	1.4101	53.580
14	1.1530	16.140	40	1.4300	57.200
16	1.1751	18.800	42	1.4494	60.870
18	1.1972	21.550	44	1.4685	64.610
20	1.2191	24.380	46	1.4873	68.420
22	1.2411	27.300	48	1.5065	72.310
24	1.2629	30.310	50	1.5253	76.270

（钱广生）

附录六　常用缓冲溶液的配制

常用缓冲溶液的组成、pK_a、pH 值及配制方法见附表 14。

附表 14　常用缓冲溶液的组成、pK_a、pH 值及配制方法

缓冲溶液组成	pK_a	pH 值	配制方法
氨基乙酸－HCl	2.3（pK_{a1}）	2.3	氨基乙酸 150g 溶于 500ml 水中，加浓盐酸 480ml，用水稀释至 1L
H_3PO_4－柠檬酸盐		2.5	$Na_2HPO_4 \cdot 12H_2O$ 113g 溶于 200ml 水，加柠檬酸 387g，溶解，过滤后，用水稀释至 1L
一氯乙酸－NaOH	2.86	2.8	2g 一氯乙酸溶于 200ml 水中，加 NaOH 40g 溶解后，用水稀释至 1L
邻苯二甲酸氢钾－HCl	2.95（pK_{a1}）	2.9	500mg 邻苯二甲酸氢钾溶于 500ml 水中，加浓盐酸 80ml，用水稀释至 1L
甲酸－NaOH	3.76	3.7	95g 甲酸和 40g NaOH 溶于 500ml 水中，用水稀释至 1L
乙酸铵－醋酸		4.5	乙酸铵 77g 溶于 200ml 水中，加冰醋酸 59ml，稀释至 1L
乙酸钠－醋酸	4.76	4.7	无水乙酸钠 83g 溶于水中，加冰醋酸 60ml，用水稀释至 1L
乙酸钠－醋酸	4.76	5.0	无水乙酸钠 160g 溶于水中，加冰醋酸 60ml，用水稀释至 1L
乙酸铵－醋酸		5.0	无水乙酸铵 250g 溶于水中，加冰醋酸 25ml，用水稀释至 1L
六次甲基四胺－HCl	5.15	5.4	六次甲基四胺 40g 溶于 200ml 水中，加浓盐酸 10ml，用水稀释至 1L
乙酸铵－醋酸		6.0	无水乙酸铵 600g 溶于水中，加冰醋酸 20ml，用水稀释至 1L
Tris－HCl	8.21	8.2	25g Tris 溶于水中，加浓盐酸 8ml，用水稀释至 1L
氨水－氯化铵	9.26	9.2	NH_4Cl 54g 溶于水中，加浓氨水 63ml，用水稀释至 1L
氨水－氯化铵	9.26	10.0	NH_4Cl 54g 溶于水中，加浓氨水 350ml，用水稀释至 1L

注：①缓冲溶液配制后可用 pH 试纸或 pH 计检查。如 pH 值不对，可用共轭酸或碱调节。
　　②若需增加或减少缓冲溶液的缓冲容量，可相应增加或减少共轭酸碱对物质的量。
　　③其他常用缓冲溶液的配制方法可参照《中国药典（2015 年版）》的附录。
　　④配制方法中所用的水均为纯化水。

（钱广生）

附录七　常用指示剂

一、常用酸碱指示剂

常用酸碱指示剂性质及配制方法见附表 15。

附表 15　常用酸碱指示剂性质及配制方法

| 指示剂 | 变色范围 pH 值 | 变色情况 | | pK$_{In}$ | 溶液 | 溶液配制 |
		酸色	碱色			
百里酚蓝	1.2~2.8	红	黄	1.65	0.1％的 20％乙醇溶液	0.1g 指示剂溶于 100ml 20％乙醇
甲基橙	3.1~4.4	红	黄	3.45	0.05％的水溶液	0.05％水溶液
溴酚蓝	3.0~4.6	黄	紫	4.1	0.1％的 20％乙醇溶液或其钠盐的水溶液	0.1g 指示剂溶于 100ml 20％乙醇
溴甲酚绿	3.8~5.4	黄	蓝	4.9	0.1％的乙醇溶液	0.1g 指示剂溶于 100ml 20％乙醇
甲基红	4.4~6.2	红	黄	5.1	0.1％的 60％乙醇溶液或其钠盐的水溶液	0.1g 指示剂溶于 100ml 60％乙醇
溴百里酚蓝	6.2~7.6	黄	蓝	7.3	0.1％的 20％乙醇溶液或其钠盐的水溶液	0.1g 指示剂溶于 100ml 20％乙醇
中性红	6.8~8.0	红	黄橙	7.4	0.1％的 60％乙醇溶液或其钠盐的水溶液	0.1g 指示剂溶于 100ml 60％乙醇
酚红	6.7~8.4	黄	红	8.0	0.1％的 60％乙醇溶液	0.1g 指示剂溶于 100ml 60％乙醇
酚酞	8.0~10.0	无	红	9.1	0.5％的 90％乙醇溶液	0.5g 指示剂溶于 100ml 90％乙醇
百里酚酞	9.4~10.6	无	蓝	10.0	0.1％的 90％乙醇溶液	0.1g 指示剂溶于 100ml 90％乙醇

二、常用混合酸碱指示剂

常用混合酸碱指示剂性质见附表 16。

附表 16　常用混合酸碱指示剂性质

混合指示剂的组成	变色点 pH 值	变色情况		备注
		酸色	碱色	
一份 0.1％甲基黄乙醇溶液，一份 0.1％次甲基蓝乙醇溶液	3.25	蓝紫	绿	pH 3.4 绿色，pH 3.2 蓝紫色
一份 0.1％甲基橙水溶液，一份 0.25％靛蓝二磺酸钠水溶液	4.1	紫	黄绿	pH 4.1 灰色
三份 0.1％溴甲酚绿乙醇溶液，一份 0.2％甲基红乙醇溶液	5.1	酒红	绿	颜色变化显著
一份 0.1％溴甲酚绿钠盐水溶液，一份 0.1％7－氯酚红钠盐水溶液	6.1	黄绿	蓝紫	pH 5.4 蓝绿色，pH 5.8 蓝色，pH 6.0 蓝带紫，pH 6.2 蓝紫色
一份 0.1％中性红乙醇溶液，一份 0.1％次甲基蓝乙醇溶液	7.0	蓝紫	绿	pH 7.0 紫蓝色
一份 0.1％甲酚红钠盐水溶液，三份 0.1％百里酚蓝钠盐水溶液	8.3	黄	紫	pH 8.2 玫瑰色，pH 8.4 紫色
一份 0.1％百里酚蓝 50％乙醇溶液，三份 0.1％酚酞 50％乙醇溶液	9.0	黄	紫	pH 9.0 绿色
二份 0.1％百里酚酞乙醇溶液，一份 0.1％茜素黄乙醇溶液	10.2	黄	紫	

三、非水酸碱滴定常用指示剂

非水酸碱滴定常用指示剂见附表 17。

附表 17　非水酸碱滴定常用指示剂性质及配制方法

指示剂	变色情况		溶液配制方法
	酸色	碱色	
结晶紫	紫	蓝、绿、黄	0.5％冰醋酸溶液
α－萘酚苯甲醇	黄	绿	0.5％冰醋酸溶液
喹哪啶红	红	无	0.1％无水甲醇溶液
橙黄 IV	橙黄	红	0.5％冰醋酸溶液
中性红	粉红	蓝	0.1％冰醋酸溶液
二甲基黄	黄	肉红	0.1％氯仿溶液
甲基橙	黄	红	0.1％无水乙醇溶液
偶氮紫	红	蓝	0.1％二甲基甲酰胺溶液
百里酚蓝	黄	蓝	0.3％无水甲醇溶液
二甲基黄—溶剂蓝 19	绿	紫	二甲基黄与溶剂蓝 19 各 15mg，加氯仿 100ml

四、常用金属指示剂

常用金属指示剂性质及配制方法见附表18。

附表18　常用金属指示剂性质及配制方法

指示剂	pH值范围	变色情况		直接滴定离子	溶液配制方法
		In[①]	MIn[②]		
铬黑T（EBT）	7～10	蓝	红	Mg^{2+}、Zn^{2+}、Cd^{2+}、Pb^{2+}、Mn^{2+}、稀土	0.5%水溶液
二甲酚橙（XO）	<6	亮黄	红紫	pH<1：Zn^{2+}，pH 1～3：Bi^{3+}、Th^{4+}，pH 5～6：Zn^{2+}、Pb^{2+}（回滴）、Cd^{2+}、Hg^{2+}、稀土	0.2%水溶液
吡啶偶氮萘酚（PAN）	2～12	黄	红	pH 2～3：Bi^{3+}、Th^{4+}，pH 4～5：Cu^{3+}、Ni^{2+}	0.1%的乙醇溶液
钙指示剂（NN）	10～13	纯蓝	酒红	Ca^{2+}	0.5%的乙醇溶液

注：①In表示指示剂。

②MIn表示络合物。

（钱广生）

附录八 常用有机溶剂的性质及
回收和精制

1. 乙醇（C_2H_5OH）。

相对分子质量 46.07，沸点 78.3℃，相对密度 0.7893，能与水任意混溶。蒸馏时与水共沸，共沸点 78.1℃，共沸混合液含水 4.43%，即为 95%乙醇。

再生方法：先在用过的乙醇中加入 CaO，用量为 25g/L～50g/L，加热回流脱水后分级蒸馏，收集 76℃～81℃的馏分，含醇 80%～90%。再置圆底烧瓶中，加计算量多1 倍的 CaO，再蒸馏收集 76℃～78℃的馏分，浓度可达 90.5%～99.5%。

如需绝对无水乙醇，则可用以下两种方法制备：

第一种方法：99.5%乙醇 1000ml，加 27.5g 苯二甲酸二乙酯和 7g 金属 Na，放置后蒸馏，得无水乙醇。

$$C_6H_4(COOC_2H_5)_2+2C_2H_5ONa+2H_2O \longrightarrow C_6H_4(COONa)_2+4C_2H_5OH$$

第二种方法：98%以上的乙醇 60ml，置于 2L 圆底烧瓶中，加入 5g 金属 Mg、0.5g I，使发生反应促进镁溶解成醇镁，再加入 900ml 乙醇，回流加热 5h，蒸馏可得绝对无水乙醇。

$$(C_2H_5O)_2Mg+2H_2O \longrightarrow 2C_2H_5OH+Mg(OH)_2$$

普通发酵乙醇常混有少量醛和酮，用苯共沸蒸馏所得无水乙醇常含有苯、甲苯，均不宜用于光谱分析。其精制法如下：95%普通乙醇 1000ml，加入 25ml 6mol/L H_2SO_4，再在水浴上回流加热数小时后用蒸馏除去苯及甲苯等杂质。将初馏分 50ml 及残留物100ml 弃去。主馏分中加入 $AgNO_3$ 8g 并加热使其溶解，溶解后再加入粒状 KOH 15g，回流加热 1h，此时溶液从具粘土色的 AgOH 悬浊液可变为黑色的还原银粒凝集沉淀出来，此反应需 20min～30min。如果黑色沉淀很早生成，即表示能被氧化的物质存在较多，将蒸馏后所得溶液再加入少量 $AgNO_3$ 和 KOH（1∶2，W/W）。重复上述操作，直至没有黑色沉淀物生成为止。继续加热 30min，蒸馏，再将初馏分约 50ml 及残留物约 100ml 弃去，收集得主馏分。但主馏分有带入微量 Ag^+ 的可能，将会促进乙醇氧化，故应重蒸馏一次。由此法制得的乙醇含水 3%～6%。

2. 甲醇（CH_3OH）。

相对分子质量 32.04，沸点 64.7℃，相对密度 0.7924，能与水、乙醇、乙醚、氯仿以任何比例混溶。因不与水共沸，故用蒸馏法可以获得 99.8%的浓度。绝对无水的甲醇可用镁和碘的方法制得（同"乙醇"项下）。甲醇易燃，有毒，对视神经有损伤，在操作中应加以注意。

精制方法：工业规格的甲醇中主要含丙酮和甲醛杂质，可用下述方法除去。

（1）先用高锰酸钾法大致测定醛酮的含量，加入过量盐酸羟胺，回流 4h，然后重蒸馏。

（2）将 $HgSO_4$ 酸性溶液与甲醇一起加热，使丙酮生成络合物析出，或将碘的碱性溶液与甲醇共热，使醛或酮氧化成酸及碘仿，然后再分馏精制。

注意：甲醇不能用生石灰（CaO）脱水，因 CaO 能吸附 20％甲醇，且 CaO、甲醇、水三者相互间形成的复合物处于平衡状态，完全脱去水是不可能的。

3. 乙醚（$C_2H_5OC_2H_5$）。

相对分子质量 74.12，沸点 34.6℃，相对密度 0.7140，在水中的溶解度为 8.11％。用过的乙醚含有水及醇，如用水洗涤损失大，可用饱和 $CaCl_2$ 溶液洗涤，乙醇也可同时除去，再以无水 $CaCl_2$ 干燥，重蒸馏即得。

乙醚久置于空气中，尤其是暴露在日光下，会逐渐氧化为过氧化物。当过氧化物达到万分之几时，蒸馏时有发生爆炸的危险。过氧化物是否存在可以用 KI 淀粉溶液与少量乙醚共振摇生成游离 I_2 而检出。用 $FeSO_4$ 或 10％ $NaHSO_3$ 振摇 1～3 次，用 CaO 干燥后重蒸馏。贮存时，可加入少量表面洁净的铁丝或铜丝以防止氧化。

除去少量醇类的方法：在乙醚中加少量 $KMnO_4$ 粉末和 NaOH，放置数小时后，NaOH 表面如有棕色的醛缩合树脂生成，则重复此操作直到 NaOH 表面不产生棕色物为止。然后将乙醚倒入另一瓶内，加无水 $CaCl_2$ 脱水，重蒸馏即得。如需绝对无水，则再将金属 Na 压成丝状加入，并将瓶塞钻孔，附一 $CaCl_2$ 管，放置。为了减少蒸发，在 $CaCl_2$ 管上安装一根一端拉成毛细管的玻管以与外界相通。

4. 丙酮（CH_3COCH_3）。

相对分子质量 58.08，沸点 56.5℃，相对密度 0.7920，与水、醇和醚能任意混溶，为无色液体。

再生方法：丙酮中如含有较多的水时，可加 NaCl 或 K_2CO_3 等盐类，盐析成两层，分去下层盐水液。将上层丙酮液蒸馏，收集 54℃～57℃馏分，再用无水 $CaCl_2$ 干燥、重蒸馏。

精制方法：

（1）一般工业用丙酮常含有甲醇、醛和有机酸等杂质。精制时加 $KMnO_4$ 粉末或溶液，摇匀，加热回流 4h，或放置 1～2 天至 $KMnO_4$ 紫色不消褪。滤除沉淀，以无水 K_2CO_3 或 $CaCl_2$ 干燥，重蒸馏即得。

（2）如丙酮中混有少量乙醇、乙醚、氯仿等溶剂时，可加 2 倍量的饱和 $NaHSO_3$ 溶液振摇，使生成 $NaHSO_3$ 丙酮加成物，再加入等量乙醇，即析出结晶。过滤收集，依次以乙醇、乙醚洗涤，干燥。将结晶与少量水混合后，加入 10％ HCl 使加成物分解，将滤液分级蒸馏，取丙酮之馏分，加无水 $CaCl_2$ 或 K_2CO_3 脱水干燥，重蒸馏即得。

注意：丙酮不直接用金属 Na 脱水。

5. 氯仿（$CHCl_3$）。

相对分子质量 119.38，沸点 61.3℃，相对密度 1.4880，不溶于水，易与乙醚、乙醇等混溶，在日光下能氧化分解成极毒的光气（$COCl_2$），故应贮存于棕色瓶内，或加入 0.1%～1.0% 乙醇作为稳定剂。如需要不含有醇的氯仿，则可用水洗氯仿后，以 $CaCl_2$ 干燥后蒸馏。但应注意氯仿在稀碱水作用下易分解产生甲酸盐，在浓碱水作用下则生成碳酸盐。

6. 乙酸乙酯（$CH_3COOC_2H_5$）。

相对分子质量 88.10，沸点 77.2℃，相对密度 0.8980。含水的乙酸乙酯在日光下会逐渐水解为乙酸和乙醇。精制时可用 5% Na_2CO_3（或 K_2CO_3）、饱和 $CaCl_2$ 溶液分别洗去乙酸和醇，再以水洗，分级蒸馏取乙酸乙酯的馏分，经过无水 $CaCl_2$ 干燥后再蒸馏一次。或在乙酸乙酯中加少量水（500g 加水 2g），蒸馏，水和乙醇即在第一馏分中被蒸出。

7. 苯（C_6H_6）。

相对分子质量 78.11，沸点 80.1℃，相对密度 0.8790，不溶于水，可与乙醚、氯仿、丙酮等以各种比例混溶。苯在 5.4℃ 时固化为结晶，常利用此性质加以纯化。苯易燃，有毒。

再生方法：用稀碱水和水洗涤后，无水 $CaCl_2$ 干燥，重蒸馏。

精制方法：工业规格的苯常含有噻吩、吡啶和高沸点同系物（如甲苯等），不能借蒸馏方法除去。可将苯 100ml 在室温下用浓硫酸振摇数次（每次 80ml），至 H_2SO_4 层呈色较浅为止。再经稀 NaOH、水洗至中性，无水 $CaCl_2$ 干燥，重蒸馏，收集 79℃～81℃ 馏分。对于甲苯等高沸点同系物，则用二次冷却结晶法除去。因苯在 5.4℃ 固化，故可冷却至 0℃，滤取结晶，而将杂质留在液体中。

8. 石油醚。

依沸点高低分成三种：30℃～60℃，60℃～90℃，90℃～120℃。石油醚是石油馏分之一，主要是饱和脂肪烃的混合物，极性很低，不溶于水，不能和甲醇、乙醇等溶剂无限混溶，易燃。

再生方法：用过的石油醚如含有少量低分子醇、丙酮或乙醚，可将其置于分液漏斗中用水洗涤数次，再以 $CaCl_2$ 干燥，重蒸馏，收集一定沸点范围的馏分。如含有少量氯仿，则在分液漏斗中先用稀碱液洗涤，再用水洗数次，$CaCl_2$ 干燥后重蒸馏。

精制方法：工业规格的石油醚加入浓硫酸（每 1kg 加 50g～100g），振摇后放置 1h，分去下层 H_2SO_4 液，其中可以溶出不饱和烃类。根据 H_2SO_4 层的颜色深浅，酌情用 H_2SO_4 振摇萃取 2～3 次。上层石油醚再用 5% 稀碱液洗 1 次，然后用水洗数次，$CaCl_2$ 干燥后重蒸馏。如需绝对无水，则再加金属钠丝或 P_2O_5 干燥。

9. 四氯化碳（CCl_4）。

相对分子质量 153.84，沸点 76.7℃，相对密度 1.5890，极性很低，不溶于水。工业规格的四氯化碳中常含有 2%～3% CS_2，其除去方法为取 1000ml 四氯化碳加 50% KOH 乙醇溶液 100ml，60℃ 加热回流 30min，冷却后，用水洗涤，分去水层，再用少量浓硫酸振摇多次，直至 H_2SO_4 不变色为止。用水洗涤，$CaCl_2$ 或固体 NaOH 脱水后，加石蜡油少许，蒸馏，可得精制品。四氯化碳不燃，有毒，吸入或与皮肤接触都能导致中毒。

注意：氯仿和四氯化碳脱水干燥时，切忌用金属 Na，否则会发生爆炸。

10. 正丁醇（$n-C_4H_9OH$）。

沸点 117.7℃，是一种具有难闻气味的液体。

精制：取三级正醇和 CaO（100ml 加 5g CaO）共蒸馏，收集恒温时的馏分即得。

11. 醋酸（CH_3COOH）。

沸点 118.0℃，冰点 16.5℃，相对密度 1.0600。纯化醋酸（99%～100%）在低于 16.5℃时可凝结成冰块状固体，故纯的醋酸又称为"冰醋酸"。醋酸不易被氧化，所以常用作氧化反应的溶剂。其精制可用冰冻结，即冷却至 0℃～10℃，醋酸凝结为结晶，分去液体，将结晶加热熔化，再经冷冻一次，即可得冰醋酸。醋酸能与水混溶，溶于水时放出热量而总体积减小。

醋酸中如含有乙醇和醛等杂质，则在醋酸中加 2% 左右的 K_2CrO_4（或 Na）后进行分馏。若含有大量水分，则加适量的乙酐进行分馏，收集 117℃～118℃馏分。

12. 甲酸（HCOOH）。

甲酸是具有刺激性臭味的无色液体，沸点 100.5℃，相对密度 1.2200，腐蚀性极强，触及皮肤能导致起泡。由于其沸点与水非常接近，因此不能用分馏法使水分完全除去。甲酸与水可形成共沸混合物，在 107℃时馏出，其中含有 77% 的甲酸。无水的甲酸可由甲酸的铅盐与 H_2S 作用而得。

13. 环己烷（C_6H_{12}）。

环己烷是无色液体，沸点 80.2℃，相对密度 0.779，不溶于水而溶于有机溶剂，其性质与石油醚相似。再生时先用稀碱液洗涤，再用水洗，脱水重蒸馏。

精制方法：将工业规格的环己烷加浓硫酸及少量 KNO_3 放置数小时后分去 H_2SO_4 层，再用水洗，重蒸馏。如需绝对无水，则再加金属钠丝脱水干燥。

14. 1，2-二氯乙烷。

沸点 83.5℃，折光率（n_D^{20}）1.4448，相对密度（d_4^{20}）1.2531，为无色油状液体，具芳香味。与水成恒沸溶液，其中含 81.5% 的 1，2-二氯乙烷，沸点 72℃。可与乙醇、乙醚和氯仿相混溶。结晶和提取时极有用的溶剂，比常用的含氯有机溶剂更为活泼。

一般纯化方法是依次用浓硫酸、稀碱溶液和水洗，以无水 $CaCl_2$ 干燥或加入 P_2O_5 分馏即得。

15. 甲酰胺。

沸点 210.5℃（分解），熔点 2.5℃，折光率（n_D^{20}）1.4475，相对密度（d_6^{20}）1.1333，为无色澄明油状液体。溶于水、低级醇和乙二醇，不溶于碳氢化合物、卤代烷和硝基苯。可溶解铜、铅、锌、锡、镍、钴、铁、铝和镁等的氯化物、硝酸盐以及其中某些硫酸盐，具有很高的介电常数，是一种很好的离子化溶剂。

目前市售三级纯甲酰胺含量为 98.5%，常混有甲酸和甲酸铵，不能单纯用蒸馏方法分离除去。一般将普通甲酰胺通入 NH_3 至呈碱性，将含有的甲酸变为甲酸胺，再加入丙酮使之沉淀析出，滤去；将滤液用无水 Na_2SO_4 干燥，减压蒸馏，收集105℃（$1.5×10^3$ Pa）馏分。甲酰胺不能用 $CaSO_4$ 干燥，因能被溶解，溶液呈胶状。甲酰胺吸湿性很强，应注意防潮。

16. N，N-二甲基甲酰胺（DMF）。

纯品沸点 153℃，相对密度 (d_4^{20}) 0.9487，折光率 (n_D^{20}) 1.4304。普通 N，N-二甲基甲酰胺含少量水、胺、氨及甲醛等杂质。纯化时，可用 $CaSO_4$ 或 $MgSO_4$、硅胶、分子筛等干燥后进行减压蒸馏，收集 76℃（$5.2×10^3 Pa$）馏分。精制后的 N，N-二甲基甲酰胺加分子筛保存。

17. 二甲亚砜（DMSO）。

纯品沸点 189.0℃，相对密度 (d_4^{20}) 1.1014，折光率 (n_D^{20}) 1.4770。制备无水二甲亚砜，可用活性 Al_2O_3、BaO 或 $CaSO_4$ 干燥后，减压蒸馏，收集 85℃～87℃（$2.7×10^3 Pa$）馏分。精制后二甲亚砜加分子筛保存。

（齐庆蓉　刘秀秀）

附录九 干燥剂使用指南

干燥剂使用指南见附表 19。

附表 19 干燥剂使用指南

干燥剂	适合干燥的物质	不适合干燥的物质	吸水量（g/g）	活化温度（℃）
氧化铝	烃，空气，氨气，氩气，氦气，氮气，氧气，氢气，二氧化碳，二氧化硫	—	0.2	175
氧化钡	有机碱，醇，醛，胺	酸性物质，二氧化碳	0.1	—
氧化镁	烃，醛，醇，碱性气体，胺	酸性物质	0.5	800
氧化钙	醇，胺，氨气	酸性物质，酯	0.3	1000
硫酸钙	大多数有机物	—	0.066	235
硫酸铜	酯，醇（特别适合苯和甲苯的干燥）		0.6	200
硫酸钠	氯代烷烃，氯代芳烃，醛，酮，酸	—	1.2	150
硫酸镁	酸，酮，醛，酯，腈	对酸敏感物	0.2，0.8	200
氯化钙（<20 目）	氯代烷烃，氯代芳烃，酯，芳香烃，醚	醇，胺，苯酚，醛，酰胺，氨基酸，某些酯和酮	0.2（$1H_2O$），0.3（$2H_2O$）	250
氯化锌	烃	氨，胺，醇	0.2	110
氢氧化钾	胺，有机碱	酸，苯酚，酯，酰胺，酸性气体，醛	—	—
氢氧化钠	胺	酸，苯酚，酯，酰胺	—	—
碳酸钾	醇，腈，酮，酯，胺	酸，苯酚	0.2	300
碳酸钠	饱和脂肪烃和芳香烃，醚	酸，醇，醛，酮，胺，酯氯代有机物，含水过高的物质	—	—
五氧化二磷	烷烃，芳香烃，醚，氯代烷烃，氯代芳烃，腈，酸酐，酯	醇，酸，胺，酮，氟化氢和氯化氢	0.5	—

续表

干燥剂	适合干燥的物质	不适合干燥的物质	吸水量 （g/g）	活化温度 （℃）
浓硫酸	惰性气体，氯化氢，氯气，一氧化碳，二氧化硫	基本不能与其他物质接触	—	—
硅胶 （6～16目）	绝大部分有机物	氟化氢	0.2	200～350
3A分子筛	分子直径>3Å	分子直径<3Å	0.18	117～260
4A分子筛	分子直径>4Å	分子直径<4Å，乙醇，硫化氢，二氧化碳，二氧化硫，乙烯，乙炔，强酸	0.18	250
5A分子筛	分子直径>5Å，如支链化合物和有4个碳原子以上的环	分子直径<5Å，如丁醇，正丁烷到正二十二烷	0.18	250

（齐庆蓉　刘秀秀）

附录十　薄层层析常用吸附剂及其性质与规格

一、薄层层析常用吸附剂

薄层层析常用吸附剂的中文名称、英文名称及组成见附表20。

附表20　薄层层析常用吸附剂的中文名称、英文名称及组成

中文名称	英文名称	组成	备注
酸性氧化铝	Alumina, acid	无黏合剂	①实验室常用硅胶－CMC板，一般在100℃活化30min，但实际应用中往往不活化，而只需阴干。对于易被吸附的化合物，有时反而效果较好。②国内常用硅胶：青岛海洋化工厂的硅胶G，硅胶H，硅胶GF254（$10\mu m$ ～ $40\mu m$）。国外产品以德国 E. Merek 生产的各种规格吸附剂最为著名。③G，含有石膏；H，不含黏合剂；N，正常的（无黏合剂）；S，含有淀粉；F，含有荧光指示剂；UV254，含在254nm处有荧光的物质；F254，含在254nm处有荧光的物质；F366，含在366nm处有荧光的物质
碱性氧化铝	Alumina, basic	无黏合剂	
中性氧化铝	Alumina, neutral	无黏合剂	
氧化铝 G/UV254	Aluminium Oxide G/UV254	含有石膏和荧光物质	
氧化铝 GF	Aluminium Oxide GF	含荧光指示剂的碱性氧化铝	
氧化铝 G	Aluminium Oxide G	含 14%～15%CaSO₄ 作黏合剂	
氧化铝 GF254	Aluminium Oxide GF254	含 10%CaSO₄ 和荧光物质	
氧化铝 H	Aluminium Oxide H	无黏合剂	
氧化铝 HF254	Aluminium Oxide HF254	无黏合剂，含荧光物质	
硅胶 G	Silica Gel G	含有石膏	
硅胶 GF254	Silica Gel GF254	含 CaSO₄ 作黏合剂及荧光物质	
硅胶 GF254+366	Silica Gel GF254+366	含 CaSO₄ 作黏合剂及荧光物质	
硅胶 GF366	Silica Gel GF366	含 CaSO₄ 作黏合剂及荧光物质	
硅胶 H	Silica Gel H	无黏合剂	
硅胶 HF254	Silica Gel HF254	无黏合剂，含荧光物质	
硅胶 HF254+366	Silica Gel HF254+366	无黏合剂，含荧光物质	
硅胶 HF366	Silica Gel HF366	无黏合剂，含荧光物质	
硅胶 150	Silica Gel 150	标准品硅胶	
硅胶 150G	Silica Gel 150G	含 15%石膏黏合剂	
硅胶 150S	Silica Gel 150S	含 15%淀粉黏合剂	
尼龙 66	Polyamide－TLC66	标准级	
尼龙 66 UV254	Polyamide－TLC66 UV254	含荧光物质	
尼龙 66 AC	Polyamide－TLC66 AC	乙酰化的聚酰胺	
尼龙 6	Polyamide－TLC6	标准级	
尼龙 6 UV254	Polyamide－TLC6 UV254	含荧光物质	
尼龙 6 AC	Polyamide－TLC6 AC	乙酰化的聚酰胺	

二、薄层层析常用吸附剂的性质与规格

薄层层析常用吸附剂的性质与规格见附表 21。

附表 21　薄层层析常用吸附剂的性质与规格

名称	粒度（目）	活化清晰度	适用范围	吸附特性	备注
中性氧化铝 pH 7.5	70~325, 100~200	150℃活化 2h	常用于分离脂溶性生物碱、挥发油、萜、脂类、甾体、强心苷、皂苷、大分子有机酸、醛、酮等	为极性吸附剂，靠表面吸附，对极性成分吸附作用强，其吸附能力随含水量增多而降低	用前过筛，用 100~150 目筛
酸性氧化铝 pH 4.0~4.5	70~325	150℃活化 2h	有机酸、酯类、酸性氨基酸和多肽		
碱性氧化铝 pH 9~10	70~325	150℃活化 2h	甾体、醇、生物碱等对碱稳定的中性、碱性成分		
聚酰胺 pH 6	颗粒状	一般不活化	用于分离含酚羟基、酯基和羟基的成分，如黄酮、香豆素、酚类、鞣质、蒽醌、有机酸	聚酰胺与被分离化合物成氢键吸附	
硅胶	60~325 120~160, 160~200 （粗孔） 60~100 100~200 230~400 （闪柱）	105℃~110℃ 活化 1h~2h	黄酮、蒽醌、香豆素、强心苷、皂苷、挥发油、萜、生物碱、有机酸、酚和氨基酸	为极性吸附剂，结构中含硅醇基，与被分离化合物成氢键。吸附性能较氧化铝弱。吸附能力随含水量增加而降低	
活性炭	颗粒活性炭	150℃活化 4h~5h	糖、氨基酸、肽、某些苷类等水溶性物质	为非极性吸附剂，吸附力为范德华力。对碱性和酸性氨基酸、芳香族化合物、多肽、多糖的吸附力分别大于中性氨基酸、脂肪族化合物、氨基酸、单糖	粉末活性炭因太细，吸附能力强，使某些成分难洗脱，且柱层析流速慢，故常与硅藻土 1:1 混合使用
	粉末活性炭				
	锦纶活性炭	100℃活化 4h~5h			

（齐庆蓉　刘秀秀）